Checkliste Dermatologie und Venerologie

Checklisten der aktuellen Medizin

Herausgegeben von Alexander Sturm
Felix Largiadèr · Otto Wicki

Georg Thieme Verlag Stuttgart · New York

Checkliste Dermatologie und Venerologie

Wolfram Sterry · Hans Merk

2., überarbeitete Auflage

77 Abbildungen, 19 Tabellen

1992
Georg Thieme Verlag Stuttgart · New York

Die Deutsche Bibliothek – CIP-Einheitsaufnahme

Sterry, Wolfram:
Checkliste Dermatologie und Venerologie : 19 Tabellen /
Wolfram Sterry ; Hans Merk. – 2., überarb. Aufl. – Stuttgart ;
New York : Thieme, 1992
(Checklisten der aktuellen Medizin)
NE: Merk, Hans:; HST

Wichtiger Hinweis: Wie jede Wissenschaft ist die Medizin ständigen Entwicklungen unterworfen. Forschung und klinische Erfahrung erweitern unsere Erkenntnisse, insbesondere was Behandlung und medikamentöse Therapie anbelangt. Soweit in diesem Werk eine Dosierung oder eine Applikation erwähnt wird, darf der Leser zwar darauf vertrauen, daß Autoren, Herausgeber und Verlag große Sorgfalt darauf verwandt haben, daß diese Angabe dem Wissensstand bei Fertigstellung des Werkes entspricht.
Für Angaben über Dosierungsanweisungen und Applikationsformen kann vom Verlag jedoch keine Gewähr übernommen werden. Jeder Benutzer ist angehalten, durch sorgfältige Prüfung der Beipackzettel der verwendeten Präparate und gegebenenfalls nach Konsultation eines Spezialisten festzustellen, ob die dort gegebene Empfehlung für Dosierungen oder die Beachtung von Kontraindikationen gegenüber der Angabe in diesem Buch abweicht. Eine solche Prüfung ist besonders wichtig bei selten verwendeten Präparaten oder solchen, die neu auf den Markt gebracht worden sind. Jede Dosierung oder Applikation erfolgt auf eigene Gefahr des Benutzers. Autoren und Verlag appellieren an jeden Benutzer, ihm etwa auffallende Ungenauigkeiten dem Verlag mitzuteilen.

1. Auflage 1987

Satz: Robert Hurler GmbH, D-7311 Notzingen (Linotronic 300)
Druck: Druckhaus Götz KG, D-7140 Ludwigsburg

ISBN 3-13-697002-0 1 2 3 4 5 6

Anschriften

Prof. Dr. med. Felix Largiadèr
Vorsteher des Departements Chirurgie
und Direktor der Klinik für Viszeralchirurgie
Universitätsspital
CH- 8091 Zürich

Prof. Dr. med. Hans Merk
Universitäts-Hautklinik
Joseph-Stelzmann-Straße 9
5000 Köln

Prof. Dr. med. Wolfram Sterry
Direktor der Universitäts-Hautklinik Ulm
Oberer Eselsberg 40
7900 Ulm

Prof. Dr. med. Alexander Sturm
Direktor der Medizinischen Universitätsklinik
Ruhruniversität Bochum
4690 Herne

Dr. med. Otto Wicki
Spezialarzt FMH für Chirurgie
CH-6707 Iragna

Vorwort der Herausgeber zur zweiten Auflage

Die Checklisten der aktuellen Medizin sollen als Informations- und Nachschlagewerk dienen. Durch ihr handliches Format sind sie immer griffbereit und erlauben dem Arzt eine rasche Orientierung über:

- wesentliche Haupt- und Nebensymptome einer Erkrankung,
- notwendige und wichtige Untersuchungen zu ihrer Diagnostik,
- konservative und evtl. chirurgische Therapiemöglichkeiten,
- differentialdiagnostische und differentialtherapeutische Überlegungen bei schwierigen und wesentlichen Krankheitsbildern.

Die Checklisten wollen und können ein diagnostisches Handbuch oder ein großes Lehrbuch nicht ersetzen; sie wollen als übersichtliche Gedächtnisstütze dienen. Zur straffen, aber nicht vereinfachenden Gliederung wurden die meisten Angaben nur stichwortartig formuliert. Bewußt wurde zugunsten einer übersichtlichen praxis- und kliniknahen Aktualität in Diagnostik und Therapie der Nachteil fehlender Literaturhinweise und der Verzicht auf die Beschreibung sehr seltener Krankheitsbilder in Kauf genommen.

Die Checklisten sind vornehmlich für die Klinikärzte bestimmt, die auf dem im einzelnen abgehandelten Fachgebiet nicht spezialisiert sind, für niedergelassene Ärzte aller Fachrichtungen sowie fortgeschrittene Studenten. Die Checkliste gliedert sich in drei Teile:

- Der 1. Teil (graue Balken) beschreibt die Untersuchungstechniken in Praxis und Klinik.
- Der 2. Teil (blaue Balken) behandelt Ätiologie, Pathogenese und klinische Symptomatologie, zur Diagnose führende Befunde und Untersuchungsmethoden, evtl. die Differentialdiagnose sowie die konservative Therapie der einzelnen Krankheitsbilder.
- Der 3. Teil (rote Balken) enthält – soweit für das besprochene Fachgebiet notwendig – kurze Hinweise zur möglichen Operationsindikation, Operationsprinzip und Operationstechnik – sowie Hinweise für intensivtherapeutische oder andere spezielle Maßnahmen.

Bisher sind 27 Checklisten zu den wesentlichsten internistischen und chirurgischen Teilfächern erschienen; eine Übersicht am Schluß dieser Checkliste orientiert hierüber.

Das breite Interesse an der Checkliste Dermatologie und Venerologie machte eine Neuauflage notwendig, die gründlich überarbeitet wurde. Wir hoffen, daß sich auch die Neuauflage dieser Checkliste an den großen Erfolg der 1. Auflage anschließen kann.

Wir sind dem Georg Thieme Verlag, insbesondere den Herren Dr. h.c. G. Hauff und Dr. D. Bremkamp, für die tatkräftige Förderung und Realisierung dieses gemeinsam erarbeiteten Konzeptes sehr zu Dank verpflichtet.

Herne-Bochum, Zürich, Iragna
September 1991

Alexander Sturm
Felix Largiadèr
Otto Wicki

Vorwort der Verfasser zur zweiten Auflage

Nachdem die erste Auflage unserer Checkliste eine sehr freundliche Aufnahme gefunden hat, haben wir am Grundkonzept keine gravierenden Änderungen mehr vorgenommen. Statt dessen sind einige Bereiche, die bislang noch fehlten, wie Berufsdermatologie oder Erkrankungen der angrenzenden Schleimhäute, neu aufgenommen worden; andere Kapitel, bei denen sich Erhebliches geändert hat, wurden erweitert. Natürlich wurde der gesamte Text aktualisiert, damit die Checkliste ein wirklich aktuelles Nachschlagewerk bleibt.
Wir wünschen uns, daß unsere Leser weiterhin so zahlreich Kommentare und Wünsche an uns herantragen werden, denn an Ihren Bedürfnissen orientiert sich unsere Arbeit!

Ulm und Köln, im September 1991

Wolfram Sterry
Hans Merk

Inhaltsverzeichnis

Erhebung des Hautbefundes

Grundsätze

Fast alle Hautkrankheiten können allein durch sorgfältige Befunderhebung diagnostiziert werden. Die Befunderhebung kann durch keine Labormethode ersetzt werden.

- Tageslicht!
- Grundsätzlich bei der Erstkonsultation die gesamte Haut untersuchen.
- Angrenzende Schleimhäute (Mundschleimhaut!) stets mituntersuchen.

Allgemeines

Nacheinander werden dokumentiert:

- Typ der Primär- und Sekundäreffloreszenzen.
- Anordnung der Effloreszenzen zueinander.
- Lokalisation der Effloreszenzen am Körper (Prädilektionsstellen).

Primäreffloreszenzen

- Definition: Für die Diagnose von Hautkrankheiten besonders hilfreiche Effloreszenzen.
- 1. Nicht erhaben: Makel (Fleck). Umschriebene Farbänderungen der Haut.
- 2. Erhaben:
  - a) < 5 mm: Papel (Knötchen). Durch epidermale und/oder dermale Veränderungen.
  - b) > 5 mm: Nodus (Knoten).
  - c) Mit seröser Flüssigkeit gefüllt:
    < 5 mm: Bläschen (Vesikel).
    > 5 mm: Blase (Bulla).
  - d) Eitrig: Pustel.
- Die Abgrenzung zur gesunden Haut wird durch die Begriffe scharf/unscharf, regelmäßig/unregelmäßig festgelegt.

Sekundäreffloreszenzen

- Definition: Sekundäreffloreszenzen entwickeln sich im Verlauf der Dermatosen aus bereits bestehenden Primäreffloreszenzen:
- Squama (Schuppe): Größere Aggregationen von Hornzellen, die makroskopisch sichtbar sind. Je nach Größe werden fein-, mittel- und groblamellöse Schuppen unterschieden.

- Crusta (Kruste): Eingetrocknetes Serum oder Exsudat.
- Erosion: Defekt innerhalb des Epithels.
- Exkoriation: Bis ins Korium reichender Defekt. Am häufigsten bei juckenden Dermatosen.
- Ulkus (Geschwür): Chronischer, mindestens bis ins Korium reichender Defekt, durch Gewebsnekrose entstanden. Schlechte Heilungstendenz.

Weitere zur Befundbeschreibung verwendete Begriffe

- Erythem: Rötung der Haut.
- Lichenifikation: Vergröberung der Hautfelderung. Entsteht durch reaktive Vermehrung des Kollagens im oberen Korium bei chronischen, juckenden Dermatosen.
- Urtika (Quaddel): Dermales Ödem, das zu Papeln oder Plaques führt. Rückbildung meist innerhalb von 24 Std.
- Exanthem: rasches generalisiertes Auftreten gleichartiger Hautveränderungen (Beispiele: Rötelnexanthem, Arzneimittelexanthem).
- Erythrodermie: Rötung des gesamten Integuments, meist mit Schuppung verbunden: ernstes Krankheitsbild.
- Anordnung der Effloreszenzen zueinander: Gruppiert (herpetiform), disseminiert, aggregiert.
- Konfiguration der Effloreszenz:
  - Lineär: entlang einer gedachten Linie angeordnet,
  - zirzinär, serpiginös: bogige Begrenzung,
  - anulär: kreisförmige Begrenzung.

Holzspatel

Zum Entfernen von Schuppen und Krusten. Zur Überprüfung des Dermographismus und des Rachenreflexes.

Glasspatel

Zur Durchführung der Diaskopie: Durch vorübergehende Anämisierung wird das Vorliegen, u. U. sogar die Art dermaler Veränderungen (granulomatöse Prozesse, Erythrozytenextravasate) erkennbar. Ein Naevus anaemicus verschwindet unter Glasspateldruck (weil die Kapillaren der Umgebung komprimiert werden), ein Naevus depigmentosus nicht.

Wood-Licht

- Definition: Quecksilber-Hochdrucklampe mit Emission im UV- und sichtbaren Bereich mit Spezialfilter (Nickeloxid) nach Wood. Durch den Filter gelangt nur UV-Licht und violettes Licht.
- Wichtiges Hilfsmittel bei der Diagnose zahlreicher Dermatosen:
  - Mikrosporie: Grünfluoreszenz der Mikrosporonarten: Ausdehnung der Herde, Therapiekontrolle, Entdeckung frischinfizierter Patienten aus dem Umkreis. Cave: Verwechslung mit blaugrüner Fluoreszenz von Talg und salicylsäurehaltigen Präparaten.
  - Favus: Grünfluoreszenz von Trichophyton schönleinii (S. 75).
  - Erythrasma: Korallenrote Fluoreszenz (S. 55).
  - Trichomycosis palmellina: Orangefarbene Fluoreszenz (S. 55).
  - Pityriasis versicolor: Orangefarbene Fluoreszenz (S. 81).
  - Pseudomonas: Grünfluoreszenz.
  - Porphyrinnachweis bei Porphyrien (S. 268–273).
  - Pigmentanomalien: Ausdehnung der Vitiligo. Depigmentierungen bei tuberöser Sklerose und Neurofibromatose.
  - Nachweis von Medikamenten: Tetracyclinablagerungen in Zähnen.
  - Nachweis von Kontaktallergenen: Fluoreszierende Kontaktallergene (auf der Haut, in Kosmetika, auf Gegenständen): halogenierte Salicylanilide, Furocumarine.
  - Nachweis von Mineralöl: Verbleibt auch nach Waschen in den Haarfollikeln: Ölakne.
  - Kopfläuse: Nissennachweis.
  - Verschiedenes: Kontrolle von Halbseitenversuchen durch Zusatz von Fluoreszenzmarkern.

Epikutantest

Allgemeines

- Synonyma: Läppchentest, Patch-Test.
- Prinzip: Zum Nachweis eines potentiellen Allergens wird dieses in einer unter Okklusivbedingungen nichttoxischen Konzentration (24 oder 48 Std.; international nicht einheitlich durchgeführt) epikutan appliziert. Bei dem sensibilisierten Patienten wird dadurch eine lokalisierte Ekzemreaktion ausgelöst.
- Indikation:
  - Verdacht auf allergische Kontaktdermatitis.
  - Vaskulitis (zusätzlich 6-Std.-Ablesung!).
  - Arzneimittelallergie (zusätzlich Ablesung nach 20 Min. und 6 Std.). Auch bei Kontakturtikaria.
  - Photoallergische oder phototoxische Reaktionen.
  - Fixe Arzneimittelreaktion (Testung im Krankheitsherd).

Durchführung

- Applikation des Allergens: Die zu testende Substanz oder das zu testende Substanzgemisch wird auf ein Testläppchen oder in eine 50μl große Aluminiumkammer (Ausnahme: In Aluminiumkammer keine quecksilberhaltigen Verbindungen testen) gegeben. Muß das fragliche Allergen verdünnt werden, verwendet man meistens Vaseline, Wasser, Alkohol, Olivenöl, Isopropylmyristat oder Aceton. Als Negativkontrolle werden die Lösungsmittel ebenfalls epikutan aufgetragen. Testläppchen und Aluminiumkammer werden mit einem Pflaster an der Haut fixiert (oberes Drittel des Rückens oder Oberarmaußenseite). Eine zusätzliche Fixierung mittels Fixomull im gesamten Testareal hat sich uns bewährt.
- Beurteilung der Testreaktion: Nach 48 Std. (D2) werden das Pflaster und die Substanz entfernt und die Reaktion nach 30 Min. beurteilt. Weitere Ablesungen erfolgen nach 72 Std. (D3) und 96 Std. (D4). Gelegentlich empfiehlt es sich, auch Spätablesungen nach mehreren Tagen vorzunehmen, da Reaktionen – vor allem auf Metallsalze – erst sehr spät auftreten können. Besteht Anhalt für eine Kontakturtikariareaktion, ist es notwendig, auch eine Ablesung nach 20 Min. Exposition durchzuführen. Dabei sollten jedoch die entsprechenden Stoffe getrennt vom regulären Epikutantest aufgetragen werden, da nach Ablösen des fixierenden Pflasters keine Okklusion mehr garantiert ist.

Tabelle **1** Beurteilung und Befund beim Epikutantest

Beurteilung	Befund
+?	Erythem
+	Papel
++	Papel mit Vesikel
+++	massive Reaktion mit Streureaktion (selten)
IR	toxische (irritative) Reaktion
NT	nicht gestattet

Unerwünschte Reaktionen

- Gelegentlich zu beobachtende, überschießende Ekzemreaktionen werden bei den Allergenen der Standardreihe vor allem auf p-Phenylendiamin, Formaldehyd und Metallen gesehen. Sie lassen sich mit glucocorticoidhaltigen Externa rasch behandeln.
- Starke Entzündungsreaktionen – vor allem bei photoallergischen Reaktionen im belichteten Läppchentest – können zu postinflammatorischen Hyperpigmentierungen führen und als kosmetisch unangenehm empfunden werden.
- Nur einzelne kasuistische Mitteilungen liegen vor, daß es auch beim Epikutantest zu anaphylaktischen Schockreaktionen kommen kann (z.B. Formaldehyd, Bacitracin oder Penicillin). Bei entsprechenden Anamnesen ist es daher ratsam, die Patienten nach Auftragen des Allergens eine Stunde nachzubeobachten. In seltenen Ausnahmefällen (z.B. Morbus Lyell) ist es vertretbar, den Test unter stationären Bedingungen durchzuführen.
- *Angry-back-Reaktionen* sind falschpositive Reaktionen bei gleichzeitig bestehendem Ekzem. Durch Testung frühestens 6 Wo. nach Abklingen der Hauterkrankung und Überprüfung der klinischen Relevanz durch sorgfältige Anamnese lassen sich aber Fehlinterpretationen vermeiden.

Wichtige Epikutantestblöcke

- Nach klinischer Diagnose können gelegentlich als Screening Epikutantestungen durchgeführt werden. Neben dem die häufigsten Allergene umfassenden Standardtestblock sind als Beispiele weitere Testblöcke angeführt, die aber je nach Relevanz der einzelnen Allergene ständig ergänzt und modifiziert werden.
- *Kontakturtikariablock* (nach Bandmann und Fregert): Acrylharzmonomer, Bacitracin, Benzylalkohol, Cetyl-Stearylalkohol, γ-Hexachlorcyclohexan, Chlorpromazin, Formaldehyd, Kobaltsalze, Parabene, Penicilline, p-Phenylendiamin, p-Toluylendiamin, Phenylmercuriderivate, Streptomycin.
- *Photoallergenblock*: Chlorpromazinhydrochlorid, 5-Brom-4-chlorsalicylanilid, Promethazin, Baripinhydrochlorid, Furosemid, Tribromsalan, Sulfanilamid, Hexachlorophen, Chlorphenoxyaminhydrochlorid, Alimenazin-RR-tartrat, Masque Ambrette, 6-Methylcumarin, Fentichlor, Cyclamat, Paraaminobenzoesäure, Perubalsam, Duftstoff-Mix, Kompositen.
- *Unterschenkelekzem-Testblock*: Neomycinsulfat, Chlorjodhydroxychinolin, Benzocain, Lanolinalkohole, Perubalsam, Chlorchinaldol, Parabene, Eucerin anhydricum, Kolophonium, Gentamycinsulfat, Lanette O, Sorbinsäure, Lanette E, Chlorkresol, Wollwachsalkohole.
- *Salbenblock*: Sorbinsäure, Carbowachs 400, Cetylpyridiniumchlorid, Lanette E und Lanette O, Pentachlorphenol-Natrium, Hydrochinon, Carbowachs 1500, Triäthanolamin, Glycerinmonostearat, Carbowachs 4000, Lanolin, Eucerin, Polyäthylenglykol 300 und 1500, Wollwachsalkoholsalbe, Äthylendiamin, Span 60 und 80, Tween 40 und 80. Konservierungsmittel Kathon CG, Chloracetamid, Germahl 115.
- *Arzneimittel* sollten nicht ohne anamnestische Relevanz als Testblock getestet werden. Hinweis: Da Penicillin aus Vaseline in zu geringen Mengen freigesetzt wird, sollte es in wäßriger Lösung getestet werden. Ausnahme: Ampicillin.
- *Bäckerblock*: Benzoylperoxid, Benzoesäure, Sorbinsäure, Menthol, Anisöl, Dodecylgallat, Zitronenöl, Zimt, Vanille, Ammoniumpersulfat, Hirschhornsalz, Kaliumbromat.
- *Malerblock*: Hydrochinon, Pentachlorphenol, Triäthanolamin, Dibutylphthalat, Anilin, Limonen, Sudan III.
- *Analekzemblock*: Parabene, Wollwachsalkohol, Eucerin, CainMix (Lokalanästhetika), Hexachlorophen, Resorcin, Formaldehyd, Neomycin, Chlorkresol.
- *Handschuhallergie*: Latex (Sofort[!]- und Spätreaktionen), Maisstärkepuder, Sorbinsäure, Thiurane, Thiocarbamate, Benzothiazole, Thioharnstoff, Antioxidantien, Farbstoffe.

Photopatch-Test

- Indikation: Bei Verdacht auf photoallergische oder phototoxische Reaktionen.
- Durchführung: Die Allergene werden simultan doppelt aufgetragen. Nach 24 Std. wird für eine Hälfte die Okklusion beendet und das entsprechende Hautareal mit 5-10 J/cm2 oder 1/2 der minimalen Erythemdosis UVA bestrahlt. Nach weiteren 24 Std. erfolgt die Ablesung als D2 beziehungsweise PD2.
- Beurteilung: Wie bei der Epikutantestung (S. 5).

Bezugsquelle für Epikutantestsalben

- Tabelle **2** Hersteller von Epikutantestsalben

Dr. Brinkmann Epikutane Kontaktallergene, Reichsadler-Apotheke	Postfach 210043, 4300 Essen 1, Telefon (0201) 441385
HAL Allergie GmbH	Kölner Landstraße 34a, 4000 Düsseldorf 13, Telefon (0211) 786221
Hermal-Chemie Kurt Herrmann, Epikutan-Testserien	2057 Reinbek bei Hamburg Telefon (042) 7225533 u. 7226021
TROLAB, Patch test allergens, durch A.M.B. MASER GmbH Allergie und Medizinbedarf	Rathausstraße 15, 4690 Herne 2, Telefon (02325) 75558

Indikation

Allergische Soforttypreaktion (Arzneimittelreaktion, Urtikaria, Nahrungsmittelallergie, Conjunctivitis allergica, Rhinitis allergica, exogen allergisches Asthma bronchiale). Verzögerte allergische Reaktion (Vaskulitis, Purpura). Allergische Kontaktdermatitis (bei wasserlöslichen Allergenen).

Scratch-Test

- Prinzip: Die Haut des Unterarms wird strichförmig mit einer Lanzette geritzt und anschließend das Allergen meist in gelöster Form aufgetropft bzw. aufgelegt. Kontrolle mit Lösungsmittel, Histamin (1 mg/ml) und Codeinphosphat (10 mg/ml). Mit Hilfe der Codeinphosphatreaktion wird die Histaminfreisetzbarkeit kontrolliert.

Prick-Test

- Prinzip: Das gelöste Allergen wird auf die Haut des Unterarmes aufgetropft. Anschließend wird mit Prick-Nadel oder Lanzette tangential punktförmig angestochen. Kontrollen wie bei Scratch-Test.
- Wertigkeit: Der Prick-Test ist dem Scratch-Test überlegen, da er sensitiver bzw. reproduzierbarer ist und besser mit dem Intrakutantest korreliert. Bei einem Prick-Test werden ca. 3 μl Flüssigkeit von der Haut aufgenommen. Der Scratch-Test wird z. B. bei schlecht aufzuarbeitenden Allergenen (Nahrungsmittel) verwendet. Es ist sinnvoll, der Allergenlösung zur Prick-Testung Glycerin beizufügen, da dies zu einer besseren Resorption führen soll.

Intrakutantest

- Prinzip: 0,2 ml einer Antigenlösung wird mittels einer Tuberkulinnadel und -spritze intrakutan appliziert. Als Kontrolle wird das Lösungsmittel, Histamin (0,1 mg/ml) und Codeinphosphat (1mg/ml) verwendet.

Bewertung der Kutantests

Die Kutantests werden nach 20 Min. und nach 6 Std. abgelesen.

- 20-Min.-Reaktion: Sie wird durch Vergleich mit der Histaminquaddel bewertet.

Tabelle **3** Beurteilung und Befund bei Kutantest

Beurteilung	Befund
+	1/3 Größe der Histaminquaddel
++	1/2 Größe der Histaminquaddel
+++	gleiche Größe oder größer als Histaminquaddel
PS	Pseudopodien (besonders starke Reaktion)

- 6-Std.-Reaktion: Papel- und Erythemgröße werden mittels einer Testschablone bestimmt und als Bruchzahlen festgehalten (z. B. 5/12).

Herstellung und Vertrieb von Allergenextrakten

Tabelle **4** Bezugsquellen für Allergenextrakte

Hersteller	Adresse
Allergopharma J. Ganzer K.G.	H.-Körnerstr. 52, 2057 Reinbek bei Hamburg
Basotherm GmbH	Leipzigstr.26, 7950 Biberach a.d.R.
Bencard, J. Wülfing	Stresemannallee 6, 4040 Neuß 1
HAL GmbH	Kölner Landstr. 34a, 4000 Düsseldorf 13
a.m.G. Maser	Rathausstr. 15, 4690 Herne 2
Deutsche Pharmacia GmbH	Munzigerstr. 9, 7800 Freiburg
Scherax	Elbchaussee 336, 2000 Hamburg
Stallergenes Allmed	Bergstr. 20, 4234 Alpen

Recall-Antigene

- Allgemeines: 0,1 ml von Antigenpräparationen von Bakterien oder Viren, mit denen sich nahezu jeder Mensch immunologisch auseinandergesetzt hat, werden intrakutan appliziert. Mit der Reaktion auf diese Antigene läßt sich die Leistungsfähigkeit der zellulären Immunreaktion (T-Lymphozyten, Makrophagen) erfassen.
- Verwendete Antigene: Im Rahmen der Recall-Antigen-Testung hat sich insbesondere die Testung mit Tuberkulinantigenen bewährt. Hier stehen verschiedene Konzentrationen zur Verfügung (Tuberkulin-GT, Behring), so daß die Reaktionsstärke beim Patienten titriert werden kann. Bei Verwendung von Tuberkulin-GT ist die Normreaktion GT1.
  Ausgeprägt anergische Reaktionen bei angeborenen oder erworbenen Immundefekten und bei der Sarkoidose werden beobachtet. Hyperergische Reaktionen bei Tuberkulose. Deshalb wird dieser Test auch zur Diagnose und immunologischen Einordnung einer Tuberkulose herangezogen.
- Ablesung: Die Ablesung der Reaktion erfolgt nach 20 Min., 6 Std., 24, 48 und 72 Std. Eine maximale Reaktion wird meistens nach 48 Std. beobachtet, bei Einzelallergenen, z. B. Mumpsantigen, beobachtet man auch frühere maximale Reaktionen, z. B. nach 12 bzw. 24 Std.
-

Tabelle **5** Beurteilung und Befund bei Recall-Antigen-Testung

Beurteilung	Befund
+	Erythem größer als 10 mm oder Infiltrat von 1-5 mm
++	Infiltrat von 6-10 mm
+++	Infiltrat von 11-22 mm
++++	Infiltrat größer als 22 mm

- Testprotokoll für die Recall-Antigen-Testung: Die im folgenden angegebenen Antigenkonzentrationen sind die Ausgangskonzentrationen für die Testung.
  Bei negativem Testergebnis kann durch weitere Konzentrationssteigerung der Testextrakte die Reaktionsschwelle titriert werden. Diese Titrierung ist speziell bei der Sarkoidose von diagnostischem Wert. Hier beobachtet man in der Regel eine vollständige Anergie auf Recall-Antigene, u.a. auf Tuberkulinantigen. Zusätzlich stehen auch Fertigstempel mit 6 verschiedenen Recall-Antigenen zur Verfügung (z. B. Multitest Mérieux), die aber keine Titrierung der Reaktionsstärke auf ein Antigen ermöglichen.

Tabelle **6** Recall-Antigen-Testblock

Nr.	Antigen/Hersteller/ Testkonzentration	20 min	6 h	24 h	48 h	72 h
1	Tuberkulin GT/Behring Stärke 1					
2	Streptokinase,-dornase/ Lederle/ 40:10E					
3	Candidin/Bencard/ unverdünnt					
4	Trichophytin/Bencard/ unverdünnt					
5	Mumps/Eli Lilly/ unverdünnt					

Aussage: Werden bei dieser Testung mindestens die 4 Antigenpräparationen Tuberkulin, Mumpsantigen, Candidin und Trichophytin verwendet, so reagieren mehr als 90% aller getesteten Patienten auf mindestens ein Antigen positiv. Fehlt dagegen jegliche Reaktion, so spricht diese anerge Reaktion für eine zelluläre Immuninsuffizienz. Eine derartige zelluläre Immuninsuffizienz ist bei folgenden Erkrankungen beschrieben:

- Bakterielle Infektionen: Scharlach, Brucellose, bakterielle Pneumonie, Miliartuberkulose, lepromatöse Lepra, Rickettsien.
- Pilzinfektion: Systemische Pilzinfektionen.
- Viren: Influenza, Mumps, Masern, Windpocken, infektiöse Mononukleose, Hepatitis, HIV Infektion.
- Parasiten: Malaria, Leishmaniose (S. 84).
- Kongenitale Immuninsuffizienz: Di-George-Syndrom, mukokutane Kandidose (S. 80), Nezeloff-Syndrom, Wiskott-Aldrich-Syndrom (S. 178), schwere kombinierte Immuninsuffizienz, Ataxia teleangiectatica (S. 422).
- Neoplasien: Karzinome, Morbus Hodgkin, Non-Hodgkin-Lymphome, Leukämien, fortgeschrittene Mycosis fungoides.
- Immunsuppressive Therapie mit Corticosteroiden, Cyclophosphamid, Methotrexat.

– Andere Ursachen: Rheumatische Erkrankungen, Morbus Crohn, alkoholische Leberzirrhose, biliäre Leberzirrhose, Urämie, Sarkoidose, Diabetes, Anämie, Schwangerschaft, Neugeborene mit geringem Geburtsgewicht, hohes Alter, Unterernährung, Status nach Operation.

Intrakutantestung bei Kontaktallergien

- Allgemeines: Die Intrakutantestung bei Kontaktallergien hat sich insbesondere bei Sensibilisierungen gegen Metalle bzw. Metallsalze bewährt. Die Intrakutantestung bei Kontaktallergien mit wasserlöslichen Allergenen eröffnet weiter die Möglichkeit einer Titration des Sensibilisierungsgrades, was z. B. bei gutachterlichen Fragestellungen von Bedeutung sein kann.
- Vorgehen: Nickelsulfat, Chromate, Kobaltsulfat und (bei entsprechender Fragestellung) Eisen- oder Kupfersalze werden in Wasser gelöst (1:10.000) i.c. appliziert (0,1 ml).
- Ablesung: nach 6, 24, 48 und 72 Std. Gerade bei Metallsalzen sollten bei fehlender Reaktion und hinweisender Anamnese auch spätere Ablesungen nach 1 Wo. oder 2 Wo. erfolgen.

- Indikation: Bei fraglichen Hauttestergebnissen oder widersprüchlichen Befunden in Anamnese, Hauttest und In-vitro-Diagnostik läßt sich die Relevanz eines fraglichen Allergens durch Exposition am Erfolgsorgan oder durch orale Exposition objektivieren.

Konjunktivaltest

- Prinzip: Das in 0,9%iger NaCl-Lösung gelöste Antigenpräparat wird in den Konjunktivalsack eingeträufelt.
- Reaktionen: Bei positiver Reaktion tritt nach etwa 2 Min. eine Rötung der Konjunktiva auf. Da die allergenen Stammextrakte meist Konservierungsmittel enthalten, sollte stets ein Kontrolltest durchgeführt werden, um gelegentliche Reizerscheinungen auszuschließen.

Nasale Provokation

- Prinzip: Der Allergenextrakt wird entweder mittels eines Wattestabes in die Nase gegeben, mit einem Zerstäuber eingeblasen oder mittels einer Tuberkulinspritze 1-2 Trpf. auf die untere Nasenmuschel aufgetropft.
- Reaktionen: Bei positiver Reaktion tritt meist nach 10 Min., gelegentlich aber bereits nach wenigen Minuten Niesreiz, Rhinorrhoe, Tränenfluß, Kopfschmerz und gelegentlich Bronchialasthma auf.
- Beurteilung: Die Reaktion kann durch Nachweis von Eosinophilen im Sekret objektiviert werden. Die Eosinophilen werden mittels May-Grünwald-Lösung gefärbt. Zu bedenken ist, daß sie teilweise erst nach 30-60 Min. im Sekret vermehrt auftreten.
  Weiterhin kann der erhöhte Nasenluftstromwiderstand rhinomanometrisch gemessen werden und mittels eines XY-Schreibers oder digital aufgezeichnet werden.

PRIST

- PRIST: Paper-Radio-Immuno-Sorbent-Test.
- Prinzip: Mittels PRIST-Test kann die Gesamt-IgE-Konzentration in Serum oder Plasma bestimmt werden. Das Serum mit fraglicher IgE-Konzentration wird inkubiert mit definierter Menge markiertem IgE (entweder radiomarkiert mit Jod 125 oder einer Enzympräparation) und einer Papierscheibe mit definierter Menge Anti-IgE-Antikörper. Je mehr IgE sich im Patientenserum befindet, um so weniger markiertes IgE wird sich an die Papierscheibe binden (Prinzip des Proteinverdrängungsassays). Dies kann radiochemisch (RIA-Technik), photometrisch (ELISA-Technik) oder fluorometrisch (FAST-Technik) gemessen werden. Mittels einer Eichkurve kann die IgE-Konzentration berechnet und in E/ml oder ng/ml angegeben werden. Als Normbereich wird bis 100 E/ml bzw. 240 ng/ml angegeben.

RAST

- RAST: Radio-Allergo-Sorbent-Test.
- Allgemeines: Mittels dieser Technik können spezifische IgE-Antikörper gegen einzelne bestimmte Allergene nachgewiesen werden.
- Prinzip: An eine Festphase gekoppelte Antigene (z.B. Penicilloyl G/V oder Pollenantigene) werden mit dem Patientenserum oder -plasma und einem radioaktiv oder durch Enzyme markierten Anti-IgE-Antikörper inkubiert. Je mehr sich spezifisches IgE gegen das fragliche Antigen im Serum des Patienten befindet, um so mehr wird sich an die Papierscheiben ein Komplex aus IgE und markiertem Anti-IgE-Antikörper gebunden haben. Dieses kann dann mittels einer radiochemischen oder einer ELISA- oder FAST-Technik gemessen werden. Das Ergebnis wird semiquantitativ angegeben: RAST-Klasse 0 (negativ), RAST-Klassen 1-4 (bei positiven Befunden).
- Beim CAP-Test wird das Antigen an eine verbesserte Festphase gebunden. Der relativ große IgE-Konzentrationsbereich der RAST-Klasse 4 ist in die CAP-Klassen 4-6 unterteilt. Die CAP-Klassen 1-3 entsprechen etwa den RAST-Klassen 1-3.

Spezialverfahren

Makrophagen-, Leukozyten-, Migrations-, Inhibitionsassays; Basophilen-Degranulations-Assays. Histaminfreisetzung aus Basophilen. Lymphozytentransformationstest. Sie sind alle sehr aufwendig und werden nicht in der Routinediagnostik verwendet. Ohne anamnestische Relevanz sollte aber aus diesen Tests keine Allergie bescheinigt werden!

Wahl des Testortes

Verschiedene Hautareale weisen eine unterschiedlich starke Reagibilität auf. Der mittlere und obere Rücken ist stärker reagibel als der untere Rücken, der nur etwa 1/3 der Reagibilität aufweist. Der Rücken insgesamt ist reagibler als der Unterarm. Die am Unterarm erzielte Quaddel ist nur etwa halb so groß wie die entsprechende Quaddel am Rücken. Die stärkste Reaktion am Unterarm wird im Ellenbeugenbereich gemessen. Die ulnare Seite des Armes ist reagibler als die radiale.

Beeinflussung durch Arzneimittel

Tabelle **7** Beeinflussung von Testreaktionen durch Arzneimittel

Medikamente	Prick-Test, Scratch-Test i.c. Test Recall-Antigene	Epikutantest	Provokationstest	Photopatchtest
Antihistaminika				
topisch	↓↓↓	(↓)	∅	(↓)
systemisch	↓↓↓	(↓)	↓	(↓)
Glucocorticoide				
systemisch	(↓)	↓↓↓	↓↓	↓↓
topisch	↓↓	↓↓↓	↓↓↓[2]	↓↓↓
ß-Mimetika	∅	∅	↓↓↓[2]	∅
Theophyllin	∅	∅	↓↓[2]	∅
Indometacin (NSAID)	∅	∅	∅	↓
Cromoglicinsäure	∅	∅	↓↓↓[1,2]	∅
Tranquilizer/ trizyklische Antidepressiva/ Neuroleptika	↓	∅	(↓)	∅

[1] Konjunktivaltest, [2] bronchiale Provokation

Hauttypen

- Tabelle **8** Abschätzung der Lichtempfindlichkeit – Hauttypen nach Fitzpatrick

Hauttyp	UV-Empfindlichkeit	Lichtanamnese	Empfohlener Lichtschutzfaktor
I	extrem	verbrennt immer, bräunt nie	10 und mehr
II	sehr stark	verbrennt immer, bräunt minimal	10 und mehr
III	stark	verbrennt gering, bräunt mäßig	8 – 10
IV	mäßig	verbrennt kaum, bräunt gut	6 – 8
V	minimal	verbrennt selten, bräunt stark	4
VI	keine	verbrennt nie, stark pigmentiert (schwarz)	nicht indiziert

Minimale Erythemdosis

- Definition: UV-Dosis, die zur Auslösung eines gerade sichtbaren Erythems an der Haut ausreichend ist.
- Tabelle **9** Beurteilung und Befund bei der Lichttestung

Beurteilung	Befund
0	kein Erythem
+/-	gerade noch erkennbares Erythem mit scharfen Rändern
+	hellrosa Erythem
++	deutliches Erythem ohne Ödem
+++	feuerrotes Erythem mit Ödem und Schmerzhaftigkeit
++++	violettrotes Erythem, starkes Ödem, starke Schmerzhaftigkeit, evtl. Blasenbildung

- Durchführung: Mit UV-Strahlern, die eine Emission im UVB-Bereich (Maximum 290-315 nm) aufweisen, werden verschiedene Energiedosen auf die unbelichtete Haut (Glutealregion) des zu untersuchenden Patienten appliziert. Man verwendet zweckmäßigerweise 5 je 3 x 3 cm große Testareale. In das mittlere Testareal wird die für die jeweilige UVB-Quelle vom Hersteller angegebene allgemeine minimale Erythemdosis appliziert, die dann nach links um jeweils 30% reduziert und auf den beiden rechten Feldern um je 30% gesteigert wird. Die Ablesung erfolgt nach 24 Std.
Die MED ist abhängig von der Wellenlänge.

Bestimmung der minimalen Phototoxizitätsdosis

- Definition: UVA-Dosis, die nach Psoraleneinnahme zur Auslösung eines gerade sichtbaren Erythems an der Haut ausreichend ist. Die minimale Phototoxizitätsdosis dient zur Ermittlung der individuellen Lichtempfindlichkeit bei PUVA-Therapie.
- Durchführung: Der Patient erhält zunächst eine gewichtsentsprechende Psoralendosis (S. 489), 2 Std. später wird die Bestrahlung durchgeführt. Die Testareale entsprechen denjenigen bei der Bestimmung der minimalen Erythemdosis.
Bei Hauttypen I und II werden auf die einzelnen Testareale 0,5, 1,0, 2,0, 3,0, 4,0 und 5,0 Joule/cm^2 appliziert, bei den Hauttypen III und IV auf die Testareale 1,5, 3,0, 4,5, 6,0, 7,5 und 9,0 Joule/cm^2 appliziert. Die Ablesung muß nach 72 Std. erfolgen (Maximum der PUVA-Reaktion). Die Bestrahlung sollte daher zweckmäßigerweise an einem Freitag, die Ablesung an einem Montag erfolgen.
- Bewertung: Die Lichtdosis, die zu einer (+/-)-Reaktion (Tab. 9) geführt hat, entspricht der minimalen Phototoxizitätsdosis.

Weitere Lichttestungen

- Bei einer Vielzahl von Photodermatosen ist die genaue Bestimmung des Aktionsspektrums der entsprechenden Dermatose zu ermitteln. Hierzu müssen genaue Untersuchungen mit entsprechenden Filtern und Monochromatoren durchgeführt werden. Die Durchführung dieser Testungen ist Spezialzentren vorbehalten.

Trichogramm

Allgemeines

Methode zur Untersuchung von Haarwurzeln zur Differenzierung verschiedener Formen des Haarausfalls. Voraussetzungen sind sorgfältige technische Durchführung und Kenntnis der Veränderungen der Haarwurzel während des Haarzyklus.

Haarzyklus

Am behaarten Kopf (Capillitium) produziert jeder Haarbulbus 3-5 J. (1000 Tg.) lang Haarkeratin (*Anagenphase*), um danach vorübergehend für 3 Mon. (100 Tg.) die Hornbildung einzustellen (*Telogenphase*). Der Übergang zur Telogenphase beträgt etwa 10 Tg. (*Katagenphase*). Die Dauer dieser Phasen und ihre Gesamtzahl sind genetisch fixiert. Am Ende der Telogenphase löst sich das Haar aus der Kopfhaut und fällt aus (bis 100 Haare/d). Die Haarwurzel weist während jeder der drei Phasen ein charakteristisches Aussehen auf (Abb. **1**).

Störungen des Haarwachstums

- Verkürzung der Anagenphase (Trichogramm: Zunahme des Anteils von Telogenhaaren).
- Produktion von funktionell minderwertigem Keratin (Trichogramm: *dysplastische Haarwurzeln*).
- Toxische Effekte auf die Keratinsynthese (Trichogramm: *dystrophische Haarwurzeln*).

Benötigtes Material

- Nadelhalter (Feder entfernen),
- Gummischlauch zum Armieren der Branchen,
- Objektträger, Deckgläser,
- Eindeckmedium (Eukitt; Ceadex).

Praktische Durchführung

- 5 Tg. nach der letzten Haarwäsche.
- 60-70 Haare 1 cm über Kopfhaut mit dem Nadelhalter, dessen Branchen mit einem Gummischlauch armiert sind, fassen und mit einem Ruck ausreißen.
- Ausbreiten der Haarwurzeln auf einem Objektträger, Eindecken.
- Im Mikroskop auswerten.

Normwerte

Anagenhaare	80–90%,
Katagenhaare	3– 5%,
Telogenhaare	bis 20%,
dysplastische Haare	bis 30%,
dystrophische Haare	bis 2%.

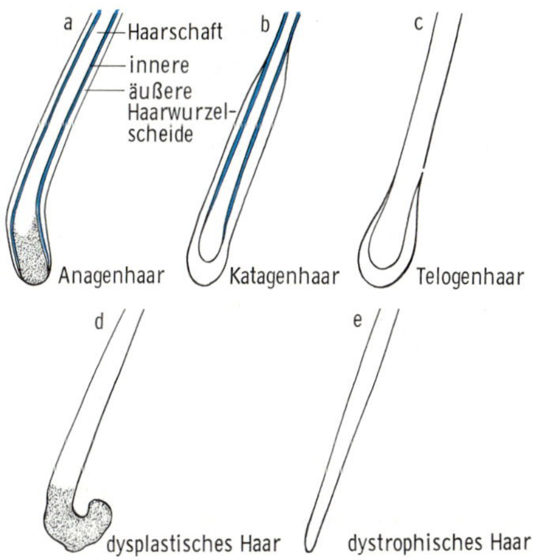

Abb. **1** Schematische Darstellung der Haarwurzeln während der physiologischen Haarzyklusphasen (a, b, c) sowie pathologische Befunde (d, e) im Trichogramm

Histologische Untersuchungsverfahren

Lichtmikroskopie

- Allgemeines: Die histologische Untersuchung von Hautveränderungen ist erforderlich bei
  - allen exzidierten Tumoren (obligat!),
  - differentialdiagnostischen Überlegungen,
  - Klärung unklarer Krankheitsbilder.

  Entnahmeart und Alter der Veränderungen entscheiden über den Erfolg.
- Gewebsentnahme:
  - Vermeidung von Traumatisierung, insbesondere Quetschungen.
  - Bei Teilexzisionen oder Stanzbiopsien sorgfältige Wahl der Entnahmestelle; am besten sich entwickelnde Veränderungen exzidieren.
  - Art des durchgeführten Eingriffs (Stanze, Probeexzision, Totalexzision, Nachexzision, Abtragung) unbedingt vermerken.
  - Exzision immer bis ins Fettgewebe durchführen.
  - Genaue Angaben der klinischen Daten.
  - Fixierlösung: 4%iges Formaldehyd; lichtgeschützt aufbewahren, Verwendung eines neutralen Puffers. Fixierdauer mindestens 24 Std.; ausreichend Fixierlösung verwenden, da Formalin während des Fixiervorganges verbraucht wird.

Immunfluoreszenz, Immunhistochemie

- Allgemeines: Extrazellulär abgelagertes Immunglobulin und Komplement (Beispiel: LE, Pemphigus, Pemphigoid, Vaskulitis), Membranantigene (Lymphomdiagnostik, Tumordifferenzierung) und Enzymnachweise lassen sich meist nur an unfixiertem tiefgefrorenem Material nachweisen. Wird zunehmend auch an fixiertem Gewebe möglich.
- Durchführung: Entweder Überweisung des Patienten in Hautklinik oder Versenden des tiefgefrorenen Materials (Biopsie in Eppendorf-Hütchen geben, mit 0,9% NaCl-Lösung auffüllen, verschließen, sofort in flüssigem Stickstoff schockgefrieren; versenden im Styroporbehälter mit 10 kg Trockeneis).

Elektronenmikroskopie

Spezialfixative und besondere Aufarbeitungsbedingungen erforderlich. Nur in Kliniken und entsprechenden Instituten durchführbar. Spezielle Fragestellungen.

PAS-Färbung

- Reagentien:

1.	Perjodsäurelösung:	Perjodsäure	0,8
		Aq. dest.	100,0
2.	Schiffsches Reagenz:	Pararosanilin (acridinfrei)	5,0
		gelöst in 1n HCl	150,0
		und	
		Kalium-Metabisulfit	5,0
		gelöst in Aq. dest.	850,0
3.	SO_2-Wasser	10% Na-Bisulfit-Lsg.	10,0
		1n HCl	10,0
		Aq. dest.	180,0

- Durchführung:
  1. Entparaffinierte Schnitte aus Aq. dest. in Lösung 1 (15 Min.).
  2. Gründlich spülen; dann in Lösung 2 (30 Min.).
  3. SO_2-Wasser, 2mal 10 Min., dann spülen.
  4. Hämatoxylin (5 Min.), spülen in Eisessigwasser (10 Sek.) und Aq. dest. (10 Sek.).
  5. Bläuen (handwarmes Wasser, 5 Min.); über Alkoholreihe eindecken.

Gram-Färbung

Man verwendet Fertiglösungen für die Gram-Färbung, die von verschiedenen Firmen angeboten werden (z. B. Gram-Color von Merck).

Methylenblaufärbung

- Vorgehen:
  1. Ausstrich lufttrocknen lassen,
  2. Objektträger in unverdünnter Methylenblaulösung (Küvette) 30 Sek. färben,
  3. Objektträger mit Leitungswasser spülen,
  4. Lufttrocknen lassen,
  5. Objektträger mit der Ölimmersion betrachten.

Allgemeines

Die andrologische Untersuchung besteht aus Anamnese des Paares, der speziellen gynäkologischen Anamnese und der speziellen andrologischen Anamnese, der klinischen Untersuchung, dem Spermiogramm (ggf. einschl. immunologischer Untersuchungen und Funktionstests), den Untersuchungen des Seminalplasmas, den endokrinologischen Untersuchungen und ggf. der Hodenbiopsie.

Gynäkologische Anamnese

Bei Kinderwunsch interessiert das Alter der Ehefrau, seit wann Kinderwunsch besteht, ob eine frühere Ehe bestand (mit oder ohne Kinder, Alter der Kinder), frühere Schwangerschaften (Abort/Interruptio), Zyklusanamnese, ob Basaltemperatur gemessen wurde, bisherige gynäkologische Untersuchungsergebnisse (Endokrinologie, Ultraschall, Zervixschleimindex, Postkoitaltest etc.), Häufigkeit des Geschlechtsverkehrs, wie und wie oft Konzeptionsoptimum beachtet wurde. Arzneimittelanamnese.

Andrologische Anamnese

- Familien- und pränatale Anamnese: Man erkundigt sich nach Zwillingsgeburt, das wievielte Kind der Patient war, nach dem Beruf der Eltern und dem Alter von Vater und Mutter bei Geburt, Schwangerschaftsverlauf, Geburtskomplikationen, Zahl der Geschwister und ob diese verheiratet sind und Kinder haben.
- Familiäre Belastungen: Diabetes mellitus, Fettsucht oder Erbleiden.
- Spezielle Anamnese: Diese umfaßt neben Beruf, früheren Infektionserkrankungen (z. B. Mumps, Malaria, Grippe, Zystourethritis), Genitaloperationen (z. B. Leistenbruch), Zerebrospinaltraumen, frühere Hodenschwellungen, Genitaltraumen, erhebliche Strahlen- oder Wärmeexpositionen, häufig oder gegenwärtig verwendete Medikamente, psychische Traumen wie Krankheiten, Ehezerwürfnisse, Potenzstörungen. Ergänzend zum Beruf erscheint wesentlich die Arbeitszeit und die Stellung in der Berufsausübung. Weiterhin fragt man nach Appetit, Schlaf, Durst, Miktion, Stuhlgang, Nikotingenuß, Alkoholgenuß.

- Eheanamnese: Man fragt, die wievielte Ehe des Patienten es ist, seit wann Kinderwunsch besteht, ob in früheren Ehen der Frau oder des Mannes Kinder gezeugt wurden.
- Sexualanamnese: Zeitpunkt der Pubertät, des Stimmbruchs, der ersten Rasur, des ersten Geschlechtsverkehrs. Weiterhin erkundigt man sich nach Libido, Erektion, Ejakulation (vorzeitig, früh, normal, spät). Häufigkeit des Geschlechtsverkehrs und ob in letzter Zeit eine Änderung der Frequenz eingetreten ist, ob antikonzeptionelle Mittel verwendet werden, ob Aspermatismus, Anorgasmie oder Coitus interruptus vorkommen. Weiterhin wird festgehalten, seit wann ein Konzeptionsoptimum beachtet wird.

Klinische Untersuchung

Bei der klinischen Untersuchung hat sich uns folgende Aufstellung bewährt (Tab. **10**).

- Tabelle **10** Untersuchungsschema nach *Hofmann*

Allgemeinbefund: Größe: cm Gewicht: kg Konstitution:

Boden-Symphyse: cm Symphyse-Jugulum: cm Spannweite der Arme: cm

Habitus: (maskulin, feminin, subviril, eunuchoid) Fettpolster:

Gynäkomastie: Muskulatur:

Bindegewebsschwäche: (Füße, Varikose, Status haemorrhoidalis, Wirbelsäule)

Genodermatosen: Blutdruck: RR /

Besonderes: Psyche:

Genitalbefund:

		Größe	Konsistenz	Lage	Seitengleich
Hoden:	rechts				
	links				
Nebenhoden:	rechts				
	links				

Bruchpforten: Samenstrang:

Hydrozele: Varikozele:

Penis: Länge: cm Umfang: cm

Skrotum: (straff, normal, hängend; Venektasien, Pigmentierung, Raphe, Narben, Zysten)

Prostata: Bläschendrüsen:

Schambehaarung: (dicht, mittel, spärlich, horizontal, rhombisch, subumbilikal)

Haupthaar: Bartwuchs: Rasur wie oft?

Achselbehaarung: Terminalbehaarung:

- Weitere klinische Untersuchungen: Diaphanoskopie, Thermographie, Doppler-Sonographie, Phlebographie, Sella-Röntgenaufnahme, Chromosomenanalyse.

Spermiogramm

Nach Einhaltung einer Karenzzeit von 5 Tg. wird in der Praxis oder in der Klinik ein Ejakulat durch Masturbation gewonnen. Es sollten im Rahmen einer andrologischen Diagnostik im Zeitraum eines Spermatogenesezyklus (3 Mon.) drei Spermiogramme beurteilt werden.
Es werden Volumen, pH, Verflüssigungszeit und Seminalplasmabestandteile (insbesondere Fructose, saure Phosphatase und Carnitin) bestimmt; weiterhin werden die Spermatozoen morphologisch untersucht.
Volumenanteilmäßig setzt sich das normale Ejakulat zusammen aus:
Bläschendrüse 50 – 65%,
Prostata 30 – 45%,
Hoden und Nebenhoden (einschl. Sperma) 3 – 5%.

Befundbeschreibung beim Spermiogramm

Tabelle **11** Spermiogramm – Definition und Eingriffe (nach Schirren)

Bezeichnung	Definition
Ejakulatvolumen:	
– Multisemie	> 6,5 ml Ejakulat
– Parvisemie	< 2,0 ml Ejakulat
– Aspermie	kein Ejakulat
Spermienzahl:	
– Normozoospermie	20–150 Mill. Spermien/ml
– Polyzoospermie	> 250 Mill. Spermien/ml
– Oligozoospermie	< (20) Mill. Spermien/ml
– Kryptozoospermie	vereinzelt Spermien
– Azoospermie	keine Spermien
– Azoospermie mit Spermiogenesezellen	keine Spermien, einzelne Zellen der Spermiogenese
Spermienbeweglichkeit:	
– Normokinese	> 60% bewegliche Spermien
– Asthenozoospermie	< 60% bewegliche Spermien
– Nekrozoospermie	keine beweglichen Spermien
Spermienmorphologie:	
– Teratozoospermie	> 40% pathologische geformte Spermien; genaue Beschreibung S. 26

Morphologische Beurteilung der Spermien

- Allgemeines: Nach Aufbringen von Sperma auf Objektträger histologische Färbungen und Beurteilung der Morphologie (übliche Färbungen: Hämatoxylin-Eosin, Papanicolaou, nach Giemsa). Der Vorteil der folgenden Einteilung liegt in einer möglichen Korrelation zur Schädigung des Keimepithels, so daß der morphologische Befund des Spermas auch eine prognostische Beurteilung zuläßt. Morphologische Abweichungen der Spermien werden nach Hofmann eingeteilt:
  - Elongation-Überstreckung (Ü-Stammlinie):
    Ü1: Taperingform; leichte postakrosomale Überstreckung.
    Ü2: Deutliche postakrosomale Überstreckung, teils tüten-, teils stielförmig.
    Ü3: Überstreckung und knopfförmige Verdickung.
    ÜA: Überstreckung in Kombination mit defektem Akrosom (I. Grad = leicht, II. Grad = schwer).
  - Akrosomschaden (A-Stammlinie):
    In der A-Stammlinie finden sich meistens auch Chromatinkondensierungsstörungen.
    A1: leichte Störung, Akrosom noch zu erkennen.
    A2: schwere Störung, Neigung zur Rundform.
  - Weitere Befunde: Rundköpfe, kopflose Spermatozoen, amorphe Kopfform, Zweierform (fehlende Trennung, Hinweise auf Störung der letzten Reifeteilung) meist in Kombination mit A-Stammlinie.

Funktionsuntersuchungen

Von besonderer Bedeutung sind Funktionstests der Interaktionen der Spermien mit Zervixschleim und Interaktionen menschlicher Spermien mit von der Zona pelucida befreiten Hamstereiern (Zona pelucida verhindert Eindringen von speziesfremden Spermien in das Ei). Hierbei können Kapazitation und Akrosomenreaktion menschlicher Spermien untersucht werden.

Untersuchung des Seminalplasmas

- Allgemeines: Verschiedene biochemische Parameter können im Seminalplasma bestimmt werden, die ähnlich wie entsprechende enzymatische Aktivitäten im Serum z. B. abhängig von der Lokalisation einzelner Erkrankungen sind. Von besonderer Bedeutung sind Fructose, Carnitin und saure Phosphatase.
- Fructose: Physiologie: Unter dem Einfluß von Testosteron wird in den Bläschendrüsen aus Glucose Fructose gebildet. Damit ist die Fructosekonzentration im Sperma ein Parameter für die Bläschendrüsenfunktion.
  Ursachen für einen erniedrigten Fruktosespiegel: Genereller Testosteronmangel, postinfektiöse Vernarbungen der Bläschendrüsen, Samenwegsverschluß im Bereich des Colliculus seminalis, Agenesie der Bläschendrüsen. Weiterhin ist an die Möglichkeit eines gestörten Ejakulationsablaufes zu denken, z. B. durch psychische Hemmung bei dem in der Klinik durch Masturbation gewonnenen Sperma.
- Citrat: Da Citrat fast ausschließlich in der Prostata gebildet wird, ist es ein Parameter für die Prostatafunktion.
- Saure Phosphatase: Parameter der Prostatafunktion.
- Freies Carnitin: Carnitin ist ein Parameter für die Nebenhodenfunktion.

- Tabelle **12** Zuordnung biochemischer Parameter im Seminalplasma zur anatomischen Herkunft (nach Wetterauer)

	Nebenhoden	Bläschendrüsen	Prostata
Initialfructose	–	+	–
Initialcitrat	–	–	+
Saure Phosphatase	–	–	+
Freies Carnitin	+	–	–
Glycerylphosphorylcholin	+	?	–
Prostaglandine	–	+	?
γ-GT	+	–	+
Glutaminsäure	+	–	+
ß-HCG	+	?	?
Zink	–	–	+

Hodenbiopsie

- Indikation: Verdacht auf Verschlußazoospermie bzw. auf inkompletten Verschluß (gegeben bei unauffälligem Hoden und Nebenhoden, Azoospermie bzw. Oligozoospermie und normalen FSH-Basiswerten).
- Mögliche pathologische Befunde:
  - Spermatogenesehemmung.
  - Desorganisation und Desquamation des Keimepithels.
  - Kompletter oder inkompletter Spermatogenesestopp.
  - Depopulationssyndrom bzw. Sertoli-cell-only-Syndrom.
  - Inhomogene Tubulusschädigung, meist erworben (herdförmige Schädigung der Hodentubuli, die mit Arealen normaler Spermatogenese abwechseln).
  - Tubulussklerose.
  - Fibrose.
  - Hyalinose.
  - Interstitielle peritubuläre Fibrose.

Immunologische Untersuchungen

In immunologischen Untersuchungen wird auf spermatozoenimmobilisierende und -agglutinierende Antikörper geprüft, insbesondere, wenn im Vitalpräparat wie angeheftet wirkende Spermien auffallen.

Hinweise zur In-vitro-Fertilisation

Erste Untersuchungen zu andrologischen Befunden und Erfolgsraten bei In-vitro-Fertilisation geben der Spermadichte und Spermamotilität eine größere Bedeutung als der Morphologie. Folgende Mindestanforderungen an Ejakulate werden gestellt: Volumen $\geq$ 1 ml, Spermadichte $\geq$ 5 Mill./ml, Motilität 30%, normale Morphologie 30%; diese Werte in mindestens zwei Spermiogrammbefunden. Weitere Untersuchungen: Zona-pellucida-freier Hamstereizell-Penetrationstest und Spermatozoen-Schwelltest.

Hormonbasiswerte

Testosteron, LH (luteinisierendes Hormon), FSH (follikelstimulierendes Hormon) werden durch Verdrängungsassays (radioimmunologisch RIA oder enzymimmunologisch ELISA) bestimmt. Die Normwerte können in Abhängigkeit von Labor, verwendeten Antikörpern, Methode etc. unterschiedlich sein und müssen daher jeweils bei den Bestimmungen angegeben werden. In der Regel gelten die in Tab. **13** festgehaltenen Werte.

- Tabelle **13** Andrologische Hormonwerte

Hormon	Normalwert	hypergonadotroper Hypogonadismus	hypogonadotroper Hypogonadismus
Testosteron	3-10 ng/ml	→ ↓	→ ↓
LH	0,9-3,5 ng/ml (5-18 mIE/ml)	↑	→ ↓
FSH	0,9-3,5 ng/ml	↑	→ ↓
Prolactin	4-14 mIE/ml (< 25 ng/ml)	→ ↑	→

→ normal, ↓ erniedrigt, ↑ erhöht

Wegen der pulsatilen Freisetzung der Hormone ist es empfehlenswert, morgens zwischen 7.30 und 8.30 Uhr in Abständen von 20 Min. Blut abzunehmen und im gepoolten Serum die Hormonkonzentration zu bestimmen. Zur Vermeidung von artifiziell hohen Prolactinkonzentrationen sollten zwischen Punktion und Blutabnahme ca. 5 Min. Zeitabstand liegen.

Dynamische Funktionstests

- HCG-Test:
  - Prinzip: Test erfaßt Hypophysen-Gonaden-Achse (Leydig-Zell-Funktion).
  - Durchführung: 3mal 5000 IE HCG i.m.
  - Normwert: am 4. Tag 2-2,5facher Anstieg des Serumtestosterons.
  - Interpretation:
    Leydig-Zell-Insuffizienz: Fehlender Testosteronanstieg.
    Anorchie: Kein Anstieg.
    Kryptorchismus: Wie bei Anorchie zwar erniedrigter Testosteronbasiswert, aber Testosteronspiegelanstieg.
    Ebenfalls einen geringeren Testosteronanstieg beobachtet man bei Männern über 55. Hier liegt er in der Regel unter 2.

- GnRH-Test:
  - Prinzip: Test erfaßt Hypothalamus-Hypophysen-Gonaden-Achse.
  - Durchführung: 100 µg GnRH i.v., 15, 30 und 45 Min. danach Bestimmung von LH und FSH.
  - Normwert: LH steigt um das 2-4fache, FSH um das 1,5-2fache.
  - Interpretation: Bei beginnender gonadaler Insuffizienz findet sich ein überschießender Anstieg (gesteigerte funktionelle Reservekapazität)
    Bei hypogonadotropem Hypogonadismus verminderte Antwort.
- Antiöstrogentest:
  - Prinzip: Test erfaßt Hypothalamus-Hypophysen-Achse.
  - Durchführung: 50 mg Clomiphen/d über 2 Wo. oder 40 mg Tamoxiphen/d für 6 Tg.
  - Normwert: Anstieg von LH, FSH und Testosteron wegen Hemmung der Steroidrezeptoren im Hypothalamus und dadurch bedingte Freisetzung von GnRH.
  - Interpretation: Fehlen des Anstiegs spricht für eine Schädigung der Hypothalamus-Hypophysen-Achse.

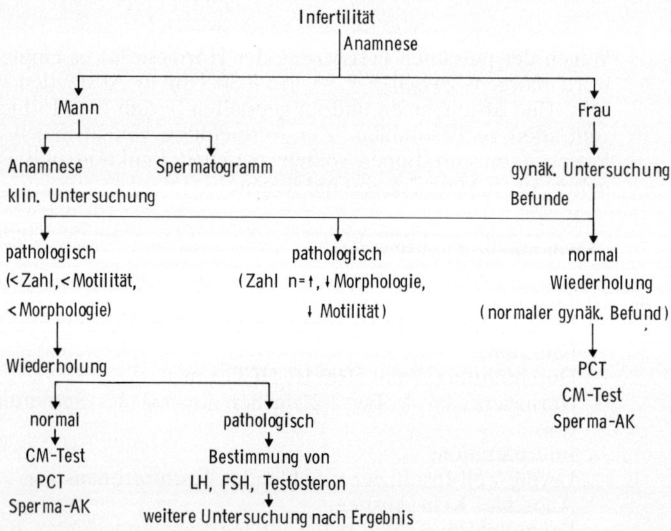

Abb. 2 Flußdiagramm wesentlicher andrologischer Untersuchungen und deren Interpretation (nach Swerdloff u. Mitarb.). PCT Postkoitaltest

Instrumente und Geräte

Folgende Instrumente und Geräte benötigt man für eine mykologische Diagnostik:

Brutschrank
Zentrifuge
Skalpelle
scharfe Löffel
Epilationspinzetten
Scheren
Färbebank
feuchte Kammer
Impfösen und Impfnadeln
Präpariernadeln
mykologischer Haken
Glasstäbe
Objektträger und Deckgläschen

Aq. dest.
10-20% Kalilauge
Parker-Tusche
DMSO
Färbelösung für Methylenblau, Gram-, PAS-, Lactophenol- und Baumwollblaufärbung
Alkohol
physiologische NaCl-Lösung
20% Tetraäthylammoniumhydroxid
Tesafilm

Entnahme des Kulturmaterials

- Verdacht auf Dermatophyteninfektion:
  - Mechanische Reinigung von Schuppen und Krusten.
  - Kräftiges Abreiben mit 70%igem Alkohol.
  - Abkratzen von Schuppenmaterial mit dem scharfen Löffel (keine Einmalskalpelle, Verletzungsgefahr).
  - Ausziehen von infizierten Haaren.
- Onychomykosen:
  - Entfernung von Nagelspänen aus dem subungualen Bereich (nach vorheriger Entfernung von grob veränderten Nagelanteilen).
  - Zusätzlich bei oberflächlichen Nagelinfektionen Abtragung von Nagelspänen an der Oberfläche.
- Verdacht auf Candida-Infektion:
  - Aus Mundhöhle, Intestinaltrakt und Vagina werden Abstriche mit dem angefeuchteten Watteträger angefertigt; diese werden dann an der Oberfläche der Plattenkultur ausgerollt.
  - Bei Verdacht auf Candida-Infektion der Glans penis direktes Abklatschpräparat auf die Kulturplatte.

Kulturbedingungen

Die Anzüchtung der einzelnen Erreger erfolgt üblicherweise bei Zimmertemperatur auf Sabouraud-Glukose-Agar oder Kimmig-Agar.
Hefen wachsen innerhalb einer Woche und werden dann zur weiteren Differenzierung auf Reisagar überimpft (Prüfung auf Chlamydosporenbildung). Die weiteren Unterscheidungsmerkmale der Hefen sind biochemischer Natur (Assimilation von Zuckern und Stickstoff, Vergärung von Zuckern sowie Spaltung von Arbutin und Fett).
Bei Schimmeln und Dermatophyten (Wachstumszeitraum 1-5 Wo.) erfolgt die Differenzierung anhand ihrer Makro- und Mikromorphologie.

Zusammensetzung der wichtigsten Pilznährböden

- *Sabouraud-Glucose-Agar* (pH 5,6):

Glucose	40,0
Pepton	10,0
Agar	18,0
Aq. dest.	ad 1000,0

- *Kimmig-Agar* (pH 6,5):

Glucose	10,0
Pepton aus Casein	4,3
Pepton aus Fleisch	9,3
Natriumchlorid	11,4
Glycerin	5,0
Agar	15,0
Aq. dest.	ad 1000,0

- *Reisagar* (pH 5,8):

Reisextrakt	20,0
Agar	10,0
Aq. dest.	ad 1000,0

Anamnese

Die phlebologische Anamnese dient der Erfassung von Beschwerden und prädisponierenden Faktoren; die wichtigsten Punkte der Anamnese und ihre Interpretation sind in Tab. **14** zusammengefaßt.

Tabelle **14** Phlebologische Anamnese und ihre Interpretation

Anamnese	Interpretation
Aktuelle Beschwerden: Schweregefühl, ziehende oder stechende Schmerzen in den Beinen.	Korrelieren nicht mit Art oder Schwere der phlebologischen Erkrankung.
Wadenkrämpfe	Nicht typisch für Varicosis, häufiger bei arterieller Gefäßerkrankung oder Hypothyreose, Hypokaliämie, Osteoporose, Spondylarthrose.
Angaben über Frakturen oder Verletzungen der unteren Extremitäten; Erkrankungen mit längerer Bettlägerigkeit.	Hierbei treten gehäuft Phlebothrombosen auf. Sorgfältiger Ausschluß eines postthrombotischen Syndroms.
Zahl der Schwangerschaften.	Varicosis bei Multipara häufiger.
Familiäre Belastung mit Venenerkrankungen, Manifestationsalter.	Frühes Manifestationsalter und familiäre Belastung sind Faktoren, die auf eine zunehmende und schwere Ausprägung des Krankheitsbildes hinweisen.
Stehende Berufsausübung	Sitzen und Stehen fördern die Varicosis.
Angaben über abgelaufene Thrombosen.	Hiermit sind meist oberflächliche Thrombophlebitiden gemeint (kein Hinweis auf Phlebothrombosen).
Allergien	Bei der chronisch venösen Insuffizienz gehäuft allergische Kontaktdermatitiden.

Inspektion

Der Patient wird im Stehen untersucht. Bei schlanken Patienten sind die Varizen gut sichtbar, und das erkrankte Venengebiet kann häufig visuell erkannt werden. Insuffiziente Vv. sind oft als knotenförmige Vorwölbung („blow out") sichtbar. Gelegentlich ist auch eine ausgeprägte Dilatation der Mündungsstelle der V. saphena magna als Vorwölbung in der Leistenregion zu erkennen (DD: Leistenhernie).
Hautmanifestationen der chronisch venösen Stauung können sein: Ödeme, Corona phlebectatica paraplantaris, Besenreiservarizen, Venektasien, Pigmentierungen, Stauungsdermatitis, Hypodermitis, Atrophie blanche, Ulcera cruris. Diese Symptome zeigen das Ausmaß der venösen Stauung an, geben jedoch keinen Aufschluß auf primäre oder sekundäre Genese der Erkrankung.

Palpation

Die Palpation ist zur Erkennung von insuffizienten Vv. perforantes wichtig. Beim Abtasten ist über insuffizienten Vv. perforantes eine lochähnliche, oft scharfrandige Einsenkung des Koriums in die Subkutis palpabel, die häufig auch druckschmerzhaft ist.
Bei Palpation der proximalen V. saphena magna in der Leistenregion kann bei Crosseninsuffizienz (s.u.) beim Husten eine Extensionsbewegung getastet werden. Bei ausgeprägter Crosseninsuffizienz sind Turbulenzen als Schwirren palpabel.

Funktionstest

- Allgemeines: Durch die neueren Untersuchungstechniken wie Doppler-Ultraschallsonographie und Lichtreflexionsrheographie (LRR) sind die meisten klassischen Untersuchungstests durch ihre geringere Aussagekraft überflüssig geworden. Häufig wird noch der Trendelenburg-Test II durchgeführt, der einen Eindruck über das Ausmaß der Stammvaricosis der V. saphena magna geben kann.
- Trendelenburg-Test II: Bei hochgelagertem Bein, also bei entleerter V. saphena magna, wird ein Stauschlauch am proximalen Oberschenkel angelegt und so die V. saphena magna verschlossen. Der Patient steht dann auf, und der Stauschlauch wird geöffnet. Eine rasche Füllung der V. saphena magna von proximal nach distal deutet auf eine insuffiziente Crosse und insuffiziente Klappen der V. saphena magna hin.

Doppler-Ultraschallsonographie

- Prinzip: Eine über einem Gefäß liegende Sonde, die durch ein piezogenes Kristall fortlaufend Schallwellen (2-20 MHz) aussendet, nimmt durch ein Detektorkristall die reflektierten Schallwellen wieder auf. Die Reflexion erfolgt nur über einer sich fortbewegenden Blutsäule. Nach elektronischer Umwandlung und Verstärkung sind die Schallwellen hörbar und können als Strömungssignale interpretiert werden.
Bidirektionale Doppler-Ultraschallsonographie-Geräte zeigen zusätzlich die Strömungsrichtung an.
- Untersuchung des intrafaszialen Venensystems: Mit der Doppler-Ultraschallsonographie können im tiefen Venensystem bei Klappeninsuffizienzen Refluxe nachgewiesen werden. Am häufigsten treten insuffiziente Klappen nach abgelaufenen Phlebothrombosen auf, aber auch ektatische Venen ohne weiteren pathologischen Befund können eine Klappeninsuffizienz aufweisen und so zu Refluxen führen. Die tiefen Venen sind arterienbegleitende Venen und werden zunächst über die geräuschstärkeren Arterien aufgesucht. In der Leistenregion kann die V. iliaca externa und die V. femoralis überprüft werden, in der Kniekehle die V. poplitea und im Bereich des Sprunggelenks die Vv. tibiales posteriores, Vv. tibiales anteriores und Vv. peroneae.
Liegt die Sonde über tiefen Venen, kann sonographisch während eines Valsalva-Preßversuchs ein Refluxgeräusch gehört werden, wenn eine Klappeninsuffizienz vorliegt. Die Länge der Refluxstrecke kann ebenfalls dokumentiert werden. Bei Kompression bzw. Dekompression an Ober- oder Unterschenkel können ebenfalls Fluß- bzw. Rückflußgeräusche ausgelöst werden, die zur Refluxdiagnostik dienen.
- Orientierende Diagnostik bei Verdacht auf Phlebothrombose: Auch hier treten typische Strömungsgeräusche auf. Bei einer Bekkenvenenthrombose sind beispielsweise in der Leiste die Strömungsgeräusche atemunabhängig, und es fehlt der inspiratorische Stopp. Zur Abklärung sollte bei dringendem Phlebothromboseverdacht jedoch immer zusätzlich eine Phlebographie durchgeführt werden (S. 383).

- Untersuchung des epifaszialen Venensystems: Entscheidend ist die Prüfung der Mündungsregion von V. saphena magna und V. saphena parva. Auch hier kann die Klappeninsuffizienz durch ein Valsalva-Manöver überprüft werden. Zeigt sich ein Reflux, so wird die Refluxstrecke nach distal überprüft. Hiermit kann der Grad der Stammvaricosis ermittelt werden.
  Insuffiziente Vv. perforantes können ebenfalls durch ein Refluxgeräusch erkannt werden. Hier muß aber beachtet werden, daß fortgeleitete Refluxgeräusche epifaszialer Venen, die ein Refluxgeräusch vortäuschen können, durch Abdrücken nach proximal und distal ausgeschaltet werden.

Lichtreflexionsrheographische Untersuchung

Prinzip: Die Lichtreflexionsrheographie (LRR) ist eine indirekte Methode zur Beurteilung der Rücktransportkapazität des venösen Systems. Die Messung erfolgt über einen Meßkopf, der 10 cm oberhalb des Innenknöchels fixiert wird. Er besitzt drei Strahlungsquellen, die Infrarotstrahlen aussenden, und einen Strahlungsempfänger.

- Untersuchungsvorgang: Zunächst wird durch zehn Dorsalflexionen im Sprunggelenk die Muskelpumpe betätigt; hierdurch nimmt der Füllungsgrad der subpapillären Venen meßbar ab. Während der anschließenden ruhigen Sitzhaltung erfolgt die Wiederauffüllung der Venen.

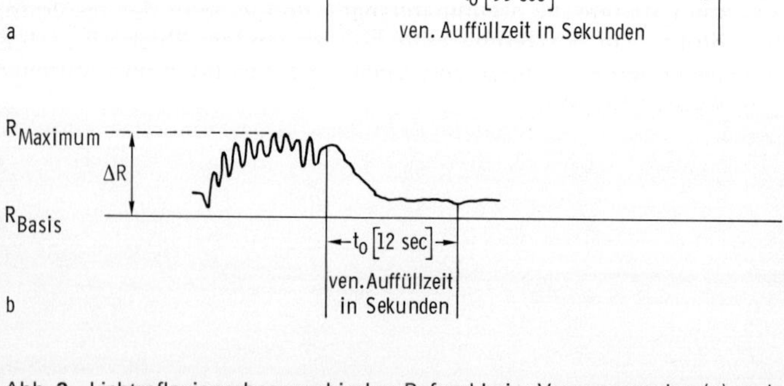

Abb. 3 Lichtreflexionsrheographischer Befund beim Venengesunden (a) und bei Stammveneninsuffizienz (b)

- Auswertung des LRR-Befundes: Anhand der aufgezeichneten Kurve lassen sich zwei Parameter bestimmen:
  1. R-Differenz (R), die der Füllungsdifferenz der Venen entspricht (Abb. **3**)
  2. Wiederauffüllzeit (t_0): die Zeitdauer, die zur Wiederauffüllung benötigt wurde (Abb. **3**). Bei venengesunden Personen beträgt die Wiederauffüllzeit mehr als 25 Sek.

  Eine Verkürzung von t_0 tritt bei Refluxen im tiefen oder epifaszialen Venensystem, aber auch bei Perforansinsuffizienzen auf.
- Therapeutische Konsequenzen: Ist die Wiederauffüllzeit verkürzt, kann überprüft werden, ob durch therapeutische Maßnahmen eine Besserung der Wiederauffüllzeit und somit der venösen Stauung erreichbar ist. Durch Anlegen eines Stauschlauches wird die V. saphena magna oder eine insuffiziente Perforansvene verschlossen und anschließend durch erneute Messung die Wiederauffüllzeit bestimmt. Tritt eine Verlängerung auf, liegt eine therapeutisch besserbare chronisch venöse Insuffizienz vor, und eine Therapie ist erfolgversprechend. Die LRR-Untersuchung ist nicht invasiv, für den Patienten nicht belastend und beliebig wiederholbar, so daß sie sich besonders auch zu Verlaufskontrollen während einer Behandlung eignet.

Allgemeines

● Tabelle **15** Übersicht über dermatologisch relevante Viren und durch sie ausgelöste Dermatosen

Virusgruppe	Ausgelöste Dermatose
Pockenviren	
Pockenvirus	Variola vera
Vacciniavirus	Vakzinale Erkrankungen
Kuhpockenvirus	Kuhpocken
Paravacciniavirus	Melkerknoten
Schafpockenvirus	Ecthyma contagiosum (Orf)
Molluscum-contagiosum-Virus	Molluscum contagiosum
Herpesviren	
Herpes-simplex-Virus	Herpes simplex
Varicella-Zoster-Virus	Varizellen, Zoster
Zytomegalievirus	Akropapulöse Dermatose
Epstein-Barr-Virus	Infektiöse Mononukleose (häufig Arzneimittelexantheme)
Humanes Herpesvirus 6	Exanthema subitum
Picornaviren	
Coxsackie-Viren	Hand-Mund-Fuß-Krankheit Herpangina Exantheme
ECHO-Viren	Exantheme
Paramyxoviren	
Masernvirus	Masern
Rubellavirus	Röteln
Hepatitisviren	
Hepatitis B	Gianotti-Crosti-Syndrom
Adenoviren	
Humanes Parvovirus B19	Erythema infectiosum
Human-Papilloma-Viren	Warzen, Kondylome, Zervixkarzinom
Retroviren	
HTLV I	Adult T-Cell Lymphoma/Leukemia
HIV 1 u. 2	AIDS

Variola vera (Pocken)

- Definition: Akute Virusinfektion mit hoher Kontagiosität und Letalität.
- Allgemeines: Die Pocken wurden Anfang der 80er Jahre von der WHO als ausgerottet erklärt. Bei allgemeinem Absinken des Impfschutzes ist jedoch durch Laborunfälle (Pockenviren werden noch in Laboratorien gezüchtet) oder durch Mutation von Tierpockenviren eine erneute Ausbreitung denkbar.
- Klinik: Plötzlich einsetzende Krankheitsbeschwerden mit Schüttelfrost, Fieber, Abgeschlagenheit und Gliederschmerzen. Anschließend rasch aufschießendes Pockenexanthem: makulöser Beginn, über Bläschen rasche Umwandlung zu dichtstehenden Pusteln.
- Diagnostik: Anamnese, Serologie, Kultur, Virusnachweis im Elektronenmikroskop (negative staining).
- Therapie: Symptomatisch.

Vakzinale Erkrankungen

- Definition: Kutane Komplikationen bei der Pockenimpfung.
- Erreger: Vacciniavirus.
- Klinik:
  1. *Vaccinia autoinoculata*: Durch Schmierinfektion Übertragung des Vacciniavirus auf andere Körperareale. Meist aggregierte Papeln mit oberflächlicher Ulzeration oder Nekrose; entzündliche Umgebungsreaktion.
  2. *Vaccinia translata*: Durch Schmierinfektion auf andere Personen übertragene Infektionen mit Vacciniavirus; klinisch meist ähnlich der Impfreaktion.
  3. *Eczema vaccinatum*: Schweres Krankheitsbild durch Infektion von Patienten mit atopischer Dermatitis mit Vacciniavirus; meist Kontaktpersonen betroffen. Disseminierte dichtstehende genabelte Pusteln. Letalität bis 30%.
- Durch neuere Impfverfahren wesentlich seltener geworden.

Kuhpockeninfektion beim Menschen

- Definition und Erreger: Infektion durch Kuhpockenvirus.
- Pathogenese: Übertragung durch Kühe (Landwirtschaft) oder Katzen.
- Klinik: Verkrustete Papeln an Eintrittspforte, Fieber, Abgeschlagenheit. Selten pustulöses Exanthem; dann vitale Gefährdung.
- Therapie: Symptomatisch.

Melkerknoten

- Definition und Erreger: Durch Paravacciniavirus ausgelöste lokalisierte Hautveränderungen nach Kontakt mit infizierten Kuheutern.
- Krankheitsbefund bei befallenen Tieren: Bei Rindern, seltener Schafen und Ziegen entstehen durch Paravacciniavirus an den Euterzitzen harmlose warzenähnliche Proliferationen: sog. falsche oder Spitzpocken (Euterpocken).
- Klinik: Derbe, halbkugelige, bis kirschgroße rötlich-bläuliche Knoten, mit schmalem rötlichem Randsaum. Meist an den Händen bei Angehörigen landwirtschaftlicher Berufe und Tierärzten.
- Therapie: Nicht erforderlich; Abheilung nach mehreren Wochen.

Ecthyma contagiosum (Orf)

- Definition und Erreger: Durch das Schafpocken-Virus ausgelöste, regionär begrenzte Hauterkrankung.
- Krankheitsbefund beim Tier: Verruköse Papeln, auch konfluierend, an der Schnauze.
- Klinik: Innerhalb von Tagen rasch wachsende, bis walnußgroße rötlich-livide Knoten mit zentraler Verkrustung. Prädilektionsstellen: Exponierte Hautareale.
- Verlauf: Spontane Abheilung nach 4-6 Wo.
- Therapie: Abtragen des Knotens im Hautniveau mit dem Skalpell oder der Kürette in örtlicher Betäubung. Abwarten der Spontanheilung ebenfalls möglich. Lokale Antibiotika oder Antiseptika.

Molluscum contagiosum (Dellwarzen)

- Definition: Meist multipel auftretende, durch das Molluscum-contagiosum-Virus ausgelöste Hauterkrankung.
- Klinik: Hautfarbene, 1-3 mm große, gedellte Papeln, gelegentlich gestielt.
  Prädilektionsstellen: Gesicht, Hals, Augenlider, Genitalbereich, Achseln, seltener disseminiert.
- Prädisponierende Faktoren: Atopie, Immundefekte, immunsuppressive Therapie, AIDS.
- Therapie: Bei Kindern und ausgedehntem Befall Abtragen aller Mollusken in Allgemeinnarkose mit dem scharfen Löffel. Bei einzelnen Mollusken Abtragen in Lokalanästhesie; ebenfalls möglich ist das Ausquetschen mit einer gebogenen Zange nach vorherigem Anritzen.
  Wegen der Rezidivgefahr und um die meist jungen Patienten psychisch nicht zu traumatisieren, empfiehlt sich die vorherige Applikation einer Lokalanästhetikacreme (Emla) unter Folienokklusion für eine Stunde; eine Injektion eines Lokalanästhetikums ist dann überflüssig.
  Abklären, ob weitere infizierte Kinder in der Umgebung sind.

Herpes-simplex-Virus-Infektionen

- Definition: Krankheitserscheinungen durch Herpes-simplex-Virus, Typ 1 (HSV1) oder Typ 2 (HSV2).
- Erreger: Das Genom des Herpes-simplex-Virus (HSV) besteht aus einem linearen doppelsträngigen DNA-Molekül (MG 100 kDa) mit 60-70 Genen; es wird von einem Kapsid aus 162 Kapsomeren umhüllt. HSV1-und HSV2-DNA zeigen über 50% Homologie.
- Pathogenese: HSV dringt über Schleimhäute oder Hautverletzungen ein und beginnt mit der Replikation im Epithel oder Korium. Von dort intraaxonaler Transport in die Nervenzellen der sensiblen Ganglien. Hier weitere Replikation und durch zentrifugale Ausbreitung über andere Nerven Befall weiterer Areale.
  Nach Abklingen der Primärinfektion persistiert das HSV latent in sensiblen Ganglien. Reaktivierung durch verschiedene Stimuli führt zum Auswandern der Viren in die sensorisch versorgten Areale und zu lokalen Rezidiven.
- Epidemiologie: Das HSV ist in der Bevölkerung weit verbreitet, fast jeder Mensch wird infiziert. Bei 90% verläuft die Infektion unbemerkt unter Hinterlassung einer Immunität, bei weiteren 9% treten im Rahmen der Erstinfektion unspezifische Krankheitserscheinungen auf. Lediglich 1% erkrankt manifest. Inkubationszeit 6-8 Tg. Beide HSV-Subtypen können orofaziale und genitale Infektionen verursachen; ihre klinischen Manifestationen sind identisch. Allerdings wird die Häufigkeit der Rezidive durch die Lokalisation und den HSV-Typ beeinflußt:
  Im Genitalbereich rezidivieren HSV2-Infektionen 8-10mal häufiger als HSV1-Infektionen, während orofazial die Rezidivhäufigkeit der HSV1-Infektion wesentlich höher liegt.
- Orofaziale HSV-Infektionen:
  - Erstinfektion: *Gingivostomatitis herpetica*. Besonders häufig bei Kleinkindern. Ausgedehnte Erosionen mit hämorrhagischen Krusten im Bereich der gesamten Mundschleimhaut und der Lippen. Foetor ex ore. Immer eingeschränktes Allgemeinbefinden.
  - Rezidiv: Kleine, gruppiert stehende Bläschen, die rasch eitrig eintrüben, auf gerötetem Grund. Gelegentlich stark schmerzhaft, häufig auch neuralgiforme Beschwerden.
    Häufige Lokalisationen: Lippen (Herpes labialis), Kinn, Wangen, Periorbitalregion.
  - *Eczema herpeticatum*: Patienten mit atopischer Dermatitis (S. 175) können ausgedehnte orofaziale HSV-Infektionen entwikkeln, die sich über den Körper, besonders die erkrankten Hautareale, ausbreiten können.
- Periunguale HSV-Infektion: Meist Ärzte und medizinisches Hilfspersonal. Rezidiv: Rascher Beginn mit Rötung, Schmerzen und gruppierten Bläschen. Cave: Verwechslung mit Bulla rodens. Keine Inzision! Regionäre Lymphknotenschwellung.

- Genitale HSV-Infektionen (*Herpes progenitalis*):
  - Erstinfektion: Im Bereich des männlichen oder weiblichen Genitales disseminierte, rasch erodierende Bläschen. Später linsengroße oberflächliche Ulzerationen. Starke Schmerzhaftigkeit. Schmerzhafte bilaterale Lymphknotenschwellungen. Allgemeinsymptome: Fieber, Kopfschmerzen. Abheilung nach 2-3 Wo.
  - Rezidiv: Gruppiert stehende Bläschen oder Pusteln auf gerötetem Grund. Bei mehr als 80% der Patienten mit HSV2-Infektion. DD: Alle genitalen Ulzera (s. STD). Seltene Lokalisationen: Glutealbereich; bei analer oder rektaler Manifestation Schmerzen, Krämpfe, Ausfluß. Auch sakrale Parästhesien und Impotenz möglich.
- *HSV-Enzephalitis*: Häufigste Virusenzephalitis bei Erwachsenen. 95% HSV1. Akuter Beginn mit Fieber und neurologischer Herdsymptomatik (meist Temporallappen). Biopsie zur Diagnosesicherung.
- *Neonatale HSV-Infektionen*: meist HSV2-Infektion im Geburtskanal mit nachfolgender HSV-Sepsis. Disseminierter Organbefall; typisch Retroflexion des Kopfes (Enzephalitis). Hohe Mortalität.
- *Keratitis herpetica*: Infektion der Kornea durch HSV mit Ausbildung von Erosionen oder Ulzera. Narbige Abheilung möglich. Augenärztliche Betreuung erforderlich!
- *Postherpetisches Erythema exsudativum multiforme*: Etwa 70% aller Patienten mit Erythema exsudativum multiforme (S. 229).
- Therapie:
  1. Aciclovir: siehe Tabelle **16**.
  2. Austrocknende Maßnahmen: Lotio alba, Pasta zinci mollis; Verhinderung von Sekundärinfektionen.
  3. Lokale Glucocorticoide: Bei einem selten rezidivierenden Herpes labialis, initial angewendet, kommt es zu einer weitgehenden Unterdrückung des betreffenden Rezidivs (nicht bei Atopikern); eine Disseminierung des Herpes muß wegen der Pathogenese des HSV-Rezidivs nicht befürchtet werden.

- Tabelle **16** Aciclovir-Therapie bei Herpes-simplex-Infektionen

Gingivostomatitis herpetica	keine ACV-Therapie nötig
Rezidivierender orofazialer H.	ACV-Creme; 5x200 mg p.o., 5 Tg.
UVA-provozierter orolab. H.	Prophylaxe mit 2x400 mg/d
Eczema herpeticatum	leicht: 5x200 mg p.o., 5 Tg. schwer: 5-10 mg/kg/KG,3x/Tg i.v.
Postherpetisches Erythema multiforme	2x400 mg p.o. Prophylaxe auch möglich
Herpes progenitalis, primär	5x200 mg p.o.
Herpes progenitalis, Rezidiv	5x200 mg p.o., 5 Tg.
Herpes bei Immunsuppression	5x400 mg p.o., 5-10 Tg., o. 10 mg kg/KG i.v. 3x/Tg., 5-10 Tg.

Varizellen (Windpocken)

- Definition: Erstinfektion mit Varicella-Zoster-Virus.
- Klinik: Hochgradig ansteckende Kinderkrankheit; Inkubationszeit 2-3 Wo. Rasch auftretende rötliche Makeln am Stamm sowie an der Kopfhaut, die sich rasch vesikulös und pustulös umwandeln. Später Verkrustung. Da über mehrere Tage immer wieder neue Effloreszenzen auftreten, entsteht ein buntes Bild (Heubnersche Sternkarte). Starker Juckreiz. Handteller und Fußsohlen immer frei.
  Leiteffloreszenz (diagnostisch): 1 – 2cm großes ovaläres Erythem mit zentralem Bläschen.
  Allgemeinsymptome treten im Kindesalter meist nicht auf, kommen jedoch im Erwachsenenalter gelegentlich vor.
  Wegen des obligaten Befalls der Kopfhaut nuchale Lymphknotenschwellungen.
- Therapie: Lotio alba aquosa; ggf. Antihistaminika.

Zoster (Gürtelrose)

- Definition: Segmentales Krankheitsbild durch Reaktivierung des Varicella-Zoster-Virus.
- Pathogenese: Nach der Erstinfektion (Varizellen) persistiert das Varicella-Zoster-Virus lebenslang in den sensiblen Rückenmarks- und Gehirnganglien. Durch im einzelnen nicht abgeklärte Mechanismen kann es zu einer Reaktivierung des Virus und einer nachfolgenden Auswanderung in die Haut kommen. Dabei entstehen Entzündungserscheinungen im Bereich des befallenen peripheren Nervs sowie des durch ihn versorgten Hautsegments.
- Klinik:
  1. Prodromalphase: Starke neuralgiforme Schmerzen ohne sichtbare Hautveränderungen (7 Tg.). Typisch sind plötzlich einschießende brennende oder stechende Schmerzen (wie Messerstich).
  2. Eruption von gruppierten Vesikeln und Pusteln, gelegentlich auch mit nekrotischer Umwandlung auf gerötetem Grund im Bereich des befallenen Segments (7 Tg.). Daher immer halbseitiger Befall.
  3. Abheilungsphase mit Eintrocknen der Krusten (7 Tg.).

- Komplikationen:
  1. Mitbeteiligung des Auges (Korneaerosionen, Paralyse der Augenmuskulatur) bei Befall des N. trigeminus I (*Zoster ophthalmicus*) oder des Innenohres (*Zoster oticus*) bei Befall des VIII. Hirnnervs.
  2. *Zoster generalisatus*. Virämie mit generalisiertem Hautbefall, im Gegensatz zu Varizellen monomorphes Bild.
  3. *Postzosterische Neuralgien*: Definition: nicht therapierbare Schmerzen im befallenen Segment, die länger als 4 Wochen nach Abheilen der Hautveränderungen persistieren.
- Therapie:
  1. Lokal austrocknende Maßnahmen (Vioform Zinkschüttelmixtur, 1%).
  2. Initial parenterale Aciclovirgabe sinnvoll; in späteren Stadien nicht mehr erforderlich.
  3. 20-60 mg Prednisolonäquivalent/d wird zur Vermeidung neuralgiformer Schmerzen insbesondere bei Befall des N. trigeminus bzw. bei Zoster oticus empfohlen.
- Dermatome (aus P. Duus: Neurologisch-topische Diagnostik, 3. Aufl. Thieme, Stuttgart 1983).

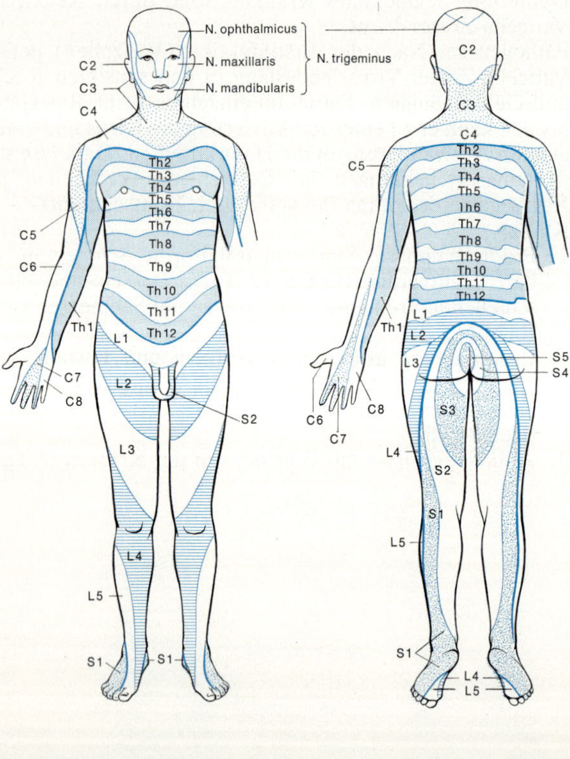

Hand-Fuß-Mund-Krankheit

- Erreger: Coxsackie-Viren A, Typ 5, 10 und 16.
- Epidemiologie: Inkubationszeit 5-8 Tg., Dauer 8-12 Tg., meist Kinder betroffen.
- Klinik: Typische Trias aus
  - ulzeröser Stomatitis (Lippen, Tonsillen und Pharynx frei),
  - kleineren Papeln oder Papulovesikeln an Händen und Füßen, einschließlich Palmae und Plantae sowie
  - Exanthem.

  Geringe Allgemeinsymptome. Keine Komplikationen.
- Therapie: Nicht erforderlich.

Herpangina

- Erreger: Bei Epidemien meist Coxsackie-A16-Virus, sporadisch auch A5, A10, A9, B2 oder B5.
- Epidemiologie: Überwiegend Kinder betroffen; meist in Sommermonaten, Inkubationszeit 3-4 Tg.
- Klinik:
  - Ausgeprägte Allgemeinsymptome: Müdigkeit, Kopfschmerzen, Muskel- und Gelenkschmerzen, Halsschmerzen, plötzliches Fieber bis 40,5° C. Dauer max. 4 Tg.
  - Charakteristische Mundschleimhautveränderungen: Entlang des vorderen Gaumenbogens 1-2 mm große Papulovesikel, die rasch exulzerieren. Lineare Anordnung. Abheilung innerhalb einer Woche.
- Diagnostik: Virusisolierung (Stuhl, Pharynx), Serologie.
- Therapie: Nicht erforderlich.

Allgemeines

Humane Papillomviren (HPV) sind eine Gruppe von engverwandten DNA-Viren, deren Bedeutung neben der Auslösung von Haut- und Schleimhautwarzen besonders in der seit kurzem nachgewiesenen kanzerogenen Potenz liegt. Insbesondere die Auslösung des Zervixkarzinoms durch HPV 16 und 18 hat für die Therapie und Nachbeobachtung von HPV-induzierten Papillomen des Genitalbereichs neue Vorgehensweisen erforderlich gemacht.

● Tabelle **17** Synopsis HPV-induzierter Papillome und Epitheliome

Klinische Veränderungen	HPV-Typ	Onkogene Potenz
Tiefe solitäre schmerzhafte Plantarwarzen	1	∅
vulgäre Warzen, filiforme Warzen, plantare Mosaikwarzen, Gaumenwarzen	2	∅
plane Warzen, manchmal bei Epidermodysplasia verruciformis (EV)	3,10	3 (?) bei EV
kleinpapulöse Warzen an Handtellern	4	∅
makulöse oder flach erhabene Hautveränderungen bei Patienten mit EV oder Nierentransplantationen	5,8,9,12, 14,15	5 und 8 bei EV
anogenitale Kondylome, Larynxpapillome	6	∅
Metzger-Warzen	7	∅
Larynxpapillome, flache Zervixkondylome	11	?
fokale epitheliale Hyperplasie der Mundschleimhaut (Morbus Heck)	13,32	∅
bowenoide Papulose	16,18	+
Zervixkarzinom	16 (50%) 18 (20%), selten 11,31, 33,35	+
Keratoakanthom (S. 403)	25 (?)	∅

Verrucae vulgares (vulgäre Warzen)

- Definition: Durch HPV2 und 4 ausgelöste Papillome.
- Klinik: Hyperkeratotische, papillomatöse Tumoren von 2-6 mm Durchmesser. Typisch sind feine dunkle Einblutungen. Akrale Betonung: Hände, Finger, Füße, gelegentlich Nasenspitze. An den Fingern häufig periungual.
- Therapie:
  1. Solitäre oder wenige Warzen werden mit dem scharfen Löffel nach vorherigem Aufweichen mit Salicylsäurepflaster entfernt.
  2. Multiple Warzen:
     - Mehrfach täglich mit virustatikahaltigem Lack (z. B. Verrumal) für einige Wochen bepinseln.
     - Abkleben mit Salicylpflaster und regelmäßige Entfernung der aufgeweichten Hornmassen mit dem scharfen Löffel.
     - Operative Maßnahmen nur, wenn die konservativen Therapieversuche trotz korrekter Durchführung erfolglos geblieben sind.
     - Adjuvante Maßnahmen: Da Verrucae vulgares oft bei Personen mit kalten und feuchten Händen oder Füßen auftreten, sind entsprechende adjuvante Maßnahmen (Verbesserung der Durchblutung, Therapie der Hyperhidrose) hilfreich.

Plantarwarzen (Dornwarzen)

- Definition: Meist solitäre, endophytisch wachsende Epidermisproliferationen durch HPV1.
- Klinik: Unscharf begrenzte Papel mit zentralem Verlust der Papillarleisten; überwiegend an mechanisch belasteten Zonen der Planta. Stark druckschmerzhaft.
- Differentialdiagnose: Klavus (druckbedingte Hyperkeratose); ebenfalls häufig druckschmerzhaft. Kein Verlust der Papillarleisten.
- Therapie: Aufweichen mit Salicylpflaster; anschließend Entfernung des ins Korium eingewachsenen Epidermiskeils mit dem scharfen Löffel. Nachkontrolle.

Condylomata acuminata (Feigwarzen)

- Definition: Sexuell übertragene, durch HPV6 oder 11 ausgelöste Papillome der Übergangsschleimhäute.
- Inkubationszeit: 4 Wo. bis 6 Mon.
- Klinik: Zunächst einzelnstehende, weißliche Papeln, die sich rasch zu mazerierten papillomatösen Arealen ausdehnen können.

- Therapie:
  1. Abtragen mit Elektrokauter oder CO_2-Laser.
  2. Betupfen mit 10% Podophyllin in Aceton und mit Gazetupfern abdecken.
  3. Bei ausgedehnten Kondylomen an der Glans penis Zirkumzision.

  Danach engmaschige Kontrolle.
- Adjuvante Therapie zur Rezidivprophylaxe:
  - Interferon β Gel (z. B. Fiblaferon Gel),
  - Interferon α 2a systemisch (z. B. Roferon).

Verrucae planae juveniles (Plane Warzen)

- Definition: Durch HPV3 oder 10 bedingte Papeln.
- Klinik: 1-2 mm große, hautfarbene oder durchscheinende plane Papeln. Fast immer multipel.
  Prädilektionsstellen: Gesicht, Hände.
  Meist Kinder und Jugendliche. Bei späterem Auftreten Ausschluß eines Immundefektes oder Neoplasmas.
- Therapie: Außerordentlich schwierig, da die Betroffenen mit dem Virus sehr leicht infizierbar sind und durch die Therapie eine Ausbreitung erfolgen kann. Zunächst Versuch mit selektiver Ultraviolett-Phototherapie (S. 489). Niedrigdosiert Vitamin-A-Säure lokal. Auch Abwarten der Spontanheilung vertretbar.

Bowenoide Papulose

- Definition: Carcinoma in situ durch HPV 16 oder 18.
- Klinik: Multifokale, pigmentierte Makeln oder Papeln an genitoanaler Haut und Schleimhaut. Junge Patienten (Durchschnitt 28 J.), Spontanheilung häufig.
- Diagnostik: Wegen der potentiellen Karzinomgefährdung ist der Nachweis von HPV 16 und 18 wichtig. DNA-Proben zur In-situ-Hybridisierung für Schnitte und Abstriche stehen zur Verfügung. Untersuchung der Sexualpartner.
- Therapie: Da HPV 16 und 18 auch Erreger des Zervixkarzinoms sind, muß eine konsequente Therapie (Exzision, Kürettage, Elektrokoagulation) und Nachkontrolle erfolgen.

Epidermodysplasia verruciformis

- Definition: Chronische HPV-Infektion durch spezifischen Immundefekt; 70% sporadisch, 25% autosomal rezessiv, 5% X-chromosomal gebunden.
- Erreger: HPV 3, 8, 9, 12, 14, 15.
- Klinik: Im Kindesalter ausgedehnte Entwicklung von Verrucae ohne Spontanheilungstendenz. Später Entstehung von Morbus Bowen und Plattenepithelkarzinom.
- Therapie: Symptomatisch.

Allgemeines

Die wichtigsten grampositiven Bakterien, die zu Hautinfektionen führen, sind Staphylokokken, Streptokokken sowie Korynebakterien. Erkrankungen durch die beiden ersten Erreger werden traditionell als *Pyodermien* bezeichnet.

Follikulitiden durch Staphylokokken

- Klinische Formen:
  1. *Superfizielle Follikulitis*:
  - Synonym: Follikuläre Impetigo, Impetigo Bockhart.
    - Definition: Im Infundibulum des Haarfollikels lokalisierte, kleine Pusteln.
    - Meist bei Kindern im Capillitium. Seltener bei Erwachsenen am Stamm.
  2. *Furunkel*:
  - Definition: an Haarfollikel gebundene, dermal subkutan lokalisierte Staphylokokkeninfektion.
    - Lokalisation: Hals, Gesicht, Axillen, Leisten.
    - Beginn als derber roter Knoten, der rasch schmerzhaft wird und nach einigen Tagen einschmilzt. Narbige Abheilung im Verlauf einiger Wochen.
    - Bei manchen Personen chronisch-rezidivierend.
  3. *Karbunkel*:
    - Definition: Größere entzündliche plattenförmige Infiltrate, meist durch Konfluenz mehrerer Furunkel entstanden.
- Therapie:
  - Solitäre Furunkel
    Initial antibiotische Therapie mit Dicloxacillin oder Cefalexin oral, 7 – 10d; bei Penicillinallergie Erythromycin oder Fusidinsäure. Nach Einschmelzung Inzision und Drainage.
  - Rezidivierende Furunkel (Furunkulose)
    Neben der antibiotischen Therapie:
    1. Suche nach zugrundeliegenden Ursachen (Immundefekte; Diabetes mellitus).
    2. Sorgfältige Haut- und Kleiderhygiene.

Infektionen durch Staphylococcus aureus, Phagengruppe II

- Allgemeines: Staphylokokken der Phagengruppe II sind durch ein plasmidübertragbares Gen in der Lage, das Staphylokokkentoxin Exfoliatin zu synthetisieren. Exfoliatin ist ein Enzym, das die Epidermis im Stratum granulosum spaltet und zu oberflächlichen Blasen oder großflächigen Ablösungen führt.
- Klinische Manifestationen:
  1. *Bullöse Impetigo*:
     - Meist bei Neugeborenen, selten bei älteren Kindern.
     - Aufschießen von Bläschen, die sich in flache Blasen umwandeln. Kein umgebendes Erythem. Abheilung unter Krustenbildung. Rasche Ausbreitung möglich.
  2. *Staphylococcal-Scalded-Skin-Syndrom (SSSS)*
     - Synonym: Pemphigus neonatorum Ritter von Rittershain (Wegen unzureichender Kenntnisse der Adelsnomenklatur im englischsprachigen Raum: Ritter's disease).
     - Ausgedehnte oder generalisierte Ablösung der gesamten Hornschicht durch Exfoliatin, meist Neugeborene.
     - Rascher Beginn (gelegentlich mit vorausgehenden Prodromalsymptomen), diffuses Erythem und Fieber. Nach 12 Std. Nikolski-Phänomen positiv.
     - Durch großflächige Ablösung des Stratum corneum Störungen im Temperatur- und Flüssigkeitshaushalt.
     - Differentialdiagnose: Lyell-Syndrom (S. 231), bei Kindern selten. Histologie: Lyell-Syndrom: ganze Epidermis abgelöst; SSSS: nur Stratum corneum abgelöst.
     - Unter Therapie rasche Abheilung.
  3. *Staphylokokkenscharlach*:
     - Definition: Durch Exfoliatin bedingtes scharlachartiges Exanthem. Im Gegensatz zum echten Scharlach (S. 52) aber keine Pharyngitis, Erdbeerzunge und Enanthem.
- Therapie:
  - Erwachsene: Di- oder Flucloxacillin, mindestens 5-7 Tg.
  - Neugeborene und Kinder: Di- oder Flucloxacillin i.v. (2g/d).
  - Im Gegensatz zum Lyell-Syndrom sind beim SSSS systemische Steroide nicht wirksam.

Hautveränderungen bei Staphylokokkensepsis

- Bedeutung: Wichtig zur frühzeitigen Diagnosestellung.
- Klinik: Am häufigsten Pusteln, subkutane Abszesse oder purpuriforme Areale mit Eiteransammlungen.
- Diagnose: Nachweis über Blutkultur.

Impetigo contagiosa

- Definition: Oberflächliche, gelblich verkrustende Infektion.
- Epidemiologie: Meist Kleinkinder, besonders Spätsommer und Herbst. Unter engen räumlichen Bedingungen stark infektiös.
- Erreger: Streptokokken der Gruppe A; Staphylococcus aureus.
- Befund: Honiggelbe Krusten, die sich aus Bläschen und oberflächlichen Pusteln entwickeln. Meist exponierte Hautareale.
- Komplikationen: Glomerulonephritis.
- Untersuchungen: Urinstatus zu Beginn der Therapie sowie nach 6 Wo.; Antistreptolysin-(ASL-) und Anti-Streptodornase-B-(ADB-) Titer erhöht.
- Systemische Therapie: S. 54; lokal Gentamycin o.ä.

Ecthyma

- Definition: Ulzerierende Streptokokkeninfektion.
- Befund: Ausgestanzte Ulzera an den Unterschenkeln, die sich aus Vesikeln und Pusteln entwickeln. Größe 0,5-3 cm. Umgebende Rötung. Langsame Abheilung.
- Epidemiologie: Meist Kinder; bei Erwachsenen durch mangelhafte Hygiene (z. B. Landstreicher).
- Therapie: S. 54.

Erysipel

- Definition: Akute Entzündung des Koriums durch Streptokokken der Gruppe A. Ausbreitung über Lymphgefäße. Sehr selten durch Staphylokokken ausgelöst.
- Pathogenese: Meist Eintrittspforte vorhanden, Streptokokken stammen aus dem oberen Respirationstrakt.
- Befund: Hochrotes, zungenförmig begrenztes Erythem mit scharfer Abgrenzung zur gesunden Haut. Im Gesicht oft symmetrisch auf Nasenrücken und beiden Wangen.
- Allgemeinsymptome: Hohes Fieber, Schüttelfrost.
- Laborbefunde: Leukozytose, BSG-Erhöhung, ASL- und ADB-Erhöhung.
- Komplikationen:
  - Bei Bestehenbleiben der Eintrittspforte Rezidive mit Ausbildung eines Lymphödems durch Verschluß der Lymphgefäße. Häufig im Lippenbereich (Lippenschwellung) und zentrofazial (Lidödeme). An den Extremitäten: Elephantiasis nostras.
  - Glomerulonephritis.
- Therapie: S. 54.

Streptokokkengangrän (nekrotisierende Fasziitis)

- Definition: Lebensbedrohliches Krankheitsbild mit Gangrän des subkutanen Fettgewebes und der darunterliegenden Muskulatur durch Streptokokken der Gruppe A.
- Klinik: Meist an unteren Extremitäten. Beginn mit Rötung, Ödem und Überwärmung.
  Nach 2-3 Tg. bläulich livide Verfärbung, blasige Abhebung der Epidermis und ausgedehnte Nekrosenentwicklung des Koriums sowie der Subkutis; bedrohlich ist die Beteiligung der Muskulatur mit Kompartmentsyndrom.
  Durch toxische Produkte aus zerfallenden Bakterien und Zellen entwickelt sich rasch ein ernstes Krankheitsbild.
- Diagnose: Klinik; starke Erhöhung des Anti-Streptodornase-B- Titers bei nur gering erhöhtem Antistreptolysintiter.
- Therapie: Großzügige Inzision und chirurgisches Débridement aller nekrotischen Areale; ausgiebige Drainage. Hochdosiert Penicillin.

Scharlach

- Definition: Kleinpapulöses generalisiertes Exanthem durch erythrogenes Toxin, das von Streptokokken der Gruppe A produziert wird.
- Allgemeines: Meist Kinder bis 10 J. Auftreten nach Pharyngitis und Tonsillitis. 1-2 Tg. nach Beginn der Pharyngitis Auftreten der Hautveränderungen. Meist schwere Allgemeinsymptomatik.
- Scharlachenanthem: Pharynx dunkelrot, Tonsillen vergrößert und gerötet. Zunge zunächst weißlich belegt, nach einigen Tagen scheinen die vergrößerten Papillen aus den weißlichen Belägen rot heraus (weiße Erdbeerzunge). Ab dem 4. oder 5. Tg. verliert sich der weiße Belag, es entwickelt sich bei geröteter Zunge mit prominenten Papillen die typische Erdbeerzunge.
- Scharlachexanthem: Beginn am Hals. Ausdehnung über Stamm und Extremitäten. Nach spätestens 2 Tg. ist die Ausbreitung abgeschlossen. Handteller und Fußsohlen ausgespart. Bei Betasten Ähnlichkeit mit rauhem Sandpapier. Betonung der großen Körperbeugen. Rückbildung nach 4-5 Tg.
- Therapie: S. 54.

Hautmanifestationen bei subakuter bakterieller Endokarditis

- Definition: Dermatologische Hinweiszeichen auf eine chronische Streptokokkensepsis.
- Hautveränderungen:
  1. Petechien: Extremitäten, oberer Thorax, Konjunktiven, Gaumen.
  2. *Subunguale Splitterblutungen*: Kleine dunkelrote Streifen, die am distalen Ende des Nagels subungual auftreten. Hochverdächtig auf das Vorliegen einer subakuten bakteriellen Endokarditis. DD: Splitterblutungen bei chronischem Trauma (Küchenhilfen, Handwerker).
  3. *Osler-Knötchen*: 2-3 mm große, gerötete schmerzhafte Papeln. Meist an den Finger- und Zehenspitzen, seltener an Palmae und Armen. Entstehung wahrscheinlich durch bakterielle Mikroembolien.

Purpura fulminans

- Definition: Lebensbedrohliche Gerinnungsstörung im Rahmen einer Streptokokkeninfektion.
- Epidemiologie: Meist Kinder. Beginn: während einer Streptokokkeninfektion oder in der Genesungsphase.
- Hautbefund: Massive Ekchymosen mit scharfer unregelmäßiger Begrenzung. Meist Extremitäten, symmetrisch.
  Durch Thromben in den Arteriolen rasche Umwandlung in gangränöse Bezirke.
- Allgemeinsymptome: Hohes Fieber, Tachykardie, schweres Krankheitsgefühl.
- Labor: Leukozytose, Thrombozytopenie, Verbrauchskoagulopathie.
- Therapie: Intensivstation, hochdosiert Penicillin, Heparinisierung.
- Verlauf: Hohe Mortalität.

Therapie streptokokkenbedingter Hauterkrankungen

- Allgemeines:
  - Antibiotikum der Wahl: Penicillin G (40% der Gruppe-A-Streptokokken sind tetracyclinresistent).
  - Bei möglicher Beteiligung mit Staphylokokken: penicillinaseresistentes Penicillin (Oxacillin, Cloxacillin oder Dicloxacillin).
  - Therapie für mindestens 10 Tg.
  - Urinkontrollen sofort und nach 6 Wo. (Glomerulonephritis).
- Leichte Infektionen (Impetigo, Scharlach, leichte Erysipele):
  - Procainpenicillin: 0,6 Mill. E 1-2mal/d i.m.
  - Phenoxymethylpenicillin: 250 mg 4-6mal/d.
  - Bei Verdacht auf zusätzliche Staphylokokkenbeteiligung Oxacillin: 0,5-1,0 Mill. E per os 4mal/d.
  - Bei Penicillinallergie Erythromycin: 0,25-0,5 g per os 4mal/d.
- Schwere Streptokokkeninfektion der Haut (ausgedehntes Erysipel, Streptokokkengangrän):
  Stationäre Therapie
  - Benzylpenicillin: 0,6-2,0 Mill. E i.v., alle 4-6 Std.
  - Bei Verdacht auf Staphylokokkenmitbeteiligung Nafcillin: 1,0-1,5 Mill. E i.v., alle 4 Std.
  - Bei fraglicher Penicillinallergie Cefalotin: 1,0 g i.v., alle 3-4 Std.
  - Bei sicherer Penicillinallergie Vancomycin: 1,0-1,5 g i.v./d.
- Persistierende ASL-Erhöhung oder/und pathologischer Urinbefund: Therapie bis zur Normalisierung.
- Bei chronisch-rezidivierendem Erysipel: nach Ende der lege artis durchgeführten Therapie des letzten Schubes Langzeitprophylaxe mit Benzathinpenicillin, 1x/Monat 1,2 Mill. E i.m. für 4–6 Monate.

Erythrasma

- Definition: Häufige oberflächliche Infektion der intertriginösen Areale durch Corynebacterium minutissimum.
- Klinik: Rotbraune, oberflächliche, feinschuppende, sich langsam ausbreitende Herde in den intertriginösen Arealen. Prädilektionsstellen: Axillen und Inguinalregion.
- Diagnose: Klinik; korallenrote Fluoreszenz im Wood-Licht (S. 3); Kultur nicht möglich.
- Differentialdiagnose: Tinea inguinalis („Eczema marginatum"): Herde stärker infiltriert, ausgeprägte Randbetonung (S. 78); Candida-Infektion (Intertrigo): Herde mazeriert, am Rand Pusteln.
- Therapie:
  1. Lokale Therapie mit Breitspektrumantimykotika der Imidazolreihe oder erythromycinhaltigen Externa.
  2. Bei Therapieversagen oder häufigen Rezidiven: Erythromycin 1 g/d, 5-7 Tg.

Trichomycosis palmellina

- Definition: Besiedlung der Achselhaare durch Corynebacterium tenue.
- Klinik: Die Achselhaare sind von kleinen, orangefarbenen oder bräunlichen Bakterienkolonien dicht besetzt, so daß sie wie mit einem orangefarbenen Zucker bestäubt wirken. Stechender „Schweißgeruch". Das Pigment wird von den Korynebakterien gebildet und findet sich auch in der Unterwäsche.
- Diagnose: Typischer Aspekt, charakteristischer Geruch; Kultur nicht möglich.
  Wood-Licht: Orangefarbene Fluoreszenz (S. 3).
- Therapie: Abrasieren der Achselhaare; Fortführung oder Beginn der normalen Körperhygiene.

Hautdiphtherie

- Definition: Auf dem Boden einer Eintrittspforte entstehende kutane Primärinfektion mit Corynebacterium diphtheriae.
- Epidemiologie: In den Tropen häufig; meist Kinder. Einschleppung durch Tourismus möglich.
- Klinik: Initial Blasenbildung, bald mit zentraler Nekrose. Danach Ausbildung eines schlecht heilenden tiefen graubelegten Ulkus. Keine Allgemeinsymptome.
- Komplikationen: Übergreifen auf die Nase (einseitiger Eiterpfropf) und Gefahr der Rachendiphtherie.
- Therapie: Penicillin G: 3 x 1,2 Mill. E/d für 3 Wo. Antitoxin nicht erforderlich.

Akute Meningokokkensepsis

- Definition: Lebensbedrohliche akute generalisierte Meningokokkeninfektion.
- Erreger: Neisseria meningitidis.
- Allgemeinsymptome: Kopfschmerzen, Übelkeit, Gliederschmerzen, Fieber, meningitische Beschwerden.
  Waterhouse-Friderichsen-Syndrom: Maximalvariante mit disseminierter intravasaler Koagulopathie und NNR-Hämorrhagien.
- Hautveränderungen:
  1. Petechien: klein, unregelmäßig, verwaschen, oft zentral erhaben. Meist Extremitäten, auch Palmae, Plantae, Mundschleimhaut manchmal befallen.
  2. Hämorrhagien bis zu Purpura-fulminans-artigen Bildern möglich.
- Diagnose: Nachweis der Meningokokken durch Liquor- und Blutkultur. Meningokokken-Antigen-Nachweis im Serum.
- Differentialdiagnose:
  1. Bakterielle Endokarditis (S. 53),
  2. Vasculitis allergica (S. 228),
  3. Enterovirusinfektionen.
- Therapie: Penicillin G, 12 Mill. E, verteilt auf 4-6 Einzeldosen, i.v. oder i.m., für 10 Tg.

Chronische Meningokokkensepsis

- Definition: Chronisches Krankheitsbild mit Gelenk- und Hautveränderungen.
- Erreger: Neisseria meningitidis.
- Klinische Symptomatik: Langsame Ausprägung der Beschwerden (oft über Monate): Fieber, Gliederschmerzen, Kopfschmerzen, Gelenkschmerzen. Mit den rezidivierenden Fieberschüben entstehen gleichzeitig
- Hautveränderungen über befallenen Gelenken:
  1. Blaßrote makulopapulöse Effloreszenzen (30%),
  2. Erythema-nodosum-artige Hautveränderungen, Petechien und Hämorrhagien.
- Diagnostik und Therapie: Wie akute Meningokokkensepsis.

Pseudomonas-aeruginosa-Paronychie

- Definition: Infektion des Nagelapparats mit Pseudomonas aeruginosa.
- Klinik: Sehr schmerzhafte Rötung des Nagelwalls mit charakteristischer Graufärbung des Nagels (Pseudomonas aeruginosa bildet grünen, fluoreszierenden Farbstoff; Wood-Licht, S. 3). Meist bei Tätigkeit im feuchten Milieu.
- Therapie: Austrocknen und lokale antiseptische Maßnahmen (Farbstoffe). Rezidivneigung, wenn prädisponierende Faktoren nicht ausgeschaltet werden.

Gramnegativer Fußinfekt

- Definition: Akute Infektion der Zehenzwischenräume mit gramnegativen Bakterien, meist Pseudomonas aeruginosa.
- Klinik: Stark nässende, süßlich-faulig riechende Infektion, oft bei Hyperhidrosis und Tragen okklusiver Fußbekleidung.
  Nicht selten gleichzeitig Interdigitalmykose als Eintrittspforte: *Gemischter Fußinfekt* (S. 77).
- Therapie: Antibiotische und antimykotische Lokaltherapie, 2 – 3mal täglich. Lokale Applikation von Farbstoffen.

Pseudomonas-aeruginosa-Besiedlung von Ulzera und Wunden

- Klinik: Typischer grüner Farbton und süßlich-fauliger Geruch des eitrigen Exsudates.
- Therapie: Lokale Anwendung von feuchten Umschlägen ohne Farbstoffe. Cave: Pseudomonas-aeruginosa-Sepsis.

Pseudomonas-aeruginosa-Sepsis

- Definition: Extrem schweres, oft rasch tödlich verlaufendes Krankheitsbild. Frühe Diagnose durch Hautveränderungen möglich.
- Allgemeines: Auftreten bei prädisponierten Patienten: Immundefekte, maligne Tumoren, langdauernde Antibiotikatherapie.
- Hautveränderungen:
  1. Bläschen und Blasen, oft hämorrhagisch. Einzeln oder in Gruppen, verteilt über das gesamte Integument. Im Bereich von Axillen und der Inguinalregion Ulzerationsneigung: *Ecthyma gangraenosum*.

2. *Cellulitis gangraenosa*: An Dekubitalulzera erinnernde Ulzera, die aber nicht im Bereich von Druckstellen gelegen sind.
3. Rötliche Flecken oder Plaques am Stamm.
4. Subkutane Abszesse.
5. Seltener Hauteinblutungen von unterschiedlichem Ausmaß.

- Diagnose:
  - Akut schwerkranker Patient mit Ecthymata gangraenosa oder Cellulitis gangraenosa.
  - Gramfärbung von Direktpräparaten.
- Differentialdiagnose: akute Meningokokkensepsis (S. 56).
- Therapie: Hochdosierte Breitbandantibiotika.

Hautveränderungen bei Haemophilus-influenzae-Infektion

- Definition: Kutane Manifestation bei Haemophilus-influenzae-Infektion.
- Allgemeines: Meist Kinder unter 3 J. Vorausgehend eitriger Schnupfen, dann plötzlich ansteigende Temperaturen.
- Hautbefund: Einzelne, zentral indurierte, blaurot verfärbte knotige Hautveränderung, unscharf begrenzt. Meist Gesicht oder Arme.
- Therapie: Breitspektrumantibiotika der Cefotaximgruppe; Gyrasehemmer.

Hautveränderungen bei Salmonelleninfektionen

- Definition: Systemische Infektion mit Salmonella typhi (Typhus), seltener mit anderen Salmonellenarten, führt zu charakteristischen Hautveränderungen: *Typhusroseolen*.
- Hautbefund:
  - Auftreten: In der zweiten Krankheitswoche.
  - Lokalisation: Vorderer Stamm zwischen Bauchnabel und Mamillen.
  - Morphologie: Gruppierte, 2-3 mm große, blaßrosafarbene, leicht erhabene Papeln. Bei Diaskopie (S. 3) Abblassen.
  - Verlauf: Innerhalb einiger Tage Braunfärbung und Abheilung. Auftreten neuer Gruppen in 2-3 Wo.
- Häufigkeit: Bis zu 60% bei Salmonella-typhi-Infektionen. Bei anderen Salmonellenarten seltener und weniger typisch (z. B. makulopapulöses Exanthem).

Bartonellose

- Definition: In den Andenhochtälern durch Fliegen verbreitete, zweiphasig verlaufende Infektion.
- Synonyma: Verruga peruana, Morbus Carrion.
- Erreger: Bartonella bacilliformis.
- Klinik:
  - Erste Phase: Hämolytische Anämie mit schweren Allgemeinsymptomen: Oroyafieber. Unbehandelt Mortalität 40%.
  - Zweite Phase (1-2 Mon. post infectionem): Exanthematisches Auftreten von angiomatösen, 4-6 mm großen, leicht blutenden Papeln. Lokalisation: Gesicht und Streckseiten der Extremitäten. Selten auch subkutane angiomatöse Knoten.
- Therapie: Penicillin. Ausweichpräparat Tetracyclin.

Gramnegative Pyodermien

- Definition: Auf konventionelle Chemotherapie nicht abheilende Pyodermien, die häufig im Genitalbereich *(schankriforme Pyodermie)* oder an den Unterschenkeln nach Urlaub in tropischen und subtropischen Gegenden nach Insektenstichen auftreten.
- Klinik: Schmierig belegte, ein bis mehrere Zentimeter große, oft indolente Ulzera mit gelapptem unterminiertem Rand.
- Erreger: Verschiedene gramnegative, oft anaerobe Bakterien; in der einfachen Bakterienkultur zeigen sich oft nur Staphylokokken und Streptokokken.
- Therapie: Systemisch Metronidazol 10-14 Tg.

Anthrax (Milzbrand)

- Erreger: Bacillus anthracis: sporenbildendes gramnegatives Stäbchenbakterium.
- Pathogenese: Infektion im Bereich vorbestehender Verletzungen an exponierten Hautarealen. Heute sehr selten. Inkubationszeit 2-8 Tg. Natürlicher Wirt: Haus- und Wildtiere.
- Hautveränderungen: Rötliche Papeln, die sich rasch vesikulös, dann pustulös umwandeln: *Pustula maligna*. Die Umgebung ist glasig induriert. Keine subjektiven Beschwerden! Rasche Exulzeration; regionäre Lymphadenopathie.
- Differentialdiagnose: Furunkel (stark schmerzhaft).
- Verlauf: Ohne Therapie Tod innerhalb weniger Tage.
- Therapie: Penicillin G (1 Mill. E, alle 4-6 Std.).
  Bei Penicillinallergie Tetracycline (2 g/d i.v., unterteilt in 4 Einzeldosen).

Erysipeloid (Rotlauf)

- Erreger: Erysipelothrix rusiopathiae: dünnes, grampositives Stäbchenbakterium.
- Epidemiologie: Übertragung durch direkten Kontakt mit Schweinefleisch (*Schweinerotlauf*), Salzwasserfischen (*Salzwasserrotlauf*) oder Geflügel. Krankheitshäufung in den Sommermonaten. Inkubationszeit 2-8 Tg.
- Hautbefund: Charakteristischer Befund: Livide oder rötliche, randbetonte Plaque, meist Finger oder Handrücken. Zentrale Abheilung. Leichte Allgemeinsymptome. Meist harmlos.
- Komplikationen: Direkter Gelenkbefall, Sepsis, Endokarditis.
- Therapie: Phenoxymethylpenicillin 1,2 Mill. E/d, Penicillin G 2-3 Mill. E/d, für 7-10 Tg. Bei Penicillinallergie Erythromycin oder Tetracyclin.

Malleus (Rotz)

- Definition: Bei Pferden auftretende Krankheit, die selten auf den Menschen übertragen wird.
- Erreger: Pseudomonas mallei: aerobes, unbewegliches, gramnegatives Bakterium.
- Klinik: Zwei Formen:
  - Akut disseminierte Form: Von der Eintrittspforte, die sich als einschmelzender Knoten darstellt, kommt es durch hämatogene Streuung rasch zu disseminierten nekrotisierenden und abszedierenden Knoten am ganzen Integument. Eitriger Schnupfen. Ohne Therapie hohe Mortalität.

- Chronische Form: Ulzerierende Knoten und Fistelgänge, meist auf Extremitäten beschränkt.

- Therapie: Sulfonamide.

Melioidose

- Definition: In Südostasien endemische, bei Menschen und Tieren vorkommende Infektionskrankheit, die klinisch große Ähnlichkeit mit Malleus aufweist. Erreger und Epidemiologie sind aber verschieden.
- Erreger: Pseudomonas pseudomallei.
- Pathogenese: Kontamination kleiner Hautverletzungen mit erregerhaltiger Erde in Reisanbaugebieten.

Rattenbißfieber

- Definition: Akute Infektion, die durch Ratten- oder Mäusebiß übertragen wird.
- Erreger: Streptobacillus moniliformis.
- Symptome: Fieber, Polyarthralgie oder Arthritis und Exanthem.
- Hautveränderungen: Unspezifisches, extremitätenbetontes, auf Palmae und Plantae übergreifendes makulopapulöses Exanthem, bei Generalisierung morbilliform.
- Therapie: Penicillin G.

Tularämie (Hasenpest)

- Definition und Erreger: Erkrankung durch Francisella tularensis.
- Epidemiologie: Der Erreger kommt in zahlreichen Tierspezies vor und wird durch direkten Kontakt oder über Insekten (Mücken, Zecken) übertragen.
- Klinik: Vier klinische Formen:
  1. Ulzeroglanduläre Form (am häufigsten). Oft bei Jägern, die infizierte Hasen ausnehmen. Nach 2-10 Tg. kleine Pustel, die rasch nekrotisch zerfällt und sich zu einem großen, von schwarzen Krusten bedeckten Ulkus mit erhabenem Randwall ausdehnt. Regionäre Lymphadenopathie. Mortalität unbehandelt 5%.

2. Okuloglanduläre Form, Erreger dringt über Konjunktiven ein.
3. Typhoidale Form.
4. Pulmonale Form.

- Diagnostik:
  - Direkter Erregernachweis aus Ulkus, Blut oder Knochenmark.
  - Serumagglutinationstest (nach 10 Tg. positiv).
  - U.U. Hauttest (Intrakutantest).
- Therapie:
  - Streptomycin i.m., 1,0-2,0 g/d.
    Besserung nach 2-3 Tg. Therapie nach Ende des Fiebers 7-10 Tg. fortsetzen. Bei allen Tularämieformen wirksam.
  - Ausweichantibiotika: Tetracycline, Chloramphenicol.

Katzenkratzkrankheit

- Definition: Gutartige, selbstheilende Infektionskrankheit junger Erwachsener, die durch Katzen übertragen wird und stark geschwollene, gelegentlich einschmelzende Lymphknoten in der entsprechenden Region hervorruft.
- Erreger: Hochpleomorphes, grampositives Bakterium des Genus Rothia.
- Klinik: Meist Kinder und Jugendliche: 80% unter 20 J. Inkubationszeit 3-14 Tg.
  Symptomentrias:
  1. Primärläsion (50%): Im Bereich des Kratzeffektes 0,5-1 cm große Papeln, u.U. mit pustulöser Umwandlung. Meist Hand oder Unterarm. Abheilung nach 1-2 Mon.
  2. Regionäre Lymphadenopathie: Meist einseitige schmerzhafte Lymphknotenschwellung mit Rötung, später oft fluktuierend. Rückbildung nach 1-2 Mon.
  3. Allgemeinsymptome: Fieber, Schüttelfrost, Krankheitsgefühl, Gelenk- und Muskelschmerzen. Erythema nodosum, Erythema exsudativum multiforme; selten Enzephalopathie.
- *Epitheloide Hämangiome*: rötliche Papeln und Knoten durch Gefäßproliferationen; entstehen bei gleichzeitigem Immundefekt, bes. AIDS (S. 136).
- Diagnose:
  - Anamnese.
  - Hautbiopsie aus Primärläsion.
  - Lymphknotenbiopsie.
  - Hauttest nicht zuverlässig.
  - Ausschluß anderer durch Tierkontakte übertragene Krankheiten.
- Therapie: Bei epitheloiden Hämangiomen Erythromycin.

Borrelia-burgdorferi-Infektion (Borreliose)

- Definition: Durch Zeckenbiß (Ixodes dammini, Ixodes ricinus) übertragene Infektion. Stadium I und II entsprechen der Früh-, Stadium III der Spätphase der Erkrankung.
- Erreger: Borrelia burgdorferi, eine Spirochätenart, deren natürlicher Wirt Zecken sind (20% der Zecken befallen).
- Stadium I
  Erythema chronicum migrans: Meist geht im Bereich des Stammes oder der Extremitäten von einer roten Papel ein sich allmählich zentrifugal ausdehnendes Erythem aus, das zentral abblaßt. Oft Juckreiz. Anamnestisch weist der Patient in der Regel auf einen um etwa 1-2 Wo. vorausgegangenen Zeckenstich (oder andere Insekten!) an der Stelle der Papel hin. Differentialdiagnose S. 236.
- Stadium II
  - Neurologische Frühmanifestationen: Meningoenzephalitis; lymphozytäre Meningoradikulitis (*Bannwarth-Syndrom*): radikulärer Schmerz, periphere Paresen (N. facialis, N. abducens), Liquor pleozytose.
  - Kardiale Manifestationen: Myokarditis mit AV-Block; Perikarditis; Pankarditis.
  - Arthralgien, Myalgien, Oligoarthritis (Knie), Lymphadenopathie, entzündliche Augenveränderungen, Nierenbeteiligung.
- Stadium III
  - Hautveränderungen
    Lymphadenosis cutis benigna Bäfverstedt (Lymphozytom): Rote bis blau-livide dermale Knoten mit glatter Oberfläche, 1-2 cm groß. Meist akral lokalisiert, häufig Ohrläppchen. Histologisch lymphozytäres Infiltrat mit zahlreichen Keimzentren. Monate bis Jahre post infectionem (S. 477).
    Acrodermatitis chronica atrophicans Herxheimer: Meist im Bereich der Extremitäten, nicht selten symmetrisch atrophische, zigarettenpapierartig gefältelte Haut mit ausgeprägter Venenzeichnung durch Verlust des subkutanen Fettgewebes. Gelegentlich ist das betroffene Areal durch einen entzündlichen Randsaum abgegrenzt. Jahrzehnte post infectionem.
    Juxtaartikuläre Knoten, Ulnarstreifen: An Ellbogen und über den Knien rheumaknötchenartige Verdickungen, manchmal streifenförmig vom Ellbogen an über der Ulna verlaufend (Ulnarstreifen). Jahrzehnte post infectionem.
    Gehäuft kutane B-Zell-Lymphome.
  - Arthritis.
  - Neurologische Spätmanifestationen.

- Diagnostik:
  Serologischer Nachweis von Antikörpern (nicht immer positiv).
  Vermehrt Kryoglobuline mit hohem IgM-Anteil.
  Dermatologische, neurologische, kardiologische und ophthalmologische Untersuchung; weitere Diagnostik je nach Klinik.

- Tabelle **18** Therapie der Borreliose (nach H.-W. Pfister u. K. Weber)

Stadium	Therapie der Wahl	Ausweichtherapie	Dauer
I:	Doxycyclin 2x100 mg/d p.o.	Ceftriaxon 1x1 g/d i.m. (5 Tg.) Amoxycillin 3x500 mg/d p.o. Erythromycin 3x500 mg/d p.o. Penicillin V 3x1 Mill. E/d p.o.	14 Tg.
II:	Neuroborreliose, Karditis, Iritis Ceftriaxon 1x2 g/d i.v.	Cefotaxim 3x2 g/d i.v. Penicillin G 4x5 Mill. E/d i.v.	21 Tg.
II:	sonstige Manifestationen Doxycyclin 2x100 mg/d p.o.	Amoxycillin (wie Stad. I) Erythromycin (wie Stad. I) Penicillin V (wie Stad. I)	
III:	Arthritis und chronische Neuroborreliose Ceftriaxon 1x2 g/d i.v.	Cefotaxim (wie Stad. II) Penicillin G (wie Stad. II) Doxycyclin (wie Stad. I)	28 Tg.
III:	Acrodermatitis chronica atrophicans Doxycyclin 2x100 mg/d p.o.	Amoxycillin (wie Stad. I) Erythromycin (wie Stad. I) Penicillin V (wie Stad. I)	

- Fragliche, durch Borrelia burgdorferi ausgelöste Erkrankungen: Zirkumskripte Sklerodermie, Scleroedema adultorum.

Allgemeines

- Erreger: Mykobakterien sind nichtbewegliche Stäbchenbakterien, die aufgrund der „Säurefestigkeit", einer bestimmten Färbeeigenschaft, zusammengefaßt werden: Sie widerstehen der Entfärbung mit angesäuerten organischen Lösungsmitteln.
Die menschliche Tuberkulose wird durch zwei nah verwandte Erreger, Mycobacterium tuberculosis und Mycobacterium bovis, ausgelöst. Ersterer ist heute für die meisten menschlichen Tuberkulosefälle verantwortlich.
Mycobacterium bovis löst durch weitgehende Ausrottung der Rindertuberkulose nur noch sehr selten Krankheitserscheinungen aus; typisch war früher Befall der Halslymphknoten (über Tonsillen) durch Genuß kontaminierter Milch.
- Kulturbedingungen: Mycobacterium tuberculosis und bovis wachsen auf künstlichen Nährböden unter obligat aeroben Bedingungen.
- Variationen in der Virulenz: Die Virulenz der Mykobakterien schwankt erheblich. Die Passage durch spezielle Labormedien führt zur Entwicklung von Stämmen mit abgeschwächter Virulenz (attenuierte Stämme), die beim Menschen nur vorübergehende Infektionen auslösen können; sie werden zu Impfzwecken verwendet (z.B. Bacille Calmette-Guérin [BCG]).
- Faktoren mit Einfluß auf die Wirtsresistenz:
  - Genetische und rassische Unterschiede.
  - Unterernährung.
  - Alter: unter 3J. meist schwerer Verlauf, zwischen 3 und 12 J. fast immer Spontanheilung, später wieder Zunahme.
  - Silikose. Bei Lungensilikose tritt Tuberkulose sehr häufig auf.

Tuberkulide

- Allgemeines: Unter dem Begriff Tuberkulide wurden früher Dermatosen zusammengefaßt, die histologisch wie die Tuberkulose granulomatöse Züge aufweisen. Ein direkter pathogenetischer Zusammenhang mit der Tuberkulose oder gar ein Nachweis von Mycobacterium tuberculosis fehlt. Diese Krankheitsbilder werden deshalb an anderer Stelle abgehandelt.
- Sog. Tuberkulide im engeren Sinne:
  - Lichen scrophulosorum.
  - Papulonekrotisches Tuberkulid.
  - Erythema induratum Bazin.
- Sog. Tuberkulide im weiteren Sinne:
  - Lupus miliaris disseminatus faciei.
  - Rosaceaartiges Tuberkulid.
  - Akneiformes Tuberkulid.

Mykobakterien: Tuberkulose

Pathogenese

Die Konsequenzen der Inhalation oder Inokulation mit Tuberkelbakterien hängen von Menge und Virulenz der Erreger und der Wirtsresistenz ab. Wie ausgeführt, unterliegen diese starken Schwankungen. Grundsätzlich müssen Primärinfektion, endogene Reaktivierung und Sekundärinfektion unterschieden werden.

- Primärinfektion: Am Ort der Infektion (meist Lunge) entwickelt sich zunächst eine unspezifische, leukozytenreiche Entzündung: Primäraffekt. Von dort gelangen Erreger in die regionären Lymphknoten (Primäraffekt plus regionärer Lymphknoten: Primärkomplex) und über die Lymphe in das Blutsystem mit hämatogener Streuung. Während dieser Phase können Tuberkelbakterien im gesamten Organismus verstreut werden. Nach 2-4 Wo. entwickelt sich eine spezifische Immunität, und die Infektion wird vom Wirt unter Kontrolle gebracht; meist erfolgt die Abheilung unter Verkalkung und Fibrose.
- Endogene Reaktivierung: Während der initialen Infektionsphase kann es zur hämatogenen Streuung kommen. Mykobakterien können in verschiedenen Organen oft jahrzehntelang überleben und bei Nachlassen der Wirtsresistenz zu einer erneuten Erkrankung führen. Bleibt die Resistenz relativ hoch, so entstehen chronische lokalisierte Krankheitsbilder, wird sie immer schwächer, können ernste, disseminierte Verläufe resultieren.
- Sekundärinfektion: Eine Sekundärinfektion ist bei vorhandener spezifischer Immunität und guter Resistenz insgesamt selten, kann aber durchaus vorkommen.

Klinische Formen der Hauttuberkulose

Die klinischen Formen der Hauttuberkulose stellen ein Spektrum unterschiedlicher Kombinationen von starker und schwacher Resistenz des Wirts und hoher und niedriger Virulenz der Erreger dar:

1. Primäraffekt (tuberkulöser Schanker).
2. Tuberculosis cutis miliaris disseminata.
3. Tuberculosis mucosae et cutis ulcerosa.
4. Tuberculosis cutis colliquativa.
5. Tuberculosis cutis luposa (Lupus vulgaris).
6. Tuberculosis cutis verrucosa.

Primäraffekt (tuberkulöser Schanker)

- Definition: Primäre Infektion der Haut mit Mycobacterium tuberculosis oder Mycobacterium bovis. Sehr selten; meist Kinder.
- Klinik: An der Infektionsstelle zunächst kleine Papeln, die sich in ein bis mehrere Zentimeter große schmerzlose Ulzera umwandeln: Primäraffekt. Nach 3-8 Wo. regionäre Lymphadenopathie. Primärkomplex: Primäraffekt mit regionärer Lymphadenopathie.
- Verlauf: Abheilung innerhalb eines Jahres.
- Diagnose: Kultur.
- Therapie: Nicht immer erforderlich (Immunisierungsvorgang wird unterbrochen). Sonst tuberkulostatisch.

Tuberculosis cutis miliaris disseminata

- Definition: Hämatogene Streuung bei Kleinkindern und Neugeborenen mit multiplen Hautherden. Extrem ungünstige Prognose.

Tuberculosis mucosae et cutis ulcerosa

- Definition: Tuberkulose der Schleimhäute (meist Mundschleimhaut) bei massiver Organtuberkulose und Ausscheidung hoher Erregerzahlen. Meist ältere Menschen. Schlechte Prognose.
- Synonym: Tuberculosis orificialis.
- Klinik: Schmerzhafte Ulzera an Mundschleimhaut und perioral.

Tuberculosis cutis colliquativa

- Definition: Subkutane Tuberkulose mit Entwicklung kalter Abszesse und sekundärem Durchbruch nach außen. Meist Kinder oder alte Menschen.
- Synonym: Scrophuloderm, tuberkulöses Gumma.
- Pathogenese:
  1. *Scrophuloderm*. Ausbreitung tuberkulöser Prozesse per continuitatem in das subkutane Fettgewebe; meist von Lymphknoten, Gelenk- oder Knochenherden oder Nebenhoden ausgehend.
  2. *Tuberkulöse Gummen*. Multiple subkutane kalte Abszesse durch hämatogene Streuung.

- Lokalisation: meist im Hals- und Kieferwinkelbereich durch Befall der dortigen Lymphknoten. Die Halslymphknoten werden entweder durch tuberkelhaltiges Sputum (Lungentuberkulose) oder über die Tonsillen bei exogener Infektion befallen.
- Klinik: Zunächst lividrote Knoten, indolent („kalte Abszesse", die sich plattenartig vergrößern und einschmelzen. Die Ulzera sind bizarr, unterminiert und neigen zur Fistelbildung. Abheilung nach Jahren unter Ausbildung charakteristischer Narbenstränge.
  Gleichzeitig oft Knochenherde in Phalangen, Sternum oder Rippen. Hämatogen entstandene Gummen treten an Stamm und Extremitäten auf.
- Histologie: Im Randbereich typische Tuberkel (s. unten). Differentialdiagnose: Syphilitische Gummen, tiefe Mykosen, Acne conglobata, Hidradenitis suppurativa.
- Therapie: Wie Lungentuberkulose.

Tuberculosis cutis luposa (Lupus vulgaris)

- Definition: Chronische Infektion des Koriums mit Mycobacterium tuberculosis sive bovis.
- Epidemiologie: Frauen doppelt so häufig betroffen wie Männer; meist ältere Patienten. Häufigste Form der Hauttuberkulose in Zentraleuropa.
- Pathogenese: Meist im Rahmen einer endogenen Reaktivierung. Der Erreger gelangt per continuitatem (z. B. aus Lymphknoten), lymphogen oder sogar hämatogen in das Bindegewebe der Haut.
- Morphologie: Größere braunrote atrophische Herde mit Teleangiektasien. Zu Krankheitsbeginn können Lupus-vulgaris-Herde plaqueförmig erhaben sein.
  Zerstörung von Ohr- und Nasenknorpel und ausgedehnten Mutilationen. Ulzerationen und Hyperkeratosen möglich.
  Das *Lupusknötchen*, 2-3 mm groß, ist Leiteffloreszenz und wird am Rand größerer erkrankter Areale gefunden. Nur gering erhaben, zeigt es bei Diaskopie eine apfelgeleeartige Farbe und ist von einem anämischen Hof umgeben. Drückt man mit einer Sonde auf das Lupusknötchen, so bricht man in die im Inneren des Knötchens gelegene Nekrose (Verkäsung) ein: *Sondenphänomen*. Histologisch entspricht das Lupusknötchen einem Tuberkel.
- Prädilektionsstellen: Gesicht (besonders akral), Mammae, Oberschenkel.

- Histologie: Atrophische Epidermis. Im Korium Granulome mit tuberkelspezifischem Dreizonenaufbau: zentral Nekrose, umgeben von Epitheloidzellen (Antigenpersistenz) und Riesenzellen (Langhans-Typ); peripher Lymphozytensaum.
- Assoziation zum Tuberkulosebefall anderer Organe: 40-50% der Patienten mit Lupus vulgaris haben eine Tuberkulose anderer Lokalisation: Lymphknoten, Schleimhäute, Lunge, Knochen, Gelenke. Lungentuberkulose 5-10mal häufiger als in Normalpopulation.
- Diagnostik:
  - Biopsie für Histologie, bakterielle Kultur.
  - Tuberkulinreizschwelle (S. 10).
  - Röntgen-Thorax-Aufnahmen.
  - HNO-Untersuchung.
  - Urinstatus, u.U. Kultur.
  - Orthopädische Untersuchung.
- Therapie: Erwachsene: INH 5,0-6,0 mg/kg/ KG/d bis 6 Mon. nach klinischer Abheilung.

Tuberculosis cutis verrucosa

- Definition: Exogene Reinfektion der Haut bei bestehender spezifischer Immunität. Sehr selten.
- Pathogenese: Zwei Infektionsquellen:
  - Infiziertes menschliches Material; betroffen meist Anatomen, Pathologen und med. Hilfspersonal *(Verruca necrogenica, Leichentuberkel)*. Erreger meist Mycobacterium tuberculosis.
  - Infiziertes tierisches Material; betroffen Landwirte und Schlachter *(Schlachtertuberkel)*. Erreger Mycobacterium bovis.
- Klinik:
  - Verruca necrogenica. An Händen oder Fingern, meist einseitig dunkelrote Papel, später Plaque mit verruziformen Hyperkeratosen. Keine Lupusknötchen. Zentrale Abheilung.
  - Schlachtertuberkel. Sehr chronisch verlaufende, meist solitäre verruköse Knoten.
    DD: Schlachterwarzen (HPV 7), multipel.
- Diagnostik: Histologie, Kultur.
- Therapie wie Lupus vulgaris.

Mykobakterien: Lepra

Allgemeines

- Definition: Chronisch verlaufende Infektionskrankheit durch Mycobacterium leprae.
- Epidemiologie: Die Lepra kommt mit Betonung der subtropischen und tropischen Areale weltweit vor. In den gemäßigten Zonen ist sie weitgehend ausgerottet.
- Pathogenese: Pathogenetisch besteht ähnlich wie bei der Tuberkulose ein Wechselspiel zwischen Resistenzlage des infizierten Organismus und der Virulenz der Leprabakterien. Hieraus leitet sich ein Formenspektrum der Lepra ab, das bei hoher zellulärer Immunitätslage histologische Ähnlichkeiten zur Tuberkulose (tuberkulöse Lepraformen) aufweist und bei weitgehender Anergie gegenüber den Erregern klinisch und histologisch vollständig anders imponiert (lepromatöse Formen). Zwischen diesen beiden Endpunkten des Krankheitsspektrums gibt es Grenzformen (Borderline-Typ).

Klinik

- 1. Lepra vom Indeterminate-Typ (uncharakteristische Lepra; entspricht der Initialphase der Lepra): Beginn mit hellroten, bei pigmentierten Menschen mit hypochromen Erythemen. Ausheilung ist möglich. Übergang in eine der drei folgenden Formen.
- 2. Tuberkuloide Lepra:
  - Hautbeteiligung: Ein bis mehrere makulöse, z. T. erythematosquamöse oder an einen Lupus vulgaris erinnernde, meist gut abgegrenzte Areale. Innerhalb des Bezirkes Anästhesie (makuloanästhetische Herde). Keine Prädilektionsstellen.
    - Nervenbeteiligung: Bei der tuberkuloiden Lepra obligat. Durch Befall der Schwannschen Zellen mit nachfolgender Entzündungsreaktion kommt es zur Verdickung der peripheren Nerven bis hin zu Nervenabszessen.
    - Verlauf quoad vitam gut.
- 3. Lepra vom Borderline-Typ: Disseminierte, weiche, erhabene rötliche, gelegentlich schuppende Hautveränderungen unterschiedlicher Größe. Am Stamm meist symmetrische, im Gesicht auch asymmetrische Verteilung. Mäßige Allgemeinsymptomatik, Nervenbeteiligung im Hintergrund.

- 4. Lepra vom lepromatösen Typ: Meist symmetrische papulöse und noduläre Effloreszenzen mit Beginn an Nase und Ohren, später auch Händen, Armen sowie Glutealregion. Die Konsistenz variiert erheblich. Bei eher diffusem Befall im Gesichtsbereich polsterartige Schwellung in den konvexen Partien: Facies leonina. Verlust von Augenbrauen und Wimpern (Lucio-Symptom). Glossitis. Später Destruktion der knorpeligen Areale der Nase mit Mutilationen. Im Nasensekret massenhaft Leprabakterien. Nervenbefall gering.

Diagnostik

- Histologische Untersuchung, Ziehl-Neelsen-Färbung.
- Abstrichpräparate mit Ziehl-Neelsen-Färbung bei lepromatöser Lepra (Nasensekret, Inzision von Lepraherden am Ohr).
- Neurologische Untersuchung (makuloanästhetische Herde).
- Lepromintest: Lepromin ist ein Extrakt aus lepromatösem Gewebe. Bezugsquelle: Univ.-Hautklinik Bonn.

Therapie

Diaminodiphenylsulfon (DADPS), Clofazimin, Rifampicin.

Leprareaktion

- Definition: Krankheitserscheinungen unter der Chemotherapie der Lepra.
- Klinik:
  - Typ I: Rötliche Infiltration und Verdickung der Herde bei tuberkuloider Lepra. Dauer 3-8 Mon.
  - Typ II: Erythema nodosum leprosum: Unterschiedlich große rötliche Knoten an Armen und Beinen im Sinne einer Typ-III-Immunreaktion bei Therapie der lepromatösen Lepra.
- Therapie: Glucocorticoide 30-60 mg/d bis zur Abheilung.

Atypische Mykobakterien

Allgemeines

Ein wesentliches Kriterium zur Differenzierung von Tuberkelbakterien und kontaminierenden Keimen war seit Robert Koch die Pathogenität ersterer für das Meerschweinchen. Es dauerte bis in die 50er Jahre dieses Jahrhunderts, bevor man humanpathogene Mykobakterien erkannte, die für Meerschweinchen apathogen sind. Sie werden als atypische Mykobakterien zusammengefaßt.

Mycobacterium-marinum-Infektion (Schwimmbadgranulom)

- Definition: Chronische Infektion nach Verletzung der Hände in Aquarien oder Schwimmbädern mit Mycobacterium marinum.
- Erreger: Mycobacterium marinum (M. balnei) lebt im Wasser (Meer, Schwimmbäder, Aquarien) und verursacht bei Fischen eine tuberkuloseähnliche Krankheit. Wird es in die menschliche Haut eingebracht, kann es sich dort vermehren.
- Inkubationszeit: 3 Wochen.
- Klinik:
  - Eintrittspforte meist kleine Verletzungen an Händen.
  - Meist verruköse Knoten oder Plaques an Hand- oder Fingerrükken.
  - Selten subkutane Knoten im Verlauf der abheilenden Lymphgefäße (sporotrichoseähnlich; S. 82).
- Diagnose: Bakteriologische Kultur aus homogenisierter Hautbiopsie. Temperaturoptimum 31-33° C! Nach 7 – 10 Tg. beurteilbar.
- Differentialdiagnose: Verruca vulgaris, Tuberculosis cutis verrucosa (S. 69); Sporotrichose; Neoplasien.
- Verlauf: Spontanheilung nach 2-3 J.
- Therapie: Chemotherapie: 1. Tetracycline, 2. Trimethoprim-Sulfamethoxazol, 3. Rifampicin, ggf. kombiniert mit Ethambutol. Falls nach 6 Wochen keine Besserung, kann das Antibiotikum gewechselt werden. Unter Umständen Exzision oder Kryotherapie.

Mycobacterium-ulcerans-Infektion (Buruli-Ulkus)

- Definition: In tropischen Regionen auftretende, nahezu therapieresistente, flächenhafte Ulzerationen mit großer Ausdehnung, die nicht lebensbedrohlich verlaufen und nach Jahrzehnten abheilen.
- Therapie: Exzision; Rifampicin.

Mycobacterium-avium-intracellulare-Infektion

- Allgemeines: Häufigste generalisierte bakterielle Infektion bei AIDS-Patienten; Hautveränderungen sind selten.

Aktinomykose

- Definition: Chronische Infektionskrankheit mit eitriger, fibrosierender und sich per continuitatem ausbreitender Entzündungsreaktion durch Actinomyces israelii.
- Erreger: Actinomyces israelii: Anaerobes, grampositives Bakterium.
- Pathogenese: Actinomyces israelii ist ein normaler Kommensale des Menschen im Bereich von Mundhöhle, Atemwegen und Magen-Darm-Trakt. Die Infektion erfolgt endogen.
- Klinik:
  1. *Zervikofaziale Aktinomykose*: Entzündliche Schwellung im Unterkiefer- oder Halsbereich mit brettharten, unregelmäßigen entzündlichen Indurationen und ausgeprägter Fistelbildung. Frühzeitiger Knochenbefall. Keine regionäre Lymphknotenbeteiligung.
  2. *Thorakale Aktinomykose*: Meist Pleuraherde mit Fistelbildung in die darüberliegende Haut.
  3. *Abdominelle Aktinomykose*: Darmherde mit Fistelbildung in die darüberliegende Haut.
- Diagnose:
  - Direktpräparat: Nachweis der charakteristischen Drusen, Gram-Färbung.
  - Kultur.
- Therapie:
  1. Chirurgische Sanierung des infizierten Areals.
  2. Hochdosierte Penicillintherapie (10-20 Mill. E Penicillin G i.v., für 4 Wo., anschließend 5-10 Mill. E Phenoxymethylpenicillin oral für mindestens 3 Mon. Meist längere Therapiedauer erforderlich. Unter Einhaltung dieser Therapie Ausheilung möglich.

Klassifikation

In der klinischen Arbeit bewährt sich eine grobe Einteilung in

- 1. Dermatophyten,
- 2. Schimmelpilze,
- 3. Hefepilze,
- 4. Erreger von Verletzungsmykosen und anderen Systemmykosen.

- Tabelle **19** Synopsis der wichtigsten Dermatophyten

Spezies	Wirt	Klinische Manifestation	Vorkommen
Trichophyton			
T. rubrum	Mensch	TP, TM, IM, TCo, OM	häufig
T. mentagrophytes	Maus,Mensch, Meerschweinchen	TCO, TF, TB,TCa oft Kinder	häufig
T. erinacei	Igel	TCo,TM,	selten
T. verrucosum	Kuh, Pferd	TCo,TB, TCa oft Kerion	häufig
T. violaceum	Mensch	TCa, TB, TCo	Mittelmeerraum
T. tonsurans	Mensch	TCa, TCo	relativ häufig in Nord- und Mittelamerika
T. schönleinii	Mensch	TCa,(OM)	sehr selten, Endemiegebiete
Epidermophyton			
E. floccosum	Mensch	TI, TP, TCo, fast nie Haar- und Nagelbefall	häufig
Microsporon			
M. canis	Katze, Hund	TCa, TCo	häufig
M. gypseum	geophil	TCa, TCo	häufig

TP Tinea pedis, TM Tinea manuum, TI Tinea inguinalis, TCa Tinea capitis, TF Tinea faciei, TB Tinea barbae, TCo Tinea corporis, OM Onychomykose, IM Interdigitalmykose

Allgemeines

Das klinische Bild der Dermatophyteninfektionen richtet sich nach der Dermatophytenspezies, die das Keratin der Epidermis oder der Hautanhangsgebilde befällt, sowie der Abwehrreaktion des Organismus. Die klinische Klassifikation der Dermatophyteninfektionen orientiert sich an der befallenen Hautregion, da sich so Pilzerkrankungen mit gleichartiger differentialdiagnostischer und therapeutischer Problematik zusammenfassen lassen.

Tinea corporis

- Definition: Dermatophyteninfektion der Haut des Stammes und der Extremitäten mit Ausnahme von Handtellern, Fußsohlen und Inguinalregion.
- Klinik: Runde oder polyzyklisch begrenzte, leicht schuppende, zentral abblassende Hautareale mit erhabenem Randwall. Variable Entzündungsreaktion bis hin zur Pustelbildung in Abhängigkeit von Abwehrlage und Spezies.
- Differentialdiagnose: Psoriasis, Lichen simplex, nummuläres Ekzem, Pityriasis rosea, tertiäre Syphilis, Pityriasis versicolor, Parapsoriasis en plaques, Mycosis fungoides.
- Therapie: Breitspektrumantimykotika (S. 483) lokal, 2mal/d, für 1 Mon. Bei ausgedehnten Infektionen zusätzlich Griseofulvin (S. 495), 1-3 Mon. (nur nach Kulturergebnis).

Tinea capitis

- Definition: Infektion der behaarten Kopfhaut mit Befall des Haarschaftes durch Dermatophyten.
- Pathogenese: Verschiedene klinische Formen der Tinea capitis entstehen durch die Art, wie der Pilz das Haar befällt, und die Abwehr des Organismus.
- Klinik:
  1. Ektothrixinfektion: Kleinsporiger äußerer Befall des Haarschaftes. Rundliche, unterschiedlich große Areale mit abgebrochenen stumpfen Haaren. Meist Mikrosporonarten: Grüne Fluoreszenz im Wood-Licht. Selten Narbenbildung.
  2. Kerion: Schmerzhafte entzündliche Plaques mit Eiterabsonderung aus den Haarfollikeln und Krustenbildung. Meist Trichophyton verrucosum oder Trichophyton mentagrophytes. Überwiegend narbige Abheilung.

3. Endothrixinfektionen: Durch das Einwandern der Pilze in den Haarschaft bricht dieser direkt an der Kopfoberfläche ab. Schwärzliche follikuläre Punkte sind typisch. Meist Trichophyton tonsurans oder Trichophyton violaceum. DD: Diskoider Lupus erythematodes, Pseudopelade Brocq.
4. Favus: Infektion mit Trichophyton schönleinii. Relativ häufig im Mittleren Osten, Südafrika und Grönland, sonst selten. Gelbliche, schüsselförmige Krusten von 1-2 cm Größe, die den gesamten Kopf bedecken. Abheilung mit vernarbender Alopezie.

- Therapie: Griseofulvin (S. 498) nach positivem Nativpräparat 1-2 Mon. Bei gleichzeitigem bakteriellem Befall (Kerion) antibiotische Therapie nach Erreger- und Resistenzbestimmung.

Tinea barbae

- Definition: Dermatophyteninfektion im Bartbereich bei Männern.
- Erreger: Trichophyton verrucosum und Trichophyton mentagrophytes.
- Klinik: Patienten meist in landwirtschaftlichen Berufen tätig. Ausgeprägte Entzündungsreaktion, die zu geröteten Plaques mit follikulären Pusteln führt. Nässen und Krustenbildung häufig. Im Verhältnis zum klinischen Bild geringe Schmerzhaftigkeit.
- Differentialdiagnose: Karbunkel, schmerzhaft.
- Therapie: Griseofulvin (S. 498) für 4-6 Wo.
  Bei bakterieller Superinfektion orale Antibiotika nach Erreger- und Resistenzbestimmung.

Tinea faciei

- Definition: Dermatophyteninfektion im Gesichtsbereich. Die Abgrenzung der Tinea faciei erfolgt wegen der schwierigen Differentialdiagnose zu anderen erythematosquamösen Dermatosen.
- Erreger: Trichophyton mentagrophytes, Trichophyton rubrum und Microsporon canis.
- Klinik: Gerötete, nicht immer schuppende Herde, Randwall nicht immer erhaben. Juckreiz. Verschlechterung nach Lichtexposition.
- Differentialdiagnose:
  - Diskoider Lupus erythematodes.
  - Polymorphe Lichtdermatose.
  - Psoriasis, Rosacea, Impetigo.
- Therapie: Lokale Breitspektrumantimykotika (S. 483). Aufklärung der Infektionsquelle, oft Spielzeug oder Haustiere.

Tinea pedis

- Definition: Dermatophyteninfektion der Füße und der Zehen.
- Erreger: Trichophyton rubrum, Trichophyton mentagrophytes, Epidermophyton floccosum.
- Pathogenese: Mazeration (Hyperhidrose, unzweckmäßiges Schuhwerk) sind entscheidend.
- Klinik: Intertriginöse Dermatitis mit Schuppung, Mazeration oder Ausbildung von Fissuren in den lateralen Zehenzwischenräumen. Übergang auf die Unterseite der Zehen, nicht selten auch auf Fußsohlen, Fersen und Fußseiten. Die Fußrücken sind nur selten betroffen. Gelegentlich durch Trichophyton mentagrophytes schwere akute Entzündungsreaktionen, die den ganzen Fuß erfassen: Bläschen und Blasen, gelegentlich auch Krusten.
- Differentialdiagnose:
  - Candidainfektion: weiße mazerierte Zehenzwischenräume.
  - Gramnegativer Fußinfekt: ausgeprägte Entzündung, starke Exsudation und Geruchsbildung (S. 57).
  - Atopische Winterfüße (S. 176).
  - Pustulosis palmaris et plantaris.
  - Allergisches Kontaktekzem.
- Komplikation:
  Superinfektion mit gramnegativen Bakterien: *gemischter Fußinfekt*.
- Therapie:
  - Trockenhalten der Zehenzwischenräume.
  - Lokale antimykotische Therapie; in schweren Fällen systemisch.

Tinea manuum

- Definition: Dermatophyteninfektion der Palmae.
- Erreger: Trichophyton rubrum und mentagrophytes, seltener Trichophyton violaceum und erinacei.
- Klinik:
  - Hyperkeratose von Handfläche und Finger, diffus verteilt. Meist einseitig, mit Betonung der Handlinien.
  - Größere Schuppen, umschriebene Bläschenherde sowie gerötete, leicht schuppende Herde oder Papeln.
- Differentialdiagnose: Handdermatitis (S. 170).
- Therapie: Kombinierte lokale und systemische Therapie:
  - Griseofulvin (S. 498) für 3 Mon.,
  - lokal Antimykotikum für die gleiche Zeit,
  - monatliche Kontrollkulturen.

Tinea inguinalis

- Definition: Dermatophyteninfektion im Leisten- und Genitalbereich.
- Synonym: Eczema marginatum.
- Erreger: Meist Epidermophyton floccosum und Trichophyton rubrum.
- Klinik:
  - Juckreiz.
  - Rötliche, bogige, scharf begrenzte Areale mit variabler Schuppung. Später Randbetonung.
  - Meist Männer, Lokalisation im intertriginösen Bereich zwischen Oberschenkel und Skrotum.
- Differentialdiagnose:
  - Candidainfektion: Häufiger Frauen, unscharfe Begrenzung mit Satellitenherden, kein erhabener Randwall.
  - Erythrasma: Kein Juckreiz, nicht erhaben (S. 55).
  - Intertrigo: Toxische Dermatitis mit Mazeration.
  - Psoriasis intertriginosa (S. 286).
  - Kontaktdermatitis.
  - Pemphigus benignus familiaris.
- Therapie: Lokale Antimykotika. Reduktion des Okklusionseffektes durch geeignete Maßnahmen.

Onychomykose

- Definition: Befall der Nagelplatte und des Nagelbettes durch Dermatophyten, seltener durch Schimmelpilze (S. 82) und Hefepilze. Siehe Nagelerkrankungen, S. 348.

Piedra nigra

- Erreger: Piedraia hortai.
- Klinik: 1-3 mm große, sehr harte, schwarze Knötchen am Haarschaft. Meist Kopfhaut.
- Vorkommen: Südamerika, Indonesien.
- Therapie: Abschneiden der Haare, Breitspektrumantimykotika.

Allgemeines

- Klassifikation: Humanpathogene Hefepilze gehören fast immer der Gattung Candida an. Von größter praktischer Bedeutung ist Candida albicans. Sie kommt physiologisch in geringer Anzahl im Magen-Darm-Trakt und auch in der Vagina vor. Die Haut sowie der Bronchialtrakt sind unter Normalbedingungen frei von Candida. Auch Candida stellatoidea, tropicalis oder parapsilosis können pathologische Veränderungen auslösen.
- Erreger-Wirt-Beziehung: Durch zahlreiche Faktoren, die durch Veränderungen im Wirt ausgelöst werden, kann sich das Wachstumsverhalten von Candidaarten ändern und Krankheitserscheinungen auslösen. Typisch ist das Wachstum von Candida albicans in Myzelien, wenn Krankheitserscheinungen vorliegen.
- Epidemiologie: Betroffen sind meist sehr junge, sehr alte oder sehr kranke Menschen.

Candidainfektionen der Mundschleimhaut

- Klinische Formen:
  1. Akute pseudomembranöse Candidainfektionen:
     - Scharf abgegrenzte, weißliche Pseudomembranen, die nach Abstreifung auf einem rötlichen Grund liegen.
     - Lokalisation: Wangenschleimhaut, Zunge, Gaumen.
     - Meist erste Lebenswochen.
  2. Akute atrophische Candidainfektionen:
     - Starke Schmerzen.
     - Atrophische rötlich-entzündliche Mundschleimhaut; meist Zunge.
     - Oft bei Antibiotikatherapie.
  3. Chronische hyperplastische Candidainfektionen:
     - Persistierende, derbe, unregelmäßig begrenzte weiße Plaques.
     - Wangenschleimhaut.
     - Meist Männer, älter als 30 Jahre.
     - Weißliche Beläge sind nicht leicht zu entfernen.
     - DD: andere Leukoplakien (S. 387).
  4. Glossitis rhomboidalis mediana:
     - Rhombische in der Medianlinie im Übergang vom mittleren zum hinteren Zungendrittel gelegene gerötete Zone mit Verlust der Papillen.

5. Chronische atrophische Candidainfektionen: Meist Gebißträger. Lokalisation unterhalb des Gebisses:
   - Hell- oder dunkelrote Verfärbung auf die Kontaktstellen mit dem künstlichen Gebiß begrenzten atrophischen Areale. DD: Kontaktallergie auf Inhaltsstoffe des Gebisses.
6. Cheilitis angularis (Perlèche):
   - Nicht immer durch Candidainfektion bedingt, jedoch ihre häufigste Ursache.
   - Krustig belegte Rhagade mit starker Schmerzhaftigkeit und entzündlichem Randsaum im Mundwinkel.

- Therapie:
1. Sanierung von Mundhöhle und Magen-Darm-Trakt über 10 Tg.:
   - Nystatin, Amphotericin B oder Pimafucin enthaltende Lutschtabletten (4mal/d: nach den Mahlzeiten, vor dem Schlafengehen).
   - Nystatin oder Amphotericin B oral (3mal/d).
2. Ausschaltung von prädisponierenden Faktoren.

Hautinfektionen durch Candida albicans

Intertriginöse Candidainfektionen:
- Jede intertriginöse Zone kann befallen sein.
- Mazerierte, weißliche Epidermis mit Erosionen oder Rhagaden.
- Satellitenveränderungen am Rand, oft Papeln oder Pusteln.
- Häufig bei Neugeborenen und Kleinkindern im Windelbereich. Hier unter Steroidtherapie gelegentlich Ausbildung von großen granulomatösen, rötlich-bräunlichen Plaques und Knoten mit pseudomaligner Histologie: Granuloma gluteale infantum.

Chronische mukokutane Kandidose

- Definition: Chronische Candidainfektion bei kongenitalen Immundefekten.
- Klassifikation:
1. Chronische mukokutane Kandidose bei schweren kombinierten Immundefekten (SCID):
   - Chronische Candidainfektion ist ein Symptom dieser schweren, durch zahlreiche andere Infektionen mitbestimmten Immundefekte. Schlechte Prognose.

2. Chronische mukokutane Kandidose im engeren Sinne: Candidainfektion manifestiert sich im frühen Kindesalter, Patienten haben gute Prognose.
   a) Autosomal rezessive chronische mukokutane Kandidose: Im Kindesalter Candidainfektion der Mundschleimhaut sowie der Nägel. Keine wesentlichen Störungen.
   b) Diffuse chronische mukokutane Kandidose: Ausgedehnte Hautbeteiligung mit Entstehung von Granulomen. Zusätzlich andere Infekte.
   c) Candida-Endokrinopathie-Syndrom.

- Diagnose: Hinweise durch frühe Manifestation und chronischen Verlauf. Genaue immunologische Untersuchung erforderlich.
- Therapie: Ketokonazol (S. 498); Cimetidin?

Pityriasis versicolor

- Definition: Mit kleinfleckigen Hyper- oder Hypopigmentierungen einhergehende, nicht entzündliche, oberflächliche Hefemykose der Haut.
- Erreger: Malassezia furfur (pathogene Form der physiologischen Hauthefen Pityrosporon orbiculare, Pityrosporon ovale).
- Klinik: Bei hellhäutigen Personen finden sich hellbraune, häufig konfluierende, ein bis mehrere Zentimeter große ovaläre Bezirke. Beim Kratzen mit dem Holzspatel kleieartige Schuppung (Hobelspanphänomen). Bei dunkelhäutigen Personen sind die Krankheitsherde heller als die umgebende Haut.
  Prädilektionsstellen: Brust und Rücken, seltener Hals, Oberarme und Gesicht. Erregerreservoir oft Kopfhaut.
  Sehr häufiges Krankheitsbild.
- Diagnostik: Nach dem Aufrauhen mit einem Holzspatel Tesafilmabriß; der Tesafilmstreifen wird 5 Sek. mit Methylenblau gefärbt, anschließend unter Leitungswasser abgewaschen und auf einen Objektträger aufgebracht. Im Mikroskop sind kleine Sporenhaufen und umgebende Pilzfaden gut zu erkennen („Fleischbällchen und Spaghetti“).
- Therapie: Gut bewährt hat sich die Anwendung von Selendisulfid-Suspension; über 1-2 Wo. alle 2 Tg. Einschäumen der Kopfhaut und des gesamten Integuments in Kombination mit lokaler antimykotischer Therapie. Eine Repigmentierung tritt erst nach erneuter Sonnenbestrahlung auf.

Onychomykosen durch Schimmelpilze

- Definition: Infektion der Nagelplatte durch Schimmelpilze.
- Allgemeines: Onychomykosen werden nicht selten durch Schimmelpilze ausgelöst. Zu den häufigsten Erregern zählen Scopulariopsis brevicaulis, Cephalosporumarten, Aspergillusarten (A. fumigatus, A. niger) sowie Penicilliumarten.
- Diagnostik: Kultureller Nachweis.
- Therapie: Nagelextraktion. Breitspektrumantimykotika lokal oder intern.

Sporotrichose

- Definition: Meist an den oberen Extremitäten lokalisierte Verletzungsmykose.
- Erreger: Sporothrix schenckii.
- Klinik: Verschiedene Verlaufsformen:
  1. Lokalisierte Sporotrichose: verruköse Papeln und Plaques an exponierten Hautarealen sowie derbe Knotenbildung im Verlauf der abführenden Lymphwege.
  2. Subkutan ulzerierende Form.
  3. Extrakutane Sporotrichose (Muskeln, Knochen, Lunge u. a.).
- Therapie: Gesättigte Kaliumjodidlösung, 10 Tropfen 3mal/d nach den Mahlzeiten; Hyperthermie; evtl. Ketokonazol.

Chromomykose

- Definition: An den unteren Extremitäten bevorzugt auftretende Verletzungsmykose durch verschiedene Erreger.
- Erreger: Phialophoraspezies, Exophaliaspezies, Cladosporium carrionii, Wangiella dermatitidis.
- Klinik: Im Verlauf von Monaten und Jahren entstehen große mit Krusten belegte Plaques und bräunliche Knoten. Ausbreitung in die regionären Lymphknoten möglich.
- Vorkommen: Ländliche Bezirke tropischer Länder.
- Verlauf: Überwiegend bleibt die Chromomykose auf die Haut beschränkt, Mutilationen sind häufig.
- Therapie: Chirurgisch; evtl. 5-Fluorcytosin.

Blastomykose

- Allgemeines: Meist in Nordamerika auftretende Systemmykose.
- Erreger: Blastomyces dermatitidis. Aufnahme durch Inhalation über die Lunge, später fast alle Organe befallen, unter anderem Hautbeteiligung mit exulzerierenden Knoten. Meist Männer.
- Therapie: Amphotericin B.

Parakokzidioidomykose

- Erreger: Paracoccidioides brasiliensis. Meist in Süd- und Zentralamerika. Erregeraufnahme durch die Lunge, oft Stomatitis, Zungenulzera; später Generalisierung einschließlich Hautbeteiligung. Meist Männer.
- Diagnose: typische Klinik. Kultur.
- Therapie: Sulfonamide; Amphotericin B.

Lobomykose

- Erreger: Loboa loboi. Große, an Keloide erinnernde Plaques und Tumoren. Auch verruköses Aussehen möglich.
- Therapie: Chirurgische Exzision.

Histoplasmose

- Erreger: Histoplasma capsulatum (ländliche USA) oder H. duboisii (Zentralafrika). Primärinfektion in der Lunge, klinisch und histologisch Ähnlichkeiten mit Tuberkulose. Bei der disseminierten Histoplasmose auch Hautbefall.
- Therapie: Ketokonazol; Amphotericin B.

Kokzidioidomykose

- Erreger: Coccidioides immitis (Süden der USA).
- Klinik: Nach Inhalation der Sporen meist asymptomatisch; bei 40% grippeähnliches Bild (valley fever). Bei 0,5% tödlich.
- Diagnose: Histologie; Serologie.

Myzetom (Madura-Mykose)

- Definition: Chronische Weichteilinfektion; das Krankheitsbild ist häufig in der indischen Provinz Madura.
- Erreger: zahlreiche Erreger möglich.
- Klinik: Exogene Infektion im Fuß- oder Knöchelbereich durch zahlreiche Pilze oder Bakterien. Massive Schwellung, Fistelbildung und Einwachsen der Erreger bis in die Knochen.

Allgemeines

- Ätiologie: 4 Spezies der Gattung Leishmania können den Menschen infizieren:
  L. donovani (viszerale Leishmaniose),
  L. brasiliensis (mukokutane Leishmaniose),
  L. tropica, L. mexicana (kutane L. der Alten bzw. Neuen Welt).
- Pathogenese: Leishmanien sind endemische Parasiten von Nagetieren, die von Sandfliegen der Genus Phlebotomus (Alte Welt) oder Lutzomyia (Neue Welt) auf Menschen übertragen werden.

Kutane Leishmaniose

- Definition: Infektion der Haut mit L. donovani oder L. mexicana.
- Synonyma: Orientbeule, Aleppobeule.
- Klassifikation:
  1. Lokalisierte kutane Leishmaniose:
     - akut,
     - chronisch,
     - rezidivierend (Leishmania rezidiva).
  2. Generalisierte kutane Leishmaniose:
     - diffuse kutane Leishmaniose,
     - Leishmanid.
- Akute kutane Leishmaniose:
  - Pathogenese: Leishmanien werden durch die Sandfliege übertragen; die Veränderungen finden sich meistens in exponierten Arealen. Stechzeit der Sandfliege in den Abendstunden und nur bis 3 m oberhalb des Erdbodens.
  - Klinik: Nach insektenstichartigem Aussehen über etwa einem Monat Zunahme des Juckreizes und zentrale Exulzeration, durch bakterielle Superinfektion später auch eitriges Exsudat. Aufgeworfener Randwall und Ausbreitung auf mehrere Zentimeter Größe. Nach etwa einem Jahr vom Zentrum her Abheilung unter Hinterlassung einer typischen, unregelmäßig begrenzten, eingezogenen und hyperpigmentierten Narbe.

- Chronische kutane Leishmaniose: Meist bei älteren Personen im Gesichtsbereich lokalisierte, an Lupus-vulgaris-Herde erinnernde Plaques. Schwierige DD wegen geringer Erregeranzahl.
- Leishmania rezidiva: Serpiginöse Ausdehnung durch Entwicklung neuer Herde in der Peripherie älterer akuter Leishmaniasisveränderungen.
- Disseminierte kutane Leishmaniose: Bei Immunschwäche zahllose, weiche Papeln mit gelegentlicher Konfluenz im Bereich des gesamten Integuments. Klinisch Ähnlichkeit zur lepromatösen Lepra. Leishmanid: Allergisches Exanthem bei akuter Leishmaniose.
- Therapie der tuberkuloiden Leishmaniose: Unterspritzung in zweiwöchigen Abständen mit Na-Stibuglukonat (Pentostam) / 1% Scandicain (1:3). INH und Sulfamethoxazol-Trimethoprim sind ebenfalls empfohlen worden. Zusätzlich chirurgische Maßnahmen gelegentlich erforderlich, Kryotherapie möglich.

Mukokutane Leishmaniose (Espundia)

- Definition: Infektion der Gesichtshaut durch L. brasiliensis mit anschließendem Befall der Schleimhaut des Nasen-Rachen-Raums und schweren Mutilationen. Besonders häufig in Brasilien und Peru.
- Synonyma: Espundia; amerikanische Leishmaniose.
- Klinik:
  - Primärläsion in Form von roten, rasch ulzerierenden Knötchen an der Einstichstelle.
  - Sekundäre Schleimhautläsionen sind gefürchtet, da sie Jahre später Nase, Nasopharynx, Mundhöhle und Larynx zerstören.
- Diagnose: Klinik; Erregernachweis (Biopsie); Hauttest (Montenegro-i.c.-Test)
- Therapie: Sehr problematisch; Glucanthime oder Pentostam.

Viszerale Leishmaniose

- Definition: Systemische Infektion mit L. donovani.
- Klinik: Langanhaltende Fieberschübe, Gewichtsverlust, Hepatosplenomegalie und Lymphadenopathie, Leukopenie und Anämie. Nach etwa 6-12 Mon. zunehmende Hautpigmentierung, besonders im Gesicht (Kala-Azar: schwarzer Tod) und ohne Therapie Exitus letalis innerhalb von 1 bis 2 Jahren.

Pediculosis

Allgemeines

- Läuse sind flügellose, blutsaugende Ektoparasiten, die ihren Wirt sehr lange und mit ausgeprägter Wirtsspezifität befallen.
- Läuse übertragen folgende Krankheiten:
  - europäisches Rückfallfieber (Borrelia recurrentis),
  - Flecktyphus (Rickettsia prowazecki),
  - Fünftagefieber (Rickettsia quintana).

Pediculosis capitis (Kopfläuse)

- Definition: Infestation mit der Pediculus humanus capitis.
- Pathogenese: Die Kopflaus lebt auf der Kopfhaut und saugt Blut. Das Weibchen (bis 4 mm lang) legt seine Eier dicht oberhalb der Kopfhaut auf die Haare, wo sie sehr festsitzen (Nissen).
- Klinik: Ausgeprägter Juckreiz; Sekundärinfektionen möglich.
- Diagnose: Entscheidend ist, daß an die Möglichkeit von Kopfläusen gedacht wird. Aufsuchen von Nissen (Wood-Licht hilfreich).

Pediculosis corporis (Kleiderläuse)

- Definition: Infestation mit Pediculus humanus corporis.
- Pathogenese: Die Eier der Kleiderläuse werden in der Kleidung abgelegt, die Läuse selbst ernähren sich durch Blut.
- Klinik: Das Bild wird durch Kratzeffekte und Impetiginisation beherrscht.

Pediculosis pubis (Filzläuse)

- Definition: Infestation mit Phthirus pubis. Übertragung durch Geschlechtsverkehr.
- Klinik: Kratzeffekte, Sekundärinfektion und Ausbildung einer Dermatitis. Am unteren Abdomen und an den Oberschenkelinnenseiten typische blaugraue Makeln (Maculae coerulea). Gelegentlich Allgemeinsymptome.

Therapie der Pediculosis

- Hexachlorcyclohexan-Emulsion über Nacht an befallenen Hautarealen einwirken lassen; an drei aufeinanderfolgenden Tagen wiederholen. Ein 2. Therapiezyklus nach 14 Tg. ist sinnvoll. Bei Kleiderläusen Desinfektion der gesamten Kleidung.
- Alternative: Einsprühen mit Pyrethroiden oder Malathion.
- Lösen der Nissen mit Essigwasser (1 EL Essig/1 l Wasser für 1 Std.).

Cimicosis (Wanzenbefall)

- Allgemeines: Wanzen (Cimex lectularius; Bettwanze) sind etwa 0,5 cm große flache ovale Parasiten, die in Bettnähe versteckt leben und nachts zum Blutsaugen den Menschen aufsuchen.
- Klinik: Der Wanzenstich ist schmerzlos; meist mehrere Stiche linear hintereinander an unbedeckten Körperstellen. Hämorrhagische, 1 cm große indurierte Plaques mit ausgeprägtem Juckreiz, die lange persistieren können.
- Therapie: Bei klinischem Verdacht Wanzennachweis in der Wohnung des Patienten; vom Bett zum Versteck führen oft Kotstraßen, Beseitigung durch Desinfektor. Die Stichreaktionen werden symptomatisch behandelt.

Pulicosis (Flohbefall)

- Allgemeines: Flöhe sind 1-3 mm große, sprunggewaltige Arthropoden, die keine ausgeprägte Wirtsspezifität aufweisen. Beim Menschen häufig
  - Pulex irritans (Menschenfloh).
  - Ctenocephalides felis, C. canis (Katzen-, Hundefloh; Übertragung von Bandwürmern).
  - Xenopsylla cheopis (Rattenfloh; Pestüberträger, auch heute in Afrika und Asien einheimisch!).
  - Ceratophyllus gallinae (Hühnerfloh).

  Flöhe legen ihre Eier im Staub ab; Infektion erfolgt meist in Kinos, Warenhäusern oder durch Haustiere.
- Klinik: Heftig juckende urtikarielle Papeln mit kleiner zentraler Hämorrhagie. Bei späteren Stichen jucken die alten Stiche erneut!
- Therapie: Symptomatische Therapie. Beseitigung der Infektionsquellen (Flohhalsband für Haustiere).

Skabies

- Definition: Infestation mit der Milbe Sarcoptes scabiei.
- Pathogenese: Erwachsene weibliche Milben graben sich an Hautarealen mit einem dünnen Stratum corneum einen Gang zwischen Stratum corneum und Stratum granulosum, in den sie Eier und Kot ablegen (klinisch: Milbengang). Bei Erstinfektion treten die entzündlichen Veränderungen erst nach einem Monat auf. Bei rezidivierender Infektion Entzündungszeichen nach einigen Tagen. Die Ansteckung erfolgt nachts durch infizierten Bettnachbarn. Ausnahme: Kontakt mit Scabies norvegica.
- Klinik: Charakteristische Trias:
  1. Milbengang: feine rötliche Linien mit erhabenem Ende (hier sitzt die Milbe!), besonders an Fingerzwischenräumen, Handgelenken, Penisschaft und medialen Fußkanten, weiterhin Mamillenregion, Ellenbeugen, Axillen und Dorsalseite des Penis.
  2. Generalisiertes Ekzem (Skabiesexanthem) nach Erlangung einer Typ-IV-Immunität gegen Sarcoptes scabiei. Das Exanthem ist über den ganzen Körper verteilt, der Kopf ist typischerweise ausgespart. Besonders betont sind Axillen, Oberschenkelinnenseiten, Unterschenkelrückseiten sowie die Gesäßregion.
     Das Skabiesexanthem verursacht extremen Juckreiz, der sich nachts im Bett verstärkt.
  3. Pyodermien durch superinfizierte Kratzartefakte.
- Skabiesgranulome: Sie entstehen durch Antigenpersistenz; meist ein, selten mehrere rotbraune und juckende Knoten. Häufig in den Leisten, Axillen oder im Genitalbereich. Monatelange Persistenz auch nach Eliminierung der Milben.
- Scabies norvegica: massiver Befall mit psoriasiformem Bild und Nageldystrophie. Häufig bei Debilen.
- Diagnose: Verdacht wird durch klinisches Bild geweckt. Sicherung durch Milbennachweis. Die Milbe sitzt 1-2 mm distal vom morphologisch sichtbaren Gangende. Skalpell mit Immersionsöl benetzen und den Gang oberflächlich abtragen; gewonnenes Gewebe auf Objektträger geben. Durch das Öl bewegt sich die Milbe heftig und ist im Mikroskop gut zu erkennen.
- Therapie: s. Antiskabiosa (S. 484).

Erntekrätze (Trombikulose)

- Definition: Befall meist der Milbe Trombicula autumnalis.
- Pathogenese: Erreger leben im Getreide, wo sie in der Erntezeit den Menschen befallen. Sie heften sich an der Haut an und lösen mit Verdauungssäften Nahrungsstoffe heraus.
- Klinik: Stark juckende, kleine, rote Papeln. Ausdehnung von Exposition abhängig.
- Therapie: Wie Skabies. Steroide, Antihistaminika.

Larva migrans cutanea (Creeping eruption)

- Definition: Infektion der menschlichen Haut durch die Larven des Hunde- und Katzen-Hakenwurms Ancylostoma brasiliense. Weitere Erreger:
  - Ancylostoma caninum,
  - Uncinaria stenocephala,
  - Strongyloides stercoralis,
  - Necator americanus,
  - Gnathostoma spinigerum.
- Pathogenese: Die Larven schlüpfen im Hunde- und Katzenkot, besonders in feuchten tropischen Regionen am Strand, aus und können in die menschliche Haut eindringen.
- Klinik: Nach einigen Stunden an der Eintrittspforte starker Juckreiz; Entwicklung einer roten Papel. Nach einer Woche beginnt die Larve in die Haut zu wandern, es entstehen gerötete, bizarre streifenförmige Hautveränderungen.
  In etwa 50% transiente, migratorische Lungeninfiltrate mit Bluteosinophilie (Löffler-Syndrom).
- Therapie: Ohne Behandlung können die Hautveränderungen über mehrere Monate persistieren. Da der Mensch ein Fehlwirt ist, tritt immer eine Spontanheilung ein. Therapie der Wahl ist die lokale Anwendung von Thiabendazol 3mal täglich für 1 Wo. auf die Spitze des Ganges und seine Umgebung. Minzolum-Kautabletten: Zwei Kautabletten zerstampfen, in 50 ml Alkohol lösen und filtrieren, 5 ml Propylenglykol zufügen. Den Rest des Ganges mit lokalen Glucocorticoiden behandeln. Kryotherapie ist ohne sicheren Wert, da die Larven in vitro Temperaturen von −23° C mindestens 5 Min. überleben.

Myiasis

- Definition: Durch Fliegenlarven ausgelöste furunkelartige Hautveränderungen. Manchmal können die Fliegenlarven etwas wandern und machen eine differentialdiagnostische Abgrenzung zu Larva migrans nötig (Myiasis migrans).

[1] Thiabendazollösung: Für die Ausarbeitung der Rezeptur danken wir Herrn Apotheker Dr. Mehnert, Kiel.

Geschlechtskrankheiten

Geschlechtskrankheiten sind infektiöse Erkrankungen, für die in der Bundesrepublik Deutschland aufgrund des „Gesetzes zur Bekämpfung der Geschlechtskrankheiten" vom 23. Juli 1953 besondere Vorschriften und Bedingungen gelten. Die wesentlichen Richtlinien dieses Gesetzes sind:

- I. Begriffsbestimmungen: Geschlechtskrankheiten im Sinne des Gesetzes sind:
  1. Syphilis (Lues),
  2. Tripper (Gonorrhoe),
  3. weicher Schanker (Ulcus molle),
  4. venerische Lymphknotenentzündung (Lymphogranulomatosis inguinalis Nicolas und Favre).
- II. Pflichten der Kranken und krankheitsverdächtigen Personen: Wer an einer Geschlechtskrankheit leidet und dies weiß oder den Umständen nach annehmen muß, ist verpflichtet, sich unverzüglich von einem Arzt untersuchen und behandeln zu lassen. Das Gesundheitsamt kann die Einweisung in ein geeignetes Krankenhaus anordnen, wenn sich der Erkrankte einer ordnungsgemäßen Behandlung entzogen hat.
- III. Behandlung der Geschlechtskranken und Pflichten der Ärzte: Geschlechtskranke dürfen nur von in Deutschland bestallten oder zugelassenen Ärzten untersucht oder behandelt werden. Der Arzt hat den Kranken über die Art seiner Krankheit sowie die ihm auferlegten Pflichten und die Folgen ihrer Nichterfüllung durch Aushändigung und Erläuterung eines amtlichen Merkblattes zu unterrichten. Dieses muß der Kranke schriftlich bestätigen. Der Geschlechtskranke muß vom behandelnden Arzt namentlich dem Gesundheitsamt gemeldet werden, wenn er sich weigert, die notwendige Behandlung zu beginnen oder fortzusetzen oder zu den erforderlichen Nachuntersuchungen nicht erscheint. Ein Arzt, der eine Geschlechtskrankheit diagnostiziert, ist verpflichtet, die mutmaßliche Ansteckungsquelle und die Personen zu ermitteln, auf die der Kranke die Geschlechtskrankheit übertragen haben könnte (mit den ihm zur Verfügung stehenden und zumutbaren Mitteln).
- IV. Aufgaben des Gesundheitsamtes und der öffentlichen und privaten Fürsorge.
- V. Schweigepflicht.
- VI. Zwangsmaßnahmen: Die Befolgung der Vorschriften kann mit Zwangsmitteln durchgesetzt werden.
- VII. Heilmittel, Krankenhausbehandlung, Kostenregelung.

Sexually transmitted diseases (STD)

Neben den vier Geschlechtskrankheiten im Sinne des „Gesetzes zur Bekämpfung der Geschlechtskrankheiten“ werden eine Reihe von weiteren infektiösen Krankheiten überwiegend durch Sexualverkehr übertragen. Im anglo-amerikanischen Sprachraum hat sich die Sammelbezeichnung „Sexually transmitted diseases“ eingebürgert, die alle Krankheiten mit dieser Infektionscharakteristik umfaßt. Hierzu zählen zusätzlich zu den klassischen Geschlechtskrankheiten:

- Granuloma inguinale (S. 127),
- nichtgonorrhoische Urethritis (S. 128),
- akute Epididymoorchitis (S. 129),
- akutes Urethralsyndrom (S. 130),
- akute Endometritis, Salpingitis (S. 130),
- AIDS (S. 131),
- Candida-Urethritis,
- Condylomata acuminata (S. 47),
- Trichomonaden-Urethritis,
- Herpes progenitalis (S. 42),
- Zytomegalievirusinfektion,
- Hepatitis B,
- Pediculosis pubis (Filzläuse) (S. 86),
- Skabies (S. 88),
- Vaginitis durch Gardnerella vaginalis (Corynebacterium vaginale) (S. 130),
- Protozoen und Würmer.

Aus Gründen der z.T. ähnlichen differentialdiagnostischen Erwägungen bei diesen Krankheitsbildern werden in diesem Kapitel zusätzlich zu den klassischen Geschlechtskrankheiten die wichtigsten Sexually transmitted diseases aufgeführt.

Syphilis

Definition

Durch Treponema pallidum verursachte chronische Infektionskrankheit, die fast ausschließlich durch Geschlechtsverkehr übertragen wird, sich im Frühstadium hauptsächlich durch Haut- und Schleimhautveränderungen manifestiert und nach jahrzehntelangem Verlauf durch Befall des kardiovaskulären und zentralnervösen Systems im Spätstadium zum Tode führen kann (Synonym: Lues).

Erreger

- Morphologie: Treponema pallidum ist ein 6-20 μm langes, 0,1-0,2 μm dickes Bakterium mit 10-20 schraubenförmigen Windungen. Die Generationszeit (Zeit zwischen zwei Teilungen) ist mit 30-33 Std. außerordentlich lang; dies hat für die Therapie entscheidende Bedeutung.
- Nachweis im Reizsekret: Anfärbbarkeit von Treponema pallidum ist schlecht (pallidus: blaß); daher Nachweis im Dunkelfeld. Im Dunkelfeld zeigt Treponema pallidum drei typische Bewegungen:
  - Rotation um die Längsachse,
  - Abknickung,
  - geringe Vor- und Rückwärtsbewegungen.

  Bei fraglichem Dunkelfeld kann Sekret auf einem Objektträger getrocknet und die Spirochäten mit Hilfe des FTA-Tests (S. 106) direkt nachgewiesen werden (auch Versand ist so möglich). Ein direkter Nachweis ist möglich
  - aus dem Reizsekret des Primäraffektes,
  - aus Hautveränderungen bei früher Syphilis congenita,
  - aus Papeln im Sekundärstadium nach Skarifikation und Auspressen von Lymphe.

  Aus Veränderungen im Bereich der Mundschleimhaut kein direkter Nachweis möglich, da apathogene Treponemen, die in der Mundhöhle als Kommensalen vorkommen, im Dunkelfeld nicht sicher abgegrenzt werden können.
- Gewinnung des Reizsekretes: Nur durch kräftige physikalische Reize gelingt es, Lymphe und somit Treponemen aus dem Primäraffekt zu gewinnen. Man benötigt:
  - mit physiologischer NaCl-Lösung getränkte Mullkompresse,
  - Objektträger mit 1 Trpf. NaCl-Lösung und Deckglas.

  Mit der Mullkompresse kräftig (schmerzhaft!) Ulkus reiben, bis klare Lymphe austritt. Deckglas für 10-20 Sek. auf das Ulkus legen, einen Tropfen NaCl-Lösung auf den Objektträger geben und dann das Deckglas auf den so vorbereiteten Objektträger bringen.

Der klinische Verlauf der Syphilis wird in verschiedene Stadien eingeteilt:

Frühsyphilis

- Definition: Alle Krankheitsmanifestationen und die darauffolgende Latenzperiode innerhalb der ersten 2 J. post infectionem. In diesem Zeitraum (selten dauern diese Stadien durch subkurative Antibiotikagaben länger) liegt das Primär- und das Sekundärstadium.
- Primärstadium: 2.-8. Wo. p.i.; lokalisiert auf den Ort der Infektion und die regionären Lymphknoten, begrenzte Entzündung.
- Sekundärstadium: ab 6. Wo. p.i.; generalisierte systemische Infektion, die bei Disseminierung des Erregers und starker Antikörperproduktion die Charakteristika einer Immunkomplexkrankheit aufweist.

Latente Syphilis (Lues latens seropositiva)

- Definition: Symptomfreie Syphilis bei Erregerpersistenz. Nur durch serologische Untersuchung oder direkten Erregernachweis erkennbar.Häufig verursacht durch subkurative Antibiotikagaben, die aus anderen Gründen gegeben wurden.

Spätsyphilis

- Definition: Syphilis ab dem 3. J. post infectionem. Granulomatöse Entzündung mit geringer Erregerzahl und ausgeprägter zellulärer Immunität in verschiedenen Organsystemen:
  - Spätsyphilis der Haut (Synonym: Tertiärstadium; ab 3. J. p.i.).
  - Spätsyphilis der Knochen.
  - Spätsyphilis des ZNS (ab 15. J. p.i.).
  - Kardiovaskuläre Syphilis (ab 30. J. p.i.).
  - Spätsyphilis anderer Organsysteme.

Kongenitale Syphilis (Syphilis congenita)

- Definition: Intrauterin erworbene Syphilis.
- Syphilis congenita praecox: Krankheitserscheinungen bis zum Ende des 2. Lebensjahres (entspricht Frühsyphilis).
- Syphilis congenita tarda: Krankheitserscheinungen ab dem 2. Lebensjahr (entspricht Spätsyphilis).

Frühsyphilis: Primärstadium

Morphologie des Primäraffektes

Am Ort der Infektion nach 2 Wo. auftretendes dunkelrotes Knötchen, das oberflächlich erodiert und meist am Ende der 3. Wo. exulzeriert: Primäraffekt.
Ulcus durum (harter Schanker): Größe um 1 cm, scharfe Begrenzung, schinkenartige Farbe, hellroter Randsaum, derbe Infiltration (Palpationseindruck wie Geldstück; bei anbehandelter Syphilis weicher). Die Größe des Ulkus hängt auch von der Eintrittspforte ab (z. B. bei Herpes genitalis) und kann beträchtlich variieren. Ohne Therapie Abheilung innerhalb von 3 – 8 Wo.

Lokalisation des Primäraffektes

Meist Genitalregion, grundsätzlich überall möglich:

- Männer: Meist inneres Präputialblatt, Sulcus coronarius, seltener Penisschaft. Selten kann durch einen Primäraffekt ein ausgeprägtes derbes Ödem der Vorhaut mit Phimose entstehen (Glockenschwengelpenis). Bei mischinfizierten Ulzera zusätzlich starke Rötung und Gefahr der Penisgangrän. Dorsale Spaltung des Präputiums in Kurznarkose erforderlich.
  Perianal oder rektal.
- Frauen: Meist Vagina oder Portio (selten bemerkt), große und kleine Labien, Klitoris, hintere Kommissur, Rektum.
- Extragenitaler Primäraffekt: Lippen, Zunge oder Pharynx; Finger.

Symptomatik des Primäraffektes

Meist keine Beschwerden. In der Anal- oder Rektalregion gelegentlich stark schmerzhaft. Bei etwa der Hälfte aller Syphilitiker treten keine klinischen Manifestationen auf, oder diskrete Veränderungen werden nicht bemerkt.

Regionäre Lymphadenitis

1 – 2 Wo. nach Auftreten des Ulkus. Meist einseitig. 1 – 2 cm große, derbe und indolente Lymphknoten. Keine Rötung der darüberliegenden Haut.

Diagnostik des Primäraffektes

- Erregernachweis im Dunkelfeld: Die Erreger lassen sich im Reizsekret nachweisen (S. 92). Dies gelingt im typischen Fall ohne größere Schwierigkeiten, ist jedoch bei mischinfizierten Primäraffekten schwierig. Punktion der regionären Lymphknoten mit Aspiration von Lymphe möglich. Durch Applikation von Umschlägen mit physiologischer Kochsalzlösung, die mehrmals täglich gewechselt werden, gelingt es, ein mischinfiziertes Ulkus zu reinigen und anschließend Treponema pallidum nachzuweisen.
- Serologischer Nachweis: Zumindest FTA-IgM-Test positiv (S. 106). Bei klinischem Verdacht, aber fehlendem Erregernachweis und negativer serologischer Untersuchung sollte der Patient über 1-2 Mon. serologisch nachkontrolliert werden (1-2mal/Wo.).

Differentialdiagnose des Primäraffektes

- Herpes progenitalis (S. 42; schmerzhafte Lymphadenitis).
- Traumatische Ulzera (meist schmerzhaft und nicht derb).
- Ulcus molle (S. 123; nicht derb, unterminierte Ränder, Abszedierung der regionären Lymphknoten).
- Lymphogranuloma venereum (S. 125; klinisch ähnlich, jedoch weiches Ulkus und Abszedierung der regionären Lymphknoten).
- Erythroplasie Queyrat (S. 393), Balanitis plasmacellularis Zoon.
- Fixe Arzneimittelreaktion (S. 159; schmerzhaft, keine regionären Lymphknotenschwellungen).

Frühsyphilis: Sekundärstadium

Allgemeines

- Verlauf: Beginn zwischen der 6. und 12. Wo. post infectionem, meist mit Beginn der 9. Wo. Dauer bis zum Ende des 2. J.
- Pathogenese: Syphilitische Exantheme im Sekundärstadium entstehen durch zirkulierende Immunkomplexe (Antikörper gegen Treponema pallidum und deren Antigene). Dementsprechend finden sich Allgemeinsymptome wie bei anderen Immunkomplexerkrankungen: Müdigkeit, subfebrile Temperaturen, Glieder- und Gelenkschmerzen (besonders nachts) und Heiserkeit. Immer Splenomegalie.

Hautveränderungen

Exantheme treten anfänglich generalisiert und symmetrisch, später auch einseitig auf. Spontane Abheilung innerhalb von 1-3 Mon. Ohne Therapie Rezidive bei einem Viertel der Patienten. Nach Ablauf des 1. J. sehr selten.

- 1. Makulöse Exantheme (Roseola syphilitica). Häufigste Exanthemform. Blasse, braunrötliche, unscharf begrenzte Makeln. Beginn im seitlichen Brustbereich, später Übergang auf Abdomen und anschließend Generalisierung. Befall von Handtellern und Fußsohlen. Starke intraindividuelle Schwankungen. Kein Juckreiz, keine Schuppung, bei Diaskopie wegdrückbar.
- 2. Papulöse Exantheme: Braunrote, später dunkelbraune, einige Millimeter bis Zentimeter große derbe Papeln. Unterschiedliche Anzahl. Entwicklung auch auf dem Boden einer Roseola möglich: makulopapulöses Exanthem. Klinische Sonderformen:
  - a) erodierte und nässende Papeln mit größerer Ausbreitung in den intertriginösen Arealen; besonders häufig in Genitalregion (Condylomata lata) und in den Zehenzwischenräumen (luxurierende Papeln). Massenhaft Treponema pallidum im Exsudat nachweisbar.
  - b) Anuläre (zirzinäre) Syphilide. Ausbreitung der Papeln durch peripheres Wachstum und zentrale Abheilung.
  - c) Corona venerea: Papeln an der Stirn-Haar-Grenze.
  - d) Papulosquamöses Hohlhandsyphilid (Papulae palmares et plantares syphiliticae). An den Fußsohlen: Clavi syphilitici. Relativ häufig. Livide bis bräunliche, ovaläre, schuppende 1-2 cm große flache Papeln. Bei Auftreten von Makeln und Papeln an Handtellern und Fußsohlen immer an Syphilis denken!
  - e) Lichen syphiliticus (milienförmige Eruption): Follikulär gebundene, spät auftretende kleine spitzkegelige Papeln.
  - f) Corymbiformes Syphilid: Zahlreiche kleine Satellitenpapeln um einen größeren Herd.

- 3. Ulzeröse Syphilide: Durch Exulzeration von Papeln, auch erodierter Papeln (Condylomata lata, luxurierende Papeln). Vor der Einschmelzung oft Entstehung einer zentralen Pustel (pustulöse Syphilide). Mehrere Millimeter bis Zentimeter große, scharf ausgestanzte Ulzera in der Lokalisation der papulösen Exantheme. Gelegentlich von derben Schuppenkrusten bedeckt (Rupia syphilitica).
- 4. Leucoderma syphiliticum: Typischerweise depigmentierte, 0,5-1 cm große Makeln im Bereich des Nackens. Bestehen oft mehrere Monate. Grundsätzlich können alle syphilitischen Exantheme unter Hinterlassung von Leukodermen abheilen.
- 5. Alopecia areolaris syphilitica: Umschriebener kleinfleckiger, unscharf begrenzter und immer unvollständiger Haarausfall, über den ganzen Kopf verteilt. Die einzelnen Stellen sind nie vollständig frei von Haaren (im Gegensatz zur Alopecia areata); mottenfraßartig.

Schleimhautveränderungen

- 1. Plaques muqueuses: Kleinere rötliche Makeln, später erodierte flache Papeln im Bereich der gesamten Mundschleimhaut.
- 2. Plaques opalines: Ältere Herde, die mit abwischbaren, fibrinösen, grauweißlichen Belägen bedeckt sind.
- 3. Plaques fouées: Düsterrote Papeln an der Zunge.
- 4. Angina specifica: Meist einseitige Tonsillenschwellung. Gleichzeitig dunkelrote Verfärbung der Rachenschleimhaut.

Generalisierte Lymphadenopathie

Derbe und indolente Schwellung insbesondere der kubitalen, axillären, nuchalen, präaurikulären und paramammären Lymphknoten.

Häufig befallene parenchymatöse Organe

- 1. Leber: Hepatitis syphilitica.
- 2. Niere: Syphilitische Glomerulonephritis (mit Immunglobulin- und Komplementablagerung).
- 3. Milz: Splenomegalie (100%).
- 4. ZNS:
  - Asymptomatische Frühform der Syphilis cerebrospinalis, Liquorveränderungen bei 25-30% der Patienten im Sekundärstadium.
  - Frühsyphilitische Meningitis bzw. Meningoenzephalitis: Nächtliche Kopfschmerzen.
- 5. Bewegungsapparat:
  - Periostitis syphilitica: Besonders nächtliche Schmerzattacken an den Vorderkanten der Tibia.
  - Polyarthritis syphilitica (Immunkomplexe).
  - Syphilitische Tendovaginitis.

Prognose

Die Prognose aller Manifestationen des Sekundärstadiums ist gut, die Abheilung tritt fast immer spontan ohne Residuen ein.

Diagnostik im Sekundärstadium

- Bei erodierten Papeln: Erregernachweis.
- Syphilisserologie bei jeder atypischen entzündlichen Dermatose!

Definition

Symptomfreie Phase nach Abheilen der Krankheitsmanifestationen des Sekundärstadiums bis zum Auftreten der Manifestationen der Spätsyphilis. In dieser Zeit wird die Syphilis nur bei routinemäßigen oder zufälligen Serumkontrollen entdeckt.

Diagnostik

Bei positivem IgM-FTA-Test (S. 106) ohne Krankheitsmanifestationen muß der betreffende Patient durchuntersucht werden. Folgende Befunde müssen vorliegen, bevor eine Therapie eingeleitet wird (nach A. Luger):

- Liquoruntersuchung (zum Ausschluß einer asymptomatischen Neurosyphilis),
- neurologischer Befund,
- Röntgenaufnahme der Aorta (Messung nach Kreuzfuchs), ggf. weitere Diagnostik mit Ultraschall, Computertomographie oder Kernspintomographie,
- interner (kardiologischer) Befund,
- augenärztlicher Befund (Kornea, Iris, Fundus: Pfeffer-Salz- Fundus bei kongenitaler Syphilis),
- Hals-Nasen-Ohren-Befund (Innenohrschwerhörigkeit bei kongenitaler Syphilis).

Definition

Alle Krankheitsmanifestationen, die durch Treponema pallidum nach dem Ende des 2. J. post infectionem ausgelöst werden.

Spätsyphilis der Haut (Tertiärstadium)

- 1. Tuberonodöse Syphilide: Gruppierte, bräunlichrote, derbe, 1-2 cm große Knoten, die zentral abheilen und in der Peripherie neu entstehen. Dadurch häufig bogige Begrenzung (tuberoserpiginöse Syphilide). Wachstum über Jahre. Entstehung in jeder Lokalisation möglich, besonders häufig an Oberarmstreckseiten, Rücken und Gesicht.
- 2. Gummen: 1-3 cm große, braune bis dunkelrote, derbelastische Knoten, die subkutan entstehen. Häufig Ulzeration. Meist solitär, immer schmerzlos. Entstehung überall möglich, besonders Kapillitium, Gesicht, Nase, Lippen, Übergang vom harten zum weichen Gaumen (Perforation), Nasenseptum (nach Einschmelzung Sattelnase).
  Gummen können auch in nahezu allen parenchymatösen Organen auftreten.

Spätsyphilis der Knochen

- 1. Periostitis syphilitica:
  - Osteolysen oder
  - Knochenanbau bis hin zur Sklerosierung des Markraumes: Elfenbeinknochen.
- 2. Gummöse Osteopathien:
  - Wurmstichartige charakteristische Knochendestruktionen.

Kardiovaskuläre Spätsyphilis

- Pathogenese: Bei etwa 10% der nichtbehandelten Syphilispatienten. Treponema pallidum dringt schon relativ frühzeitig in die Vasa vasorum der großen Blutgefäße ein und führt dort zu chronisch entzündlichen Veränderungen. Ausbildung von Aneurysmen; am häufigsten ist der Aortenbogen betroffen.
- Wichtigste Symptome: Aorteninsuffizienz und Aortenaneurysma. Die manifeste kardiovaskuläre Spätsyphilis führt bei 80% der Betroffenen direkt oder indirekt zum Tode (trotz antibiotischer und chirurgischer Therapie).
- Diagnostik: Internistische Untersuchung, Röntgenbefund (Messung des Aortenbogens nach Kreuzfuchs), Ultraschalluntersuchungen.

Spätsyphilis des zentralen Nervensystems

Neurologische Symptome entstehen überwiegend durch Gefäßentzündungen. Eine spontane Ausheilung ist fast zu jedem Zeitpunkt möglich. Die Spätsyphilis des ZNS wird eingeteilt in:

- 1. Asymptomatische Neurosyphilis: ZNS-Befall durch Liquoruntersuchungen nachweisbar, keine subjektiven oder objektiven Symptome.
- 2. Meningovaskuläre Neurosyphilis: Meningeale Symptome, insbesondere Kopfschmerzen im Vordergrund. Durch Thrombosen im Gehirn oder im Rückenmark entwickeln sich zusätzlich zahlreiche neurologische und psychiatrische Symptome.
- 3. Progressive Paralyse: Bei etwa 2% der unbehandelten Syphilispatienten; 20-25 J. post infectionem. Durch progressive Parenchymschädigung, überwiegend der grauen Substanz beider Vorderlappen, zahlreiche neurologische und psychiatrische Symptome möglich.
- 4. Tabes dorsalis: Ebenso häufig wie progressive Paralyse. Degenerative Veränderungen im Bereich der Hinterstränge des Rükkenmarks sowie der dorsalen Wurzeln. Drei Stadien:
  - a) Analgetisches Stadium:
    - Hyp- und anästhetische Zonen an den unteren Extremitäten.
    - Als Folge der Sensibilitatsstorungen: an den Fußsohlen trophische penetrierende Ulzera ohne Heilungstendenz (Malum perforans).
    - Stechende Schmerzen im Bereich von Extremitäten und Bauch.
    - Ophthalmologische Veränderungen: Lähmung der Augenmuskeln; Anisokorie; enge, licht- und konvergenzstarre Pupillen (Argyll-Robertson-Symptom); Optikusatrophie. Für die Diagnose einer Tabes dorsalis ist der Nachweis von Pupillenstörungen obligat.
  - b) Ataktisches Stadium:
    - Unkoordinierte Bewegungen.
    - Schleudernder Gang mit nachfolgenden Gelenkschäden.
  - c) Pseudoparalytisches Stadium:
    - Zusätzlich Befunde wie bei der progressiven Paralyse.
- Diagnostik:
  - Treponemenspezifische Antikörper im Serum und Liquor.
  - Neurologische und dermatologische Untersuchung.
  - Liquoruntersuchung auf Zellen und Eiweiß.

Allgemeines

- Definition:
  - Syphilis congenita: Syphilis, die von der Mutter in utero auf den Fetus übertragen wird. Man unterscheidet:
  - Syphilis congenita praecox: Krankheitsmanifestationen bis zum 2. Lebensjahr (entspricht Frühsyphilis),
  - Syphilis congenita tarda: Krankheitsmanifestationen ab dem 2. Lebensjahr (entspricht Spätsyphilis),
  - Stigmata: typische Spätsymptome der Syphilis congenita.
- Pathogenese: Das Ausmaß der Schädigung des Fetus ist vom Infektionszeitpunkt der Mutter abhängig.

- Tabelle **20** Beziehungen zwischen Infektionszeitpunkt der Mutter und Krankheitsmanifestationen beim Fetus

Infektion der Mutter	Folgen für den Fetus
Vor der Gravidität	
– länger als 2 J. (Spätsyphilis)	Geringes Risiko; u.U. Syphilis congenita tarda.
– kürzer als 2. J. (Frühsyphilis)	Intrauterines Absterben oder Syphilis congenita praecox.
Während der Gravidität	
– 1. Schwangerschaftshälfte	Intrauterines Absterben oder Syphilis congenita praecox.
– 2. Schwangerschaftshälfte	Leichte Syphilis congenita praecox, u.U. sind Kind und Mutter bei Geburt klinisch unauffällig und entwickeln erst nach Jahren Manifestationen (beim Kind Syphilis congenita tarda).

Syphilis congenita praecox

- Pathogenese: Durch die relative Unreife des Immunsystems beim Neugeborenen verläuft die Syphilis congenita praecox wesentlich schwerer als die Frühsyphilis nach extrauteriner Infektion. Die Prognose ist besonders ungünstig, wenn bereits bei Geburt Krankheitserscheinungen vorliegen.

- Klinik:
  1. Krankheitsmanifestationen bei Geburt vorhanden; Letalität 50%:
     - Frühgeburt oder niedriges Geburtsgewicht.
     - Große Plazenta.
     - Hepatosplenomegalie.
     - Blasen und Erosionen an den Extremitäten.
     - Osteomyelitis.
  2. Manifestationen entstehen während der ersten Lebensmonate:
     - Blutiger Schnupfen (Coryza) mit massenhaft Treponemen und Destruktion des Nasenseptums, später Sattelnase.
     - Rhagaden perioral, perianal, später Narbenbildung.
     - Blasenbildung an Palmae und Plantae (Pemphigus syphiliticus).
     - Osteochondritis, meist an langen Röhrenknochen. Durch den Schmerz bewegen die Kinder die betreffende Extremität nicht mehr (Parrotsche Pseudoparalyse).
     - Periostitis, u.U. mit Knochenneubildung, besonders Skapula.
     - ZNS-Beteiligung (40-50%).
     - Glomerulonephritis, nephrotisches Syndrom.

Syphilis congenita tarda

- Allgemeines: Die Syphilis congenita tarda ähnelt in ihren Manifestationen der Spätsyphilis, wobei eine kardiovaskuläre Beteiligung selten ist.
- Klinik:
  1. Interstitielle Keratitis (10%) beidseitig. Manifestation zwischen 10. und 30. Lebensjahr, Beginn mit Iritis, später Trübung der Kornea und Gefäßeinsprossung. Spricht nicht auf Penicillin, sondern auf lokale Glucocorticoide an. Gegebenenfalls Korneatransplantation.
  2. Neurosyphilis (30-50%), wie Spätsyphilis.
  3. Sensorische Taubheit (10-30%). Manifestation zwischen 10. und 20. Lebensjahr. Beidseitig.
  4. Hautveränderungen, wie Spätsyphilis.

Stigmata

- Definition: Klinische Symptome als Folgezustand einer Syphilis congenita.
- Klinik:
  - *Sattelnase*: 75%; Endzustand der syphilitischen Rhinitis.
  - *Stirnhöcker*: Symmetrische Exostosen des Os frontale.
  - Maxillenhypoplasie: 85%, relativ kurzer Oberkiefer.
  - Hoher Gaumen: 75% (*gotischer Gaumen*).
  - Periorale radiäre Narben (*Parrotsche Furchen*): 10%, relativ spezifisch.
  - *Säbelscheidentibia:* 4%, Zustand nach Periostitis.
  - Tonnenförmige Schneidezähne (*Hutchinsonsche Tonnenzähne*): 65%, auseinanderstehende Schneidezähne mit faßförmigem Aussehen, diagnostisches Zeichen.
  - *Maulbeermolaren*: 65%, Molaren mit grobhöckeriger, maulbeerartiger Oberfläche.
  - *Hutchinsonsche Trias*: Hutchinsonsche Zähne, sensorische Taubheit und interstitielle Keratitis; eines dieser Stigmata ist fast immer vorhanden.

Allgemeines

Heute stehen serologische Verfahren zur Verfügung, die bei der Syphilis eine sichere Diagnose, die Beurteilung des Behandlungserfolges sowie das Erkennen von Rezidiven gestatten. Es werden weltweit vier Verfahren angewendet, die allein oder in Kombination für die Beantwortung der entsprechenden Fragestellungen ausreichend sind.

Venereal-disease-research-laboratory-Test (VDRL)-Test

- Prinzip: Flockungstest. Es werden Treponema-pallidum-unspezifische Antikörper bestimmt, die gegen Phospholipide in der Zellwand von Treponema pallidum gerichtet und Kreuzreaktionen mit Cardiolipin (Lipidextrakte aus Rinderherz) aufweisen. Als Antigen beim VDRL-Test dient Cardiolipin, das in einer kolloidalen Lösung mit dem Patientenserum zusammengebracht wird. Sind entsprechende Antikörper vorhanden, so entstehen gut sichtbare Präzipitate.
- Aussagefähigkeit und Bewertung: Der VDRL-Test ist der empfindlichste derjenigen Tests, die Treponema-pallidum-unspezifische Antikörper erfassen.
- Vorteil: Gute Reproduzierbarkeit, niedrige Kosten, weltweite Anwendung. Angabe der Konzentration der Antikörper über Titerbestimmung.
- Nachteil: Das untersuchte Antigen ist nicht Treponema-pallidum-spezifisch.
- Durchführung und Bewertung: Das Serum wird verdünnt und diejenige Verdünnungsstufe (z. B. 1:64) angegeben, bei der noch eine schwache Reaktivität besteht. Ein Titer über 1:16 spricht für eine aktive Syphilis. Nach erfolgreicher Therapie verliert der VDRL-Test innerhalb von einigen Monaten seine Reaktivität.
- Anwendung: Verlaufs- und Therapiekontrolle.

Treponema-pallidum-Hämagglutinations-Test (TPHA-Test)

- Prinzip: Mit Treponema-pallidum-Antigen beladene Hammelerythrozyten werden mit Patientenserum inkubiert; bei Vorliegen von Antikörpern gegen Treponema-pallidum-Antigene erfolgt eine Agglutination der roten Blutkörperchen.

- Vorteil: Leichte Durchführbarkeit.
- Nachteil: Standardisierte Reagenzien sind nicht erhältlich. Mit Schwankungen der Spezifität muß gerechnet werden. Relativ teuer.
- Anwendung: Suchtest für Syphilis.
- Bewertung: Der TPHA-Test ist hochspezifisch. Aspezifisch reaktive Befunde sind sehr selten (unter 0,1%). TPHA wird in der 3. Woche post infectionem reaktiv und bleibt es lebenslang.

Fluoreszenz-Treponema-pallidum-Antikörper-Absorptions-Test (FTA-Abs-Test)

- Prinzip: Auf Objektträger, die mit Treponemen beschichtet wurden, wird absorbiertes Patientenserum aufgebracht, Treponema-pallidum-spezifische Antikörper binden sich an die Treponemen und können durch Immunfluoreszenz nachgewiesen werden.
- Vorteil: Hohe Empfindlichkeit.
- Nachteil: Reagenzien sind nicht absolut standardisiert; aspezifisch reaktive Befunde sind nicht selten (bis 10%).
  Aspezifisch reaktive Befunde treten auf bei:
  - Diabetikern,
  - Patienten mit Leberzirrhose,
  - Herpes genitalis,
  - Sklerodermie,
  - Lupus erythematodes (auch bei diskoidem LE),
  - Schwangerschaft.
- Anwendung: Empfindliche Bestätigungsreaktion.
- Verlauf: FTA wird in der 3. Woche post infectionem reaktiv und bleibt zeitlebens reaktiv.

IgM-FTA-Abs-Test

- Prinzip: Zunächst Vorgehen wie beim FTA-Abs-Test, anschließend wird mit fluoresceinmarkierten Anti-IgM-Antikörpern untersucht, ob im Patientenserum IgM-Antikörper gegen Treponema pallidum vorhanden waren.

- Indikationen:
  1. Frühdiagnose: IgM-Antikörper werden zu Beginn der humoralen Immunantwort produziert und sind bei der Syphilis bereits innerhalb der 2. Wo. nach Infektion, also noch vor dem Auftreten des Primäraffektes, nachweisbar.
  2. Beurteilung der Syphilisausheilung: Die IgM-Produktion besteht fort, solange noch Erreger im Körper vorhanden sind, so daß der IgM-FTA-Abs-Test auch eine Beurteilung erlaubt, ob eine unbemerkt erworbene Syphilis spontan ausgeheilt oder noch aktiv ist.
  3. Beurteilung des Therapieerfolges: Nach erfolgreicher Therapie wird der IgM-FTA-Abs-Test innerhalb einiger Monate negativ.
  4. Diagnostik der Syphilis connata praecox: Da IgM nicht plazentagängig ist, ist der reaktive IgM-FTA-Abs-Test beim Neugeborenen ein sehr sicheres Kriterium für die Syphilis congenita praecox.
- Aspezifisch reaktiver IgM-FTA-Abs-Test: Beim Vorhandensein von Rheumafaktoren. Rheumafaktor sind IgM-Antikörper, die gegen den Fc-Teil von IgG-Molekülen gerichtet sind. Besteht nun eine ausgeheilte Syphilis, so binden sich die IgG-Antikörper an die Treponemen und an diese das IgM des Rheumafaktors, welches dann nachgewiesen wird.

19S-IgM-FTA-Abs-Test

- Allgemeines: Bei frischen Syphilisinfektionen kommt es eine Zeitlang zum Überwiegen von IgG gegenüber IgM. Das IgG hat außerdem eine größere Spezifität als IgM, so daß bei der Durchführung des IgM-FTA-Abs-Test u.U. die Treponemen auf den Objektträger vom IgG abgesättigt werden und im Test kein IgM nachweisbar ist. Bei entsprechender Anamnese und negativem IgM-FTA-Abs-Test wird deshalb der 19S-IgM-FTA-Abs-Test durchgeführt.
- Prinzip: Aus einem zu untersuchenden Patientenserum wird die IgM-Fraktion isoliert und das interferierende IgG eliminiert. Anschließend wird verfahren wie beim IgM-FTA-Abs-Test.

Bewertung der Syphilis-Seroreaktionen

- 1. Sicherung einer Infektion mit Treponema pallidum: Zwei reaktive Tests mit Treponema-pallidum-spezifischen Antigenen. Ergebnis muß mit einer neuen Blutentnahme kontrolliert werden, und es muß eine endemische Treponematose ausgeschlossen sein.
- 2. Beurteilung der Krankheitsaktivität:
  - IgM-FTA-Abs ist bei Erregerpersistenz reaktiv; wird bei ausreichend behandelter oder spontan ausgeheilter Syphilis negativ.
  - VDRL über 1:64 spricht für aktive Syphilis.
- 3. Rezidivdiagnostik:
  - Neuerliches Auftreten eines reaktiven 19S-IgM-FTA-Abs-Tests.
  - Rasches Ansteigen des VDRL-Titers um mehr als 2 Stufen.

Serologie im Liquor

- Indikationen zur Liquoruntersuchung:
  1. Verdacht auf Vorliegen einer Neurosyphilis.
  2. Latente Syphilis.
  3. Syphilis bei unbehandelten Patienten mit mehr als zweijähriger Krankheitsdauer: Ist unter diesen Bedingungen der Liquorbefund normal, so ist nur ausnahmsweise mit einer Neurosyphilis zu rechnen, während bei Vorhandensein von Antikörpern gegen Treponema pallidum im Liquor zu diesem Zeitraum eine Neurosyphilis möglich ist und eine entsprechende Therapie durchgeführt werden muß.
- Durchführung: Die Syphilis-Seroreaktionen lassen sich im Liquor analog den Blutserumverfahren durchführen.

Routinevorgehen zur serologischen Syphilisdiagnostik

- Suchtest: TPHA-Test.
- Bestätigungsreaktion: FTA-Abs-Test.
- Verlaufskontrolle: VDRL-Test, IgM-FTA/19S-IgM-FTA-Abs-Test.
- Ausschluß einer bestehenden Infektion: IgM-FTA-Abs/19S-IgMFTA-Abs-Test.

Verlauf der Seroreaktionen (ohne Therapie)

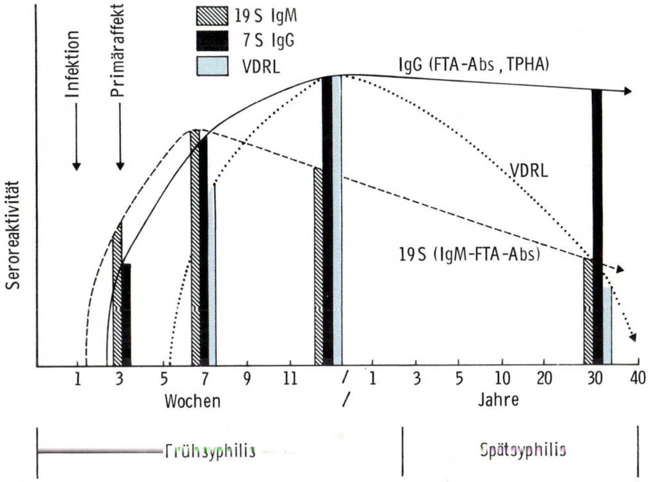

Abb. **4** Zeitlicher Verlauf der Syphilisseroreaktionen bei unbehandelter Krankheit

Therapie der Syphilis

Allgemeines

Therapie nur bei Erregernachweis oder eindeutigen serologischen Befunden.

- Penicillintherapie:
  - Mittel der Wahl für die Syphilistherapie: Penicillin G.
  - Wirkungsmechanismus: Behinderung der Zellwandsynthese mit Bakteriolyse (Penicillin wirkt bakterizid). Nur wachsende Treponemen werden angegriffen, daher keine Kombination mit bakteriostatischen Antibiotika.
  - Dosierung: Die therapeutische Serumkonzentration (mindestens 0,03 E/ml) darf während des Therapiezeitraums (Minimun 7 Tg.) nicht unterschritten werden. Da die Spätsyphilis eine sehr ernste Erkrankung darstellt, wird zu ihrer Verhinderung aus Sicherheitsgründen das Doppelte bis Dreifache der erforderlichen Zeitdauer gewählt und die Therapie 2-3 Wo. durchgeführt.
  - Komplikationen: Allergische Reaktionen auf Penicillin, insbesondere anaphylaktischer Schock. Jeden Patienten vorher nach früher aufgetretenen allergischen Reaktionen auf Penicillin befragen!
- Patienten mit Penicillinallergie: Mittel der Wahl sind Tetracycline oder Erythromycin, wenn Tetracycline nicht vertragen werden oder kontraindiziert sind.

Syphilis in der Gravidität

- Penicillin: Eine Syphilisinfektion in der Gravidität wird bei Penicillinverträglichkeit nach den gleichen Richtlinien therapiert wie außerhalb der Schwangerschaft.
- Patienten mit Penicillinallergie: Erythromycin in der stadienentsprechenden Dosierung. Nach der Geburt: Behandlung des Kindes mit Penicillin.

  In der Schwangerschaft dürfen keine Tetracycline verwendet werden.
- Indikationen zur Therapie in der Gravidität:
  - Anstieg des VDRL-Titer um mehr als 4 Titerstufen.
  - Reaktiver 19S-IgM-FTA-ABS-Test.
  - Nicht sicher auszuschließende Reinfektion. Eine frühzeitige Behandlung verhindert sicher eine kongenitale Syphilis.

Tabelle **21** Dosierungsempfehlungen bei der Therapie der Syphilis

Antibiotikum	Frühsyphilis	Spätsyphilis
Benzathinpenicillin	1 x 2,4 Mega i.m.	3 x 2,4 Mill. i.m. im Abstand von je 7 Tg.
Clemizolpenicillin	1 Mill./Tg., i.m. für 7 Tg.	1 Mill./Tg i.m. für 15 Tg.
Doxycyclin	2x/Tg. 100 mg p.o. für 15 Tg.	2x/Tg 100 mg p.o. für 30 Tg.
Tetracyclin Oxytetracyclin Chlortetracyclin	4x/Tg. 500 mg p.o. für 15 Tg.	4x/Tg. 500 mg p.o. für 30 Tg.
Erythromycin	4x/Tg. 500 mg p.o. für 15 Tg.	4x/Tg. 500 mg p.o. für 30 Tg.

Nach WHO, Center for Disease Control und Deutsche Gesellschaft zur Bekämpfung der Geschlechtskrankheiten

Therapiekontrolle

Zur Kontrolle des Therapieerfolges müssen regelmäßig serologische Untersuchungen zu folgenden Zeitpunkten durchgeführt werden:

- Frühsyphilis: Bis zum Ende des 2. J. vierteljährlich IgM-FTA-Test, TPHA- und VDRL-Test.
- Spätsyphilis: Im 1. J. vierteljährlich, in den darauf folgenden 3 J. halbjährlich.
- Liquoruntersuchungen nach Behandlung der Frühsyphilis nach 1.J., bei Spätsyphilis zusätzlich 2 J. nach Ende der Therapie.

Syphilis congenita

- Syphilis congenita praecox: Neugeborene Kinder erhalten 2-3 Wo. lang täglich 50000 E Clemizolpenicillin/kg Körgergewicht. Kein Procain-Penicillin bei Neugeborenen.
- Syphilis congenita tarda: Wie erworbene Spätsyphilis.

Neurosyphilis und kardiovaskuläre Syphilis

- Penicillin: Penicillin G, 12-24 Mill./d i.v. (alle 4 Std. 2-4 Mill.) für 10 Tg., anschließend Benzathinpenicillin G, 4 Mill. i.m., wöchentlich, für 3 Wo.
- Patienten mit Penicillinallergie: Allergologische Bestätigung, Therapie durch Spezialisten.
- Vorsichtsmaßnahmen:
  1. 25-30 mg Prednisolon 1 Std. vor oder gleichzeitig mit der ersten Penicillininjektion; Jarisch-Herxheimer-Reaktionen sind bei Spätsyphilis selten, können jedoch lebensgefährlich sein.
  2. Bei Verdacht auf das Vorliegen von Granulomen: Vorbehandlung mit 50 mg Prednisolon/d über 1-2 Wo. zur Rückbildung der Granulome. Ohne diese Maßnahme besteht die Gefahr der Einschmelzung mit entsprechenden Komplikationen (z. B. Aortenruptur bei Mesaortitis syphilitica).
     Die prophylaktische Kaliumjodidgabe vor Therapiebeginn der Spätsyphilis ist wegen der Störung der Schilddrüsenfunktion verlassen worden.

Jarisch-Herxheimer-Reaktion

- Definition: 2-6 Std. nach der ersten Injektion von Penicillin grippeähnliche Symptomatik mit Fieber, Schüttelfrost, ausgeprägtem Krankheitsgefühl, Kopf- und Gelenkschmerzen. Abklingen innerhalb von 2-8 Std. ohne Therapie.
- Pathogenese: Verursacht durch toxische Zerfallsprodukte der Treponemen; wegen der großen Treponemenzahl bei Frühsyphilis besonders häufig.
- Therapie: Glucocorticoide (20-40 mg Prednisolon) oder nichtsteroidale Antiphlogistika. Bei älteren Patienten evtl. prophylaktisch.

Frambösie (Yaws)

- Definition: Endemische Treponematose im Bereich des tropischen Regenwaldes mit typischem Dreistadienverlauf und Ausbildung von zerfallenden Granulomen an Haut, Knorpeln und Knochen.
- Erreger: Treponema pertenue. Von Treponema pallidum nicht sicher zu unterscheidende Spirochäte. Die Ansteckung erfolgt durch direkte Erregerübertragung, oft bei spielenden Kindern. Sexuelle Übertragung selten!
- Klinik:
  1. Primärstadium: Am Infektionsort Ausbildung eines verruziformen Knötchens. Inkubationszeit 3-6 Wo.
  2. Sekundärstadium: Generalisierung mit Auftreten von Makeln sowie himbeerartigen Papeln und Plaques. Bei hoher Luftfeuchtigkeit am gesamten Integument, sonst beschränkt auf Genitoanalbereich und mukokutane Übergänge.
     Deformierung der Tibien durch Osteoperiostitis.
  3. Tertiärstadium: nach mehreren Jahren Gummen der Haut und des Knochens mit Ulzeration.
- Diagnose: Syphilisseroreaktionen.
- Therapie: Einmalige Injektion von 2,4 Mill. E. Benzathinpenicillin.

Pinta

- Definition: Dreiphasig verlaufende, in der Kindheit erworbene nicht venerische Treponematose, die durch Pigmentierungsstörungen charakterisiert ist.
- Vorkommen: Tropische Länder, Mittel- und Südamerika.
- Erreger: Treponema carateum; nur minimale Unterschiede zu Treponema pallidum und Treponema pertenue. Ansteckung durch direkten Kontakt, möglicherweise auch Stechmücken.
- Klinik:
  1. Frühstadium: An exponierten Körperstellen scharf begrenzte Papeln, die sich plaqueförmig ausdehnen. Langsame Abheilung.
  2. Sekundärstadium: Disseminierte, der Primärläsion sehr ähnliche Hautveränderungen. Später Umwandlung mit wechselndem Farbton (rötlich, braun oder depigmentiert) und polyzyklischer Begrenzung.
  3. Spätmanifestation: Atrophie der befallenen Hautareale mit ausgeprägter Depigmentierung, teilweise auch Dyschromie. Besonders Streckseiten der distalen Extremitäten.
- Diagnose: direkter Erregernachweis. Syphilisserologie.
- Therapie: Einmalige Injektion von 2,4 Mill. E. Benzathinpenicillin.

Gonorrhoe

Definition

Sexuell übertragene Infektion der Schleimhäute mit Übergangs- und Zylinderepithel durch Neisseria gonorrhoeae. Eine der häufigsten Infektionskrankheiten überhaupt.

Erreger und Pathogenese

- *Neisseria gonorrhoeae*: Gramnegative Kokken, die meist paarweise mit semmelförmigem Aussehen auftreten.
  16 serologische Typen mit unterschiedlicher Pathogenität. An ihrer Oberfläche sind eine Reihe von Molekülen identifiziert worden, die mit der Pathogenese assoziiert sind.
- Tabelle **22** Pathogenetisch relevante Oberflächenmoleküle bei Neisseria gonorrhoeae

Oberflächenmolekül	Pathogenetische Bedeutung
Pilus (fadenartige proteinhaltige Fortsätze)	– Adhärenz an Mukosa – Adhärenz an Spermien – Inhibition der Phagozytose
Protein II	– Adhärenz an Endothelien – Adhärenz an Neutrophile (Gonokokken werden phagozytiert und liegen intrazytoplasmatisch)
Protein III	– Bindungsstelle für blockierende Antikörper
Lipopolysaccharid	– Serumresistenz – Toxizität gegen Tubenepithel

- Zu den Schleimhäuten, die direkt mit Neisseria gonorrhoeae infiziert werden können, gehören Urethra, Rektum, Konjunktiven, Pharynx und Endozervix. Von dort aus regionäre und systemische Komplikationen möglich.

Epidemiologie

Erkrankungsgipfel im 3. Lebensjahrzehnt. Nach einmaligem Verkehr mit einer infizierten Frau erkranken 20–35% der Männer. Das Infektionsrisiko für Frauen ist wesentlich größer (60–90% bei einmaligem Kontakt mit einem infizierten Mann). Die Mehrzahl der infizierten Männer entwickelt nach kurzer Zeit (3–4 Tg.) Symptome. Nicht selten asymptomatische Infektion, die über Monate persistieren kann (68% der Männer mit positiven Urethralkulturen sind asymptomatisch: Wesentliches Infektionsreservoir).
Weitere epidemiologische Probleme durch Entwicklung von penicillin- und tetracyclinresistenten Stämmen (s. Therapie).

Lokalisierte Gonokokkeninfektion

- Genitale Gonorrhoe des Mannes:
  1. Urethritis: Inkubationszeit 3-4 Tg. Bei 70-85% Dysurie und eitriger Ausfluß (typisch ist gelblich-grünlicher Ausfluß). Klinisch nicht sicher von anderen infektiösen Urethritiden abzugrenzen. 15-30% asymptomatisch. Unbehandelt nach Tagen bis Wochen Abheilung.
  2. Regionäre Komplikationen: Akute Epididymitis, chronische Prostatitis.
- Genitale Gonorrhoe der Frau:
  1. Urethritis: Inkubationszeit 5-8 Tg. Häufige Fehldiagnose: Zystitis! 80% asymptomatisch.
  2. Zervizitis: Meist asymptomatisch. Bei Untersuchung Rötung der Zervix und Austritt eines trüben Sekrets aus der Portio.
  3. Vulvovaginitis gonorrhoica infantum: Meist indirekt auf die bei Kleinkindern leicht infizierbare Vaginalschleimhaut übertragene Gonokokkeninfektion.

Regionäre Komplikationen bei Frauen

- 1. Salpingitis: Gonokokken heften sich an Spermien an und gelangen so in die Eileiter oder das Abdomen.
  Salpingitis häufig während oder direkt nach der Menses. Bei Intrauterinpessar häufiger.
- 2. Peritonitis: Perihepatitis acuta gonorrhoica (15-30%).
  - Akut auftretende Schmerzen im rechten Oberbauch.
  - Komplikation: strangförmige Verwachsungen.

Ophthalmoblennorrhoe

- Pathogenese: Bei Neugeborenen durch Infektion im Geburtskanal, bei Erwachsenen ebenfalls durch direkten Kontakt.
- Klinik: Rötung und Schwellung der Lider und der Konjunktiva mit eitriger Sekretion. Gefahr des Ulcus corneae.
  Bei Neugeborenen Schutz durch Credésche Prophylaxe (S. 119).

Anorektale Gonorrhoe

- Pathogenese: Durch direkten Kontakt von gonokokkenhaltigem Sekret mit der Rektumschleimhaut. Etwa bei 40-50% der an Gonorrhoe erkrankten Frauen und männlichen Homosexuellen.
- Klinik: Geringe Beschwerden.

Pharyngeale Gonorrhoe

- Pathogenese: Durch orogenitalen Geschlechtsverkehr.
- Klinik: Bei 10% uncharakteristische Beschwerden.

Disseminierte Gonokokkeninfektion (Gonokokkensepsis)

Die disseminierte Gonokokkeninfektion (DGI) kompliziert die Gonorrhoe in 1-3%. Meist bei asymptomatischen Trägern. Sie wird durch bestimmte Stämme mit hoher Penicillinempfindlichkeit ausgelöst. Die disseminierte Gonokokkeninfektion manifestiert sich in zwei Syndromen, die gelegentlich ineinander übergehen können.

- 1. DGI-Trias:
  - Polyarthralgien (ohne purulente Arthritis),
  - Tenosynovitis,
  - Dermatitis. Typische Effloreszenzen: wenige Papeln, meist an Extremitäten, mit Umwandlung in Vesikel und Pusteln; Berührungsempfindlichkeit.
  - Zusätzlich Fieber, Schüttelfrost.
- 2. Arthritis gonorrhoica:
  - Diagnose nur bei Erregernachweis aus dem Gelenk. DD: Morbus Reiter!
  - Meist Frauen, oft nach DGI-Trias.
  - Zunächst polyartikuläre Arthritiden (Knie, Handgelenke, Knöchel), nach einigen Tagen Übergang in Monarthritis (fast immer Knie).

Abstrich mit Gram-Färbung

Bei Männern aus Urethra; bei Frauen aus Endozervix und Urethra (Gram-Färbung S. 21).

- Tabelle **23** Bewertung und Befund des Gram-Präparates

Bewertung	Befund
Positiv	gramnegative Diplokokken in Granulozyten
Fraglich positiv	gramnegative Diplokokken extrazellulär
Negativ	keine gramnegativen Diplokokken

Bei 97% der Patienten mit positivem Abstrich ist die nachfolgende Kultur ebenfalls positiv.

Indirekter Erregernachweis mit Enzymimmunoassay

- Prinzip: Nachweis der Gonokokkenantigene durch einen Immunoassay (Gonozym) im Abstrichmaterial.
- Vorteil: Kann zu Speziallabors verschickt werden, da es keine Rolle spielt, ob die Gonokokken absterben oder nicht.
- Nachteil: Nicht für Rektum- und Pharynxabstriche geeignet.

Kultur

- Material: Entnahme mit Dacron-, Calciumalgonat-Tupfer oder Platinöse. Frischer Abstrich aus Urethra, Endozervix, Pharynx oder Rektum. Auch aus der 1. Urinportion möglich.
- Medium: Selektivmedium nach Thayer-Martin; am besten direkt am Patienten beimpfen (Transgrow, Biocult-GC, GO-Slide Roche o.a.).
- Oxidasereaktion: Zur Identifizierung der Gonokokken. N. gonorrhoeae färbt 1% Dimethyl-p-phenylendiamin durch Oxidation schwarz.
- Wertigkeit: Bei positivem Abstrich und positiver Oxidasereaktion in der Kultur nur in 1% falsch positive Beurteilung.
- Antibiogramm: Bei fehlendem Hemmhof um Penicillin Nachweis der β-Lactamase-Bildung mit einem Teststreifen (enthält ein chromogenes Cephalosporin): Cefinase-Teststreifen, Becton-Dickinson).

Diagnostik der nichtgonorrhoischen Urethritis s. S. 120.

Gonorrhoetherapie

Allgemeines

Folgende Faktoren müssen in Erwägung gezogen werden:

- Zunahme von Penicillinase produzierenden Neisseria gonorrhoeae in verschiedenen Teilen der Welt.
- Zunahme von tetracyclinresistenten Stämmen (oft gleichzeitig Penicillinase-produzierende Neisseria gonorrhoeae).
- Hohe Koinzidenz mit Chlamydieninfektionen (bis zu 50%).
- Zunehmende Kenntnis schwerer Folgeerscheinungen nach Gonorrhoe und Chlamydienurethritis.
- Entwicklung neuer potenter Antibiotika.

Unkomplizierte genitale Gonorrhoe

- 1. Benzylpenicillin, 4,0 Mill. (Bipensar 4 Mill., Hormocillin forte 4 Mill.; Hydracillin forte, Liquocillin).
  (Vorteil: Einzeitbehandlung; wirksam gegen eine miterworbene, zum Zeitpunkt der Gonorrhoe noch seronegative Syphilis, ein Positivwerden des TPHA wird vermieden. Nachteil: Injektion; u.U.Procainallergie oder Penicillinallergie; unwirksam gegen Chlamydien).
- 2. Bei Therapieversagern:
  Spectinomycin 1mal 2,0 bis 4,0 i.m. oder
  Cefoxitin 1mal 2,0 i.m. oder
  Cefotaxim 1mal 1,0 i.m. oder
  Ceftriaxon 1mal 250 mg i.m.
  Nicht bei Penicillinallergie verwenden!
- 3. Bei Penicillinallergie:
  Tetracyclinhydrochlorid 500 mg oral 4mal/d für 7 Tg. (Gesamtdosis 14 g). Andere Tetracycline sind ebenso wirksam.
  (Vorteil: wirksam gegen Chlamydien. Nachteil: lange Therapiedauer. Bei vorzeitigem Abbruch Gefahr der Resistenzentwicklung. Unwirksam bei anorektaler Gonorrhoe beim Mann).

Unkomplizierte pharyngeale Gonorrhoe

- Procain-Benzylpenicillin oder Tetracyclinhydrochlorid (s.o.).

Unkomplizierte Gonorrhoe, weitere Anmerkungen

- 1. Alle Sexualpartner untersuchen, Kultur anlegen.
- 2. Kontrollkultur 4-7 Tg. nach Therapieende.
- 3. Bei allen Frauen mit Gonorrhoe Rektumkulturen anlegen.
- 4. Bei rezidivierender Gonorrhoe: Alle Sexualpartner untersuchen und behandeln, Kultur auf Penicillinasebildung untersuchen; Rektumkulturen.
- 5. Bei gleichzeitig nachgewiesener Syphilis zusätzlich korrekte Syphilistherapie.

Pharyngeale Gonorrhoe durch Penicillinase-produzierende Neisseriae gonorrhoeae (PPNG)

9 Tbl. Trimethoprim 80 mg/Sulfamethoxazol 400 mg 1mal/d für 5 Tg. (Spectinomycin und Cefoxitin unwirksam).

Gonorrhoe in der Schwangerschaft

- Ampicillin oder Amoxycillin (s.o.).
- Bei Penicillinallergie Spectinomycin (s.o.).
- Bei gleichzeitiger Chlamydieninfektion Erythromycin in den empfohlenen Dosierungen.
- Keine Tetracycline in der Schwangerschaft!

Disseminierte Gonokokkeninfektion

Stationäre Behandlung erforderlich. Folgende Therapiemöglichkeiten sind effektiv:

- Penicillin G 10 Mill. i.v./d bis zur Besserung, dann Amoxicillin 500 mg oder Ampicillin 500 mg oral, 4mal/d. Insgesamt mindestens 1 Wo. Gesamttherapiedauer.
- Spectinomycin 2mal/d 2,0 oder Cephalosporine (s.o.) für 2 Wochen.

Ophthalmoblennorrhoe

- Credésche Prophylaxe bei Neugeborenen: Früher mit $AgNO_3$-Lösung durchgeführt, heute Erythromycin(0,5%)- oder Tetracyclinhydrochlorid(1,0%)-Lösung in Konjunktivalsack einträufeln, nicht spülen. Einmalapplikatoren verwenden. Auch gegen Chlamydia-trachomatis-Einschlußkonjunktivitis wirksam.
- Therapie bei Neugeborenen: Stationär. Für 24 Std. nach Therapiebeginn isolieren: hochkontagiös, Gefahr der Erblindung.
  Wäßrige Penicillin-G-Lösung 5000 E/kg KG/d i.v. in 2 Dosen, 2 Tg. Lokal Spülungen – Therapie der Eltern!
- Therapie bei Erwachsenen: Stationär. Penicillin G 10 Mill./d i.v., für 5 Tg. oder Cefotaxim 500 mg i.v., 4mal/d, für 5 Tg. Augenspülungen; cave: Übertragungen durch Personal!
  Nachkontrollen.

Chlamydia-trachomatis-Infektionen

Allgemeines

Chlamydia-trachomatis-Infektionen sind derzeit die häufigsten sexuell übertragenen Infektionen.

Erreger

Obligat intrazelluläre gramnegative Bakterien. Extrazelluläre Dauerformen (0,1-0,3 μm Durchmesser: Elementarkörperchen) verursachen die Infektion und vermehren sich rasch intrazellulär. Innerhalb von 2 Tg. Speicherung zahlloser Chlamydien in intrazytoplasmatischen Vakuolen (Einschlußkörperchen), dann Lyse der infizierten Zellen mit Freisetzung neuer Elementarkörperchen.

● Tabelle **24** Durch Chlamydien bedingte Erkrankungen

Chlamydia-Serotyp	Assoziierte Erkrankung
1. Chlamydia psittaci	Psittakose (Ornithose)
2. Chlamydia trachomatis Serotypen:	
A, B, C	Trachom
L1, L2, L3	Lymphogranuloma venereum
D, E, F, G, H,	Einschlußkonjunktivitis, Urethritis, Zervizitis

Krankheitsbilder bei Männern

● 1. Urethritis:
   - Synonyma: Nichtgonorrhoische Urethritis, postgonorrhoische Urethritis, unspezifische Urethritis.
   - Inkubationszeit: 1-3 Wo.
   - Urethralausfluß (oft gering), Dysurie.
   - Im Abstrich mehr als 4 Granulozyten/Ölimmersionsfeld; keine Gonokokken.
   - Ohne Behandlung spontanes Nachlassen der Beschwerden; spontane Rezidive möglich.
   - In etwa 25% gleichzeitig Gonorrhoe.

● 2. Epididymitis (S. 129):
   - Meist einseitig, Schwellung und Verhärtung des Nebenhodens; starke Schmerzen.
   - Fieber.
   - Urethritis.
   - Abstrichbefunde wie bei Chlamydienurethritis.

- 3. Reiter-Syndrom (S. 239):
  - Nichtgonorrhoische Urethritis.
  - Arthritis.
  - Konjunktivitis.
  - Typische Hautveränderungen.
  - Abstrichbefunde wie nichtgonorrhoische Urethritis.
- 4. Proktitis (nichtgonorrhoische Proktitis):
  - Rektale Schmerzen, rektaler Ausfluß, Diarrhoe.
  - Meist Homosexuelle.
  - Negative Gonokokkenkulturen, neutrophile Granulozyten im Abstrich der Rektumschleimhaut.

Krankheitsbilder bei Frauen

- 1. Zervizitis:
  - Zervix meist primärer Infektionsort.
  - Eitrig-seröser Ausfluß aus der Zervix mit leichtem Fluor.
  - Kein mikroskopischer und kultureller Gonokokkennachweis.
  - Kolposkopisch Erosionen.
- 2. Salpingitis (s. auch Pelvic inflammatory disease, S. 130):
  - Akute Entzündungszeichen im kleinen Becken (am häufigsten durch Chlamydia trachomatis ausgelöst).
- 3. Urethritis (s. auch akutes Urethralsyndrom, S. 130):
  - Dysurie, vermehrtes Wasserlassen ohne Harndrang oder Hämaturie, oft zusammen mit Zervizitis.

Krankheitsbilder bei Kindern

- Pneumonie; Infektion im Geburtskanal. Oft bleibende Lungenschäden.
- Keratokonjunktivitis; nur selten Narbenbildung.

Diagnostik

- 1. Abstrich mit Gram-Färbung: Bei Ölimmersion mehr als 4 Granulozyten/Gesichtsfeld, keine Gonokokken.
- 2. Immunologischer Erregernachweis im Ausstrich:
  - Fluoreszeinmarkierte Chlamydia-trachomatis-spezifische monoklonale Antikörper. Die extrazellulär gelegenen Elementarkörperchen lassen sich im Fluoreszenzmikroskop gut erkennen. Rasche Durchführbarkeit, hohe Spezifität und Sensitivität. Abnahme s. nichtgonorrhoische Urethritis S. 128.
  - Vorteil: Anzüchtung lebender Chlamydien nicht nötig.
- 3. Kulturnachweis:
  - Am häufigsten in McCoy-Zellinie.
  - Positive Kulturen: intrazytoplasmatische Einschlußkörperchen.
- 4. Serologische Verfahren: nicht für den Routineeinsatz geeignet.

Therapie

- 1. Unkomplizierte urethrale, endozervikale oder rektale Infektionen bei Erwachsenen:
  - Therapie der Wahl: Tetracyclinhydrochlorid 500 mg oral, 4mal/d für mindestens 7 Tg.
  - Ausweichtherapie: Doxycyclin 100 mg oral, 2mal/d, mindestens 7 Tg. Erythromycin 500 mg oral, 4mal/d, mindestens 7 Tg. Sulfonamide (gegen Chlamydia trachomatis wirksam, aber ohne Effekt bei Chlamydia-trachomatis-negativer nichtgonorrhoischer Urethritis).
  - Kontrollkultur nach 4-6 Wo.; bei positiver Kultur erneute Therapie.
  - Untersuchung und Therapie der Sexualpartner!
- 2. Urogenitale Chlamydia-trachomatis-Infektionen während der Schwangerschaft:
  Indikation:
  - Bei kulturell nachgewiesener Chlamydia-trachomatis-Infektion (bei jeder Schwangerenuntersuchung Chlamydiendiagnostik!).
  - Bei Schwangeren, deren Sexualpartner eine nichtgonorrhoische Urethritis aufweist.

  Durchführung:
  - Erythromycin 500 mg oral, 4mal/d vor den Mahlzeiten, mindestens 7 Tg.
  - Bei Unverträglichkeit 250 mg oral, 4mal/d, mindestens 14 Tg.

Allgemeines

- Definition: Akute, sexuell übertragene Infektion, die durch schmerzhafte Genitalulzera und entzündliche regionäre Lymphadenopathie mit Abszeßneigung charakterisiert ist.
- Erreger: Haemophilus ducreyi: gramnegatives, plumpes fakultativ anaerobes Stäbchenbakterium.
- Epidemiologie: Endemisches Vorkommen in Südostasien, Afrika, Zentralamerika. Männer : Frauen = 5:1. In Europa selten.
- Inkubationszeit: 3-5 Tg.

Klinik

- 1. Ulkus:
  - Befund: Beginn mit kleinen, meist multiplen geröteten Papeln, die sich rasch pustulös umwandeln und nach 2-3 Tg. exulzerieren. Die Ulzera sind flach oval, nicht induriert, fibrinös bedeckt, schmerzhaft (bei Männern mehr als bei Frauen), mit unregelmäßigen, ausgefransten und unterminierten Rändern. Manchmal konfluierende Ulzera; Abklatschulzera. Selten bleiben die Veränderungen pustulös und exulzerieren nicht.
    Beschwerden: Starkes Brennen und Schmerzen, wenn beim Wasserlassen Urin über die Ulzera fließt.
  - Prädilektionsstellen:
  Mann: Glans penis, inneres Vorhautblatt und Frenulum.
  Frau: Labien und perianale Region, Portio.
- 2. Akute schmerzhafte inguinale Lymphknotenschwellung: Bei 50% der Patienten; nach 1-2 Wo. Ausbildung eines Abszesses, der sich meist spontan entleert und ein großes Ulkus bildet.

Diagnose

- 1. Ulkusabstrich: Gramnegative, in fischzugartigen Verbänden angeordnete kleine Stäbchen. Giemsa-Färbung: bipolare Anfärbung (Sicherheitsnadelform). Methylgrünpyronin-Färbung, Unna-Pappenheim-Färbung: Bakterien leuchtend rot. Auch bei korrekter Durchführung oft negativ.

- 2. Kultur: vom Ulkus und/oder aus Punktat von inguinalen Abszessen. Direkt auf Selektiv-Schokoladenagar geben (1% Isovitalex, 5% Schafserum und 3 μg/ml Vancomycin). Nach 5 Tg. beurteilbar.
- 3. Klinischer Befund: Diagnose muß oft ausschließlich aufgrund des klinischen Befundes gestellt werden.
  Autoinokulation heute obsolet.
  Serologische Verfahren existieren nicht.

Differentialdiagnose

- 1. Primärer Herpes simplex: Bei 50% ebenfalls Lymphadenopathie! Beginn mit Bläschen; Dysurie, oft auch Fieber und Muskelschmerzen. Ulcus molle macht fast nie systemische Beschwerden.
- 2. Syphilis: Derbes Ulkus. Bilaterale, nicht schmerzhafte, nicht einschmelzende Lymphadenopathie. Zum Ausschluß einer Syphilis 2mal Dunkelfeld an zwei verschiedenen Tagen untersuchen und 3mal in monatlichen Abständen TPHA bestimmen.
- 3. Lymphogranuloma venereum: Lymphadenopathie entwickelt sich erst, nachdem das Ulkus abgeheilt ist; sie ist oft bilateral und indolent.
- 4. Schankriforme Pyodermien (S. 59).
- 5. Traumatische Ulzera.

Therapie

- Trimethoprim/Sulfamethoxazol 960 mg 2mal/d oder
- Erythromycin 500 mg 4mal/d.
- Therapiedauer mindestens 10 Tg. oder bis zur vollständigen Abheilung. Bei Nichtansprechen Antibiogramm.
- Zusätzliche Lokaltherapie bei fluktuierenden Lymphknoten: Aspiration seitlich durch gesunde Haut. Keine Inzision (schlechte Heilung)!
- Sexualpartner mitbehandeln.
- Meldepflicht beachten.

Allgemeines

- Definition: Sexuell übertragene Infektion mit Manifestationen und Spätkomplikationen im Genitoanalbereich, die durch Chlamydia trachomatis, Serotypen L1, L2 und L3 verursacht wird (S. 120).
- Synonym: Lymphogranuloma inguinale.
- Epidemiologie: Weltweite Abnahme der Häufigkeit. Endemiegebiete: Lateinamerika, Indien, Südostasien, West-, Zentral- und Ostafrika.
- Inkubationszeit: 3-30 Tg.

Klinik

- 1. Genitale Infektion:
  - Primärherd: 5-8 mm große, weiche, rötliche schmerzlose Erosion, meist unbemerkt. Abheilung innerhalb weniger Tage.
  - Inguinale Lymphadenopathie: Vergrößerung der inguinalen Lymphknoten oberhalb und unterhalb des Leistenbandes (Furchenzeichen), die sich zu großen verbackenen Paketen ausweiten. Ruptur mit Fistelbildung häufig. Ohne Therapie Abheilung innerhalb von 2-3 Mon.
    Spätkomplikationen: Elephantiasis von Penis, Skrotum oder Vulva; Fistelbildung.
- 2. Rektale Infektion:
  - Häufiger bei Frauen als bei Männern.
  - Schmerzen, Tenesmen und eitrig-blutiger Ausfluß.
  - Spätkomplikationen: Rektumstriktur, Fistelbildung, Ulzerationen, Elephantiasis im Bereich des Perineums (Esthiomene).
- 3. Orale Infektion:
  Vergrößerung der Halslymphknoten, später auch Übergreifen auf axilläre und thorakale Lk. DD: maligne Lymphome.
- 4. Allgemeinsymptome während der akuten Entzündungsphase:
  - Fieber, Gelenkbeschwerden, Kopfschmerzen, Muskelschmerzen.
  - Aseptische Meningitis, Konjunktivitis, Hepatitis, Erythema nodosum.
  - Exantheme: Erythema-multiforme-artig, skarlatiniform, urtikariell.
  - Photosensibilität (35%), Auftreten kleiner rötlicher Papeln 1-3 Std. nach Lichtexposition.

- 5. Laborbefunde:
  - BSG-Erhöhung, Leukozytose, Hypergammaglobulinämie.
  - Gemischte Kryoglobulinämie, Rheumafaktor positiv, aspezifisch reaktive Syphilisserologie (Cave: Nicht selten liegt gleichzeitig tatsächlich eine Syphilis vor).

Differentialdiagnose

- Syphilis,
- Herpes progenitalis,
- Granuloma inguinale,
- Ulcus molle,
- schankriforme Pyodermien,
- Anal- und Rektumfisteln,
- Proktitis.

Diagnose

- 1. Komplementbindungsreaktion: Bei Titer höher als 1:64 Diagnose wahrscheinlich.
- 2. Direkter Nachweis mit monoklonalen Antikörpern (s. Chlamydienurethritis; S. 121).
- 3. Kultur mit Fistelsekret: Intrazytoplasmatische Einschlußkörperchen in McCoy-Zellinie (s. Chlamydienurethritis).
- 4. Histologische Untersuchung eines vergrößerten Lymphknotens bei fehlendem Erregernachweis. Typisch: Epitheloidzellgranulome mit Riesenzellen und multilokuläre Mikroabszesse.
- 5. Frei-Test: Intrakutantest (nur historisch von Interesse).

Therapie

- Therapie der Wahl: Tetracyclinhydrochlorid: 500 mg oral, 4mal/d mindestens 2 Wo. oder Doxycyclin 100 mg 2mal/d oral, mindestens 2 Wo.
- Ausweichtherapie:
  1. Erythromycin 500 mg, 4mal/d oral, mindestens 2 Wo.
  2. Trimethoprim/Sulfamethoxazol, 480 mg oral, 2mal/d, mindestens 2 Wo.
- Therapie der Spätkomplikationen: Gegebenenfalls chirurgische Sanierung.

Allgemeines

- Definition: Chronisch verlaufende granulomatös-ulzerierende, genitoanal lokalisierte Geschlechtskrankheit durch Calymmatobacterium granulomatis.
- Synonyma: Donovanosis, Granuloma venereum.
- Erreger: Calymmatobacterium granulomatis, eine den Klebsiellen nahestehende Bakterienart: kurze, plumpe, gramnegative Bakterien.
- Vorkommen: Neuguinea, Indien. Männer zehnmal häufiger als Frauen betroffen.
- Inkubationszeit: 1-12 Wo.

Klinik

- Befund: Beginn als Papel im Genital- oder Analbereich, nach einigen Tagen Ulzeration mit erhabenem, rötlichem Granulationsgewebe. Ausbreitung durch Autoinokulation oder per continuitatem.
- Lokalisation:
  Männer: Glans penis, Präputium, Penisschaft, perianal.
  Frauen: Labia majora.
- Komplikationen: Tiefe Ulzerationen, Ausbildung von Narbenplatten, Lymphödem, ausgeprägte Epidermisproliferationen (Vegetationen).
  Selten hämatogene Ausbreitung der Erreger in Knochen, Gelenke, Leber oder Milz.
- Verlauf: Chronisch, keine Selbstheilungstendenz.

Diagnose

- Direkter Erregernachweis:
  Nach Entnahme der Stanzbiopsie Abtrennen des unteren Exzisatpols und Zerquetschen zwischen zwei Objektträgern, anschließend Lufttrocknen und Methanolfixieren; Giemsa-Färbung: Calymmatobacterium granulomatis als stark basophile, bipolare, sicherheitsnadelartig aussehende Stäbchen im Zytoplasma von Makrophagen sichtbar (sog. Donovan-Körperchen).
- Kultur: in McCoy-Zellinie möglich.

Therapie

- Therapie der Wahl: Tetracyclinhydrochlorid 2 g/d, für mindestens 10 Tg.; besser bis zur Abheilung der Ulzera (etwa 3 Wo.).
- Ausweichtherapie: Ampicillin, Lincomycin; Trimethoprim/Sulfamethoxazol 960 mg/d für 10 Tg.
- Prognose: unter Therapie Abheilung innerhalb einiger Wochen.

Nichtgonorrhoische Urethritis

- Definition: Infektiöse Urethritis durch andere Erreger als Neisseria gonorrhoeae.
- Erreger:
  - Chlamydia trachomatis (40-60%).
  - Ureaplasma urealyticum (30-40%).
  - Trichomonas vaginalis (unter 2%).
  - Herpesvirus hominis, Candida albicans (extrem selten).
- Klinik: Inkubationszeit meist zwischen 3 und 14 Tg. Symptome: Dysurie, Pollakisurie, Urethralausfluß.
- Diagnostik:
  1. Abstrich:
     - Gram-Färbung (S. 21),
     - Chlamydienimmunfluoreszenz (S. 121).
  2. Gonokokkenkultur: S. 117. Alternativ oder zusätzlich Gonorrhoe-Enzymimmunoassay (S. 120).
  3. Chlamydienkultur: Spezialtupfer mindestens 2cm tief in die Urethra einführen, 15 Sek. drehen und an Urethralwand andrücken.
  4. Ureaplasma-urealyticum-Kultur: Spezialtupfer 2 cm tief in die Urethra einführen.
  5. Syphilisserologie.
  6. Untersuchung der Sexualpartner.
- Therapie: Falls eine mikrobiologische Abklärung nicht möglich ist oder die Ergebnisse noch ausstehen (im Gram-Präparat keine Gonokokken nachweisbar), wird folgendes Vorgehen empfohlen:
  1. Therapie der Wahl:
     - Tetracyclinhydrochlorid 500 mg oral, 4mal/d mindestens 7 Tg. oder
       Doxycyclin 100 mg oral, 2mal/d, mindestens 7 Tg.
  2. Ausweichtherapie:
     - Erythromycin 500 mg oral, 4mal/d, mindestens 7 Tg.
     - Untersuchung und Behandlung aller Sexualpartner.
     - Bei Therapieresistenz oder Rezidiv Ausschluß seltener Ursachen der nichtgonorrhoischen Urethritis.

Akute Epididymoorchitis

- 1. Sexuell übertragene akute Epididymoorchitis:
  - Pathogenese: Meist durch Chlamydia trachomatis und/oder Neisseria gonorrhoeae.
  - Differentialdiagnose: Akute Hodentorsion.
  - Diagnostik: Gonokokken und Chlamydiennachweis im Urethralabstrich.
  - Therapie der Wahl: Tetracyclinhydrochlorid, 500 mg, oral, 4mal/d, mindestens 10 Tg. oder
    Doxycyclin 100 mg, oral, 2mal/d, mindestens 10 Tg.
  - Allgemeine Maßnahmen: Bettruhe, Suspensorium, Hochlagern des Hodens.
- 2. Nichtsexuell übertragene Epididymoorchitis:
  - Pathogenese: Bakterielle Harnwegsinfekte durch Enterobacteriaceae oder Pseudomonas.
  - Diagnostik: Gram-Färbung des Urinsedimentes, bakteriologische Urinuntersuchung, Ausschluß einer Hodentorsion.
  - Therapie: Sofortige Gabe eines Breitspektrumantibiotikums ohne Abwarten des Antibiogramms; später nach Antibiogramm.

Häufige STD-Syndrome bei Frauen

Bakterielle Vaginose

- Definition: Dysbakteriose der Vaginalflora mit Zunahme von Anaerobiern.
- Erreger: Gardnerella vaginalis (Synonyma: Haemophilus vaginalis, Corynebacterium vaginale) und andere kleine Kokken.
- Klinik: Ohne Entzündungszeichen einhergehender, übelriechender („fishy"), dünner, grauweißer Vaginalausfluß.
- Diagnostik:
  Gram-Präparat. Fehlen von grampositiven Stäbchen, Vorhandensein von kleinen Kokken, die an Vaginalepithelien angeheftet sind: Schlüsselzellen (clue cells).
  Amintest: Auf einem Objektträger Vaginalsekret mit einigen Tropfen 10%iger KOH-Lösung versetzen: intensiver Fischgeruch entwickelt sich.
- Therapie: Metronidazol 500 mg oral, 2mal/d, 7 Tg.
- Ausweichtherapie: Ampicillin 500 mg oral, 4mal/d, 7 Tg. (bei Schwangerschaft oder Kontraindikationen für Metronidazol).
- Prognose: rasche Abheilung unter Therapie.

Akutes Urethralsyndrom bei Frauen

- Definition: Akute Urethritis und Zystitis bei Frauen.
- Erreger: Chlamydia trachomatis und/oder Neisseria gonorrhoeae, gramnegative Bakterien.
- Klinik: Dysurie, häufiges Wasserlassen, Pyurie.
- Diagnostik: wie bei nichtgonorrhoischer Urethritis beim Mann (S. 128).
- Therapie: Bei Nachweis von Neisseria gonorrhoeae entsprechend, sonst wie bei Chlamydieninfektionen.

Akute Endometritis, Salpingitis, Parametritis und/oder Peritonitis (acute pelvic inflammatory disease)

- Definition: Schweres Krankheitsbild mit ausgeprägten Unterbauchbeschwerden, Fieber und ausgeprägten Allgemeinsymptomen.
- Erreger: Neisseria gonorrhoeae, Chlamydia trachomatis, anaerobe Bakterien, Escherichia coli, Ureaplasma urealyticum.
- Diagnostik: wie akutes Urethralsyndrom; zusätzlich alle Untersuchungen auch aus Zervix.
- Therapie: Stationäre Behandlung erforderlich.

Definition

Ein erworbenes Immundefektsyndrom (acquired immune deficiency syndrome: AIDS) liegt bei nachgewiesener HIV-Infektion bei Patienten vor, bei denen Krankheiten auftreten, persistieren oder rezidivieren, die auf Defekte im zellulären Immunsystem hinweisen und bei denen für diese Immundefekte keine bereits bekannten Ursachen vorliegen (CDC, WHO).

Erreger

- Retroviren aus der Gruppe der Lentiviren: Human immunodeficiency virus 1 und 2 (HIV 1 und 2). Etwa 8500 Kilobasen große Einzelstrang-RNA-Viren mit folgender Organisation:

Vorläufiger Gen-Name (und Ableitung)	früherer Name	Molekulargewicht (kDa)	Derzeit bekannte Funktion
env (envelope)	env	160 (120,41)	Kodiert Hüllproteine
pol (polymerase)	pol	66,51,31	kodiert reverse Transkriptase, Protease/Endonuklease
gag (group specific antigens)	gag	56 (17,24,15)	kodiert Core-Proteine
tat (transactivator)	tat-3,TA	14	Transaktivator für alle Virusproteine
rev (Regulator der Expression der viralen Proteine)	art,trs	19,20	Reguliert Expression der Proteine; erhöht Synthese von HIV-Proteinen durch transwirkenden Anti-Repressionsmechanismus
vif (Virusinfektiosität-Faktor)	sor,A,P,Q	23	Bestimmt Virusinfektiosität
vpr (R)	R	?	unbekannt
vpu		16	effiziente Virusreplikation
nef (Negativfaktor)	3'orf,B,E'	27	verringert Virusexpression, GTP-Bindung
LTR			regulatorische Segmente der HIV-Replikation

- Abb. **5** Molekulare Organisation von HIV-1

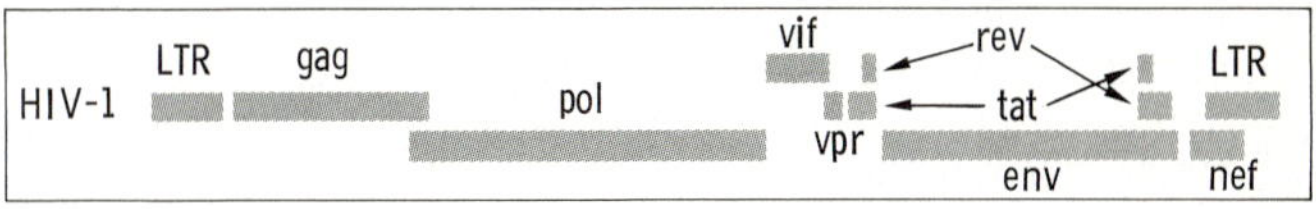

HIV-Infektion und AIDS

Epidemiologie

- HIV-1 ist Ende der 70er Jahre aus Zentralafrika und Haiti in die USA gelangt. Gruppen mit einer relativ hohen HIV-1-Durchseuchung:
  - männliche Homosexuelle mit häufig wechselnden Sexualpartnern,
  - Drogensüchtige mit i.v. Abusus,
  - Hämophiliepatienten,
  - Neugeborene von HIV-1 infizierten Müttern,
  - Empfänger von HIV-1-haltigem Blut oder Organen,
  - Heterosexuelle Sexualpartner von HIV-1-Infizierten.
- HIV-2 hat sich seit Beginn der 70er Jahre in Westafrika rasch ausgebreitet. Betroffen sind dort überwiegend junge heterosexuelle Menschen. Im deutschsprachigen Raum derzeit von untergeordneter Bedeutung.

Übertragungswege

- Blutinokulation:
  Transfusion von Blut oder Blutprodukten.
  Gemeinsames Benutzen von Injektionsnadeln bei Drogenabhängigen Nadelstich-, Wunden- oder Schleimhautexposition bei medizinischem Personal.
- Geschlechtsverkehr:
  Homosexuell, zwischen Männern.
  Heterosexuell, von Männern zu Frauen und umgekehrt.
  Schwangerschaft intrauterin, Peripartalzeit.
- Keine Übertragung durch:
  engen körperlichen Kontakt, med. Betreuung von HIV-Infizierten ohne Blutexposition oder durch Insekten.

Pathogenese

- HIV infiziert vorwiegend Helfer-T-Lymphozyten (CD4+) und Makrophagen (CD4+). Diese nehmen im Verlauf der Infektion zahlenmäßig ab. Zusätzlich gerät die Helferfunktion zunächst außer Kontrolle und erliegt später vollständig. Initial kommt es zu einer polyklonalen Aktivierung von B-Lymphozyten, einer Hyperplasie der Keimzentren und einer Vermehrung der T-Suppressorzellen. Im peripheren Blut läßt sich die Abnahme der T-Helferzellen bei Zunahme der T-Suppressorzellen als Index erfassen. Ein Absinken dieses Index unter 1,0 (Normwert über 1,4) ist verdächtig auf das Vorliegen von AIDS.
- Zusätzlich werden CD4- positive Gliazellen infiltriert und führen zu den häufigen neurologischen und psychiatrischen Symptomen.

- Stadieneinteilung nach dem Center of Disease Control, USA: CDC- Klassifizierung

Gruppe I Akute Infektion: Mononukleoseähnliche Symptome
Gruppe II Asymptomatische Infektion: Seropositivität ohne klinische Beschwerden (SLS)
Gruppe III Persistierende generalisierte Lymphknotenvergrößerung (0>1 cm) im Bereich von mindestens zwei extrainguinalen Lokalisationen länger als 3 Monate (LAS)
Gruppe IV Andere Erkrankungen
IV A Allgemeinsymptome: Fieber, Diarrhoe, Nachtschweiß, Gewichtsverlust (ARC)
IV B Neurologische Erkrankungen: Demenz, Myelopathie oder periphere Neuropathie
IV C Sekundäre Infektionskrankheiten
Kategorie C-1
Eine der folgenden Infektionserkrankungen: Pneumocystis-carinii-Pneumonie, chronische Kryptosporidiose, Toxoplasmose, extraintestinale Strongylidiasis, Isosporiasis, ösophageale, bronchiale oder pulmonale Candida-Infektion, Histoplasmose, Infektionen mit Mycobacterium avium und M. kansasii, Zytomegalievirus oder Herpes-simplex-Virus, progressive multifokale Leukoenzephalopathie
Kategorie C-2
Eine der folgenden Infektionserkrankungen: Orale Candida-Infektion, Tuberkulose, rezidivierende Salmonellensepsis, Zoster, orale Leukoplakie
IV D Sekundäre Tumorerkrankungen: Kaposi-Sarkom, Non-Hodgkin-Lymphome oder primäre Lymphome des Gehirns
IV E Andere Veränderungen: Alle bisher nicht aufgeführten infektiösen oder malignen Erkrankungen

- Tabelle **25** Stadieneinteilung nach dem Walter-Reed-Krankenhaus, Washington D.C., USA: WR-Klassifikation

Stadium	HIV-Titer	LK-Vergr.	T-Helferzellen/mm³	Recall-Antigene	Candida-Infektion	Opport. Infekt.
0	–	–	>400	+	–	–
1	+	–	>400	+	–	–
2	+	+/–	>400	+	–	–
3	+	+/–	<400	+	–	–
4	+	+/–	<400	+/–	+/–	–
5	+	+/–	<400	–	+	–
6	+	+/–	<400	+/–	+/–	+

Akute HIV-Krankheit (CDC I)

- Im Rahmen des ersten Kontakts mit dem Virus kann ein an die infektiöse Mononukleose erinnerndes Krankheitsbild mit Lymphknotenschwellungen, Fieber und diskretem makulösem Exanthem am Stamm auftreten. Dieses klingt rasch wieder ab.

Seropositives Latenzstadium (SLS; CDC II)

- Der Patient ist HIV-infiziert, weist aber keine Symptome auf.
- Die Inkubationsphase kann Monate bis mehr als 5 J. betragen.

Lymphadenopathiesyndrom (LAS, CDC III)

Dieses Stadium ist durch persistierende Lymphknotenschwellungen an mehr als 2 extrainguinalen Regionen ohne weitere Symptome charakterisiert.

AIDS-related complex (ARC, CDC IV A)

- Klinische Befunde:
  - Lymphknotenschwellung wie bei LAS,
  - Leistungsabfall, leichte Ermüdbarkeit (ohne erkennbare Ursache),
  - Fieber (ohne erkennbare Ursache),
  - Nachtschweiß, vermehrtes Schwitzen (ohne erkennbare Ursache),
  - ungeklärte Gewichtsabnahme (>10% des KG),
  - Diarrhoe (ohne erkennbare Ursache),
  - Hautveränderungen,
  - Splenomegalie.
- Laborbefunde (mindestens 2 Kriterien müssen vorliegen):
  - Anämie oder Leukopenie oder Thrombozytopenie oder Lymphopenie,
  - verminderte CD4-Lymphozytenzahl,
  - CD4/CD8 < 1,0
  - erhöhte Immunglobulinkonzentration im Serum,
  - verminderte Lymphozytenreaktion auf Mitogene,
  - Anergie im Hauttest auf Recall-Antigene,
  - zirkulierende Immunkomplexe erhöht.

Neurologische Erkrankungen (CDC IV B)

- Periphere Neuropathie
- Myelopathie
- Demenz

Opportunistische Infektionen (CDC IV C)

- Pneumocystis-carinii-Pneumonie. Subfebrile bis septische Temperaturen, trockener Husten, nicht eitriger Auswurf und Dyspnoe.
- Cryptococcus-neoformans-Infektionen (ZNS).
- Toxoplasmoseinfektion. Befall des ZNS mit fokalen neurologischen Ausfällen, Anfällen, Kopfschmerzen und Bewußtseinsstörungen. Häufig erste AIDS-Manifestation.
- Atypische Mykobakterien (auch Knochenmark). Meist nur unspezifische Allgemeinsymptome.
- Zytomegalie-Virus-Infektionen. Pneumonie, disseminierte gastrointestinale Ulzera, Meningoenzephalitis, Retinitis.
- Herpes-simplex-Virusinfektionen (persistierende Herpesinfektionen, Meningoenzephalitis).
- Jakob-Creutzfeldt-Virus (progressive multifokale Leukoenzephalopathie).
- Disseminierter Candidabefall. Schleimhautbefall des Magen-Darm-Traktes und der Atemwege. Typisch: Schluckstörungen (Ösophagitis), Diarrhoen.

Sekundäre Tumoren (CDC IV D)

- Kaposi-Sarkom (S. 136, 423).
- Maligne Lymphome.
- Karzinome.

Andere Veränderungen (CDC IV E)

- Veränderungen, die wahrscheinlich durch AIDS bedingt sind, aber nicht in die vorgenannten Kategorien passen.

Hautveränderungen bei HIV-Infektion und AIDS

Allgemeines

Verdächtig auf das Vorliegen einer HIV-Infektion ist das Auftreten von Hautkrankheiten in atypischer Altersgruppe, Lokalisation, Morphologie oder Verlauf.

Mykotische Infektionen

- Candida-Infektion der Mundschleimhaut; suspekt beim Auftreten im Erwachsenenalter oder bei ulzerierendem Verlauf.
- Disseminierte Tinea corporis.
- Seborrhoisches Ekzem (Pityrosporon-Arten pathogenetisch relevant). Häufigkeit: SLS 20%, LAS/ARC 30%, AIDS 45%.

Bakterielle Infektionen

- Akneiforme Exantheme; ausgelöst durch Staphylokokken (superfizielle Follikulitis), Pityrosporon-Arten, gelegentlich ohne Erreger.
- Epitheloide Hämangiome (S. 62).
- Pyodermien.
- Mykobakteriosen (Mycobacterium avium intracellulare).

Virale Infektionen

- Ulzerierender persistierender, oft analer Herpes simplex (25% in LAS und AIDS).
- Zoster.
- Condylomata acuminata (ausgedehnt, therapieresistent).
- Orale „hairy“ Leukoplakien (HPV und EBV); Beziehung zum nasopharyngealen Karzinom.

Weitere Hautveränderungen

- Psoriasis-Exazerbation und psoriasiforme Exantheme.

Kaposi-Sarkom (CDC IV D)

- Generalisiertes lymphadenopathisches Kaposi-Sarkom:
  Rasch wachsendes multifokales Kaposi-Sarkom in den Lymphknoten mit massiver Lymphadenopathie. Gelegentlich Hautbeteiligung, jedoch kein Befall innerer Organe. Prognose infaust.
- Disseminiertes Kaposi-Sarkom:
  Befall zahlreicher Organe: Haut, Magen-Darm-Trakt (Blutungen), Lymphknoten. Typischer Hautbefund: hellbraune oder rötliche, längliche, entlang der Hautspaltlinien angeordnete Papeln.

Diagnostik

- Allgemeines: bei Erstuntersuchung ausführliche Anamnese. Kontrolluntersuchungen regelmäßig je nach Stadium alle 3-6 Mon.
- Anamnese:
  - Reisen: USA (New York, Florida, San Francisco), Karibik (Haiti), Äquatorialafrika.
  - Sexualanamnese: homo-/bi-/heterosexuell, Anzahl der Partner, Sexualpraktiken, Sexualkontakte mit AIDS-Kranken oder Personen aus Risikogruppen.
  - Durchgemachte Geschlechtskrankheiten: Syphilis, Gonorrhoe.
  - Durchgemachte Infektionskrankheiten: Hepatitis B.
  - I.v. Drogenkonsum, Bluttransfusion oder Substitution mit Gerinnungsprodukten 1975 – 1985, Verletzungen bei Umgang mit infiziertem Material.
- Klinische Untersuchung:
  - Inspektion des gesamten Integumentes und der hautnahen Schleimhäute,
  - Exakte Erhebung des Lymphknotenstatus mit Dokumentation,
  - Gewichtsbestimmung,
  - Testung der zellulären Immunität,
  - Neurologischer Status
- Labordiagnostik:
  - Blutbild (quantitativ, qualitativ).
  - Blutsenkung.
  - Transaminasen, alkalische Phosphatase, Serumelektrophorese.
  - Quantitative Immunglobulinbestimmung.
  - Syphilisserologie, Antikörper gegen Epstein-Barr-Virus, Zytomegalievirus und Hepatitis-B-Virus.
  - T-Zell-Subpopulationen quantitativ und CD4/CD8-Ratio. Persistierende Werte unter 0,6 sind hochverdächtig auf das Vorliegen eines schweren Immundefektes.
  - Oberbauchsonographie,
  - Röntgen-Thorax, Vitalkapazität.
  - Lymphknotenexzision fakultativ (Abgrenzung zu malignen Non- Hodgkin-Lymphomen oder Morbus Hodgkin).

Nachweis spezifischer Antikörper gegen HIV

- Juristische Besonderheiten:
  Der HIV-Test bedarf der Einwilligung des Patienten (Einwilligung dokumentieren!). Wird die Einwilligung verweigert, so besteht für den Arzt keine grundsätzliche Verpflichtung zur Weiterbehandlung. Das Aufklärungsgespräch muß durch den Arzt erfolgen. Das Ergebnis unterliegt der ärztlichen Schweigepflicht; sie darf bei Vorliegen eines rechtfertigenden Notstandes i. S. d. § 34 StGB (z. B. zum Schutz von Sexualpartnern) durchbrochen werden.
- Technische Durchführung:
  Screening-Tests mit ELISA-Technik, Bestätigungstest mit Western-Blot-Technik. Mindestens 2 verschiedene Proben müssen positiv sein, bevor der Test als positiv gewertet wird und dem Patienten mitgeteilt werden sollte.
- Bedeutung eines positiven HIV-Tests:
  Ein positiver Test ist nicht gleichbedeutend mit AIDS. Das Virus ist in den Zellen des Patienten vorhanden. Der Patient kann andere Personen durch Risikokontakte infizieren. Blut, Sperma und Organe sind infektiös und dürfen nicht gespendet werden. Schwangere können HIV auf ihr Kind übertragen. Eine Prognose über den Krankheitsverlauf ist nicht möglich.
- Bedeutung eines negativen HIV-Tests:
  Eine Infektion mit HIV ist nicht ausgeschlossen. Der Test muß bei Risikokontakten, die weniger als 3 Monate zurückliegen, wiederholt werden. Ein negativer Test ist kein Freibrief für erneutes Risikoverhalten.

Therapie

- Kausale antiretrovirale Therapie mit Azidothymidin.
Indikationen:
– CD4-T-Zellen < 500/mm^2 ohne Symptome: 500 mg AZT/d.
– CD4/CD8 < 0,5, Patienten mit CD4+ Zellen 250-400 mit kutaner Anergie und Candidiasis (ARC-Patienten WR5).
– ARC-Patienten mit fehlenden p24- Antikörpern,
– ARC-Patienten mit CD4+ Zellen < 250.
– Patienten mit Zustand nach opportunistischen Infektionen (AIDS, WR 6 bzw. CDC IV C).
– AIDS-Patienten mit neurologischen Symptomen (CDC IV E).
keine Indikation:
– Patienten mit negativer HIV-Serologie.
– CD4 abs. > 400 (WR 0-2).
– CD4/CD8 > 0,5.
– Patienten mit akuter HIV-Krankheit (CDC I).
– Seropos. Patienten ohne Symptome (CDC II).
– Patienten mit Lymphadenopathiesyndrom (LAS).
– CD4 < 400 ohne kutane Anergie, Candidiasis u. opportun. Infektionen (ARC-Patienten WR 3,4).
– Patienten, die ausschließlich an einem Kaposi-Sarkom leiden (AIDS-Patienten, CDC IV D).
- Symptomatische Therapie opportunistischer Infektionen: Tab. 26.
- Kaposi-Sarkom:
– Rekombinantes Interferon (IFN). Induktionstherapie mit 36-54 Mill. E. i.m./d für 4 Wochen, Erhaltungstherapie gleiche Dosis 3 x/Woche für 6-9 Monate. Gutes Ansprechen bei CD4-plus-Zellen über 400/mm^3; dann auch Anti-HIV-Wirksamkeit.
– Bestrahlung mit schnellen Elektronen. Einzelherdbestrahlung führt zu rascher Rückbildung der Herde, Ganzhautbestrahlung ist in Erprobung.
– Chemotherapie bei bestehenden opportunistischen Infektionen problematisch; Therapieversuch mit Bleomycin 5 mg/d für 3 Tg., alle 2 – 3 Wochen wiederholt.

Prophylaxe

Die entsprechenden Risikofaktoren (Lebensweise; Untersuchungen von Blutprodukten) müssen ausgeschaltet werden. Bei der Betreuung von HIV-positiven Patienten werden Vorsichtsmaßnahmen wie bei der Hepatitis B empfohlen.
Ein Impfantigen wird angestrebt, steht aber in absehbarer Zeit noch nicht zur Verfügung.

Tabelle **26** Richtlinien zur Behandlung Prophylaxe HIV-assoziierter opportunistischer Infektionen

Infektion	Diagnostik	Therapie	Anmerkungen
P.-carinii-Pneumonie	Sputumuntersuchungen Bronchoalveolarspülung, Lungenbiopsien, Nachweis im Sputum mit moAb	TMP-SMX (15-20 mg TMP) und 75-100 mg SMX kg/d p.o. oder i.v.) für 3 Wo. Pentamidin (4mg/kg/d i.v. oder i.m. für 3 Wo.	Ansteckungsprophylaxe und Erhaltungstherapie sind nach Therapie sinnvoll
ZNS-Toxoplasmose	Serologie (unspezifisch), CT, Szintigraphie, MRI (nicht-pathognomonisch), Hirnbiopsie	Pyrimethamine (25-50 mg/d p.o.) plus Sulfadiazine (100 mg/kg/d p.o.) mindestens 3-6 Mo.	Erhaltungstherapie nötig
Kryptokokkenmeningitis oder im Liquor,	Nachweis von Antigenen im Serum Tuschepräparate Kultur	Amphotericin B (0,4-0,6 mg/kg/d) Gesamtdosis mindestens (1,5-2g)	Erhaltungstherapie nötig
Disseminierte M. avium intracellulare	Säurefeste Stäbchen und Kultur entsprechender Körperflüssigkeiten und Gewebe, Histologie, falls möglich RNA-DNA-Proben	Keine wirksame Therapie	nur experimentelle Therapie
Tuberkulose	Wie bei disseminierter M.-avium-intracellulare-Infektion	Isoniazid (5-10 mg/kg/d [gewöhnlich 300 mg] p.o., Rifampicin (9 mg/kg/d [gewöhnlich 600 mg] p.o.) oder Streptomycin (0,75-1,0 mg/kg/Tg i.m.)	Isoniazid-„Prophylaxe" bei allen HIV- und PPD-positiven Personen
Disseminierte Zytomegalievirusinfektion	Histologie und Kultur	Ganciclovir (7,5-15 mg/kg/Tg.)	Erhaltungstherapie nötig

Tabelle **26** Fortsetzung

Infektion	Diagnostik	Therapie	Anmerkungen
Herpes simplex	Tzanck-Test, moAb im Abstrich	Aciclovir (1000 mg/d p.o. oder 15 mg/kg/d) (i.v. für schwere Erkrankung)	Erhaltungstherapie nötig bei schweren rezidivierenden Verläufen
Zoster	Tzanck-Test, moAb im Abstrich	Aciclovir (25–30 mg/kg/d (V)	
Salmonellose	Stuhlanalysen; Blutkultur	TMP-SMX (10 mg TMP und 50 mg SMX/kg/d i.v. o. p.o.) oder Ampicillin(12 g/d i.v.)	Erhaltungstherapie nötig
Candida-Infektion	PAS-Präparat, Kultur	Clotrimazol (30-50 mg/d), Ketoconazol (400-600 mg/d), Amphotericin B, Fluconazol, Itroconazol	Amphotericin B ist teilweise bei schwerer Ösophagitis notwendig
Cryptosporidiose	Histologie, moAb in Stuhlproben	Keine effektive Therapie verfügbar	Nur experimentelle Therapie

Immunologische Grundlagen

Allgemeines

- Definition der allergischen Reaktion: Allergische Reaktionen sind die unerwünschte, klinische Manifestation eines vielfältigen Netzwerkes von Wechselwirkungen zwischen immunkompetenten Zellen (Makrophagen; Monozyten, Lymphozyten, Mastzellen und basophile Zellen), die physiologischerweise Schutzmechanismen gegen körperfremdes Gewebe, wie Bakterien, Viren oder Pilze, aber auch Tumorzellen, darstellen.
Unterscheiden lassen sich eine afferente von einer efferenten Phase der Immunreaktion. In der afferenten Phase geschieht die Sensibilisierung, d. h. die Fähigkeit, körperfremde Substanzen als fremd zu erkennen. Diese Kenntnis ist erworben und nicht angeboren, weshalb ein Kennzeichen allergischer Reaktionen ist, daß sie nicht von Geburt an bzw. der ersten Applikation eines bestimmten Allergens, sondern erst nach mehrmaliger Exposition entstehen. Die Sensibilisierung erfolgt in der Regel durch Präsentation des Antigens von Makrophagen oder anderen dazu fähigen Zellen (in der Haut z. B. die Langerhans-Zellen) gegenüber Lymphozyten. Durch Interaktion von B- und T-Lymphozyten mit Suppressor- und Helfereigenschaften und Vermittlung von hormonähnlichen Substanzen der Makrophagen (den Monokinen, z. B. Interleukin 1, und Lymphokinen, z. B. Interleukin 2, B-Zell-Differenzierungs- und B-Zell-Wachstumsfaktoren) werden immunkompetente Zellen aktiviert und differenzieren zu Zellen mit spezifischen Leistungen, wie z. B. der Synthese von Antikörpern oder Effektor-T-Lymphozyten gegen das Antigen. Neuere Befunde zeigen, daß nicht nur die Sensibilisierung, sondern auch die Toleranz gegen Antigene (z. B. körpereigene Antigene) eine aktive Leistung des Immunsystems sind. Aus einer Insuffizienz dieser Fähigkeiten des Immunsystems können z. B. Autoimmunkrankheiten resultieren.

Immunologische Reaktionsformen

Nach erfolgter Sensibilisierung kann das Immunsystem bei erneuter Antigenexposition mit der Auslösung von Entzündungsreaktionen reagieren. Wenngleich nahezu immer alle Faktoren des Immunsystems daran beteiligt sind, können verschiedene Einflüsse, z. B. Art der Antigenapplikation (oral, parenteral, epikutan), durch vorherrschende Beteiligung einzelner Faktoren der unterschiedlichen klinischen Bilder führen. Nach Coombs u. Gell werden 4 immunologische Reaktionstypen unterschieden.

- *Typ I*: Die Typ-I- oder allergische Soforttypreaktion ist durch eine rasche, mitunter wenige Sekunden nach Antigenexposition sich manifestierende Reaktion, wie Urtikaria, Konjunktivitis und Rhinitis allergica, exogen allergisches Asthma bronchiale und anaphylaktischer Schock, gekennzeichnet. Im Vordergrund steht die rasche IgE-mediierte Freisetzung von Entzündungsmediatoren der Mastzelle (vgl. Pathophysiologie der Urtikaria, S. 146). Durch Wechselwirkungen dieser Entzündungsmediatoren mit anderen Peptidreaktionskaskaden im Serum – z. B. dem Komplementsystem, dem Kinin-Bradykinin-System und dem Gerinnungssystem – entsteht eine nach ca. 6 Std. auftretende Spätphasenreaktion, die evtl. Grundlage verzögert auftretender Asthma- und Urtikariareaktionen ist, aber auch evtl. Grundlage der Ekzemmorphe bei atopischer Dermatitis.
- *Typ II*: Bei der zytotoxischen oder Typ-II-Reaktion binden sich Antikörper an die Membran von Zellen und aktivieren das Komplementsystem mit nachfolgender Zerstörung der entsprechenden Zelle. Die Folge sind klinische Krankheitsbilder wie hämolytische Anämie, Purpura, möglicherweise nach Überwindung der Toleranz auch Autoimmunerkrankungen.
- *Typ III*: Die vor allem bei Arzneimittelreaktionen (Penicillin, Fremdseren) zu beobachtende Serumkrankheit ist ein Beispiel für die Typ-III-Reaktion, bei der die Bildung von Immunkomplexen aus Antikörpern (IgG, IgM) und Antigen besteht. Sie können wiederum das Komplementsystem aktivieren. Vielleicht können diese Reaktionen auch durch IgE-abhängige Sofortreaktion und durch die dadurch bedingte Kapillarpermeabilitätserhöhung mit nachfolgender lokaler Anreicherung von Immunkomplexen getriggert werden, weshalb teilweise bei diesen Erkrankungen (z. B. Vaskulitiden) auch Antihistaminika therapeutisch verwendet werden. Sowohl die Typ-II- als auch die Typ-III-Reaktion treten einige Stunden (6-12 Std.) nach Antigenexposition auf, was ihre Unterscheidung zu Spätphasenreaktionen bei Typ-I-Allergien insbesondere bei Hauttestungen erschwert. Typ II und III lassen sich unter praktisch-klinischen Gesichtspunkten als humoral vermittelte, verzögerte allergische Reaktionen zusammenfassen (de Weck 1980).
- *Typ IV*: Die Typ-IV-Reaktion tritt erst 24 Std. bis mehrere Tage nach Antigenexposition auf. T-Lymphozyten sind an ihr vor allem beteiligt, wobei in Entzündungsinfiltraten nur etwa 1% spezifisch sensibilisierte Lymphozyten vorkommen. Klinische Beispiele sind die allergische Kontaktdermatitis, die Tuberkulinreaktion, chronische Läsionen bei Autoimmunkrankheiten und Abstoßungsreaktionen von transplantiertem Gewebe.

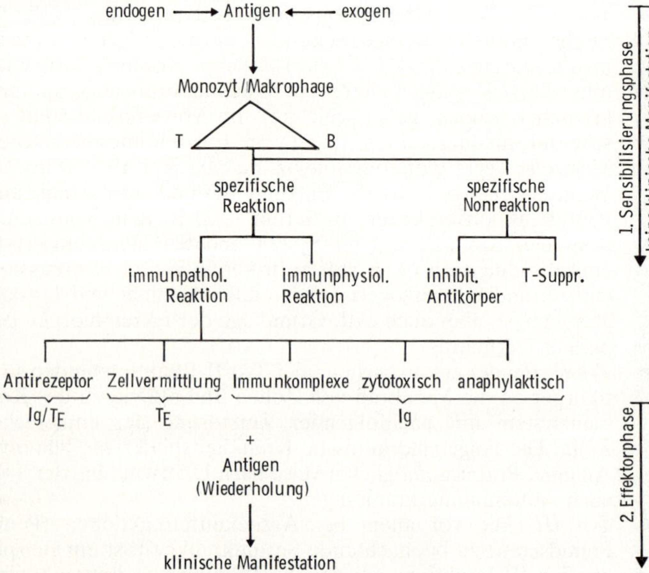

Abb. **6** Immunologische Reaktionswege (nach Müller-Ruchholtz) (T: T-Lymphozyt, B: B-Lymphozyt, T_E: Effektor-T-Lymphozyt)

Pseudoallergie (Intoleranz)

- Definition: Werden Effektormechanismen des Immunsystems nicht durch eine spezifische Sensibilisierung, sondern durch pharmakologische Eigenschaften von Substanzen ausgelöst, sprechen wir von pseudoallergischen Reaktionen, da sie sich klinisch nicht von allergischen Reaktionen unterscheiden. Beispiele dafür sind Histaminliberation durch bestimmte Pharmaka oder die Aspirinintoleranz (vgl. Arzneimittelallergien, S. 158).

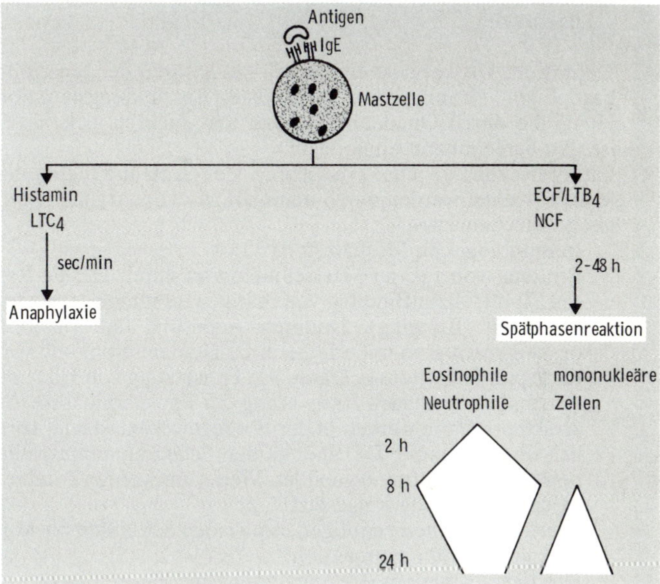

Abb. **7** IgE-vermittelte Reaktionen (LTB_4, LT C_4: Leukotrien B_4 und C_4; ECF, NCF: Eosinophilen- und Neutrophilenchemotaktischer Faktor.

Allgemeines

- Definition: Urtikaria ist eine durch Mediatoren der Mastzelle oder basophilen Granulozyten ausgelöste Entzündungsreaktion der Haut, die durch Quaddeln, Rötung und Juckreiz gekennzeichnet ist. An Schleimhaut Angioödem.
- Pathophysiologie: Die Freisetzung der Entzündungsmediatoren kann ausgelöst werden durch immunologische und nichtimmunologische Mechanismen:
  1. Immunologische Mechanismen:
     Bindung von IgE an Mastzellmembran durch IgE-Fc-Rezeptoren, Typ I; dann Bindung von Antigen an mindestens zwei IgE-Moleküle (Bridging). Dadurch Änderung der Mastzellmembraneigenschaften mit erhöhtem Calciumeinstrom und verstärkter Lipidmethylierung. Daraufhin Freisetzung von Histamin und Arachidonsäure nach Aktivierung der Phospholipasen. Aus der Arachidonsäure werden in der Bindegewebsmastzelle vornehmlich Prostaglandin D2 und in der Schleimhautmastzelle vornehmlich Leukotriene gebildet. Weiterhin werden entzündungsfördernde Peptide freigesetzt.
     Diese Reaktionen benötigen nur wenige Sekunden bis Minuten: allergische Soforttypreaktion.
     Die nichthistaminergen Entzündungsmediatoren bewirken (bei Mitwirkung von Mediatoren anderer entzündungsfördernder Zellen, wie z. B. neutrophiler oder eosinophiler Granulozyten, weiterhin des Komplementsystems und des Gerinnungssystems, die IgE-vermittelte Spätphasenreaktion, die nach ca. 6 Std. entstehen kann.
  2. Antigenunspezifische Aktivierung des Komplementsystems durch IgG- oder IgA-Immunkomplexe mit erhöhter Bildung von Anaphylatoxinen (C3a, C5a) und Freisetzung der Entzündungsmediatoren der Mastzelle. Dieser Pathomechanismus ist wahrscheinlich vorherrschend bei der Urtikaria im Rahmen von Kryoglobulinämie, systemischem Lupus erythematodes, Urtikariavaskulitis, lokalisierter Wärmeurtikaria.
  3. Nichtimmunologisch bedingte Urtikariaformen (Pseudoallergie) können durch histaminliberierende Arzneimittel (Tab. 29, S. 166), physikalische Effekte (direkt oder indirekt über Vermittlersubstanzen) und Cholinergika ausgelöst werden. Umgebungstemperatur, alkoholische Getränke, Fieber, emotionelle Erregungen, Hyperthyreoidismus und andere endokrinologische Faktoren können den Urtikariaverlauf modulieren.

Klinik

Es werden unterschieden:

- Akute Urtikaria (kürzer als 6 Wo.),
- Chronisch rezidivierende Urtikaria (länger als 6 Wo.),
- Chronisch persistierende Urtikaria (länger als 6 Wo.).

Während die akute Urtikaria oft durch bestimmte Allergene ausgelöst wird und die allergologische Testung eine kausale Therapie (Allergenkarenz) ermöglichen kann, wird die chronisch rezidivierende Urtikaria meist nicht durch Allergene ausgelöst. In der Gruppe der chronisch rezidivierenden Urtikaria gibt es folgende Sonderformen:

- Physikalische Urtikaria, bei der die Erkrankung durch physikalische Faktoren wie Druck, Kälte, Wärme, Licht, Röntgenstrahlen, weiterhin durch Anstrengung oder Streß ausgelöst wird.
- Urtikariavaskulitis, bei der man histologische Zeichen einer leukozytoklastischen Vaskulitis findet (S. 152).

Gradeinteilung der Typ-I-Reaktionen

- Stadium I: Lokalisierte Urtikaria.
- Stadium II: Generalisierte Urtikaria.
- Stadium III: Zusätzliche Schleimhautreaktionen wie Rhinokonjunktivitis, Bronchialasthma, orolaryngeale oder gastrointestinale Symptomatik.
- Stadium IV: Anaphylaktische oder anaphylaktoide Reaktionen.

Diagnostik

- 1. Anamnese:
  a) Durch Erfragen des klinischen Verlaufs ist eine Einteilung in akute und chronische Urtikaria, chronisch rezidivierende oder chronisch persistierende Urtikaria möglich.
  Mögliche Allergene wie Arzneimittel (Analgetika, Penicillin, Laxanzien, Ovulationshemmer, Chinin oder chininhaltige Nahrungs- und Genußmittel), Konservierungsmittel, Farbstoffe, müssen erfaßt werden. Besteht Bezug zu bestimmten Nahrungsmitteln? (Essen in Kantine, Restaurant, China-Restaurant-Syndrom).
  Physikalische Faktoren?
  b) Familienanamnese: Hereditäres angioneurotisches Ödem (S. 284), Muckle-Wells-Syndrom (Urtikaria, Taubheit, Amyloidose), familiäre Kälteurtikaria, verzögerte Kälteurtikaria (C3-Inhibitor-Mangel), atopische Erkrankungen.

- 2. Laboruntersuchungen:
  - a) Im Rahmen der routinemäßig erhobenen Laborparameter lassen sich in der Regel keine pathologischen Befunde, die im Zusammenhang mit der Urtikaria stehen, nachweisen. Ausnahme: Urtikariavaskulitis: erhöhte BSG, Leukozytose.
  - b) Hepatitis-B-Serologie (HB_sAG): Gelegentlich tritt eine akute Urtikaria etwa 2-3 Wo. vor der ikterischen Phase der Hepatitis B auf.
  - c) BSG, weißes und rotes Blutbild, ANA, C3, C4, T_3/T_4, antithyreoidale mikrosomale Antikörper.
  - d) Stuhl auf Wurmeier.
  - e) Kryoglobuline.
  - f) Gesamt-IgE; spezifisches IgE gegen Penicilloyl G/V, Beifuß und Wermut (Hinweis auf mögliche Gewürzmittelallergene), Nahrungsmittelallergene.
  - g) Bei Verdacht auf hereditäres angioneurotisches Ödem (S. 284): C3 und C4; wenn C4 massiv erniedrigt ist, sollte eine Bestimmung der C1-Esterase-Inhibitoraktivität durchgeführt werden.
- 3. Allergologische Diagnostik:
  - a) Intrakutantests:
    - Inhalative Allergene (Kreuzreaktion zu Nahrungsmittelbestandteilen möglich: z. B. Birke, Beifuß, Wermut).
    - Nutritive Allergene (evtl. vorher RAST, wegen Stärke der Reaktion).
    - Konservierungsmittel und Arzneimittel (S. 161).
  - b) Epikutantestung:
    Evtl. zum Nachweis einer sog. Paragruppenallergie (Konservierungsmittel, Arzneimittel), bei Kontakturtikaria (S. 153).
- 4. Provokationstest:
  - a) Besteht bei der akuten Urtikaria Anhalt für eine Unverträglichkeit auf Analgetika oder auf Medikamente, die Intoleranzreaktionen auslösen, sollte auch bei negativem Hauttest eine orale Provokationstestung durchgeführt werden. Diese Untersuchung ist nur stationär durchzuführen.
  - b) Provokationstestungen bei persistierender und chronisch rezidivierender Urtikaria sollten während Erscheinungsfreiheit des Patienten durchgeführt werden. Ist diese nicht gegeben, so ist eine zweiwöchige Urtikariadiät unter klinischen Bedingungen angezeigt (z. B. eine Kartoffel-Reis-Diät über 10 Tg.); hierunter wird die Mehrzahl der Patienten erscheinungsfrei.

- Acetylsalicylsäure: Je nach Schweregrad der anamnestischen Reaktion (S. 145) beginnen wir mit 1 mg, 10 mg oder 50 mg. Es wird dann in halbstündlicher Folge gesteigert auf 10 mg, 50 mg, 100 mg, 250 mg, 500 mg und 1000 mg. Je Tag kann eine Substanz exponiert werden, wobei man zwischen den einzelnen Stufen als Placebo Acid. lacticum geben kann.
- Disulfit: 5 mg, 50 mg, 150 mg.
- Tartrazin: 2 mg, 4 mg, 10 mg.

• 5. Zusätzliche Untersuchungen bei chronischer Urtikaria:
   a) Probeexzision aus einer Spontanquaddel und aus einer Quaddel 3 Std. nach intrakutaner Applikation von 0,02 ml Histamin 1:10000. Histologie mit Immunfluoreszenz.
   b) Untersuchungen auf Fokalinfektion im HNO- und zahnmedizinischen Bereich, vor allem bei erhöhtem AST-Titer.

• 6. Diagnostik der physikalischen Urtikaria s. S. 150–152.

Therapie

• 1. Akute Urtikaria:
   a) Antihistaminika.
   b) Bei stärkerer Ausprägung in jedem Fall ab Grad III 1000 mg Prednisolonäquivalent i. v.; Kontrolle des Patienten.
   c) Calcium ist ohne Nutzen.

• 2. Chronische Urtikaria:
   a) Meiden der auslösenden Faktoren.
   b) Antihistaminika; unterschiedliche Antihistaminikagruppen einsetzen (S. 499–500); häufig wird nicht hoch genug dosiert.
   c) Bei Druckurtikaria sind manchmal Glucocorticoide unvermeidbar.

Physikalische Urtikaria

- Allgemeines: Durch die Möglichkeit, eine physikalische Urtikaria durch definierte Tests zu einem definierten Zeitpunkt auszulösen und zu objektivieren, können diese Tests sowohl zur Therapiekontrolle als auch zu Untersuchungen der Entzündungsmediatoren herangezogen werden. Wegen der Möglichkeit von Kombinationen verschiedener Urtikariaformen sollte stets ein Test auf physikalische Urtikaria im Rahmen eines Screening-Programms durchgeführt werden.
  Nachfolgend sind nachgewiesene Entzündungsmediatoren bei den verschiedenen Formen der physikalischen Urtikaria zusammengefaßt:

Tabelle **27** Mediatoren bei physikalischer Urtikaria

Urtikariatyp	nachgewiesene Mediatoren
Urticaria factitia (sofort)	Histamin
Druckurtikaria (verzögert)	Histamin
Vibrationsurtikaria	Histamin
Kälteurtikaria	Histamin, ECF, HMW-NCF
Lichturtikaria	Histamin, ECF, NCF
Cholinergische Urtikaria	Histamin, ECF, NCF
Urtikariavaskulitis	Histamin, Komplement

ECF Eosinophilen-chemotaktischer Faktor; NCF Neutrophilen-chemotaktischer Faktor, HMW High molecular weight.

- Urticaria factitia:
  - Urtikarieller Dermographismus: Durch mechanischen Reiz der Haut läßt sich die Urtikaria auslösen.
  - Test: Mit einem Holzspatel fährt man entlang einem Lineal eine definierte Strecke, z. B. 10 cm. 10 Min. später wird die Breite der dadurch ausgelösten Quaddel ausgemessen.
- Druckurtikaria:
  - Durch Druck ausgelöste, sich meist als Spätreaktion manifestierende Urtikaria.
  - Für 10 Min. wird ein 8 kg schwerer Gegenstand auf den Oberschenkel gestellt, nach 20 Min. und 6 Std. Ablesung.
  - Therapie: Bei dieser Form der Urtikaria sind Antihistaminika meist unwirksam. In der Regel sind Corticoide nicht zu vermeiden, die aber bereits in geringen Dosierungen wirken (z. B. 10–20 mg Prednisolon oder Äquivalenzdosen morgens). Weitere Therapiemöglichkeit: Indometacin.

- Cholinergische Urtikaria:
  - Durch Anstrengung oder Schwitzen ausgelöste Urtikaria.
  - Kennzeichnend sind multiple kleine Quaddeln.
  - Nicht selten kombiniert mit anderen Urtikariaformen.
  - Tests:
    a) Sauna: Den Patienten in einer Heimsauna zum Schwitzen bringen, der Patient trocknet sich nicht ab, sondern läßt den Schweiß bei Raumtemperatur auf der Haut trocknen. Bei Auftreten von Quaddeln: positiver Testausfall.
    b) Quantifizierung des Testes mit Fahrradergometer.
    c) 0,03 ml Doryl intrakutan. Wenn nach 20 Min. Satelittenquaddeln entstanden sind, wird der Test als positiv gewertet.
  - Therapie: Da Antihistaminika unterschiedlich starke anticholinergische Wirkungen gleichzeitig haben, empfiehlt es sich, bei der cholinergischen Urtikaria solche Antihistaminika zu nehmen, die besonders stark anticholinergisch wirken: z. B. Hydroxyzin (S. 499). Bei Dosierungen bis 30 mg herrscht die antihistaminerge Wirkung vor, die ataraktische Wirkung ist erst ab 50 mg deutlich.
- Wärmeurtikaria:
  - Auftreten von Quaddeln bei Wärmekontakt; sehr selten.
  - Wärmetest: Man läßt den Patienten ein Armbad in 42°C warmem Wasser nehmen. Ablesung nach 20 Min. und 6 Std.
- Kälteurtikaria:
  - Durch Kälteexposition wird in einem von Patient zu Patient unterschiedlichen Temperaturbereich eine Urtikaria ausgelöst.
  - Nachweis:
    a) Ein mit Eiswasser gefüllter Metallbehälter wird auf eine Unterarminnenseite für 10 Min. aufgebracht: Ablesung und Ausmessen der Quaddelgröße nach 20 Min. und 6 Std.
    b) Man läßt den Patienten für 20 Min. ein Armbad im 12°C kaltem Wasser nehmen. Ablesung und Bestimmen der Quaddelgröße nach 20 Min. und nach 6 Std.
    c) Eventuell bei entsprechender sicherer Anamnese und negativem Ausfall des Testes Untersuchung bei unterschiedlichen Wassertemperaturen. Wegen möglicher kardialer Beteiligung bei dieser Urtikariaform empfiehlt sich beim Kältetest ebenfalls eine EKG-Kontrolle bei Quaddelbildung. Kältetest nur unter den Bedingungen einer Notfallbereitschaft durchführen.
  - Labordiagnostik: Ausschluß von Kälteagglutininen, Kryoglobulinen und Kryofibrinogen (S. 266–267).

- Therapie: Hinweis der Patienten auf mögliche Gefährdung bei plötzlicher Kälteexposition, z. B. beim Schwimmen. Von Antihistaminika wird vor allen Dingen Cyproheptadin empfohlen. Teilweise werden Penicillinkuren empfohlen. Angeblich sollen diese Penicillinbehandlungen nur bei intramuskulärer oder intravenöser Applikation wirken.
- Kältehyposensibilisierung (Wechselduschen) führt zu einem Sistieren der Urtikaria; aber unsicherer Langzeiteffekt.

- Lichturtikaria:
  - Durch Licht verschiedener Wellenlänge einschließlich Röntgenstrahlen läßt sich gelegentlich ebenfalls eine Urtikaria auslösen; sehr selten.
  - Nachweis: Lichttreppe mit unterschiedlichen Wellenlängenbereichen.
  - Therapie: Antihistaminika, Lichtschutzsalben, Chloroquin.

Tabelle **28** Lichturtikariaformen

Lichturtikaria	Wellenlängenspektrum	PK-Test
Typ I	285-320 nm	+
Typ II	320-400 nm	-
Typ III	400-500 nm	-
Typ IV	400-500 nm	+
Typ V	280-600 nm	-

PK-Test: Lichtempfindlichkeit mittels Patientenserum übertragbar (Prausnitz-Küstner).

Urtikariavaskulitis

- Definition: Urtikariaeffloreszenz histologisch durch eine leukoklastische Vaskulitis gekennzeichnet. Klinisch bei Vollbild typische Trias: erhöhte BSG, Arthralgie, Urtikaria.
- Pathophysiologie: Wahrscheinlich durch Immunkomplexe mit folgender Komplementaktivierung ausgelöste Vaskulitis, die sich als Urtikaria manifestiert. Nicht selten im Rahmen eines systemischen Lupus erythematodes. Kryoglobuline.
- Klinik: Die Quaddeln sind durch eine längere Persistenz als sonst üblich gekennzeichnet und ihr betont lageabhängiges Auftreten. Neben der Arthralgie sind Magen-Darm-, Nieren- und Leberbeteiligung möglich, daher Lungenfunktionstest zusätzlich. Einige letale Verlaufsformen der Urtikariavaskulitis waren vor allen Dingen durch eine ausgeprägte Lungenbeteiligung gekennzeichnet.

- Laboruntersuchungen: ANA, Ro, La, CH 50, C3, C5.
- Diagnostik: Biopsie aus Spontanquaddel und 3 Std. nach lokaler Histaminapplikation. Histologische und immunhistologische Untersuchungen der Quaddel.
- Histologie: Leukozytoklastische Vaskulitis. C3- oder Immunglobulinablagerungen.
- Therapie: Neben Antihistaminika DADPS, Resochin, Indometacin. Glucocorticoide und (bei Nieren- oder Lungenbeteiligung) immunsuppressive Therapie mit Azathioprin erwägen.

Kontakturtikaria

- Definition: Durch Kontakt mit einer als Allergen wirkenden (immunologische Form der Kontakturtikaria) oder toxisch wirkenden Substanz ausgelöste Urtikaria.
- Ursache (nach Kleinhans):
  1. Toxische Reaktion: Benzoesäure, Benzaldehyd, Natriumbenzoat, Buttersäure, Diäthylfumarat, Dimethylsulfoxid, Essigsäure, Histamin, Kobaltchlorid, Kopierpapier, Nikotinsäureester, Sorbinsäure, Zimtaldehyd, Zimtöl, Zimtsäure, Nelkenöl, Perubalsam.
  2. Allergische Reaktion: auf Hölzer (Mahagoni, Teak), Pflanzen (Latex, Maismehl, Pollen, Rose, Weizenmehl, Weizenkleie), Tierproteine (z. B. Fisch, Milch), Fleisch, Epithelien, Speichel, Orange und Serum von Tieren, Seide, Gemüse (z. B. Kartoffelschale), Obst (vor allem Steinobst), Kreuzreaktion bei Pollenallergikern, Gewürze, Bacitracin, Cephalosporin, Chloramin, Chlorhexidin, Parabene, Penicillin, Phenylquecksilberverbindungen, Platinsalze.
  3. Fragliche allergische Reaktion bzw. sowohl allergische als auch toxische oder pseudoallergische Reaktion: Meerestiere (Schalentiere), Stiche und Bisse verschiedener Insekten, Alkohole, p-Aminodiphenylamin, Aminophenazon, Ammoniumpersulfat, Benzocain, Benzoylperoxid, Butylhydroxytoluol, Cetylalkohol, Dinatriumbenzoat, Formaldehyd, Jod, Kaliumferricyanid, Lanolinalkohole, Mechlorethamin, Methylgrün, Monoamylamin, Neomycin, Nickelsulfat, Oleylamid, Phenole, p-Phenylendiamin, Phosphorsequisulfid, Polyäthylenglykol, Resorcin, Rouge, Sorbitanmonolaurat, Sorbitanmonostearat, Stearylalkohol, Streptomycin, Terpentin, Zinkdiäthyldithiocarbamat.

- Testung: Epikutantestung mit 20-Min.-Ablesung. Dieser Test sollte getrennt von den üblichen Epikutantests durchgeführt werden, da nach Ablösen und erneutem Aufkleben des Pflasters im Rahmen der Epikutantestung keine sichere Adhäsion und damit bei der üblichen Epikutantestung keine sichere 24-Std.- oder 45-Std.-Exposition mehr gewährleistet ist.

Nahrungsmittelallergien

Definition

Unverträglichkeiten nach Nahrungsmittelgenuß aufgrund Sensibilisierung und Bildung spezifischer Antikörper.

Klinik

Urtikaria, anaphylaktischer Schock, exogen allergisches Asthma bronchiale, Koliken, Nausea, Erbrechen, Blähungen, Obstipation, Diarrhoe, Vaskulitis, Arthralgie, hämatogene Kontaktdermatitis, Aphthen, Zungenbrennen, Migräne, Abgespanntheit (Tension fatigue), psychische Veränderungen.
Auch die atopische Dermatitis kann gelegentlich durch Nahrungsmittel provoziert werden; hier aber besonders sorgfältige allergologische Objektivierung.

Differentialdiagnose

1. Sprue-Enzymdefekte:
   a) Lactase (angeboren/sekundär),
   b) Galaktokinase,
   c) Galaktose-1-phosphat-uridyltransferase,
   d) Phenylketonurie,
   e) Hartnup-Syndrom.
2. Nahrungsmittelvergiftung durch vasoaktive Amine in Nahrungsmitteln. Histamin: Fischkonserven, vor allem Makrelen, Sauerkraut, Wurst, Weine; Tyramin: Käse, Hefe, Hering; Phenyläthylamin: Schokolade; Serotonin: Bananen.
3. Pseudoallergische Reaktion auf Nahrungsmitteladditiva.
4. Schimmelpilzallergie.

Diagnostik

- Anamnese: Gerade bei Nahrungsmittelunverträglichkeiten besonders sorgfältige Vorgeschichte; u. U. Führung eines Tagebuches durch den Patienten. Atopie (bekannte Pollensensibilisierung?): Birke und Hasel Leitallergen bei Haselnüssen, Walnüssen, Mandeln, Paranüssen, Erdnüssen, Sesam, Mohn, Stein- und Kernobst (Äpfel, Birnen, Pfirsiche, Kirschen, Kiwi); Leitallergen Beifuß und Wermut: bei Gewürzen und Kräutern (Anis, Kamille, Fenchelsamen, Sellerie, Dill, Koriander, Kümmel, Schnittlauch, Pfefferminz, Pfeffer, Kurkuma, Thymian, Salbei, Basilikum, Liebstöckel, Zitronenmelisse, Soja, Fenchel, Karotte, Hülsenfrüchte, Paprika).

Eiweißallergien: Fisch, Schalentiere (auch Intoleranzreaktionen wegen Histaminliberation möglich), Hühnerei (Eiweiß oder Eigelb), Milch (Casein, -Lactalbumin, ß-Lactoglobulin), Fleisch (Rind, Schwein, Geflügel).
Arzneimittelunverträglichkeiten (z. B. Aspirin oder Penicillin).

- Hauttest: Native Nahrungsmittel im Scratch-Test, standardisierte Allergenextrakte (Eiweiße, Nahrungsmittel, Gewürze, Konservierungsmittel) im Prick-Test, erst anschließend im Intrakutantest. Intrakutantest bei negativem Prick-Test fraglich positiv zu interpretieren. Deutlicher Hinweis auf Sensibilisierung ab Prick-Test ++. Bei Anhalt für hämatogene Kontaktdermatitis oder Kreuzreaktion bei anamnestischem Anhalt für allergische Kontaktdermatitis Epikutantest (u. a. „Parastoffe", Konservierungsmittel, Perubalsam, Metallsalze).
- RAST: Bei anamnestisch starker Reaktion RAST-Test vor Hauttest.
  Stets mit Bestimmung des Gesamt-IgE zur Beurteilung der Ergebnisse der spezifischen IgE-Konzentration. Weiterführende In-vitro-Testungen: Histaminliberationsassay, Lymphozytentransformationstest.
- Provokationstestung: Ziel der Provokationstestung nach allergenarmer Diät ist der Nachweis einer allergischen oder pseudoallergischen Reaktion. Die Substanzen sind in Gelatinekapseln abgefüllt und sollten unter Doppelbedingungen bei Kontrolle mit 100 mg Milchzucker als Placebo appliziert werden. Als Indikator für Analgetikaintoleranz mit häufiger Kreuzreaktion zu Unverträglichkeiten auf Nahrungsmitteladditiva Exposition mit Acetylsalicylsäure (in 30minütigem Abstand 10, 50, 100, 200, 500, evtl. 1000 mg). Weitere Exposition mit Natriumbenzoat (50 mg, 200 mg), Tartrazin (4 mg, 10 mg), Natriumdisulfit (10 mg, 50 mg, 150 mg), Natriumglutamat (0,5 mg, 2,5 mg). Je nach Anamnese, Hauttestbefund und RAST Erweiterung der Expositionen. Objektivierung der Provokationstestung neben klinischer Befunderhebung durch:
  a) Thrombozytopenietest nach Storck u. Wüthrich: Vor und nach Allergenexposition in 30minütigem Abstand bis 2 Std. danach Thrombozytenbestimmung. Abfall mehr als 15-20%: positiv.
  b) Plasmahistaminbestimmung vor und 30 Min. nach Exposition bzw. bei Symptomen. Im positiven Testausfall 3-5fache Anstiege u. a. bei atopischer Dermatitis.
- Erweiterung der Testung: Intragastrale Exposition unter endoskopischer Kontrolle (IPEC); dabei intragastrale Histaminbestimmung möglich.

Therapie

- Wenn möglich Karenz. Nach Wüthrich folgende Hinweise:
- Benzoathaltige Lebensmittel: Preiselbeeren, Heidelbeeren, Zimt, Gewürznelke, fermentierte Milchprodukte, Erdbeeren, Trauben, Margarine, hartgesottene, geschälte Eier in Konservierungslösung, Sauerkraut, Essigkonserven (z. B. Gurken), Senffrüchte, Meerrettich, Ketchup, Paprikapaste, gefüllte Oliven, künstliche Süßstoffe in Lösung, Konditorei- und Zuckerwaren mit Frucht- oder fetthaltigen Überzügen, kandierte Früchte, Zitronensaft zum Würzen von Speisen, Tafelgetränke und Tafelwasser mit Fruchtsaft, Limonade, Konfitüre, Marmeladen, Gelees, Nußpasten, alkoholfreier Wermut, Senf, Lachs in Dosen, Sardellen, Lachspaste, Konserven aus Fleisch von Krustentieren.
- Lebensmittel, die mit Azofarbstoffen gefärbt werden dürfen: Käsezubereitung, Schmelzkäse, Fertigfondue, Salatsoße, Dauerbackwaren, Feinbackwaren, Puddingpulver, Obstkonserven, Spinatkonserven, Senffrüchte, Konditorei- und Zuckerwaren, Speiseeis, Zitrussirupe, Tafelgetränke, Limonade, Limonadenpulver, Brausetabletten, Konfitüren, Marmeladen, Gelees, Brotaufstriche, alkoholfreie Bitter, gefüllte Schokoladenartikel, Senf, Liköre, Bitter, Fischrogenkonserven.
- Synthetische Farbstoffe dürfen auch zur Färbung von Eierschalen oder zum Stempeln von Käse, Eiern und Fleisch verwendet werden. Auch Tabletten und Dragees können diese Farbstoffe enthalten (auch Antihistaminika, Kontrazeptiva, etc.).
- Lebensmittel, denen schwefelhaltige Antioxidanzien oder Konservierungsmittel zugesetzt werden dürfen: Rohgerste, Eigelb, Trokkenobst, Sauerkraut, Senffrüchte, Meerrettich, Baumnüsse, Kartoffeln, andere Gemüse und Früchte, Kartoffelprodukte, Trockengemüse, Gemüsespezialitäten in Essig, Kunsthonig, Stärkezucker und Stärkesirup, Fruchtsäfte, Fruchtsirup, Brotaufstrich, Kernobstsaft, Süßmost, Senf, Traubenmost, Traubensaft, Essig, Weine (z. B. Schaumweine).
- Salicylatfreie Diäten: Außerordentlich schwer bzw. kaum einzuhalten. Sie haben sich uns nicht bewährt.
- Symptomatische Behandlung: Cromoglicinsäure (Colimune), Antihistaminika, ggf. Glucocorticosteroide, spezifische Hyposensibilisierungen fraglich.

Allgemeines

Zirka 80% aller unerwünschten und unerwarteten Arzneimittelreaktionen gehen mit Hautveränderungen einher. Damit ist die Haut ein wesentliches Signalorgan für teilweise sehr schwere Arzneimittelreaktionen. Die meist auftretenden Symptome sind:

- Allergische Soforttypreaktion: Urtikaria, Angioödem, anaphylaktischer Schock.
- Humoral vermittelte, verzögerte allergische Reaktionen: Allergische Vaskulitis, Erythema nodosum, Serumkrankheit, Erythema exsudativum multiforme (?).
- Allergische Spättypreaktion: Allergische Kontaktdermatitis, photoallergische Reaktion, fixe Arzneimittelreaktion (?), toxische epidermale Nekrolyse (Lyell-Syndrom) (?).
- Grundsätzlich können alle Medikamente aller Formen eine allergische Reaktion auslösen. Es hat sich jedoch herausgestellt, daß bestimmte Formen allergischer Hautreaktionen besonders häufig durch bestimmte Medikamente bedingt sind.

Allergische Soforttypreaktionen

- Urtikaria: Penicillin, Aminoglykosid-Antibiotika, Barbiturate, Hydantoine, Hydralazin, Sulfonamide, Thiaziddiuretika, Tranquilizer.

Humoral vermittelte, verzögerte allergische Reaktionen

- Vaskulitis: Allopurinol, Cimetidin, Furosemid, Hydantoine, Penicilline, Phenylbutazon und Sulfonamide.
- Serumkrankheit: Fremdseren, Aminosalicylsäure, Penicilline, Hydralazin, Pyrazolone, Sulfonamide, Thiaziddiuretika.
- Erythema nodosum: Orale Antidiabetika, Pyrazolone, Sulfonamide.
- Arzneimittelinduzierter Lupus erythematodes (S. 187): Hydralazin, Procainamid, Isoniazid, Chlorpromazin, Penicillamin, Phenytoin und Sulfasalazin. Besonders der durch Hydralazin, Procainamid, Isoniazid und durch Sulfasalazin ausgelöste systemische Lupus erythematodes wird vor allen Dingen bei Patienten beobachtet, die diese Arzneimittel verlangsamt „verstoffwechseln“. Dieser verlangsamte Stoffwechsel ist durch eine geringe Aktivität azetylierender Enzyme bedingt.

Weiterhin haben Patienten ein erhöhtes Risiko, die eine für den Erythematodes typische HLA-Gewebetypisierung aufweisen. Insbesondere bei Gabe von Hydralazin, Procainamid und Isoniazid ist es daher sinnvoll, während der Anwendung dieser Arzneimittel Untersuchungen auf antinukleäre Antikörper durchzuführen.

Allergische Spättypreaktionen

- Allergische Kontaktdermatitis: Antihistaminika, Penicilline, Sulfonamide, Neomycin, Bacitracin, Benzocain, Chloramphenicol.
- Photosensibilität: Griseofulvin, Nalidixinsäure, Psoralene, Sulfonamide, Chlorpromazin, Tetracyclin.
- Fixe Arzneimittelreaktion: Analgetika, Barbiturate, Goldsalze, Phenolphthalein, Penicilline, Sulfonamide und Tetracycline.
- Toxische epidermale Nekrolyse (Lyell-Syndrom): Sulfonamide (Durenat), Penicilline, Pyrazolone, Phenytoin, Allopurinol.
- Makulopapulöse, morbilliforme oder skarlatiniforme Arzneimittelexantheme: Ampicillin, Penicillin, Aminoglykoside, Barbiturate, Benzodiazepine, Erythromycin, Goldsalze, Sulfonamide, Allopurinol, Phenytoin, Carbamazepin.
- Lichen-ruber-artige (lichenoide) Arzneimittelexantheme: β-Blokker, Goldpräparate.
- Blasenbildende Arzneimittelreaktionen: Penicillamin (Pemphigus foliaceus, Pemphigus vulgaris, bullöses Pemphigoid), Cinnarizin (Lichen planus pemphigoides).

Fixe Arzneimittelreaktion

- Allgemeines: Verzögert auftretende (6–24 Std.) Hautveränderungen mit typischer Morphologie und Lokalisation, die durch bestimmte Arzneimittel ausgelöst werden.
- Klinik: Blaulivide Makeln, die leicht schmerzen können; im Zentrum häufig weißliche Verfärbung durch Epidermisnekrose. Seltener Blasenbildung oder Erosion. Größe bis 10 cm. Meist nur ein oder wenige Herd[e].
  Die Effloreszenzen sind oft akral lokalisiert (Hände, Genitalbereich, Lippen). Bemerkenswert ist die Tatsache, daß die Effloreszenzen bei wiederholter Einnahme des auslösenden Medikamentes stets an der gleichen Körperstelle auftreten („fixe“ Arzneimittelreaktion).
- Therapie: Nachweis und Meiden der auslösenden Substanz.

Anamnese

- Allgemeines: Wesentlicher Ausgangspunkt jeder allergologischen Diagnostik bei allergischen Arzneimittelreaktionen ist eine ausführliche Anamnese. Nach Möglichkeit sollte man sich die schriftlichen Dokumentationen der dem Patienten gegebenen Arzneimittel (z. B. Kurve oder Anästhesieprotokoll) vor der Testung besorgen.
- 1. Wurde das Arzneimittel oder eine dem Arzneimittel chemisch ähnliche Substanz früher bereits eingenommen und gut vertragen? Allergische Reaktionen treten in der Regel nicht direkt bei der ersten Einnahme des fraglichen Allergens auf.
- 2. Durch welche Symptome und Beschwerden war die Arzneimittelreaktion gekennzeichnet?
- 3. Wie war der zeitliche Zusammenhang zwischen Einnahme des Medikaments und der Arzneimittelreaktion (z. B. Soforttypreaktion oder verzögerte allergische Reaktion)?
- 4. Bestehen oder bestanden andere dermatologische Krankheitsbilder (z. B. allergische Kontaktdermatitis auf Konservierungsmittel oder auf sog. Parastoffe. Sie besitzen Kreuzreaktionen mit Sulfonamiden, oralen Antidiabetika, Diuretika, Lokalanästhetika vom Estercaintyp; weiterhin z. B. Äthylendiamin mit einer möglichen Kreuzreaktion zu Euphyllinpräparaten)?
- 5. Traten in der Familie unerwartete Arzneimittelreaktionen auf (z. B. durch Arzneimittel induzierter Lupus erythematodes)?
- 6. Bestehen Erkrankungen des atopischen Formenkreises beim Patienten und seiner Familie (die meisten Studien geben bis auf Penicillin keinen Anhalt dafür, daß Atopiker im Vergleich zu Nichtatopikern verstärkt allergische Arzneimittelreaktionen erleiden)?
- 7. Wie wurde das Arzneimittel appliziert? (Die Gefahr der Sensibilisierung ist auch abhängig von der Art der Applikation.) Sie ist am stärksten bei epikutaner Applikation und nimmt ab bei oraler Exposition, intramuskulärer Applikation und schließlich intravenöser Applikation.
- 8. Wurde früher das angeschuldigte Arzneimittel oder ähnliche Arzneimittel als Salbenpräparate angewendet?
- 9. Welche Erkrankungen bestanden zum Zeitpunkt der Arzneimitteleinnahme (Ampicillinreaktionen finden sich gehäuft bei Virusinfektionen insbesondere bei einer infektiösen Mononukleose. Trimethoprim-Sulfamethoxazol-Allergien wurden gehäuft bei Patienten mit AIDS gesehen.)

Diagnostik

- Allgemeines: Zur Objektivierung einer allergischen Arzneimittelreaktion werden Epikutantests, Prick- bzw. Scratch-Tests und Intrakutantests an der Haut durchgeführt. Weiterhin kann man bei sorgfältiger Abwägung des Risikos für den Patienten und der Notwendigkeit, ein fragliches Medikament einzunehmen, orale Expositionen durchführen.

Epikutantest mit Arzneimitteln (außer Penicillin)

Sinnvoll ist die Epikutantestung bei folgenden Medikamenten (Indikatoren für Allergie gegen in p-Stellung substituierte Aromaten):
Paraphenylendiamin,
Parabene,
Marfanid, Metamizol,
Propyphenazon,
Phenacetin,
Äthylendiamin,
Durenat,
Trimethoprim/Sulfamethoxazol,
Chloramphenicol, Azidamphenicol, Thiamphenicol,
Neomycin,
Gentamycin,
Diäthylbarbiturat,
Thiomersal,
anamnestisch relevante Arzneimittel.

Prick-Test (außer Penicillin)

Nipagin, Nipasol,
Propyphenazon,
Metamizol,
Phenacetin,
Trimethoprim,
Sulfamethoxazol,
Durenat,
Diäthylbarbiturat,
anamnestisch relevante Arzneimittel.

Photopatch-Testung

Liegt der Verdacht auf eine photoallergische Arzneimittelreaktion vor, so führt man einen Photopatchtest durch (S. 7).

Beurteilung

- Die Ergebnisse der Epikutantestung, des Prick- und des Intrakutantestes werden wie bei anderen Allergenen bewertet. Bei der Intrakutantestung mit Arzneimitteln muß mit lokalen Unverträglichkeitsreaktionen der Testlösung gerechnet werden (Konzentration, Lösungsmittel etc.). Deswegen sind (abgesehen von der Verwendung des Polylysin-Penicilloyl-Präparates) vor allem schwache Reaktionen zurückhaltend zu beurteilen.
- Ließ sich mit diesen Testungen keine Objektivierung der allergischen Arzneimittelreaktion erzielen, so kann man unter sorgfältiger Abwägung des Risikos für den Patienten eine orale Exposition durchführen. Diese orale Exposition ist jedoch gefährlich, und man muß mit anaphylaktischen Reaktionen rechnen. Entsprechend muß man auf diese Situation vorbereitet sein.
- Da mit Spätreaktionen zu rechnen ist, sind orale Expositionen grundsätzlich nur unter stationären Bedingungen durchzuführen. Nachteil der oralen Exposition ist, daß keine Unterscheidung zwischen einer (photo)allergischen oder (photo)toxischen bzw. pseudoallergischen Reaktion auf das Arzneimittel möglich ist.

In-vitro-Diagnostik

Die Möglichkeit, spezifische Antikörper gegen Arzneimittel (z. B. IgE) nachzuweisen, besteht derzeitig nur für Penicillin, Insuline und ACTH. Eine weitere Möglichkeit der In-vitro-Diagnostik stellt der Lymphozytentransformationstest dar.

Allgemeines

Einzelne Arzneimittelreaktionen werden dem Dermatologen besonders häufig zur Abklärung vorgestellt; meist soll zu diesen Fragestellungen möglichst rasch Stellung genommen werden.

Penicillin

Sehr häufig ist die allergologische Objektivierung einer Penicillinallergie durch Hauttests notwendig. Da bereits auf sehr kleine Penicillinmengen eine starke allergische Reaktion auftreten kann und gerade die epikutane Anwendung von Penicillin mit einer stärkeren Sensibilisierungsgefahr als bei anderen Medikamenten verbunden ist, hat sich uns folgendes Testschema bei Verdacht auf Penicillinallergien besonders bewährt (Reihenfolge der Testung wie angegeben):

- 1. Mittels RAST (S. 14) Nachweis von spezifischen IgE-Antikörpern im Serum des Patienten gegen die Hauptdeterminanten der Penicillinallergie (Penicilloyl G: Derivat des Benzylpenicillins; Penicilloyl V: Derivat des Phenoxymethylpenicillins).
- 2. Prick- und (bei fehlender Testreaktion) Intrakutantest mit:
  Benzylpenicillin,
  Ampicillin,
  Methicillin,
  Penicillin-Polylysin,
  Penicilloat,
  Benzylpenicilloinsäure,
  Cefalotin,
  vom Patienten benutztes Penicillinpräparat.
- 3. Epikutantest mit den unter 2. angeführten Substanzen: Bei der Epikutantestung ist neben einer Ablesung nach 24, 48 und 72 Std. ebenfalls eine Ablesung nach 30 Min. und 6 Std. erforderlich. Sowohl nach der Epikutantestung als auch nach der Prick- und Intrakutantestung soll der Patient 60 Min. unter ärztlicher Beobachtung bleiben. Lebensgefährliche anaphylaktische Reaktionen sind sogar nach einer Epikutantestung gesehen worden.
- 4. Lymphozytentransformationstest: Liegt anamnestisch ein Lyell-Syndrom vor, so wird der Lymphozytentransformationstest vor den Hauttestungen durchgeführt.

Lokalanästhetika

- Allgemeines: In Westeuropa werden zwei Gruppen von Lokalanästhetika verwendet: Estercaine und Amidcaine.
  Bei den Estercainen besteht die Möglichkeit einer Gruppenallergie zu Substanzen der Parastoffgruppe. Estercaine sind u.a. Benzocain und Procain.
  Zu den Amidcainen gehören Bupivacain, Lidocain und Mepivacain; gegen sie sind kaum Sensibilisierungen bekannt.
  Weiterhin ist bei einer fraglichen Lokalanästhetikareaktion zu bedenken, daß Stechampullen und Lokalanästhetika mit Adrenalin zusätzlich meistens Konservierungsmittel beinhalten.
  Gerade bei Anamnesen bezüglich einer Lokalanästhetika-Unverträglichkeitsreaktion ist differentialdiagnostisch auch an die möglichen kardiotoxischen Wirkungen von Lokalanästhetika zu denken.
- Vorgehen: Wir führen mit einem konservierungsmittelfreien Mepivacain- oder Lidocainpräparat eine Prick-, dann eine Intrakutantestung mit 1:100-, 1:10- und dann 1:1-Lösung durch. Anschließend wird eine subkutane Provokation mit 0,5 ml des getesteten Lokalanästhetikums gegeben. Gerade bei Lokalanästhetikatestungen bewähren sich Placebokontrollen.
  Sind bei diesem Vorgehen keine positiven Reaktionen aufgetreten, kann davon ausgegangen werden, daß bei Applikation auch größerer Mengen des Lokalanästhetikums keine allergisch bedingten Reaktionen auftreten.
  Eine mögliche Parastoffgruppenallergie wird durch Epikutantestung überprüft.

Kontrastmittel

- Allgemeines: Patienten, die eine anaphylaktoide Reaktion auf Kontrastmittel hatten, haben ein erhöhtes Risiko, diese Reaktion bei neuer Kontrastmittelapplikation wiederum zu erleiden. Es handelt sich um keine allergische Reaktion, deshalb ergeben Hauttestungen keine positive Reaktion.
- Vorgehen: Bei Patienten mit dieser Anamnese führen wir eine Prick-Testung mit dem verdächtigten Kontrastmittel durch, um eine sehr seltene allergische Reaktion nicht zu übersehen. Ist diese Prick-Testung negativ, so gehen wir von der Diagnose einer Kontrastmittelintoleranz aus und empfehlen bei erneuter Kontrastmittelapplikation eine Prämedikation mit Glucocorticoiden und Antihistaminika (z. B. 1 Amp. Tavegil und 250 mg Solu-Decortin).

Insulin

- Prädisponierende Faktoren: Intermittierende Insulintherapie; vorhandene Penicillinallergie.
- Insulinreaktionen:
  1. Injektionstechnisch bedingt:
     - Injektion zu oberflächlich oder in Arterien oder Nerven,
     - Infektionen.
  2. Allergisch bedingt.
- Klinische Typen der Insulinallergie:
  1. Verzögerter Typ:
     - lokalisiert auf den Bereich der Injektionsstelle,
     - Maximum nach 48 Std.,
     - Auftreten etwa 2 Wo. nach Therapiebeginn.
  2. Sofortreaktion, lokalisiert:
     - Erythem oder Quaddeln,
     - Maximum nach 20-30 Min.,
     - Auftreten sofort nach Therapiebeginn oder nach vielen Jahren.
  3. Sofortreaktion, generalisiert:
     - ausgedehnte Erytheme oder Quaddeln,
     - vorher meist Sofortreaktion vom lokalisierten Typ.
  4. Kombinierter Typ:
     - Sofortreaktion und später verzögerte Reaktion,
     - Serumkrankheit, Arthus-Reaktion,
     - Lipatrophien (meist bei sauren surfenhaltigen Insulinen),
     - Glomerulonephritis.
- Allergene:
  - Insulin (Rind, Schwein),
  - extraktionsbedingte Verunreinigungen (Proinsulin),
  - Additiva: Parabene, wirkungsverzögernde Zusatzstoffe etc.
- Therapie:
  1. Lokalisierte Reaktionen:
     - Überprüfung der Technik; Reaktionen durch fehlerhafte Technik klingen unter Fortführen der Therapie wieder ab.
     - Verwenden von reinem Schweine-Insulin.
     - Kombination mit Hydrocortison.
     - Verwendung von Peak- oder Monokomponenten-Humaninsulin (bei erfolgter Sensibilisierung gegen Schweine-Insulin meist aber Kreuzreaktion mit Humaninsulin).
  2. Generalisierte Reaktionen:
     - Abbruch der Therapie,
     - spezifische Hyposensibilisierung möglich.

Spezielle Arzneimittelallergien

Allgemeines

Differentialdiagnostisch ist vor allem bei den anaphylaktischen Reaktionen die Möglichkeit einer sog. anaphylaktoiden Reaktion zu berücksichtigen. So sind verschiedene Medikamente in der Lage, aufgrund ihrer pharmakologischen Eigenwirkung eine Histaminfreisetzung zu bewirken. Ähnliche Reaktionen können auch von Phytonadion, einem kolloidalen Vitamin K, bei i. v. Gabe ausgelöst werden. Ob diese Reaktion jedoch durch eine pharmakologisch bedingte Histaminfreisetzung bedingt ist, ist noch nicht bekannt.

Möglicherweise durch Beeinflussung des Arachidonsäurestoffwechsels können Substanzen, die die Cyclooxygenase hemmen (wie z. B. Aspirin), ebenfalls anaphylaktoide Reaktionen auslösen. Diese Möglichkeit einer anaphylaktoiden Reaktion soll getrennt besprochen werden (S. 167).

Makulopapulöse Hautreaktionen können von dem Antihypertonikum Captopril ausgelöst werden. Captopril hemmt das Angiotensin-Converting-Enzyme (ACE). Es handelt sich um eine Kinase, und es wird diskutiert, daß Captopril durch Hemmung des Kininabbaus in der Haut diese pseudoallergische Reaktion auslöst.

Tabelle **29** Medikamente, die eine Histaminfreisetzung bewirken

Gruppe	Einzelsubstanz
Analgetika	Morphium, Codein, Papaverin
Antibiotika	Aminoglykoside, Neomycin
Antihypertensiva	Hydralazin, Tolazolin,
Antimykotika	Pentamidin,
Muskelrelaxanzien	d-Tubocurarin, Alcuronium, Laudexium, Succinylcholin, Pancuronium, Dekamethonium
Narkotika	Propanidid, Methylhexital, Thiopental, Althesin
Röntgenkontrastmittel	
Sonst. Pharmaka	Chloroquin, Lokalanästhetika, Reserpin, Tyramin, Phenyläthylamin, Chlorpromazin, Phenothiazin, Synacthen

- Definition: Pseudoallergische (d.h. nichtimmunologische) Reaktionen in Form von Urtikaria, Asthma, anaphylaktischem Schock und Purpura auf nichtsteroidale Antiphlogistika.
- Pathophysiologie: Nicht sicher geklärt. Wahrscheinlich durch Beeinflussung des Arachidonsäuremetabolismus Einwirkung auf die Freisetzung von Entzündungsmediatoren der Mastzelle. Weiterhin Hinweise auf Hemmung inaktivierender Enzyme des Komplementsystems. Teilweise zu beobachtende Kreuzreaktion zu Konservierungsmitteln aus der Gruppe der Benzoat- und Salicylatderivate und zu Azofarbstoffen bislang ohne Erklärung.
- Differentialdiagnose: Pyrazolonallergie, Nahrungsmittelallergie (S. 155).
- Exposition: In halbstündlicher Folge geben wir 1 mg, 10 mg, 50 mg, 100 mg, 250 mg, 500 mg und 1000 mg Aspirin. In den meisten Fällen einer Analgetikaintoleranz sehen wir nach einer Dosis von 200 mg eine positive Reaktion; in seltenen Fällen sieht man allerdings bereits schon nach 1 mg Aspirin sehr schwere anaphylaktoide Reaktionen. Bei oralen Expositionen muß ständig eine notfallmäßige Behandlung von anaphylaktoiden Reaktionen gewährleistet sein. Es ist mit Spätreaktionen zu rechnen, so daß diese Untersuchung nur unter stationären Bedingungen durchgeführt werden kann. Weiterhin führen wir eine orale Exposition mit dem Farbstoff Tartrazin (ein Pyrazolonderivat) durch. Wir dosieren 2 mg, 4 mg und 10 mg. Bei einem Viertel aller Patienten mit Analgetikaintoleranz lassen sich ebenfalls Intoleranzreaktionen mit Tartrazin beobachten.

  Abschließend führen wir eine orale Exposition mit Paracetamol durch. Es wird in halbstündlicher Folge 50 mg, 100 mg, 250 mg und 500 mg dosiert.
- Empfehlungen: Bei Verträglichkeit dieses Präparates empfehlen wir bei Vorliegen einer Analgetikaintoleranz Paracetamol als Ersatzmittel für Aspirin. In einem Allergiepaß wird dem Patienten die Diagnose Analgetikaintoleranz mit oder ohne Tartrazinreaktion bescheinigt. Als Ersatzmittel werden Paracetamol, Valoron, Fortal und schließlich Opiate empfohlen.

Allergische Kontaktdermatitis

Allgemeines

- Definition: Nach lokalem Kontakt mit Allergenen durch allergische Spättypreaktion ausgelöstes Ekzem.
- Pathophysiologie: Kleinmolekulare Allergene werden nach topischer Applikation resorbiert, von Langerhans-Zellen aufgearbeitet und Lymphozyten repräsentiert. Nach erfolgter Sensibilisierung lösen aktivierte Lymphozyten Entzündungsreaktionen in der Haut aus. Die klinische Manifestation erfolgt ca. 24-72 Std. nach Antigenapplikation.

Anamnese

Sehr sorgfältige Erfassung der Lebensgewohnheiten und Umwelt des Patienten, insbesondere Unterscheidung zwischen Kontaktekzemen im Zusammenhang mit Berufsausübung oder Freizeitgestaltung. Beziehung zu verwendeten Salbenpräparaten oder Kosmetika.

Fragenkatalog:

1. Wann begannen die Beschwerden?
2. Berufsanamnese.
3. Verlauf der Kontaktdermatitis am Wochenende bzw. während des Urlaubs.
4. Bisherige topische Therapie.
5. Chemikalien, Detergenzien, Medikamente, Reinigungsmittel, Gummihandschuhe.
6. Hauterkrankungen auch an anderen Stellen der Haut?
7. Frühere Hauterkrankungen.

Klinische Untersuchung

Wichtig ist die Beachtung a) der Lokalisation und b) des Stadiums der allergischen Kontaktdermatitis. Akut: Erst vor kurzem aufgetretene unscharf begrenzte, livid bis tiefrote Plaques, Bläschenbildung, starker Juckreiz. Bei Resorption des Allergens: Streuung der Kontaktdermatitis zu Lokalisationen, die keinen Kontakt mit dem Allergen hatten, möglich. Bei wiederholter Exposition: Rückgang des akut entzündlichen Symptoms, epidermale Beteiligung mit Hyperkeratose, Rhagadenbildung.

Sonderform: Handdermatitis (S. 170).

- Differentialdiagnose: Toxische Kontaktdermatitis (scharfe Begrenzung, statt Juckreiz meist schmerzhaftes Empfinden, keine Bläschenbildung, sondern Blasen).
  Erysipel (unscharfe und unregelmäßige Begrenzung mit zungenförmigen Ausläufern, kein Juckreiz).
- Klinische Untersuchung: Epikutantest. Bei besonderen Fragestellungen Lymphozytentransformationstest.
- Therapie: Akute Entzündungsreaktion Glucocorticosteroide lokal und gelegentlich systemisch.
  Langfristig, wenn möglich Allergenkarenz (Überprüfung des Verdachtes auf eine Berufskrankheit) (S. 251).

Handdermatitis

Definition

Sich vornehmlich auf den Bereich der Hände beschränkende Dermatitis. In der Regel ist sie durch mehrere, pathophysiologisch verschiedene Ursachen bedingt. Die Haut der Hände ist in besonderem Maße exogenen Einflüssen ausgesetzt, weshalb exogen provozierbare Erkrankungen sich gerade hier auch manifestieren können. Die Handdermatitis stellt ein schwieriges diagnostisches und therapeutisches Problem dar.
Die Inzidenz wird mit 1,2-4% der Bevölkerung angegeben. Vor allem Personen, die in sog. Naßbereichen tätig sind, leiden häufig an Handekzemen. Bei verschiedenen Studien sind bis zu über 40% etwa des Krankenhauspersonals von einer Handdermatitis betroffen. Frauen leiden doppelt so häufig an einem Handekzem wie Männer.
Die differentialdiagnostisch zu erwägenden Erkrankungen erfassen vor allem toxische und allergische Kontaktdermatitis, Tinea manuum (S. 77), Psoriasis vulgaris bzw. Psoriasis inversa, Dyshidrose.

Ätiologie

- Exogene Faktoren:
  1. Irritanzien:
     a) Chemikalien, Lösungsmittel, Wasser, etc.,
     b) feuchte und kalte Luft,
     c) mechanische Irritation.
     Entscheidend ist nicht der einmalige Kontakt mit den genannten exogenen Faktoren, sondern die sich ständig wiederholende Einwirkung von subtoxisch wirkender Schädigung: *kumulativ subtoxische Dermatitis* (*degenerative Dermatitis*).
  2. Allergene:
     a) Allergische Kontaktdermatitis,
     b) Kontakturtikaria,
     c) eingenommene Allergene, z. B. Nickelsulfat.
  3. Infektionen:
     a) Tinea manuum (meistens Trichophyton rubrum),
     b) Bakterien
     – sog. mikrobielles Ekzem,
     – sog. Bakterid.
- Endogene Faktoren: Endogene Diathesen einer Handdermatitis.
  1. Atopische Dermatitis,
  2. Psoriasis.

Klinik

- 1. Akute Handdermatitis: Vesikulös oder pustulös im Bereich der Handinnenflächen (oft psoriasiform): dyshidrosiforme Handdermatitis.
- 2. Chronische Handdermatitis: Hyperkeratotische Handdermatitis im Bereich der Handinnenfläche, häufig mit Rhagaden: tylotisch-rhagadiforme Handdermatitis.

Diagnose

- Anamnese: Entsprechend allergischer Kontaktdermatitis.
- Klinische Untersuchung:
  a) Hände:
  - Handrücken oder primäre Palmarbeteiligung,
  - Nagelveränderungen,
  - Bildung von Vesikeln oder Pusteln.

  b) Allgemein:
  - Untersuchung des gesamten Integuments,
  - besonders auf Hautveränderungen im Bereich der Füße und der Sakralregion bzw. perianalen Region achten.
- Testung:
  a) Routine-Epikutantest.
  b) Epikutantest mit topisch angewendeten Medikamenten und Grundlagen.
  c) Epikutantest mit weiteren Umweltsubstanzen des Patienten, mitgebrachten Substanzen und unter Verwendung sog. Testblöcke (s. Epikutantest).
  d) Testung auf Kontakturtikaria.
  e) Bei anamnestischem Anhalt für Irritation durch eine bestimmte Substanz Anwendungstest.
  Als Irritanzien wirken vor allem Rohöle, Farben, Lösungsmittel und oberflächenaktive Substanzen. Es ist weiterhin zu bedenken, daß topisch angewendete Medikamente wie Antimykotika oder Emulgatoren in Cremes häufig Irritanzien sein können.

Differentialdiagnose

Bei Verdacht auf Erkrankungen wie z. B. Lichen ruber planus, Psoriasis inversa oder aber bei isoliertem Auftreten einer Entzündungsreaktion (z. B. aktinische Keratose, Morbus Bowen) sollte die Diagnose histologisch überprüft bzw. gesichert werden.

Therapie

Beseitigung der zugrundeliegenden Ursache.
Bei der Auswahl der Externa sollte darauf geachtet werden, daß Propylenglykol ein Irritans sein kann und deshalb bei Patienten mit einer Handdermatitis derartige Lösungen bzw. Cremezubereitungen vermieden werden sollten. Günstig sind Cortisonzubereitungen in Vaseline (z. B. Hydrocortison 1% in Vaselinum album), dabei muß der Patient jedoch darauf hingewiesen werden, die Salbe nur als sehr dünnen Film aufzutragen.

Empfehlungen für Patienten mit Handekzem (nach Hjort u. Fregert)

- 1. Händewaschen: Gebrauchen Sie lauwarmes Wasser und „Baby-Seife" oder einfache Seife ohne Parfüm- und antiseptische Zusätze. Trocknen Sie die Hände nach dem Waschen sorgfältig.
- 2. Vermeiden Sie soweit wie möglich Kontakt mit Detergenzien und anderen starken Reinigungsmitteln.
- 3. Achten Sie sorgfältig darauf, daß keine Lösungsmittel, wie Alkohol, Benzin, Trichloräthylen, Terpentin und Verdünner, auf Ihre Haut gelangen.
- 4. Vermeiden Sie Kontakt mit Metallpolituren, Bohnerwachs, Schuhcreme, Boden-, Auto-, Möbel- und Fensterputzmittel.
- 5. Schälen oder pressen Sie Apfelsinen, Zitronen, Pampelmusen, Tomaten und frische Kartoffeln nicht mit bloßen Händen.
- 6. Verwenden Sie beim Haarewaschen Plastikhandschuhe.
- 7. Berühren Sie Haarlotionen, Haarcremes oder Haarfärbemittel nicht mit bloßen Händen.
- 8. Tragen Sie beim Arbeiten im kalten Wasser Handschuhe.
- 9. Ringe sollten nie während der Hausarbeit oder anderen Arbeiten getragen werden, auch wenn das Ekzem abgeheilt ist. Die Innenseite der Ringe sollte häufig mit der Bürste gereinigt werden und über Nacht in Ammoniakwasser (1 Eßlöffel auf 500 ml Wasser) aufbewahrt werden. Waschen Sie niemals Ihre Hände mit Seife, wenn Sie einen Ring tragen.
- 10. Zum Spülen und Waschen immer Plastik- und keine Gummihandschuhe benutzen, da letztere häufig Kontaktekzeme auslösen. Die Handschuhe sollten nie länger als 15-20 Min. getragen werden. Empfehlenswert ist es, unter dem Plastikhandschuh Baumwoll- oder Leinenhandschuhe zu tragen.
- 11. Denken Sie immer daran, daß die Widerstandsfähigkeit Ihrer Haut für mindestens 5-6 Mon. – auch nach Heilung des Ekzems – beeinträchtigt ist. Deshalb befolgen Sie diese Hinweise auch nach Heilung des Ekzems.

Definition

- Pruritus ist ein nur an der Haut auftretendes Mißempfinden, das unangenehm ist und zum Kratzen zwingt. Er geht nicht mit sichtbaren Hautveränderungen einher. Juckreiz mit Hautveränderungen heißt Prurigo.
- Pruritus kann scharf begrenzt und gut lokalisierbar auftreten (epikritisch) oder brennend und schlecht lokalisierbar (protopathisch) sein.

Pathophysiologie

Spezifizierte, juckreizvermittelnde Nervenfasern oder Rezeptoren in der Haut sind nicht bekannt. Es wird angenommen, daß das jeweilige Erregungsmuster kutaner Nervenfasern über die Qualität des Mißempfindens entscheidet. Juckreizimpulse werden über 5-10 µm dicke myelinisierte Fasern zur ipsilateralen dorsalen Wurzel geleitet; im gleichen Segment Wechsel zum kontralateralen Tractus spinothalamicus anterolateralis, weiter zum Thalamus, von hier über die Capsula interna zu sensorischen Kortexanteilen. Als juckreizvermittelnde Mediatoren sind Trypsin, Papain, epidermale Proteasen, Endopeptidasen, Kallikrein, Histamin, Arachidonsäurederivate, Substanz P und endogene Opiate charakterisiert worden.

Klinik

Hauterkrankungen mit besonders starkem Juckreiz sind: atopische Dermatitis, bullöses Pemphigoid, allergische Kontaktdermatitis, Dermatitis herpetiformis, Dermatitis nach Kontakt mit Glaswolle, Epizoonosen, Mykosen, Urtikaria und Xerosis (sekundäre Ichthyosis, S. 290) der Haut. Nur bei 50% aller Patienten mit Pruritus kann eine zugrundeliegende Erkrankung nachgewiesen werden:

- Niere: Chronische Niereninsuffizienz. Urämie.
- Leber: Primär biliäre Zirrhose; Cholestase: Schwangerschaftscholestase, extrahepatisch bedingter Gallengangsverschluß, Hepatitis (virale, syphilitische). Arzneimittelbedingte Cholestase: Phenothiazin, Tolbutamid, Erythromycin, Anabolika, Östrogene, Progesteron.
- Blutbildendes System: Polycythaemia vera, Morbus Hodgkin, weiter Leukämien und Lymphome, monoklonale Gammopathie, Mastozytose, Eisenmangelanämie.

- Endokrinologische Erkrankungen: Hyperthyreoidismus, Karzinoid, Diabetes mellitus.
- Weitere Erkrankungen: Maligne Neoplasien, neurologische Syndrome, Opiateinnahme (Heroin), Arzneimittelreaktionen, Psychose.

Untersuchungen

- Laboruntersuchungen: BSG, Blutbild, γ-GT, Eisen, Glucose, Gesamt-IgE, Hepatitisserologie, TPHA.
- Stuhl: Blut, Wurmeier.
- Thoraxröntgenaufnahmen in 2 Ebenen.
- In Abhängigkeit von der Anamnese, bekannten Vorerkrankungen und diesen Befunden wird eine erweiterte Diagnostik notwendig sein, wie GOT, GPT, alk. Phosphatase, Bilirubin, Thyroxinspiegel, -Fetoprotein, karzinoembryonales Antigen, Serumferritin, Kreatinin, Kreatininclearance, Harnstoff, Elektrophorese der Serumeiweiße, Serotoninausscheidung, Elektrophorese des eingedickten Harns.

Therapie

- 1. Behandlung der zugrundeliegenden Erkrankung (z. B. Cholestase, Absetzen von verursachenden Medikamenten etc.).
- 2. Urämiebedingter Pruritus:
  - UVB-Bestrahlung,
  - Kohlekompretten,
  - i.v. Lidocaingabe,
  - Cholestyramin,
  - Plasmapherese,
  - subtotale Parathyreoidektomie.
- 3. Cholestasebedingter Pruritus:
  - UVB-Bestrahlung,
  - Cholestyramin,
  - Plasmapherese.
- 4. Antihistaminika.
- 5. Hautpflege (fettende Salben bei Xerosis).

Allgemeines

- Definition: Meist sich bereits im Kleinkindalter manifestierende, mit ausgeprägtem Juckreiz einhergehende, chronisch rezidivierende Dermatitis. Die atopische Dermatitis gehört zum Formenkreis der Atopie; unter dem Begriff Atopie versteht man die polygen vererbte Bereitschaft zur Entwicklung von allergischem Asthma, allergischer Rhinitis und atopischer Dermatitis.
- Synonyma: Neurodermitis; endogenes Ekzem; Prurigo Besnier.
- Vorkommen: 2,5-5% der Bevölkerung in Europa und Nordamerika.
- Ätiologie: Polygen vererbtes Krankheitsbild.
- Pathogenese:
  1. Immunologische Veränderungen:
     a) Humorale Immunreaktion: Bei bis zu 70% aller Patienten mit atopischer Dermatitis beobachtet man einen erhöhten IgE-Serumspiegel. Die Höhe des Serum-IgE-Spiegels ist mit der Schwere der Hautveränderungen grob korreliert.
     b) Zelluläre Immunreaktion: Herabgesetzte Reaktion auf Recall-Antigene. Durch vermehrte IL-4-Sekretion von CD4+ T-Zellen bei Patienten mit atopischer Dermatitis wird die hohe IgE-Produktion bedingt.
     c) Expression von IgE-Fc-Rezeptoren, Typ II auf Langerhans-Zellen in der Epidermis bei atopischer Dermatitis; hierdurch können Typ-I-Allergene (besonders Aeroallergene), die von außen auf die Haut gelangen, an Körperarealen mit vermehrter Schweißsekretion und dünner Hornschicht direkt eine Entzündungsreaktion auslösen. Bekommt vielleicht zukünftig auch eine wichtige diagnostische Bedeutung bei der Identifizierung auslösender Faktoren (Atopie-Patchtest mit Aeroallergenen).
  2. Physiologische und pharmakologische Veränderungen: fragliche Hemmung β-adrenerger Rezeptoren, erniedrigte cholinerge Reaktionen und dadurch veränderte Reaktion auf β-adrenerge und cholinerge Reize (Theorie nach Szentivany; bislang nicht bewiesen). Damit lassen sich der weiße Dermographismus und die paradoxe Schweißreaktion auf intrakutane Applikation von Cholinergika erklären.

Klinik

- Die klinischen Befunde der atopischen Dermatitis lassen sich in Basissymptome und fakultative Symptome auftrennen. Die Diagnose „Atopische Dermatitis“ ist wahrscheinlich, wenn mindestens drei Basissymptome und drei fakultative Symptome bei einem Patienten vorliegen.

Atopische Dermatitis

- Basissymptome:
  - Pruritus.
  - Ekzem in typischer Morphologie und Verteilung: Beugenbetonung bei Erwachsenen, Gesichts- und Streckseitenbetonung bei Säuglingen und Kindern.
  - Chronischer oder chronisch rezidivierender Verlauf.
  - Positive Eigen- oder Familienanamnese für Atopie (allergisches Asthma, allergische Rhinitis, atopische Dermatitis).
- Fakultative Symptome:
  - Milchschorf als Kleinkind: gelbliche Krusten auf dem behaarten Kopf (Krusten erinnern an Milch, die beim Überkochen auf dem Herd angetrocknet ist).
  - Ichthyosis vulgaris: Verstärkung des Handfurchenreliefs, Keratosis pilaris; dichtes, feines, trockenes Haar und pelzkappenartiger Haaransatz.
  - IgE-vermittelte Hautreaktionen, erhöhtes Serum-IgE.
  - Neigung zu Hautinfektionen (besonders Staphylococcus aureus und Herpes simplex) durch herabgesetzte zelluläre Immunität.
  - Neigung zu Ekzemen an Handtellern und Fußsohlen („atopische Winterfüße", da Verstärkung im Winter).
  - Mamillenekzem.
  - Cheilitis.
  - Rezidivierende Konjunktivitis.
  - Doppelte Lidfalte infraorbital (Dennie-Morgan-Falte).
  - Keratokonus.
  - Anteriore und/oder posteriore subkapsuläre Katarakt.
  - Periorbitale Pigmentierung.
  - Auffällige Gesichtsblässe oder Gesichtsrötung.
  - Pityriasis alba.
  - Juckreiz beim Schwitzen.
  - Unverträglichkeit gegenüber tierischer Wolle und Fettlösern.
  - Nahrungsmittelintoleranzen.
  - Beeinflussung des Verlaufes durch exogene und emotionale Faktoren.
  - Weißer Dermographismus.
  - Fehlender oder abgeschwächter Rachenreflex und Kornealreflex.

Diagnostik

- Typische Hautveränderungen.
- Familienanamnese.
- Allergologische Anamnese.
- IgE-Serumspiegel, spezifisches IgE.
- Weißer Dermographismus, abgeschwächter Rachenreflex.
- Ophthalmologische Untersuchung.

Erweiterte Diagnostik

- Test mit Recall-Antigen.
- Prick-/Intrakutan-Hauttest mit Allergenen, die IgE-vermittelte Reaktionen erfassen; Beachtung der 6-Std.-Reaktion.
- Lymphozytentransformationstest mit Mitogenen.

Therapie

- 1. Externa:
  - a) Hautpflege:
    fettende Salben, Ölbäder;
  - b) lokale antiphlogistische Therapie:
    nichtsteroidale Antiphlogistika (z. B. Bufexamac); allerdings nur bei schwacher Ausprägung erfolgversprechend, jedoch dann eine interessante Alternative zu Glucocorticoiden.
  - Glucocorticoide; Einsatz von Klasse-I- oder -II-Steroiden meist ausreichend.
- 2. Systemisch:
  - Antihistaminika (z. B. Hydroxyzin),
- 3. UV-Therapie; günstig bei Patienten, die das Sonnenlicht gut vertragen.
- 4. Psychologische Betreuung: Entsprechend den Grundsätzen bei chronischen Krankheiten.
- 5. Meiden von unspezifischer Irritation:
  - Keine tierische Wolle auf der Haut.
  - Keine gefärbte Unterwäsche.
  - Doppelter Spülgang bei der Wäsche.
  - Urlaub in pollenarmer Luft (Hochgebirge, Nordsee).
- 6. Vermeiden von relevanten Typ-I-Allergenen auf der Haut (siehe auch Pathogenese): durch detaillierte Anamnese zu den auslösenden Ursachen eines Krankheitsschubs können Kontaktmöglichkeiten mit Aeroallergenen ausgemacht werden, gegen die der Patient IgE-Antikörper besitzt; diese sind dann durch entsprechende Maßnahmen (z. B. Hausstaubsanierung) zu meiden.

Wiskott-Aldrich-Syndrom

- Definition: X-chromosomal rezessiv vererbte Erkrankung mit Symptomentrias:
  - Immundefekt,
  - Thrombozytopenie,
  - atopische Dermatitis.
- Klinik:
  1. Immundefekt: Herabgesetzte humorale Immunantwort auf Polysaccharidantigene; rezidivierende Infektion durch Pneumokokken oder andere Bakterien mit Polysaccharidkapseln: Otitis media, Pneumonie, Meningitis und Sepsis. Später auch Pneumocystis-carinii-Pneumonie und Herpesinfektionen.
  2. Thrombozytopenie: Die Megakaryozyten im Knochenmark sind unauffällig. Funktioneller Defekt? Klinik: Blutige Durchfälle, Purpura, lange Blutungszeit nach Verletzung. Blutungen oft Todesursache.
  3. Atopische Dermatitis: Beginn im Verlauf des 1. Lebensjahres; Erhöhung von Serum-IgE und -IgA. Unterscheidet sich von der gewöhnlichen atopischen Dermatitis durch einen hämorrhagischen Aspekt.
- Verlauf: Tod meist in der 2. Lebensdekade durch Infektionen oder Blutungen; bei 12% Entwicklung von bösartigen Tumoren.
- Therapie: i.v. Gabe von Immunglobulin. Heilung durch Knochenmarktransplantation möglich.

Netherton-Syndrom

- Definition: Klinisch charakteristisches Syndrom mit atopischer Dermatitis, Verhornungsstörungen (Netherton-Syndrom im engeren Sinn: Ichthyosis linearis circumflexa; Netherton-Syndrom im weiteren Sinn: andere Ichthyosen) und spezifischer Haarschaftanomalie (Bambus-Haare) (S. 366).

Allergische Granulomatose (Churg-Strauss-Syndrom)

- Definition: Krankheitsbild bei Patienten mit allergischem Asthma, bei denen eine granulomatöse Vaskulitis der Lunge mit Bluteosinophilie auftritt (S. 224).

Phenylketonurie

- S. 336.

Entzündliche Bindegewebserkrankungen und rheumatischer Formenkreis

- Lupus erythematodes:
  - diskoider Lupus erythematodes,
  - subakuter kutaner Lupus erythematodes,
  - systemischer Lupus erythematodes,
  - arzneimittelinduzierter LE,
  - Anticardiolipin-Syndrom.
- Dermatomyositis, Polymyositis
- Sklerodermie:
  1. Zirkumskripte Sklerodermie:
     - herdförmige zirkumskripte Sklerodermie (Morphaea),
     - generalisierte zirkumskripte Sklerodermie,
     - lineäre zirkumskripte Sklerodermie.
  2. Progressive systemische Sklerose.
- Sklerodermieartige Krankheitsbilder:
  1. Eosinophile Fasziitis (Shulman-Syndrom).
  2. Toxinbedingt
     - Toxic-oil-Syndrom,
     - Eosinophilie-Myalgie-Syndrom (EMS),
     - Polyvinylchlorid-Krankheit u.a.
  3. Bei anderen Krankheiten:
     - chronische Graft-versus-host-Krankheit (S. 204),
     - Porphyria cutanea tarda (S. 271).
- Mixed connective tissue disease, Overlap-Syndrome.
- Hautveränderungen bei rheumatischen Erkrankungen.
- Anhang.
  - Raynaud-Syndrom.

Blasenbildende Autoimmunkrankheiten

- Pemphigus:
  - Pemphigus vulgaris (einschl. P. vegetans),
  - Pemphigus foliaceus (einschl.P. herpetiformis und fogo selvagem),
  - Pemphigus erythematosus.
- Bullöses Pemphigoid.
- Herpes gestationis.
- Dermatitis herpetiformis Duhring.
- Weitere bullöse IgA-Dermatosen:
  - lineare IgA-Dermatose der Erwachsenen,
  - lineare IgA-Dermatose des Kindesalters.
- Epidermolysis bullosa acquisita.

Allgemeines

- Definition: Der Lupus erythematodes (LE) ist eine Autoimmunkrankheit unbekannter Ursache, die ein Organsystem oder eine Kombination verschiedener Organsysteme betreffen kann und mit charakteristischen Hautveränderungen einhergeht.
- Klassifikation: Durch Zusammenfassung von Fällen mit gleichartigen klinischen, pathologisch-anatomischen und laborchemischen Befunden lassen sich folgende LE-Untergruppen abgrenzen:
  1. Überwiegend Befall der Haut:
     a) Diskoider LE,
     b) Lupus erythematodes profundus (Lupuspannikulitis).
  2. Überwiegend Befall der Haut, milde systemische Beteiligung:
     Subakuter kutaner LE.
  3. Überwiegend systemische Beteiligung:
     Systemischer LE.
- Pathogenese: Entscheidend ist die Produktion von Antikörpern, die mit körpereigenen Antigenen reagieren (Autoantikörper); die meisten Krankheitsmanifestationen werden durch Bildung von Immunkomplexen verursacht. Weiterhin spielen zellvermittelte Immunreaktionen gegen Autoantigene eine pathogenetische Rolle. Verschiedene Faktoren sind hierbei beteiligt:

– genetische:	HLA-Antigene:	B8, DR2, DR3, DQw1
	Komplementgene:	C2-Defekte, C4-Allel-Defekte
	T-Zell-Rezeptor:	Deletion bestimmter variabler Segmente der T-Zell-Rezeptor-beta-Kette
– endogen:	Östrogen	begünstigt die Entstehung
– exogen:	UV-Licht, Medikamente	begünstigt die Entstehung

Definition

Chronische, erythematosquamöse, vorwiegend in lichtexponierten Arealen auftretende Autoimmundermatose.

Klinik

- Hautveränderungen:
  1. Lokalisierter diskoider LE:
     - Befund: Rötliche, scharf begrenzte Plaques mit follikulären Hyperkeratosen. Lange Bestandsdauer. Narbige Abheilung.
     - Prädilektionsstellen sind chronisch lichtexponierte Areale: Jochbeinregion, Stirn, Kopfhaut, Ohren, Oberlippe, Kinn.
     - Subjektive Beschwerden: Hyperästhesie.
     - Häufiger bei Frauen (2 : 1).
     - Manifestation zwischen 20. und 60. Lebensjahr.
  2. Disseminierter diskoider LE:
     - Befund: Zahlreiche Plaques (etwas flacher als beim diskoiden LE) an Schultern, Armen und Handrücken.

Diagnostik

- Histologie: Atrophische Epidermis, follikuläre Hyperkeratosen, vakuolige Degeneration der Basalzellen der Epidermis, dichte lymphozytäre Infiltrate im oberen und tiefen Korium. Verbreiterte PAS-positive Basalmembranzone.
- Direkte Immunfluoreszenz: Bandförmige Ablagerungen von IgG und C3 an der Basalmembran der Epidermis (Lupusband) bei 60%.
- Labor: z. T. niedrigtitrige antinukleäre Antikörper (ANA), sonst unauffällig.
- Ausschluß eines systemischen LE nach den ARA-Kriterien (S. 186).

Differentialdiagnose

- Tinea faciei (Erregernachweis),
- Lymphocytic infiltration (Histologie, Anamnese),
- Granuloma faciale (bräunlicher Farbton, Histologie),
- Psoriasis (Histologie).

Therapie

- Lichtschutz.
- Kurzfristig lokal hochpotente Steroide (auch Steroidfolien).
- Chloroquin 250 mg/d (S. 501) für einige Monate; Auslaßversuch nach klinischer Remission.
- Therapieversuch mit Retinoiden oder DADPS möglich.

Weitere chronische Lupus-erythematodes-Formen

Oraler diskoider Lupus erythematodes

- Definition: Mitbeteiligung der Mundschleimhaut beim DLE: rötliche Plaques.

Verruköser Lupus erythematodes

- Definition: Hyperkeratotische Plaques, besonders im Bereich von Händen und Füßen mit klinischer Ähnlichkeit zu Keratoakanthomen, hypertrophen Lichen-ruber-Herden oder Prurigo nodularis.
- Synonym: Lupus erythematodes tumidus.

Lupus erythematodes profundus

- Definition: Entzündliche Reaktionen im tiefen Korium und in der Subkutis durch den LE.
- Synonyma: Lupuspannikulitis; Kaposi-Irgang-LE.
- Klinik: Tiefe, eingezogene, kosmetisch stark beeinträchtigende Narben.
- Assoziierte LE-Manifestationen: 65% der Patienten mit Lupus erythematodes profundus haben diskoiden LE, 35% systemischen LE.

Chilblain-Lupus

- Definition: Bläulich-livide Plaques und Knoten in akraler Lokalisation, an Perniones erinnernd.
- Assoziierte LE-Manifestationen: bei 10% der Patienten mit diskoidem LE, meist Frauen. Beginn meist nach entsprechenden Hautveränderungen. Gelegentlich Kryofibrinogen oder Kälteagglutinine. Bei 15% Übergang in systemischen LE.

Definition

Klinisch und histologisch charakteristische Form des kutanen LE, die mit milden systemischen Symptomen, typischen Hautveränderungen und guter Prognose assoziiert ist.

Klinik

- 1. Hautveränderungen: Symmetrische, ausgedehnte, nicht vernarbende, erythematosquamöse Plaques mit Neigung zur Konfluenz oder anuläre Herde an Streckseiten der Arme und am Stamm. Lichtprovozierbar. Differentialdiagnose s. S. 236. Histologisch atrophische Epidermis und Rundzellinfiltrate nur im oberen Korium.
- 2. Allgemeinsymptome: Positive ARA-Kriterien für systemischen LE (S. 186) bei 60%; häufig Arthralgien.
- 3. Neonataler LE:
  - a) Diaplazentares Lupus-Antikörper-Syndrom
    - Bei Kindern von Müttern mit subakutem kutanem LE oder SLE.
    - Hautveränderungen wie subakuter kutaner LE.
    - Kongenitaler Herzblock.
    - Serologie: anti-Ro, anti-La, selten anti-U1RNP-(snRNP) – Antikörper (diaplazentar übertragen).
  - b) Infantiler LE:
    - Echter LE bei Kleinkindern; keine Spontanheilung.

Diagnostik

- Histologie, Immunhistologie (bei fehlenden Anti-ds-DNA-Antikörpern kein Lupusband).
- Labor: ANA: 70-80% (Tab 30, S. 184); Ro/La: 60%.; HLA-DR 3: 70%; zirkulierende Immunkomplexe: 60%; gelegentlich: C2-Defekt; Nierenfunktionswerte.
- Zusatzuntersuchungen je nach interner Symptomatik.

Therapie

Chloroquin 250 mg/d bis zur Remission; u.U. DADPS oder Steroide intern.
- Lichtschutz.

Tabelle **30** Differentialdiagnose des diskoiden und subakut/kutanen LE

	Diskoider LE	Subakuter kutaner LE
m : w	3 : 2	8 : 1
Rassen	alle Rassen	meist Weißhäutige
Lokalisation		
Kopf u. Hals	+	-
Stamm	-	+
Konfluenz der Herde	-	+
Follikuläre Keratosen	+	-
Vernarbung	+	-
Lichtprovozierbarkeit	++	++++
Histologie		
Hyperkeratose	+++	+
atrophische Epidermis	++	+
oberflächliches Infiltrat	++	++
tiefes Infiltrat	++	-
Lupusband		
befallene Haut	60%	60%
unbefallene Haut	< 10%	25%
ARA-Kriterien	< 10%	50-60%
Serologie		
ANA	5-30%	80%
Ro/La	< 5	70%
HLA-DR 3	30%	70%

Definition

Schweres, zahlreiche Organsysteme betreffendes Krankheitsbild, das durch Autoantikörper und zirkulierende Immunkomplexe entsteht.

Klinik der Hautmanifestationen

- 1. Schmetterlingserythem: Transientes, Stunden bis Tage andauerndes Erythem und Ödem symmetrisch im Jochbein- und Wangenbereich.
- 2. Exanthem: Ähnlich wie Arzneiexantheme (morbilliform), Erythema exsudativum multiforme oder Lyell-Syndrom.
- 3. Vaskulitis:
  - Dermale Vaskulitis: wie Vasculitis allergica (S. 228).
  - Dermale Infarkte: nekrotisch zerfallende Papeln. Lokalisation: lateraler Nagelfalz. Extremitätenstreckseiten.
  - Periphere Gangrän.
  - Subkutane Knoten (nodöse Vaskulitis).
  - Livedo reticularis (assoziiert mit Anti-Cardiolipin-Antikörpern; S. 188).
- 4. Nagelfalzveränderungen: Am proximalen Nagelfalz der Finger atrophisch ausgezogene Cuticula mit Teleangiektasien (Hoik-Gottronsches Zeichen). Bei progressiver systemischer Sklerose und Dermatomyositis ebenfalls vorhanden.

Therapie

- 1. Leichter systemischer LE (Gelenke, Sehnen, Haut, Myalgien, periphere Vaskulitis, Fieber):
  - a) Prednisolon, Beginn mit 0,5 mg/kg/d. Reduktion entsprechend der Klinik.
  - b) Chloroquin 250 mg/d.
  - c) Nichtsteroidale Antiphlogistika.
- 2. Schwerer systemischer LE (Niere, ZNS, Herz, Pleura, Perikard):
  - a) Prednisolon 1,0-1,5 mg/kg/d. Reduktion entsprechend der Klinik. Abgesehen von Schüben meist 10-20 mg/d ausreichend.
  - b) Zusätzlich Resochin 250 mg/d.
  - c) Azathioprin 3-5 mg/kg/d oder Cyclophosphamid 2 mg/kg/d.
  - d) Nichtsteroidale Antiphlogistika.
  - e) Vor allem bei Urtikaria-Effloreszenzen DADPS.
  - f) Plasmaaustausch mit synchronisierter Immunsuppression.

Diagnostik

Wie subakuter LE; interdisziplinäre Zusammenarbeit.

Diagnose: ARA-Kriterien

Die amerikanische Rheumaassoziation (ARA) hat klinische und laborchemische Kriterien erarbeitet, die eine Diagnose des systemischen LE gestatten. Ab vier Kriterien ist die Diagnose „Systemischer Lupus erythematodes" wahrscheinlich.

- 1. Schmetterlings-Erythem: An den Wangen auftretendes Erythem, oft unter Aussparung der Nasolabialfalten; flüchtig.
- 2. Diskoider LE: Isolierte, erythematosquamöse Plaques mit follikulären Hyperkeratosen; Tendenz zur narbigen Abheilung.
- 3. Lichtempfindlichkeit: Ungewöhnliche Hautveränderungen nach Sonnenexposition (anamnestisch nur bei ärztlicher Dokumentation verwertbar).
- 4. Schleimhautulzera: An Nasen-, Pharynx-, Larynx- oder Mundschleimhaut lokalisierte, meist schmerzlose Ulzera, die sicher von chronisch rezidivierenden Aphthen abgrenzbar sind und vom Arzt gesehen wurden.
- 5. Arthritis: Nichterosive Arthritis von zwei oder mehr peripheren Gelenken mit Schmerzen, Schwellungen oder Ergüssen.
- 6. Serositis:
  a) Pleuritis (eindeutige Anamnese oder Befund: Pleurareiben, -erguß) oder
  b) Perikarditis (diagnostiziert durch EKG, Perikardreiben oder -erguß).
- 7. Nierenbeteiligung:
  a) Persistierende Proteinurie über 0,5g/24h oder
  b) Zellzylinder aus Erythrozyten, Leukozyten oder Epithelien.
- 8. ZNS-Beteiligung: Krampfanfälle oder psychiatrische Symptome.
- 9. Hämatologische Befunde:
  a) hämolytische Anämie mit Retikulozytose oder
  b) Leukopenie: $< 4000/mm^3$ zu zwei verschiedenen Zeitpunkten oder
  c) Thrombozytopenie: $< 100000/mm^3$.
- 10. Immunologische Befunde:
  a) LE-Zell-Phänomen oder
  b) erhöhter Anti-nDNA-Titer oder
  c) Anti-Sm-Antikörper oder
  d) aspezifisch reaktiver Syphilistest mindestens 6 Mon. (FTA-Abs. o. TPHA).
- 11. Antinukleäre Antikörper ANA > 1:160 (keine gleichzeitige Einnahme LE-induzierender Medikamente).

Allgemeines

- Definition: Dem systemischen LE klinisch außerordentlich ähnliches Syndrom, das durch verschiedene Arzneimittel induziert wird und sich nach deren Absetzen meist zurückbildet.
- Pathogenese: Die Patienten sind meist langsame „Azetylierer", die Medikamente verzögert abbauen (S. 158). Viele dieser Substanzen haben die gemeinsame Fähigkeit, die Komplementkomponente C4 zu inhibieren und so die Solubilisierung von Immunkomplexen zu behindern.
- Therapie: Absetzen des auslösenden Medikamentes.

Auslösende Medikamente

- Antihypertonika: Hydralazin, Reserpin, -Methyldopa, Guanoxan.
- Antiarrhythmika: Procainamid, Chinidin, Practolol.
- Antikonvulsiva: Diphenylhydantoin, Mephenytoin u. a.
- Verschiedene: Chlorpromazin, Isoniazid, Methylthiourazil, Propylthiourazil, D-Penicillamin.

- Tabelle **31** Klinische und laborchemische Befunde bei systemischem LE und arzneimittelinduzierten LE-ähnlichen Syndromen

	systemischer LE	LE-ähnliches Syndrom durch Hydralazin	Procain	Hydantoin
Frauen (% der Fälle)	89,1	64	40,9	73,5
Mittleres Alter (J.)	27,5	52,8	61,0	18,3
Fieber	83,6	40,0	45,4	76,4
Arthritis/Arthralgie	91,9	74,0	77,2	76,4
Hautmanifestation	71,5	26,0	4,5	70,5
Lymphadenopathie	58,6	0,0	9,0	41,2
Myalgie	48,2	6,0	47,7	23,5
Nierenbeteiligung	46,1	22,0	0,0	41,2
Pleuropulmonale Manifest.	45,0	32,0	52,5	41,2
Perikarditis	30,5	2,0	13,6	14,7
Neurologische Manifest.	25,5	8,0	2,2	0,0
Hepatomegalie	23,2	2,0	20,4	11,7
Antinukleäre Antikörper	98,0	90,0	100,0	100,0
LE-Zellphänomen	75,5	89,1	82,7	94,1
Rheumafaktor	40,8	28,5	31,8	37,5
Aspezifisch reaktive Syphilisreaktion	10,9	18,1	2,0	12,5
Anämie	56,5	38,0	15,0	23,5
Leukozytopenie	42,6	22,0	22,0	41,1
Thrombozytopenie	6,9	0,0	2,0	0,0

Anticardiolipin-Syndrom

Allgemeines

Krankheitsbild mit Beziehung zum SLE, das bei jungen Frauen durch schwere thromboembolische Komplikationen, Aborte und ausgeprägte symptomatische Livedo reticularis bei hohen Anticardiolip-Antikörpern charakterisiert ist.

Klinik

- Arterielle und venöse Thromben (ZNS, Lunge, Beinvenen)
- Habituelle Aborte.
- Hautveränderungen:
  - ausgedehnte symptomatische Livedo reticularis,
  - Nekrosen,
  - Akrozyanosen und Raynaud-Syndrom.

Laboruntersuchungen

- Anticardiolipin-Antikörper-Titer (auch als aspezifisch-reaktiver VDRL-Titer nachweisbar; S. 105).
- Pathologische Gerinnungstests: verlängerte partielle Thromboplastinzeit.

Therapie

- Internistische Betreuung erforderlich.
- Für den Dermatologen ist das Anticardiolipin-Syndrom wegen seiner differentialdiagnostischen Bedeutung wichtig.

Allgemeines

- Definition: Relativ seltene Erkrankung mit Schwund der Muskelkraft durch entzündliche Degeneration der Muskulatur, betont im Schulter- und Beckengürtelbereich zusammen mit typischen Hautveränderungen. Bei Fehlen der Hautveränderungen: Polymyositis.
- Klassifikation: Nach dem Zeitpunkt des Auftretens, dem klinischen Verlauf und assoziierten Erkrankungen werden drei Typen der Dermatomyositis unterschieden:

  Typ I: Juvenile Dermatomyositis. Akuter Beginn, oft gastrointestinale Beteiligung.
  Typ II: Adulte Dermatomyositis.
  Typ III: Paraneoplastische Dermatomyositis.

Klinische Symptomatologie

- Muskelsymptomatik (100%): Beginn mit Muskelschmerzen, dann zunehmende Schwäche im Bereich der Schulter- und Beckenmuskulatur. Typische Symptome:
  - Schwierigkeiten beim Kämmen (Arme können nicht über den Kopf gehoben werden).
  - Treppensteigen und Aufstehen vom Stuhl fällt schwer.
  - Schluckbeschwerden.
- Hautveränderungen (100%, bei 25% Initialsymptom):
  - Periorbitales Ödem, oft stark ausgeprägt, mit rötlicher bis livider Verfärbung.
    Livide Makeln und Plaques an Stirn und Wangen.
  - Livid-rötliche Verfärbung an Schultern, Rücken und Oberarmstreckseiten.
  - Rötliche schuppende Papeln über Fingerknöcheln, seltener Ellbogen, Knien und Knöcheln (Gottronsche Papeln).
  - Atrophie und Teleangiektasien im Fingernagelfalz.
- Arthritis: Besonders zu Beginn der Erkrankung.
- Schleimhautveränderungen (10-20%): Ulzera an der Mundschleimhaut.
- Kalzinose: Besonders bei Typ I ausgedehnte Verkalkungen in Subkutis und Muskulatur. Oft transepidermale Elimination unter Entwicklung schlechtheilender Ulzera (Schultern, Ellbogen).

Diagnostik

- Elektromyogramm: Bei 70% typische Abweichungen im Bereich der befallenen Muskeln. Biopsie !
- Muskelbiopsie: Sicherster diagnostischer Test. Verlust der Querstreifung und eosinophile granuläre Nekrosen. Bei Typ I ausgeprägte perivaskuläre Entzündung.
- Laboruntersuchungen:
  - BSG (bei 50% normal!)
  - Serumenzyme: Kreatinphosphokinase (CPK): bester Indikator für Muskelnekrose und Krankheitsaktivität. LDH, Aldolase. 24-Std.-Kreatininausscheidung im Urin (über 200 mg/d sicher pathologisch); bei Kindern und Graviden oft stärkere Spontanschwankungen.
  - Rheumafaktor (10%), ANA (20%); keine Anti-DNA-Antikörper!
  - Anti-PM1-Antikörper (60-70%): spezifische Markerantikörper (S. 202).
- Hautbiopsie: Ähnlich wie systemischer LE. Atrophische Epidermis, vakuolige Degeneration der Basalzellen, perivaskuläres Rundzellinfiltrat. Muzinablagerungen.
- Tumorsuche: Bei Erwachsenen über 50 J. Ausschluß der häufigsten Neoplasien.

Differentialdiagnose

- Andere Myopathien:
  - Muskeldystrophie (keine Dysphagie),
  - Myasthenia gravis,
  - thyreotoxische Myopathie,
  - Morbus Cushing,
  - Morbus Boeck,
  - chronischer Alkoholabusus.

  Immer nach Hautveränderungen der Dermatomyositis suchen.
- Andere Autoimmundermatosen: Insbesondere zu Beginn der Erkrankung schwierig.
- Systemische Vaskulitiden: Können ebenfalls mit Muskelschwäche einhergehen. Abgrenzung zum Typ I!
- Polymyalgia rheumatica: Meist ältere Patienten.
- Trichinose: Mit periorbitalen Ödemen und subungualen Splitterblutungen ähnliches klinisches Bild. Muskelschmerzen! Eosinophilie! (Selten Eosinophilie auch bei Dermatomyositis).

Therapie

- Glucocorticoide: Beginn mit 60 mg Prednisolon/d, verteilt auf 3 Einzeldosen/d. Bei Bedarf Erhöhung bis 100 mg/d. Sobald Therapieeffekt nachweisbar (Serumenzyme), gesamte Tagesdosis morgens geben und schrittweise Reduzierung (15% der Dosis) in 2wöchigen Abständen.
  Vor jeder Reduzierung Serumenzyme bestimmen; Dosis nicht reduzieren, falls Reaktivierung. Nach einigen Monaten Übergang auf alternierende Therapie. Gegebenenfalls Auslaßversuch; meist jedoch Dauertherapie mit geringen Dosen erforderlich.
- Bettruhe zu Beginn der Therapie.
  Überwachung der Atemfunktion bei schweren Verläufen.
- Methotrexat bei steroidresistenten Fällen: 0,4-0,8 mg/kg i.v., 1mal/Wo.
- Muskeltraining in entzündungsfreien oder -armen Phasen; cave: Rezidivgefahr.

Zirkumskripte Sklerodermie (Morphaea)

Allgemeines

- Definition: Umschriebene Sklerosierung der Haut ohne interne Beteiligung. Verschiedene klinische Varianten.
- Pathogenese: Bei akut beginnenden Formen der Morphaea mit stärkeren Entzündungszeichen wurden Antikörper gegen Borrelia burgdorferi nachgewiesen Pseudosklerodermie (S. 63); bei allen anderen Formen sind Ätiologie und Pathogenese unklar.

Klinische Symptomatik

- 1. Morphaea: Umschriebene sklerotische Plaques mit elfenbeinweißem Zentrum und violettrötlichem Randsaum. Beginn mit umschriebener Rötung. Nie mit den tieferliegenden Strukturen verbacken. Frauen häufiger betroffen. Meist einzelne Herde, 5-20 cm groß. Rückbildung möglich.
  Keine Allgemeinsymptome oder Raynaud-Syndrom.
  Varianten:
  - Plaque-Form: größere Einzelherde,
  - erythematöse Morphaea (Atrophodermia idiopathica et progressiva (Pasini und Pierini) meist am Rücken,
  - Guttataform: zahlreiche kleine Herde,
  - nodulär zirkumskripte Sklerodermie: keloidartige Herde.
  - generalisierte Morphaea: gesamtes Integument betroffen, keine interne Beteiligung; Muskelatrophie möglich.
- 2. Lineäre Morphaea: Bandförmige sklerosierte Bereiche, häufig vom Kapillitium zur Stirn ziehend: Sclérodermie en coup de sabre (säbelhiebartig). Darunterliegende Strukturen (Auge, Muskeln) können mitbetroffen sein.
  Extremvariante: Hemiatrophia faciei (Parry-Romberg-Syndrom).

Diagnostik

- Klinischer Befund.
- Borrelia-burgdorferi-Titer (häufig positiv).
- ANA, Anti DNA-Antikörper.

Therapie

- Versuch mit Penicillin G 1 Mill. E/d i.m. für 10 Tg.
- Versuch mit lokalen Glucocorticoiden.

Allgemeines

- Definition: Diffuse Sklerosierung des Bindegewebes in zahlreichen Organen mit Betonung von Haut, Lunge, Magen-Darm-Trakt und Niere; derzeit keine wirksame Therapie und ungünstige Prognose.
- Ätiologie und Pathogenese: Bei der progressiven systemischen Sklerose (PSS) werden häufig Autoantikörper nachgewiesen. Initial möglicherweise Gefäßschädigung durch antiendotheliale Antikörper. Eigentliches Kennzeichen ist eine Mehrproduktion von Kollagen Typ I und III im Korium.
  Ähnliche Erscheinungen treten auch bei der chronischen Graft-versus-host-Krankheit auf, so daß eine Autoimmunpathogenese wahrscheinlich ist.
- Epidemiologie: Frauen häufiger als Männer betroffen (3:1). Männer haben ungünstigere Prognose.
- ADF-Klassifikation: Nach der initialen Lokalisation der Sklerose werden drei Formen mit zunehmend ungünstiger Prognose unterschieden:
  1. Akrale PSS, Grad I: nur Hände und Unterarme betroffen.
  2. Akrale PSS, Grad II: Beginn an Händen, später Ausdehnung auf Arme und Stamm.
  3. Zentrofaziale PSS: Beginn am Thorax, starke Gesichtsbeteiligung.

  Bei den Typen 1 und 2 finden sich gehäuft faziale Teleangiektasien, Kalzinose und Raynaud-Symptomatik (sog. CREST-Syndrom: [**C**alcinosis cutis, **R**aynaud-Phänomen, **E**sophagusbeteiligung, **S**klerodaktylie, **T**eleangiektasien]).

Klinik

- 1. Hautveränderungen:
  - Hände: Sklerodaktylie mit krallenartig fixierter Beugestellung, schmerzhaften Ulzera an Fingerspitzen, Atrophie der Kutikula am proximalen Nagelfalz mit Teleangiektasien (Hoik-Gottron-Zeichen), supraartikuläre Kalzinose.
  - Gesicht: Mikrostomie (bei älteren Menschen kann, sofern sie eine Prothese tragen, das Gebiß nur noch schwer herausgenommen werden), Atrophie der Lippen, periorale Fältelung, maskenhafter Gesichtsausdruck mit reduzierter Mimik, Teleangiektasien.
  - Gesamtes Integument: Zunehmende Verhärtung der Haut. Bei Thoraxbefall restriktive Atemstörung.
- 2. Gefäßsystem: Raynaud-Symptomatik (S. 198); oft Initialsymptom.

- 3. Magen-Darm-Trakt: Sklerosierung des Zungenbändchens. Schluckstörungen. Obstipation bis zum Ileus durch Wandstarre.
- 4. Lunge: Dyspnoe durch restriktive Atemstörung (Haut) und herabgesetzte Diffusionskapazität (Lungenfibrose).
- 5. Niere: Progressives Nierenversagen durch interstitielle Nephrosklerose; oft assoziiert mit renalem Hypertonus.
- 6. Herz: Myokardfibrose, Cor pulmonale.

Differentialdiagnose

Sklerodermieartige Krankheitsbilder durch:

- Chemische Substanzen: Vinylchlorid, Kunstharze (BAMM), Lösungsmittel (Trichlor-, Perchloräthylen, Hexachloräthan), aromatische Kohlenwasserstoffe (Benzol, Toluol, Xylol, Dieselöl), aliphatische Kohlenwasserstoffe (Erdöl, n-Hexan).
- Arzneimittel: Bleomycin, Pentazocin.
- Mineralien: Siliciumdioxid.
- Verschiedenes: Paraffin, Silikon, verunreinigtes Speiseöl (Toxic-oil-Syndrom), Cocain, Tryptophan (s. EMS, S. 196).
- Chronische Graft-versus-host-Krankheit.

Diagnostik

- Dermatologische Untersuchung.
- Thoraxröntgenaufnahme, Lungendiffusionskapazität (Verlaufskontrolle),
- Ösophagusbreischluck, Ösophagusmanometrie.
- Echokardiographie.
- Nierenfunktionswerte: Kreatininclearance, Urinstatus.
- Routinelaboruntersuchungen.
- Autoantikörperdiagnostik:
  Antikörper gegen Topoisomerase I (Scl-70-Ag): 30 – 60%.
  Hochtitrige ANA: 100%.
  Bei Typ-I-Sklerodermie und CREST-Syndrom: Antizentromer-Antikörper: 60 – 70%.

Therapie

- Immunsuppressive Therapie (Steroide, Cyclosporin A, d-Penicillamin) kann in frühen Phasen den Krankheitsverlauf verzögern.
- Physiotherapie: Spezielle Krankengymnastik zur Verhinderung von Kontrakturen; Muskeltraining, Atemgymnastik.
- Durchblutungsfördernde Maßnahmen: Plasmaexpander, gefäßerweiternde Substanzen können alle 3 – 6 Monate für einige Tage i.v. gegeben werden und führen zu einer deutlichen subjektiven Verbesserung des Beschwerdebildes.
- Beratung bei speziellen Fragestellungen: Sklerodermiegruppe der Arbeitsgemeinschaft Dermatologische Forschung (ADF), derzeitiger Vorsitzender: Prof. Meigel, Krankenhaus St. Georg, Hamburg.
- Patientengruppen: Sklerodermiekranke haben sich zu Gruppen zusammengeschlossen, die bei den auftretenden psychischen Problemen eine große Hilfe sein können.

Eosinophile Fasziitis (Shulman-Syndrom)

- Definition: Sklerodermieähnliche Hautindurationen ohne interne Beteiligung mit Gelenkkontrakturen, Bluteosinophilie und entzündlichem Infiltrat der Muskelfaszien.
- Pathogenese: Keine gesicherten Kenntnisse. Patienten geben als Auslöser oft starke körperliche Belastungen an.
- Epidemiologie: Altersmedian 40. Sehr selten.
- Klinik:
  - Hautveränderungen: Symmetrische, ödematöse, oft schmerzhafte Induration der Haut, bevorzugt Unterarme und Unterschenkel.
  - Gelenkveränderungen: Bewegungseinschränkungen und Beugekontrakturen. Meist Handgelenke, selten Ellbogen-, Schulter- und andere Gelenke. Selten mit Morphaea assoziiert.
  - Allgemeinsymptome: Arthralgien, Myalgien, gelegentlich Krankheitsgefühl und Fieber.
- Diagnostik:
  - Tiefe Hautbiopsie: aus befallenen Arealen: Entzündliches Infiltrat (Lymphozyten, Eosinophile) in der Muskelfaszie.
  - Laboruntersuchungen: Eosinophilie (90%), erhöhte BSG (80%), Hypergammaglobulinämie (80%), ANA (25%), Rf (15%).
- Therapie: Glucocorticoide: Beginn mit 60 mg Prednisolon/d. Rasche Besserung, gute Prognose.

Eosinophilie-Myalgie-Syndrom (EMS)

- Allgemeines: Durch eine chemische Verunreinigung von Tryptophanpräparaten ausgelöstes sklerodermieartiges Krankheitsbild.
- Klinik: Sklerodermiforme Verdickung der Haut, extremitätenbetont. Arthralgien und Myalgien. Bluteosinophilie, beschleunigte BSG. Neurologische und psychiatrische Symptome.
- Therapie und Verlauf: Absetzen der Tryptophanmedikation; Rückbildung der Beschwerden unsicher.

Weitere Ursachen sklerodermieartiger Krankheitsbilder

- Chemische Substanzen: Vinylchlorid, Kunstharze (BAMM), Lösungsmittel (Trichlor-, Perchloräthylen, Hexachloräthan), aromatische Kohlenwasserstoffe (Benzol, Toluol, Xylol), Dieselöl, aliphatische Kohlenwasserstoffe (Erdöl, n-Hexan).
- Arzneimittel: Bleomycin, Pentazocin.
- Mineralien: Siliciumdioxid.
- Verschiedenes: Paraffin, Silikon, verunreinigtes Speiseöl (Toxic-oil-Syndrom), Cocain.
- Chronische Graft-versus-host-Krankheit.

Allgemeines

- Definition: Autoimmunkrankheit mit überlappenden Symptomen von systemischem LE, progressiver systemischer Sklerose und Dermatomyositis, typischen klinischen und laborchemischen Veränderungen und relativ guter Prognose.
- Synonym: Sharp-Syndrom.
- *Overlap-Syndrome:* Autoimmunkrankheiten mit überlappenden Symptomen werden als Overlap-Syndrome bezeichnet (häufig nRNP-Antikörper). Unter diesen von Patient zu Patient variierenden Overlap-Syndromen ist die Mixed connective tissue disease abgrenzbar, da sie eine charakteristische Befundkonstellation und einen relativ gutartigen Verlauf zeigt.

Klinik

- Raynaud-Syndrom obligat. Oft Frühsymptom.
- Intermittierend: Schwellung der Hände und Finger.
- Generalisierte Lymphadenopathie; oft stark ausgeprägt.
- Entzündliche Polymyositis: Proximale Extremitäten.
- Hautveränderungen bei 50%; klinisch wie bei den verschiedenen Formen des LE.
- Diffuse Alopezie bei zwei Drittel der Patienten. Nicht vernarbend, geringe Rückbildungstendenz.
- Pigmentverschiebungen. Charakteristische Depigmentierungen mit follikulärer Restpigmentierung wie bei progressiver systemischer Sklerose.
- Allgemeinsymptome: Fieber, Gewichtsverlust.
- Perikarditis, Pleuritis, Lungenfibrose.
- Trigeminusneuralgie.
- Selten Nervenbeteiligung.

Laborbefunde

ANA hochtitrig, kaum anti-DNA.
Anti-nRNP-Antikörper (hochtitrig).
Gesprenkeltes Immunfluoreszenzmuster.

Therapie

Meist gutes Ansprechen auf Steroide; wegen geringer Nierenbeteiligung bessere Prognose als beim SLE.

Allgemeines

- Definition: Anfallsweise auftretende Gefäßspasmen der Fingerarterien, die durch Kälte oder Streßsituationen provoziert werden. Sekundäres Raynaud-Syndrom: verursacht durch eine bekannte zugrundeliegende Erkrankung.
- Bei Patienten mit Raynaud-Syndrom sind auf Kältereiz erhöhte und prolongierte Endothelin-1-Spiegel nachgewiesen worden. Endothelin-1: starker Vasokonstriktor.

Primäres Raynaud-Syndrom

- Definition: Keine zugrundeliegenden Krankheiten nachweisbar.

Sekundäres Raynaud-Syndrom

- Definition: mit verschiedenen Krankheitsbildern assoziiertes Raynaud-Phänomen.
- Kollagenosen:
  - Progressive systemische Sklerodermie,
  - Mixed connective tissue disease,
  - systemischer Lupus erythematodes,
  - rheumatoide Arthritis,
  - Dermatomyositis,
  - Sjögren-Syndrom.
- Exogen:
  - Vibrationssyndrom (berufsbedingt, traumatisch)
  - Verletzungen, operative Eingriffe.
- Vaskulitis bei
  - paroxysmaler nächtlicher Hämoglobinurie,
  - Kälteagglutininen, Kryoglobulinen (S. 266),
  - Kältehämolysinen,
  - Hepatitis-B-Infektion.
- Obstruktive Arterienerkrankungen:
  - Arteriosklerose,
  - Morbus Buerger,
  - Thrombosen,
  - Thorax-Auslaß-Syndrom.
- Intoxikationen:
  - Medikamente (β-Blocker, Kontrazeptiva, Ergotamin sowohl medikamentös als auch nutritiv bei „Bio"-Produkten),
  - Schwermetalle,
  - Vinylchlorid,
  - Zytostatika (Bleomycin, Vinblastin).
- Verschiedene:
  - monoklonale Gammopathien,
  - neurologische Erkrankungen,
  - Erfrierungen.

Klinik

Beim voll entwickelten Raynaud-Syndrom typische Trias: Ischämie der Finger, gefolgt von Zyanose und anschließender Hyperämie:

- Arterielle Vasokonstriktion: Weißverfärbung mit kalten und tauben Fingern.
- Reduktion des arteriellen Gefäßspasmus bei weiterer bestehender venöser Vasokonstriktion: Zyanose.
- Vasodilatation mit Rötung und Schwellung der Finger, klopfende und brennende Schmerzen.

Typischerweise beidseitiges Auftreten; zu Beginn auch auf einzelne Finger beschränkt. Bei langjährigem Bestehen persistierende Fingerschwellung. An den Fingerspitzen entstehen kleine Blasen, die sich mit Leukozyten füllen (Cave: Verwechslung mit Infektionen). Die Pusteln werden von nekrotischen Höfen umgeben, eine Abheilung erfolgt unter Krustenbildung und Narben.

- Die Kutikula des Nagels verbreitert sich, der proximale Nagelfalz ist verdünnt und weist zusätzlich Teleangiektasien auf.

Diagnostik

- Anamnese:
  Kälte, Streß, Verlauf der Reaktion, Beruf, Medikamenteneinnahme?
  Gelenkbeschwerden, Schluck- oder Atemstörungen?
- Laboruntersuchungen: BSG, VDRL, ANA, anti-DNA, ENA, Anti Ro, Thoraxröntgenaufnahme, Ösophagusmotilitätsuntersuchungen und Lungenfunktionsuntersuchung, Kälteagglutinine, Kryoglobuline (S. 266).
  Je nach den hierbei erhobenen Befunden weitere Diagnostik erforderlich!

Therapie

- Sekundäres Raynaud-Syndrom: Therapie der zugrunde liegenden Erkrankung.
- Primäres Raynaud-Syndrom: Medikamentöse Therapie möglich. Calciumantagonisten: Verapamil, Nifedipin. Therapie oft ohne Blutdruckabfall möglich. Weitere einsetzbare Medikamente: Reserpin, Phenoxybenzamin, Guanethidin, Tolazolin und Prazosin. Lokal: Nitrosalben.

Lupusbandtest

- Allgemeines: Nachweis von Immunglobulinen und Komplement an der dermoepidermalen Junktionszone aus befallener und unbefallener Haut.
  Der Nachweis von Ig-Ablagerungen subepidermal in unbelichteter unveränderter Haut korreliert mit dem Vorhandensein von anti-ds-DNA-Antikörpern (S. 201).
- Bedeutung: Spezifisch für LE.
- Prognostische Aussagekraft bei Untersuchung an unbefallener Haut:
  - IgM-Ablagerungen allein: relativ günstige Prognose.
  - IgG + IgM: schlechtere Prognose.
  - IgG + IgM + IgA: sehr ungünstige Prognose.
- Einfluß der systemischen Immunsuppression. Lupusbandergebnisse bleiben trotz Therapie einige Monate konstant.
- Entnahmeort: Unterarmbeugeseite. Bei 50% der Patienten mit systemischem LE in unbefallener Haut Lupusbandtest positiv, in befallener Haut bei systemischem und diskoidem LE meist positiv, bei subakutem kutanem LE variabel.

Serologische Autoantikörperdiagnostik

- Allgemeines: Autoantikörper sollten, von begründeten Ausnahmen abgesehen, auf menschlichen Substraten getestet werden. Derzeit ist die menschliche Zell-Linie Hep 2 international das am häufigsten verwendete Substrat. Vorgefertigte Objektträger können bezogen werden. Sie hat sich im Vergleich zu Leber- oder Nierenzellen als sensitiver erwiesen. Die zu testenden Seren sollten 1 : 40 verdünnt werden.

Tabelle **32** Autoantikörper bei Kollagenosen (nach Meurer)

Antikörpergruppe	Immunfluoreszenzmuster (Hep 2)	Antikörperbezeichnung	Antigen	Klinisches Korrelat
• DNA-Histon-Komplexe				
ANA	**homogen**	anti-DNP	DNA-Histon-Komplex	niedriger Titer: (≤ 1:640) unspezifisch (viele chronische Entzündungen, arzneimittelinduziert, fast alle „Kollagenosen“)
		anti-Histon	nukleäre Histone (H1, H2A, H2B, H3, H4)	hoher Titer: (≤ 1:640) systemischer LE, Sharp-Syndrom, arzneimittelinduzierter LE
Anti-DNA	**peripher im Kern (ringförmig)**	anti-ds-DNA	native Polydesoxyribose-phosphat-Sequenzen	systemischer LE (hochspezifisch); bei Titer über 1 : 160: systemischer LE mit aktiver Nephritis
		anti-ss-DNA	Purin- und Pyrimidinpolymere; Desoxyribose- oder Ribosenukleotide	SLE (70%); ANA-negativer SLE; DLE; lineare zirkumskripte Sklerodermie
• RNA-Nonhiston-Komplexe				
	gesprenkelt	anti-Sm	nukleoläres Glykoprotein	systemischer LE, Marker-Antikörper! 10-20%) mit mildem ZNS-Befall, kutaner Vaskulitis
		anti-U1-RNP	nukleolärer RNA-Proteinkomplex	Sharp-Syndrom (100%), SLE, Overlap-Syndrome, Raynaud-Phänomen
		anti-Ro anti-La	kleine nukleoläre und zytoplasmatische RNA	Sjögren-Syndrom, subakuter kutaner LE, SLE, neonataler LE, SLE bei Komplementdefekten
		anti-Jo-1		Sjögren-Syndrom (60-80%); Overlap-Syndrome (60%)

Tab. **32** (Fortsetzung)

Antikörpergruppe	Immunfluoreszenzmuster (Hep 2)	Antikörperbezeichnung	Antigen	Klinisches Korrelat
Nonhistone				
	gesprenkelt	Anti-Scl-70	Topoisomerase I	PSS Typ II (30-60%)
	nukleolär	Anti-PM-1	-	Polymyositis (60-70%; Marker-Ak)
	nukleolär	-	RNA-Polymerase I (Nukleolus)	PSS Typ II (<10%)
	nukleolär	-	Fibrillarin	PSS Typ II (<10%)
	Zentromer	Anti-Zentromer	Zentromer	CREST-Syndrom (40 – 90%), PSS Typ I

Abkürzungen: SLE: systemischer Lupus erythematodes; DLE: diskoider Lupus erythematodes; DNA: Desoxyribonukleinsäure; RNA: Ribonukleinsäure; Scl: Sklerodermie; PM: Polymyositis; Ro, La, Jo: Initialen von Patienten, bei denen diese Antikörper zuerst gefunden wurden; DNP: Desoxyribonukleoprotein; RNP: Ribonukleoprotein. Die extrahierbaren nukleären Antigene (ENA) stellen meist RNA-Nonhiston-Komplexe dar, die aber auch nach ihrer Ausschleusung aus dem Kern im Zytoplasma nachweisbar sein können.

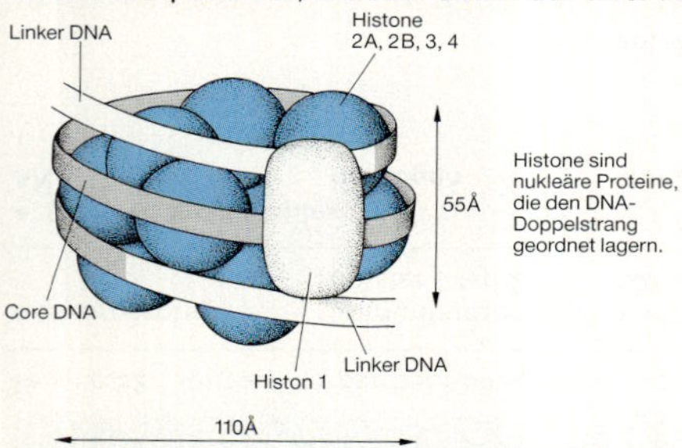

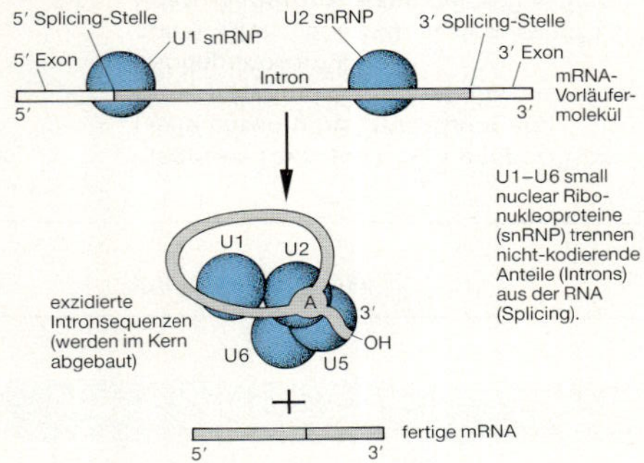

Abb. **8** Beispiele für Autoantigene bei Kollagenosen (nach Alberts u. Mitarb.)

Hautveränderungen beim rheumatischen Formenkreis

Rheumatisches Fieber

- Subkutane Knoten (Rheumaknoten): 2-5 mm große asymptomatische, meist multiple subkutane Knoten in juxtaartikulärer Lage.
- *Erythema marginatum* (bei 20%): Spezifisch für rheumatisches Fieber. Sich rasch ausdehnende, randbetonte, flach erhabene Plaques; Ausdehnung bis 1 cm in 12 Std. Differentialdiagnose: S. 236.

Chronische juvenile Polyarthritis (Still-Syndrom)

- Exanthem: Bei 50%. Kleine, 3 mm oder kleiner, rote Makeln, die später konfluieren, am gesamten Integument. Initial leicht erhaben.

Rheumatoide Arthritis

- Subkutane Knoten *(Rheumaknoten)*: Derbe, gelegentlich mit dem Korium verbackene, rötlich-livide oder hautfarbene, intraartikuläre Knoten (Ellbogen).
- Kutane Knoten: In gleicher Lokalisation und mit identischer Histologie finden sich dermale Papeln und Knoten.
- Palmarerythem.
- Vaskulitis: An den Fingern (Kuppe, Nagelfalz) schmerzhafte rote Papeln mit krustiger Abheilung (Bywater-Papeln).
- Ulzera: In Assoziation mit rheumatoider Arthritis kleine Unterschenkelulzera; histologisch: keine Vaskulitis!

Graft-versus-host-Krankheit

Allgemeines

- Definition: Nach Knochenmarktransplantationen, seltener nach Bluttransfusion bei Patienten mit Immundefekten, auftretendes Krankheitsbild, das durch übertragene immunkompetente Spenderzellen ausgelöst wird, die Antigene des Empfängers erkennen und attackieren.

Klinik

- Akute Graft-versus-host-Krankheit:
  - Bei 50-60% der Patienten nach Knochenmarktransplantation.
  - Mortalität 10-15%.
  - Auftreten zwischen 1. und 5. Wo.
  - Hautveränderungen: arzneimittelexanthemähnliche, in schweren Fällen Erythema-multiforme-artig oder wie Lyell-Syndrom.
  - Leberbeteiligung: SGOT-Erhöhung, Hyperbilirubinämie, Leberversagen.
  - Magen-Darm-Beteiligung: Appetitlosigkeit, Übelkeit, Diarrhoe, Malabsorption.
- Chronische Graft-versus-host-Krankheit:
  - Bei 10% der Patienten nach Knochenmarktransplantation.
  - Hautveränderungen:
    1. Lokalisiert: wie zirkumskripte Sklerodermie, gute Prognose.
    2. generalisiert:
       - früh: lichenoide Exantheme,
       - später: sklerodermieartige und poikilodermatische Hautveränderungen.
  - Interne Veränderungen: Die vielfältige Symptomatik entspricht einer Überlappung der Manifestationen des systemischen LE, der progressiven systemischen Sklerose, primär biliären Zirrhose und des Sjögren-Syndroms.

Therapie

- Akute Graft-versus-host-Krankheit:
  Glucocorticoide.
- Chronische Graft-versus-host-Krankheit:
  Glucocorticoide plus Azathioprin oder Cyclophosphamid. PUVA (S. 489).

Allgemeines

Definition: Schwere, unbehandelt lebensgefährliche, intraepidermale Blasenbildung an Haut und Schleimhäuten.

- Antigen: Patienten mit PV haben IgG-Autoantikörper gegen ein mit Plakoglobin assoziiertes 130 kD schweres Protein; s. Abb. 9.
- Pathogenese: Nach Bindung auf den Keratinozyten werden die Antikörper internalisiert; hierdurch werden intrazelluläre Proteasen (Plasminogen-Plasmin-System) aktiviert, die die Interzellularsubstanz abbauen und zu einer Ablösung der Epidermiszellen voneinander führen (Akantholyse). Zusätzlich spielt auch die Komplementaktivierung bei der Akantholyse eine Rolle.
  Der Antikörpertiter im Serum korreliert meist mit der Schwere des klinischen Krankheitsbildes.
- Genetik: Starke Assoziation zu HLA-DR4 und -DRw6; die DR4-Suszeptivität ist sehr stark mit dem Dw10DRβ1-Allel, die DRw6-Suszeptivität mit dem seltenen HLA-DQB1.3-Allel assoziiert. Letzteres wird fast nur bei PV-Patienten gefunden.

Klinik

Meist Verlauf in drei Phasen:

1. Befall der Mundschleimhaut: Bei über 50% Beginn in der Mundschleimhaut mit schmerzhaften Erosionen mit speckig glänzender Oberfläche. Dauer: einige Monate. (Differentialdiagnose: (Prothesenunverträglichkeit!) Andere Schleimhäute können ebenfalls befallen sein.
2. Zusätzlicher lokalisierter Hautbefall: Sehr häufig Kopfhaut. Bei Patienten mit unklaren Mundschleimhautveränderungen stets Kopfhaut untersuchen. Beim Pemphigus sind die Blasen aufgrund der intraepidermalen Lokalisation nicht stabil und platzen leicht. Insbesondere am Kopf finden sich häufig nur erosive oder verkrustete Areale.
3. Generalisierte Blasenbildung: Am ganzen Körper verkrustete Erosionen; Blasenbildung klinisch oft schwer zu sehen. Veränderungen schmerzhaft, schlechte Heilungstendenz, Juckreiz selten.
   Prädilektionsstellen: Kopfhaut; Gesicht, mechanisch belastete Areale, Nagelwall, intertriginöse Areale.

- Nikolski-Phänomen: In klinisch unbefallener Haut lassen sich die oberen Lagen der Epidermis auf den unteren verschieben. Für den Pemphigus spezifisch.
- Pseudo-Nikolski-Phänomen: Blase läßt sich hin- und herschieben, ohne zu zerplatzen. Unspezifisch. Auch bei anderen bullösen Dermatosen.

Histologie

- Innerhalb der Epidermis Ablösung der einzelnen Keratinozyten voneinander, wobei durch Auflösung der Desmosomen eine Abrundung der Zellen eintritt: Akantholyse. Selten Eosinophileneinwanderung in die Epidermis. Geringes perivaskuläres Rundzellinfiltrat um die Gefäße des oberen dermalen Plexus.
- Differentialdiagnose: Erkrankungen mit akantholytischer Blasenbildung (Morbus Darier, Morbus Grover, Pemphigus familiaris chronicus benignus Hailey-Hailey): dyskeratotische Zellen im Stratum spinosum (corps ronds) und im Stratum corneum (Grains).

Diagnostik

- Klinischer Befund: Mundschleimhaut! Kopfhaut! Nikolski-Phänomen!
- Histologie: Exzision einer kleinen frischen Blase mit dem Skalpell; keine Stanzbiopsie, da hierbei die Blasendecke vom Blasenboden abgehoben wird.
- Direkte Immunfluoreszenz: Exzision periläsionaler Haut zur Vermeidung unspezifischer Grenzflächenphänomene! Interzelluläre Ablagerungen von IgG (100%), C3 (50%) und IgM oder IgA (30%) sowie in frühen Veränderungen von C1q, C4, Faktor B und gelegentlich Properdin.
- Indirekte Immunfluoreszenz (bei 90% pos.): Substrat: Affenösophagus oder menschliche Vorhaut. Bestimmung der Titerhöhe wichtig zur Verlaufskontrolle unter Therapie sowie zur frühzeitigen Erkennung von Rezidiven.
- HLA-DR4 (90%); HLA-DRw6.

Differentialdiagnose

Wenn die Mundschleimhaut allein befallen ist, müssen folgende Erkrankungen ausgeschlossen werden:

- Gingivostomatitis herpetica: Erstinfektion mit HSV I, meist Kinder (S. 41).
- Erythema exsudativum multiforme: Lippen blutig-krustig belegt; an der Haut typische kokardenartige Plaques (S. 229).
- Chronisch rezidivierende Aphthen: Scharf ausgestanzte fibrinös belegte kleine Ulzera, gelegentlich konfluierend, geröteter Randsaum. Meist lange Anamnese.

- Lichen ruber erosivus: Gelegentlich schwierige klinische Abgrenzung, oft zusätzlich Wickhamsche Streifen. Hautveränderungen nicht immer vorhanden. In unklaren Fällen direkte Immunfluoreszenz aus Mundschleimhautbiopsie.

Therapie

- Phase 1 und 2: Therapiebeginn mit 1,5 mg Azathioprin/kg KG. Deutliche Besserung muß nach 1 Wo. vorhanden sein, sonst Therapie wie Phase 3.
- Phase 3: Beginn mit 100-200 mg Prednisolon/d + 2,5 mg Azathioprin/kg KG/d. Ziel ist die Unterdrückung der Blasenbildung innerhalb einer Woche. Falls dies nicht erreicht wird, Verdopplung der Steroiddosis.
  Nach Abklingen der Hautveränderungen allmähliche Reduktion auf eine Erhaltungstherapie: 20 mg Prednisolon/d, plus 1,5 mg Azathioprin/kg KG/d.
- Zusätzlich: lokale Therapie der Mundschleimhauterosion mit Lokalanästhetika (Herviros, Xylocain-Viskös Gel 2%).
- Nach 6monatiger Remission kann die Therapie versuchsweise ganz abgesetzt werden. Kontrolle der Antikörpertiter!
- Alternative Immunsuppressiva: Methotrexat; Cyclophosphamid, Ciclosporin A.
- Gold.
- Plasmaaustausch: Bei Therapieversagern unter einer kombinierten Steroid-/immunsuppressiven Therapie. Immunsuppressive Therapie muß weitergegeben werden, da sonst ein Rebound-Phänomen eintritt.

Variante: Pemphigus vegetans

- Definition: Entstehung von hyperkeratotischen verruziformen (vegetierenden) Arealen bei Pemphigus vulgaris. Zwei Typen.
- Pemphigus vegetans Typ Neumann: Nach zunächst typischem Hautbefund entstehen weißliche, mazerierte Plaques im Bereich befallener Hautareale. Abheilung ohne Hinterlassung von Narben.
- Pemphigus vegetans Typ Hallopeau (Pyodermite végétante): In intertriginösen Arealen zunächst Ausbildung von Pusteln, später langsam größer werdende verruköse Areale.
- Histologie: Akantholyse, pseudoepitheliomatöse Hyperplasie, zahlreiche Eosinophile.
- Diagnostik, Therapie: wie Pemphigus vulgaris.

Pemphigus foliaceus

Allgemeines

- Definition: Superfizielle Blasen- und Krustenbildung mit Prädilektion in den seborrhoischen Arealen durch IgG-Antikörper gegen Desmoglein I (Abb. 9).
- Synonym: Pemphigus seborrhoicus.
- Antigen: PF-Patienten haben Autoantikörper gegen Desmoglein I (160 kDa desmosomales Protein, Abb. 9).
- Pathogenese: Mechanismus der Blasenbildung wie bei Pemphigus vulgaris.
  Gelegentlich Auslösung durch Medikamente.
- Epidemiologie: Alle Altersgruppen betroffen. Nicht selten Kinder.
- Varianten: Fogo selvagem (S. 209); Pemphigus herpetiformis (S. 209), Pemphigus erythematosus (S. 210).

Klinik

- Hautbefund: Langsam entstehende schlaffe Blasen, die sich rasch zu rötlich-bräunlichen Krusten umwandeln.
- Prädilektionsstellen: Kopfhaut, Gesicht, Brust, Rücken (seborrhoische Areale). Nach einigen Jahren Befall des gesamten Integuments möglich (exfoliative Erythrodermie). Im Gesicht schmetterlingsförmig (Wangen und Nasenrücken). Mundschleimhaut fast nie befallen.

Diagnostik

- Klinischer Befund.
- Histologie: Spaltbildung innerhalb des Stratum granulosum oder subkorneal. Akantholyse nur selten sichtbar. Geringes entzündliches Infiltrat im oberen Korium.
- Direkte und indirekte Immunfluoreszenz: Interzelluläre IgG-Ablagerungen, betont in der oberen Epidermis.
- Medikamentenanamnese: D-Penicillamin, Gold, Rifampicin, Sulfasalazin, Pyritinol, INH.

Therapie

- Auslösende Medikamente absetzen.
- Prednisolon; Beginn mit 80 mg/d.

Fogo selvagem (brasilianischer Pemphigus foliaceus)

- Definition: Endemischer Pemphigus foliaceus im brasilianischen Tiefland.
- Epidemiologie: Familiäre Häufung. Meist Frauen unter 30 J., oft auch Kinder. Alle Rassen betroffen, auch zugezogene Personen.
- Prognose: 40% der Patienten versterben unbehandelt innerhalb von 2 J. Die übrigen Patienten weisen einen chronischen Verlauf mit Überlebenszeiten zwischen 10 und 30 Jahren auf.
- Klinik: Ähnlich wie Pemphigus foliaceus; später Übergang in Erythrodermie mit abendlichem Fieberschub. Keine Schleimhautbeteiligung. Subjektiv: Feuer, das in der Haut brennt (Fogo selvagem).
- Histologie: Wie Pemphigus foliaceus.
- Immunfluoreszenz: Interzellulär in der Epidermis IgG und C. An Basalmembranzone bei 50% granulär C.
- Therapie: Glucocorticoide in mittelhoher Dosierung.

Pemphigus herpetiformis

- Definition: Klinisch mit gruppierten Bläschen und Blasen auf rötlichen Plaques auftretender Pemphigus foliaceus.
- Histologie: Histologisch und immunfluoreszenzmikroskopisch wie Pemphigus foliaceus.
- Therapie: Versuch mit DADPS, sonst Glucocorticoide.

Pemphigus erythematosus Senear-Usher

Allgemeines

- Definition: Krankheitsbild mit klinischer Ähnlichkeit zum Pemphigus foliaceus, das durch Immunglobulinablagerungen sowohl interzellulär als auch an der Basalmembranzone der Epidermis definiert ist. Häufig weisen diese Patienten antinukleäre Antikörper auf.
- Pathogenese: Auslösung durch Medikamente häufig.

Klinik

Ältere Patienten. Hautveränderungen wie bei Pemphigus foliaceus. Zusätzlich oft Befall der Mundschleimhaut. Oft rötliche, zur Erosion neigende Plaques in seborrhoischen Arealen.

Diagnostik

- Histologie: Blasenbildung unterhalb des Stratum granulosum.
- Direkte Immunfluoreszenz: Interzellulär IgG, manchmal mit C3. An Basalmembranzone IgG oder IgM, gelegentlich mit C3; auch in unbefallener Haut IgM- oder IgG-Ablagerungen (ohne C3) möglich.
- Serologische Befunde: Antinukleäre Antikörper mitteltitrig, meist homogen. Kein Antikörper gegen doppelsträngige DNA oder ENA. BSG mittelgradig erhöht.
- Arzneimittelanamnese: Penicillamin, Propranolol, Captopril, Pyritinol und Thiopyronin.

Therapie

- Therapieversuch mit DADPS.
- Prednisolon, Beginn mit 80 mg.

Allgemeines

- Definition: Bei älteren Menschen auftretende und mit Entwicklung von großen festen, z.T. hämorrhagischen Blasen einhergehende Dermatose, ausgelöst durch Autoantikörper.
- Antigene: Alle Patienten haben Ak gegen ein 240 kD-Protein, das intrazytoplasmatisch in Hemidesmosomen der epidermalen Basalzellschicht liegt und mit Desmoplakin verwandt ist. Etwa 50% haben zusätzlich Ak gegen ein 180 kD-Hemidesmosomen-Protein, das in der Lamina lucida lokalisiert ist. Letzteres ist auch das Autoantigen beim Herpes gestationis.
- Pathogenese: Die gebundenen Antikörper aktivieren Komplement, und die Komplementspaltprodukte führen teils direkt, teils über die Freisetzung von Leukotrien B4 aus Mastzellen zum Einwandern von Eosinophilen. Die freigesetzten Eosinophilenenzyme zerstören die Basalmembranzone und führen zur subepidermalen Blasenbildung.
- Manifestationsalter: Meist über 60 Jahre.

Klinik

- Vor dem Auftreten von Blasen entwickeln sich zunächst ekzematöse, seltener auch urtikarielle Hautrötungen (prämonitorisches Erythem). Starker Juckreiz. In den ekzematösen Veränderungen entwickeln sich innerhalb von Monaten, in den urtikariellen Veränderungen innerhalb von Wochen oder Tagen große, pralle, gelegentlich hämorrhagische Blasen.
- Die Blasen sind relativ stabil, da die gesamte Epidermis die Blasendecke bildet. Sie sind prall und können eine Größe bis zu 10 cm erreichen, ohne zu zerplatzen.
- Nicht selten beginnt das bullöse Pemphigoid an Handtellern und Fußsohlen unter dem Bild einer akuten Handdermatitis.
- Bei 10% der Patienten Mundschleimhautbeteiligung mit Blasen und Erosionen.

Histologie

- Prämonitorisches Erythem: Anlagerung von Entzündungszellen, überwiegend von Eosinophilen, an die Basalmembran. Schwierige Diagnose.
- Blase: Subepidermale Blasenbildung; die PAS-positive Basalmembranzone wird gespalten und läßt sich sowohl am Blasengrund als auch am Blasendach nachweisen. Im Blasenlumen zahlreiche Eosinophile. Ödem im Papillarkörper mit zahlreichen Eosinophilen.

Immunologie

- Direkte Immunfluoreszenz: Biopsie am besten aus erythematösen Arealen. Bandförmige Ablagerung von IgG und C3 an der Basalmembranzone.
- Indirekte Immunfluoreszenz: Bei 60 bis 80% der Patienten IgG gegen Basalmembranzone. Titer korreliert nicht mit Schwere der Erkrankung.

Therapie

- Glucocorticoide. Über 70 J. 40 mg Prednisolon/d; unter 70 J. 70-80 mg Prednisolon/d. Allmählich reduzieren. Erhaltungsdosis 10 mg/d; alternierende Therapie anstreben. Sind 3 bis 6 Monate keine Hautveränderungen aufgetreten, ist ein Auslaßversuch möglich.
- Bei mangelhaftem therapeutischen Ansprechen zusätzlich Azathioprin.
- Unter Umständen Therapieversuch mit Erythromycin, 4mal 500 mg/d möglich.
- Lokal desinfizierende und wundreinigende Maßnahmen.

Allgemeines

- Definition: Chronische blasenbildende Erkrankung der Schleimhäute, selten der Haut, bei älteren Menschen mit ausgeprägter Narbenbildung.
- Pathogenese: Autoantikörper gegen 2 Proteine in der Lamina lucida der epidermalen Basalmembran (240, 120 kDa).
- Epidemiologie: Patienten meist älter als 65 Jahre. Frauen häufiger betroffen als Männer.
- Prognose: Quoad vitam gut; aber 25% der Patienten erblinden.

Klinik

- Mundschleimhaut: (75%) Vesikel oder Blasen; ausgedehnte Erosionen mit Narbenbildung und Adhäsionen. Subjektiv: wenig Beschwerden (Pemphigus: starke Schmerzen).
- Ösophagus und Larynx gelegentlich mitbetroffen; aufgrund von Strikturen können Operationen nötig werden.
- Genitalbereich: Bei Männern Adhäsionen zwischen Glans penis und Präputium; bei Frauen Verengung oder Verlegung des Orificium vaginae.
- Konjunktiven: (75%). Beginn in der Regel einseitig, innerhalb von 2 J. meist doppelseitiger Befall. Adhäsionen, Ektropionbildung und Atrophie der Kornea.
- Haut: (20-30%). Meist generalisierte Blasenbildung, klinisch ähnlich wie bullöses Pemphigoid; oftmals rasche Rückbildung. Seltener lokalisierte Plaques, an denen sich rezidivierend Blasen bilden: sog. Typ Brunsting-Perry.

Histologie und Immunfluoreszenz

- Histologie: Subepidermale Blasenbildung an den Schleimhäuten mit geringer Entzündungsreaktion.
- Direkte Immunfluoreszenz: Befallene Haut: an der Basalmembranzone IgG (60%) und C3 (40%), selten zusätzlich IgA und IgM. Unbefallene Haut: IgG (30%), C3, selten IgA und IgM.
- Indirekte Immunfluoreszenz: negativ.

Therapie

- Mundschleimhautbefall: Lokale Steroidapplikation.
- Generalisierter Blasenschub: Prednisolon 60-80 mg/d.
- Befall der Konjunktiven: Steroide intraläsional oder systemisch.
- DADPS als Therapieversuch. Plasmaaustausch mit synchronisierter Immunsuppression.
- Persistierende Plaques mit Blasenbildung und Vernarbung: Exzision und Defektdeckung durch Transplantat.

Dermatitis herpetiformis Duhring

Allgemeines

- Definition: Hautveränderungen bei glutensensitiver Enteropathie.
- Epidemiologie: Männer doppelt so häufig betroffen wie Frauen. Manifestationsalter zwischen 10 und 60 J. (Median 30 J.).
- Pathogenese: Die glutensensitive Enteropathie wird heute als Ergebnis einer fehlerhaften Immunantwort gegen Glutenantigene angesehen.
  Gluten (Klebereiweiß) ist ein komplexes Gemisch aus verschiedenen Proteinen, das in zahlreichen Zerealien vorkommt. Das wichtigste Protein für die Sensibilisierung bei der glutensensitiven Enteropathie ist Gliadin.
  Die Gliadinallergie führt zu einer chronischen Entzündungsreaktion im Darm, zusätzlich auch zum Auftreten von IgA-Antikörpern gegen Gliadin. Gliadin-IgA-Immunkomplexe lassen sich nach Glutenexposition im Serum nachweisen. Wenn diese Immunkomplexe in der Haut abgelagert werden, führen sie zu einer stereotypen Entzündungsreaktion, die durch Komplementaktivierung in Gang gesetzt wird und zu einem Einwandern von neutrophilen und eosinophilen Granulozyten führt. Dadurch kommt es nach Freisetzung von Granulozytenenzymen zur Ablösung der Epidermis vom Korium.

Klinik

- Morphologie: Initial treten rote Papeln oder urtikarielle Plaques auf, an deren Rändern sich herpetiform angeordnete kleine klare Bläschen entwickeln.
  Seltener kommt es zu ekzematösen Hautveränderungen, auf denen sich größere Blasen ähnlich wie beim bullösen Pemphigoid entwikkeln.
- Prädilektionsstellen: Streckseiten der Arme und Beine, Iliosakralregion, oberer Rücken, Abdomen sowie seltener Gesicht.
- Leitsymptom: Starker Juckreiz; häufig wird auch über ein Brennen in den Hautveränderungen geklagt.
- Darmsymptome: Bei Patienten mit Dermatitis herpetiformis nicht immer subjektive Symptome der glutensensitiven Enteropathie.
- Bemerkenswert ist ferner eine Jodunverträglichkeit (z.B. Seefisch), die sich in einer Krankheitsverschlechterung ausdrückt.

Histologie

In den Papillen ausgeprägtes Ödem und Ansammlungen von Neutrophilen und Eosinophilen. An den Papillenspitzen beginnt eine subepidermale Blasenbildung, wobei die Granulozyten in das Blasenlumen eindringen. Erst später erfolgt die Ablösung der Epidermis vom Korium auch an den Spitzen der Reteleisten. Im Blasenlumen ebenfalls neutrophile und eosinophile Granulozyten.

Immunologie

- Direkte Immunfluoreszenz befallener Haut: Granuläre Ablagerungen von IgA und C3 in den Papillen; selten granulär-linear an der Basalmembranzone.
- Direkte Immunfluoreszenz unbefallener Haut: wie befallene Haut; sehr lange Persistenz der IgA-Ablagerungen.
- Indirekte Immunfluoreszenz: IgA-Autoantikörper gegen eine intermyofibrilläre Substanz der glatten Muskeln (anti-Endomysium-Antikörper) bei 80%. Substrat: Rattenösophagus.

Diagnostik

- Jejunumbiopsie: Zottenatrophie (85%); intraepitheliale Lymphozyten (100%).
- Histologie und direkte Immunfluoreszenz.
- Anti-Gliadin-Antikörper: im Serum (bei 66%); Speziallabor. Anti-Endomysium-Antikörper.
- HLA-B8, DR3 und DR7: Assoziation (90%).

Therapie

- Glutenfreie Diät: s. Tab. 33 u. 34. Die Einhaltung der glutenfreien Diät erfordert vom Patienten ein hohes Maß an Disziplin. Die glutenfreie Diät führt nach einer Latenzzeit von mehreren Monaten bis einigen Jahren zu einem Abheilen der Hautveränderungen. Sie ist Grundlage jeder Therapie, da bei weiterer Glutenexposition die Gefahr der Entstehung von Darmlymphomen besteht.
- DADPS: Zusätzlich können die Hautveränderungen mit DADPS behandelt werden. Dosierung und Kontrolluntersuchungen: S. 497. Der Juckreiz läßt nach DADPS-Gabe schlagartig innerhalb von einem Tag nach. Keine Antihistaminika erforderlich.

Tabelle **33** Aufbau einer glutenfreien Diät

Erlaubte Nahrungsmittel	Verbotene Nahrungsmittel
– Fleisch, Fisch, Geflügel – Eier, Milchprodukte – Früchte, Gemüse außer Kohl, Kraut, Hülsenfrüchte – Fette, Öle (MCT-Fett vorziehen) – Marmelade, Gelee, Honig – Zucker, Vanillezucker – Traubenzucker, Kakao, Kaba – Reis, Kartoffeln, Mais – Sago – Alle Gewürze, Kräuter,Salz – Reine Stärke (Mondamin, Maizena) – Buchweizengrütze, Maisgrieß – Sojamehl	– Getreide: Weizen, Gerste, Hafer, Roggen – Getreideprodukte, Mehle, Grieß, Haferflocken – Weizenkeimlinge, Gerstengrütze, Graupen, Grünkern – Brot: alle Sorten – Kuchen, Gebäck, Salzgebäck – Paniermehl – Teigwaren: Nudeln, Spätzle, Ravioli – Puddingpulver, Malzprodukte – Nährbier, Bier – Panierte Fertigprodukte: Hackbraten, Frikadellen, gefüllte Kalbsbrust, Bratklopse, paniertes Fleisch, Blutwurst, Grützwurst, Leberwurst, Fertigsuppen, Salatsaucen – Schokolade, Marzipan, Pralinen, Eiscreme, Pudding, Cremespeisen – Kohl, Kraut, Hülsenfrüchte

Tabelle **34** Bezug glutenfreier Nahrungsmittel

Glutenfreie Spezialprodukte
– Fa. Hammermühle KG, 6735 Maikammer-Kirnweiler: Toastbrot, Maisbrot, Zwieback, Paniermehl, Teigwaren, Grieß, Teekuchen, Diätkeks, Maissuppe mit Gemüse, Mais-Grieß-Suppe.
– Fa. Heinz Wiechert & Co., Postfach 932 048, 2102 Hamburg 93: Fertigmehl für Brot, Brötchen, Kuchen.
– Fa. Maizena: Knorr-Suppen, -Erbswurst, -Soßen, -Stocki Kartoffelpüree, -Klöße, -Knödel
– Spezial-Margarine, Spezial-Öl CERES (MCT-Fett): Union Deutsche Lebensmittel GmbH, Postfach 1020, 2000 Hamburg 50

Lineare IgA-Dermatose des Erwachsenenalters

- Definition: Blasenbildende Dermatose mit homogen linearen IgA-Ablagerungen an der dermoepidermalen Junktionszone.
- Pathogenese: Antikörper binden entweder in der Lamina lucida der epidermalen Basalmembran (Lamina lucida-Typ, Ag 285 kD) oder im oberen Korium (dermaler Typ).
- Klinik: Hautveränderungen wie bei Dermatitis herpetiformis oder bullösem Pemphigoid. Darmbeteiligung sehr selten. Frauen doppelt so häufig wie Männer befallen.
- Diagnostik:
  - Ophthalmologische Untersuchung: Augenbeteiligung mit Vernarbung wie beim Schleimhautpemphigoid möglich.
  - Histologie: wie D. herpetiformis oder bullöses Pemphigoid.
  - Direkte Immunfluoreszenz aus unbefallener Haut: lineare Ablagerungen von IgA1 (100%), IgG (30%), IgM (30%), C3 (50%), Fibrinogen (10%). IgA in der Haut: monomer, keine J-Kette.
  - Jejunumbiopsie, Antigliadin-Antikörper.
- Therapie: DADPS (S. 497).

Lineare IgA-Dermatose des Kindesalters

- Definition: Häufigste nichthereditäre blasenbildende Erkrankung im Kindesalter. Spontanheilung. Meist Vorschulalter.
- Klinik:
  - Generalisiertes Auftreten von großen klaren Blasen auf normalem oder gerötetem Grund. Zusätzlich urtikarielle Plaques, die von kleinen Blasen umgeben sind.
  - Prädilektionsstellen: Gesicht, Abdomen, Oberschenkel, inguinal.
  - Jejunumveränderungen extrem selten.
- Histologie und Immunologie:
  - Subepidermale Blase, gelegentlich Mikroabszesse.
  - Direkte Immunfluoreszenz, unbefallene Haut: subepidermale Ablagerungen von IgA1, schwächer von IgG. C3 nur selten.
  - Indirekte Immunfluoreszenz negativ.
- Verlauf: Spontane Remission der einzelnen Schübe, deren Häufigkeit abnimmt. Spontanheilung nach einigen Jahren.
- Therapie: Sulfone oder Sulfapyridin; ggf. Corticosteroide.

Vernarbendes Pemphigoid des Kindesalters

- Definition: Seltene, schwere blasenbildende Krankheit mit Vernarbung bei Kindern.
- Klinik: Meist im 2. Lj. ausgedehnte Blasenbildung mit Mund-, Augen- und Genitalbeteiligung.
- Diagnostik: Subepidermale IgA-Ablagerungen; elektronenmikroskopisch Sublamina densa.
- Therapie: DADPS.

Herpes gestationis

Allgemeines

- Definition: Polymorphe bullöse Dermatose in der Schwangerschaft.
- Epidemiologie: 1 : 4000 Graviditäten. Bei gleichem Vater in den nachfolgenden Graviditäten immer Rezidiv. Bei Jungen- und Mädchenschwangerschaften. Keine vitale Gefährdung für Mutter und Kind; keine erhöhte Mißbildungsrate.
- Pathogenese: Die Mütter zeigen eine Häufung der HLA-Antigene B8 und DR3. Möglicherweise Sensibilisierung gegen Plazentaantigene.
- Antigen: 180-kD-Protein in Hemidesmosomen (s. bullöses Pemphigoid; S. 211).

Klinik

- Morphologie: Ähnlich wie bullöses Pemphigoid. Oft gruppierte Anordnung der Blasen (Herpes gestationis).
- Prädilektionsstellen: Extremitäten einschließlich Hände und Füße; periumbilikal. Schleimhäute in 20% befallen.
  Der Autoantikörper ist plazentagängig; die Neugeborenen können einige Wochen Blasen entwickeln.
- Verlauf: Nach der Entbindung meist innerhalb von 3 Mon. spontane Abheilung. Leichte Rezidive während der Menstruation sowie der Einnahme von Kontrazeptiva möglich. In der Regel Verschlimmerung von Schwangerschaft zu Schwangerschaft.
- Längere Schübe außerhalb der Schwangerschaft: Ausschluß einer Blasenmole oder eines Chorionkarzinoms.

Diagnostik

- Histologie: Subepidermale Blase mit Nekrose der Basalzellen.
- Direkte Immunfluoreszenz: Bandförmige C3-Ablagerungen an Basalmembranzone, gelegentlich IgG-, selten IgA- und IgM-Nachweis. Selten C1q, C4, C5 und Properdin. Immun-EM: Lamina lucida.
- Indirekte Immunfluoreszenz: IgG-Antikörper in der indirekten Immunfluoreszenz nicht immer nachweisbar; können aber durch stark komplementfixierende Eigenschaft nachgewiesen werden: Herpes-gestationis-Faktor. Hierzu wird normale menschliche Haut mit hitzeinaktiviertem Patientenserum inkubiert. Anschließend wird normales menschliches Serum als Komplementquelle dazugegeben, danach wird mit der Immunfluoreszenz ein C3-Nachweis geführt.

Therapie

- Prednisolon 20-30 mg/d; meist nur in der späten Gravidität indiziert. Nicht vor Schwangerschaftsende absetzen. Azathioprin kann selten nötig sein.

Allgemeines

- Definition: Erworbene blasenbildende Dermatose mit subepidermaler Blasenbildung an den mechanisch belasteten Hautarealen. Relativ selten.
- Pathogenese: Autoantikörperbildung gegen Typ-VII-Prokollagen. Typ VII-Prokollagen kommt bei Plattenepithelien aller Säugetiere unterhalb der Lamina densa als Bestandteil der anchoring fibrils vor und besteht aus 2 Ketten (290 kD und 145 kD). 90% der Patienten HLA-DR2 positiv.

Klinik

- 1. Lokalisiert-akrale, mechanobullöse Form: Pralle, nicht entzündliche Blasen an mechanisch belasteten Hautarealen (wie Porphyria cutanea tarda; S. 271), seltener ausgedehnt (wie bei dominanter Epidermolysis bullosa dystrophica, S. 308). Abheilung mit Milien und Narben. Nageldystrophie.
- 2. Inflammatorische Form: Häufig als erste Krankheitsmanifestation. Klinisch wie bullöses Pemphigoid, seltener wie vernarbendes Pemphigoid oder Dermatitis herpetiformis. Narbige Abheilung möglich, gelegentlich vernarbende Alopezie. Schleimhautbeteiligung (50%).

Diagnostik

Histologie: Subepidermale Blase mit entzündlichem Infiltrat im Papillarkörper, überwiegend mit neutrophilen Granulozyten.
- Direkte Immunfluoreszenz: Lineare IgG-Ablagerungen, zusammen mit C3-Ablagerungen, an der Basalmembranzone.
- Indirekte Immunfluoreszenz: (50%). Substrat: gesunde menschliche Haut. IgG mit Fähigkeit zur Komplementbindung.
- Differentialdiagnose zu bullösem Pemphigoid mit Antigen mapping: Epidermolysis-bullosa-acquisita-Antikörper binden an der dermalen Seite von Normalhaut, von der die Epidermis mit 1 ml NaCl-Lösung getrennt wurde. Sonst Immun-EM.

Therapie

- Prednisolon in höheren Dosierungen, oft in Kombination mit Immunsuppressiva erforderlich.
- Versuch mit DADPS (S. 497).
- Plasmaaustausch-Therapie in Kombination mit Immunsuppressiva.
- Ciclosporin A wirksam (6 mg/kg KG; S. 508).

Synopsis blasenbildender Dermatosen

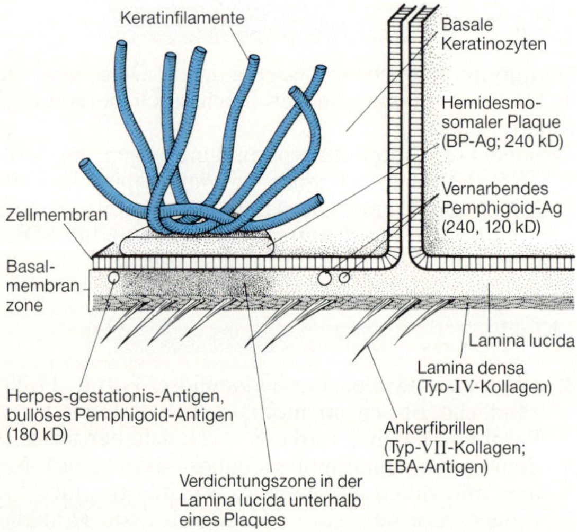

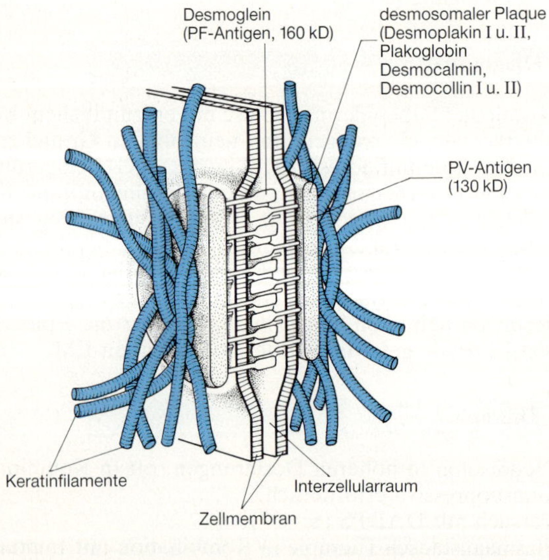

Abb. **9** Aufbau der epidermalen Desmosomen und der Basalmembranzone mit den bekannten Autoantigenen bei blasenbildenden Erkrankungen

Synopsis blasenbildender Dermatosen

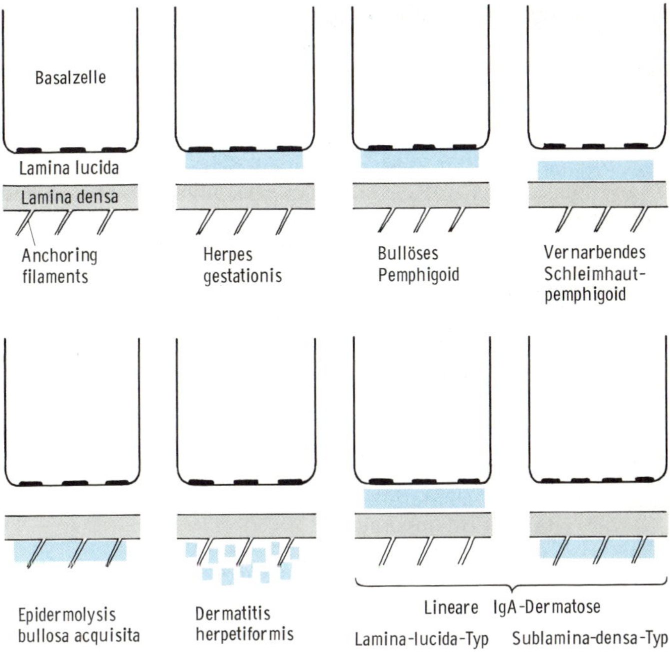

Abb. 10 Lokalisation der Immunglobulinablagerungen bei blasenbildenden Autoimmunkrankheiten (nach Katz)

Definition und Pathogenese

Die Vaskulitis ist eine durch Entzündung und Zerstörung der Blutgefäße gekennzeichnete Erkrankung. Die Gefäßlumina sind zumeist verengt, die klinischen Befunde ergeben sich durch die ischämiebedingten Reaktionen im Versorgungsgebiet der Gefäße. Vaskulitiden sind Folge einer humoral vermittelten, verzögerten immunologischen Reaktion (Typ III). Immunkomplexe sind meistens sowohl im Serum (zirkulierende Immunkomplexe) als auch als Präzipitate in den betroffenen Geweben nachweisbar.

Primäre Vaskulitiden

- 1. Systemische Vaskulitiden mit fakultativer Hautbeteiligung:
  - Polyarteriitis-nodosa-Gruppe:
    klassische Polyarteriitis nodosa,
    allergische Granulomatose (Churg-Strauss-Syndrom),
    Polyangiitis-Überlappungssyndrom.
  - Wegenersche Granulomatose.
  - Riesenzellarteriitis:
    Arteriitis temporalis;
    Takayasu-Syndrom.
  - Mukokutanes Lymphknotensyndrom (Morbus Kawasaki).
  - Morbus Behçet.
  - Thrombarteriitis obliterans (Morbus Buerger).
- 2. Systemische Vaskulitiden mit obligater Hautbeteiligung:
  - Vasculitis allergica superficialis.
    Sonderformen: Purpura Henoch-Schoenlein, Serumkrankheit, arzneimittelausgelöste Vaskulitiden, Vaskulitiden verbunden mit Infektionserkrankungen, Vaskulitiden verbunden mit malignen Erkrankungen (meist Lymphome).
  - Erythema exsudativum multiforme, Stevens-Johnson-Syndrom und toxische epidermale Nekrolyse (Lyell-Syndrom).
  - Akute febrile neutrophile Dermatose (Sweet-Syndrom).
  - Urtikariavaskulitis.
  - Erythema nodosum.
- 3. Vorwiegend kutane Vaskulitiden:
  - Granuloma faciale.
  - Erythema elevatum et diutinum.
  - Pyoderma gangraenosum.
  - Figurierte Erytheme.

Sekundäre Vaskulitiden

Sekundäre Vaskulitiden treten als Symptom bei anderen zugrundeliegenden Erkrankungen, zumeist bei Kollagenosen und Erkrankungen des rheumatischen Formenkreises auf.

Klassische Polyarteriitis nodosa

- Definition: Systemische Vaskulitis ohne granulomatöse Entzündungsreaktion mit relativer Aussparung von ZNS und Lunge.
- Klinik:
  - Allgemeinsymptome: Fieber 71%, Gewichtsverlust 54%,
  - Niere 70%,
  - Arthritis, Arthralgie 53%,
  - Myalgie 31%,
  - Hochdruck 54%,
  - periphere Neuropathie 51%,
  - Gastrointestinaltrakt 44%: abdominelle Schmerzen 43%, Nausea 40%, Cholezystitis 10%, Blutung 6%, Perforation 5%, Infarkt 2%.
  - Haut 43%: Rötung/Purpura 30%, Knoten 15%, Livedo reticularis 4%,
  - Herz 36%,
  - zentrales Nervensystem 23%.
- Diagnostik:
  - Biopsien aus beteiligten Organen, zumeist Haut oder Muskel.
  - Viszerale Angiographie, dabei Nachweis multipler Aneurysmen der mittelgroßen bis kleineren Arterien in Niere, Leber und Mesenterialgefäßen (80%).
  - Laboruntersuchung: BSG beschleunigt, Anämie, Leukozytose, Thrombozytose, Gammaglobulinerhöhung, Erniedrigung des Serumeisens, pathologische organbezogene Laborbefunde. In 70% HBs-Antigen positiv. Gelegentlich ANA, Rf, Komplementverbrauch.
- Differentialdiagnose: Lupus erythematodes, fibromuskuläre Dysplasie, mukokutanes Lymphknotensyndrom.
- Histologie: Nekrotisierende Vaskulitis der kleinen und mittleren Arterien. Segmentaler Befall, bevorzugt an Verzweigungen. Arteriolen und -naher Venenbereich sind gelegentlich betroffen. Infiltrat: zunächst Neutrophile, später vornehmlich mononukleäre Zellen, Intimaproliferation.
- Kutane Polyarteriitis nodosa: identische Hautveränderungen (Klinik, Histologie) ohne systemische Beteiligung. HBs-Antigen oft positiv.
- Therapie: Immunsuppression mit Corticosteroiden und zytotoxischen Substanzen, z. B. Azathioprin oder Cyclophosphamid.

Systemische Vaskulitiden mit fakultativer Hautbeteiligung

Allergische Granulomatose (Churg-Strauss-Syndrom)

- Definition: Seltene lebensbedrohliche, klinisch hochcharakteristische Systemvaskulitis mit typischer Symptomtrias:
  - vorausgehendes allergisches Asthma bronchiale,
  - granulomatöse Vaskulitis an Lunge und Haut,
  - ausgeprägte Blut- und Gewebseosinophilie.
- Klinik: Erkrankungsalter im Mittel 44 J. Die meisten Patienten leiden an allergischem Asthma bronchiale, das den übrigen Symptomen um Jahre vorausgehen kann. Plötzlich schweres Krankheitsgefühl, Auftreten kutaner Knoten und variable weitere Systemsymptomatik:
  - Lunge 96% (Asthma 82%),
  - Haut 67% (Purpura 37%, Knoten 35%),
  - weitere Manifestationen:
    periphere Neuropathie (63%), Hochdruck (54%), Gastrointestinalbeteiligung (42%), Herzbeteiligung (38%), Nierenbeteiligung (38%).
- Differentialdiagnose zur klassischen Polyarteriitis nodosa:
  1. Assoziation mit schwerem Asthma und ausgeprägter Eosinophilie,
  2. eosinophiles Infiltrat,
  3. intravaskuläre und extravaskuläre Granulombildung,
  4. Häufigkeit der Beteiligung von Lungengefäßen,
  5. Vaskulitis in Blutgefäßen verschiedenen Typs und Größe.
- Weitere Differentialdiagnosen: Chronisch eosinophile Pneumonie (keine systemische Vaskulitis), allergisch bronchopulmonale Aspergillose (Pilznachweis im Sputum, positiver Hauttest), Löffler-Syndrom (Verlauf!), Wegenersche Granulomatose.
- Diagnose: Biopsie der Haut- und Lungenveränderungen, BSG, Blutbild (ausgeprägte Bluteosinophilie mit mehr als 1000 Zellen/mm^3), IgE-Erhöhung.
- Therapie: Immunsuppressive Therapie: Glucocorticoide, gelegentlich Kombination mit Azathioprin oder Cyclophosphamid.

Polyangiitis-Überlappungssyndrom

- Definition: Systemische Vaskulitiden, die sowohl Symptome der klassischen Polyarteriitis nodosa als auch des Churg-Strauss-Syndroms aufweisen.
- Diagnostische und therapeutische Maßnahmen unterscheiden sich nicht von diesen Krankheitsbildern.

Wegenersche Granulomatose

- Definition: Systemische Vaskulitis mit granulomatöser Entzündungsreaktion und primärer Manifestation am oberen und unteren Respirationstrakt und an der Niere.
- Häufigkeit der Organbeteiligung:
  Lunge 94%,
  oberer Respirationstrakt 91%,
  Niere 85%,
  Gelenke 67%,
  Ohr 61%,
  Auge 58%,
  Haut 45%,
  Nervensystem 22%,
  Herz 12%.
- Diagnostik: Typisches klinisches Bild, allerdings zu Beginn oft nur Teilsymptomatik (z. B. „Kopfklinik"). ACPA-Titer (Antikörper gegen Neutrophilenelastase).
- Differentialdiagnose: Spätsyphilis (S. 100).
- Therapie: Über vollständige Remission bei 93% der Patienten wurde berichtet bei kombinierter Behandlung mit Corticosteroiden und Cyclophosphamid (2 mg/kg KG).

Lymphomatoide Granulomatose

- Definition: Systemische granulomatöse lymphozytenreiche Vaskulitis mit Übergang in malignes angiozentrisches T-Zell-Lymphom.
- Klinik: Fast immer Lungenbeteiligung. Haut in Form von kutanen und subkutanen Knoten bei 40% betroffen.
- Therapie: Frühzeitige Therapie mit Cyclophosphamid führt zu Vollremissionen und verhindert Entstehung maligner T-Zell-Lymphome.

Arteriitis temporalis

- Definition: Arteriitis mit Riesenzellbildung im Bereich der A. temporalis.
- Epidemiologie: Ältere Patienten, meist über 55 J. alt.
- Klinik:
  - Heftigste Kopfschmerzen, fast immer einseitig.
  - A. temporalis strangförmig verhärtet und druckdolent.
- Allgemeinsymptome: Fieber, Anämie.
- Komplikationen: Gefahr der Erblindung durch Infarkt der A. ocularis. Nekrosen sind selten.
- Diagnose: Biopsie der A. temporalis, Arteriographie der A. temporalis.
- Therapie: Glucocorticoide (wegen Gefahr der Erblindung!).

Arteriitis Takayasu

- Definition: Arteriitis mit Riesenzellbildung im Bereich des Aortenbogens.
- Klinik: Überwiegend Frauen im 2. und 3. Lebensjahrzehnt. Betroffen sind die großen und mittleren Arterien, vor allem häufige Beteiligung des Aortenbogens und seiner Abgänge.
- Diagnose: Angiographie.

Mukokutanes Lympknotensyndrom (Kawasaki-Syndrom)

- Definition: Akutes, bei Kindern auftretendes Krankheitsbild.
- Klinik: Akut fiebrige Erkrankung.
  1. Hautbeteiligung: makulopapulöses Exanthem, betont an den Palmae. Charakteristisch ist eine Abschuppung im Bereich der Fingerspitzen während der Abheilung.
  2. Schleimhautbeteiligung: vor allem im Bereich der Mundhöhle und Lippen. Ausbildung eines Ödems bzw. Erythems.
  3. Gefahr einer u. U. lebensbedrohlichen Beteiligung der Koronargefäße unter Ausbildung kleiner Aneurysmen.
- Therapie: Vorsicht vor Corticosteroiden wegen kardialer Komplikation, Aspirin 30 mg/kg KG/d werden empfohlen.

Morbus Behçet

- Definition: Klinisch charakteristische Systemvaskulitis mit rezidivierenden Aphthen, asymptomatische Ulzera im Genitalbereich sowie Beteiligung zahlreicher weiterer Organe.
- Epidemiologie: Häufig im Vorderen Orient und in Japan.
- Diagnosekriterien:
  1. Hauptsymptome:
     a) rezidivierende Aphthen im Mundbereich (100%),
     b) indolente Genitalulzera (90%),
     c) chronisch rezidivierende, zur Erblindung führende Uveitis mit flüchtigem Hypopyon (50%).
  2. Nebensymptome:
     a) Erythema nodosum (a + b: 80%),
     b) sterile Pusteln,
     c) unspezifisch hyperergische Hautreaktion,
     d) rezidivierende Thrombophlebitiden (25%),
     e) Arthropathie (40 – 50%),
     f) Epididymitis, Orchitis,
     g) Enzephalitis (1 – 10%),
     h) Darmbeteiligung (0 – 25%).
- Diagnostik:
  - Klinische Symptomatik: mindestens 2 Haupt- und 2 Nebensymptome.
  - Unspezifische hyperergische Hautreaktion (Test nach Katzenellenbogen):
    Intrakutane NaCl-Injektion (0,1 ml) an Unterarmvolarseite, Ablesen nach 24 und 48 Std. Positiver Testausfall bei
    - Auftreten einer Pustel oder Papel oder
    - histologischer Einwanderung von Neutrophilen an der Injektionsstelle.
  - HLA-B5 gehäuft.
- Therapie: Mittels der Wahl: Colchicin (S. 507). Unter Umständen zusätzlich Steroide oder Immunsuppressiva. Therapieversuch mit α-Interferon.

Systemische Vaskulitiden mit obligater Hautbeteiligung

Vasculitis allergica

- Definition: Segmentale Entzündung der dermalen Venolen mit fibrinoider Nekrose unterschiedlicher Ätiologie mit akutem, häufig selbstlimitiertem Verlauf und geringer Systembeteiligung.
- Synonyma: Leukozytoklastische Vaskulitis, nekrotisierende Vaskulitis.
- Klinik: Vor allem in den abhängigen Hautarealen lokalisierte, rasch auftretende Effloreszenzen, die vorwiegend purpuriform sein können (Purpura Schoenlein-Henoch) oder hämorrhagisch-nekrotisch, papulonekrotisch, polymorph nodulär und als Urtikariavaskulitis imponieren.
  - Häufigkeit der Symptome:
    Hämorrhagien 99%, Papeln 37%, Ulzeration 29%, Blasen 21%, Urtikaria 9%, Knoten 8%, Livedo reticularis 3%.
  - Lokalisation:
    Fuß und Unterschenkel 100%, Gesicht 16%, Schleimhaut 16%, Ohren 11%, Konjunktiven 5%.
- Klinische Sonderformen: Purpura Schoenlein-Henoch: Meist bei Kindern und Jugendlichen auftretendes Syndrom mit der Trias: Darmkoliken, Purpura an den Beinen und Gelenkbeschwerden. Häufig auch Nephritis.
- Tabelle **35** Assoziierte Erkrankungen und Diagnostik bei Vasculitis allergica

Assoziierte Erkrankung	Diagnostische Maßnahmen
Streptokokkeninfektion	Rachenabstrich, ASL, ADB
LE	ANA
Hämolytische Anämie	Blutbild
Kryoglobulinämie	Kryoglobuline
Plasmozytom	Serumelektrophorese
Morbus Hodgkin	Thoraxröntgenaufnahme
Rheumatoide Arthritis	Rf
Komplementdefekte	C2, C3, BSG
Hepatitis B	Hepatitis-B-Serologie
Serumkrankheit	Anamnese
Arzneimittelallergie (Acetylsalicylsäure, Phenazetin, Sulfonamide, Penicillin, Phenothiazine, Iodide)	Epikutantest (einschl. 6-Std.-Ablesung); Prick-Test, Intrakutantest

- Histologie: Immer bioptische Sicherung! Nekrotische Gefäßwände, Fibrinablagerungen, zerfallende Neutrophile (Leukozytoklasie).
- Therapie: Glucocorticoide: 60 mg Prednisolon für 3-5 Tg. Bei Nachweis Meiden des nachgewiesenen Antigens.

Erythema exsudativum multiforme

- Definition: Akute, selbstlimitierte Entzündungsreaktion im oberen Korium mit Ausbildung typischer kokardenförmiger Hautveränderungen.
- Allgemeines: Erythema exsudativum multiforme, Stevens-Johnson-Syndrom und toxische epidermale Nekrolyse Lyell sind verwandte Krankheitsbilder, die sich durch Lokalisation der Haut- bzw. Schleimhautveränderungen sowie die Schwere des Krankheitsbildes und systemische Mitreaktion unterscheiden.
- Ätiologie: Bei den meisten Patienten mit Erythema exsudativum multiforme lassen sich sichere Beziehungen zu Herpes-simplex- und Mycoplasma-pneumoniae-Infektionen herstellen; ebenfalls ist die Auslösbarkeit durch langwirkende Arzneimittel nicht ausgeschlossen.
- Pathogenese: Zirkulierende Immunkomplexe, die sich in kleinen Blutgefäßen im Korium ablagern. Beim postherpetischen Erythema exsudativum multiforme sind Antigene des Herpes-simplex-Virus und IgG in den Gefäßwänden nachweisbar.
- Klinik:
  - Anamnese: Prodromi variabel; meist an banale Infekte erinnernd, dann rasches Aufschießen von charakteristischen Hautveränderungen.
  - Dermatologischer Befund: Kokardenförmige Plaques: Mit Betonung an den Streckseiten der Extremitäten sowie an Handtellern und Fußsohlen zunächst dunkelrote Makeln, die 1-3 cm Größe erreichen und leicht ödematös erhaben sind. Im Zentrum nach 2-3 Tg. hämorrhagische, seltener bullöse Umwandlung. Während der Randbereich weiterhin gerötet bleibt, fällt zur Mitte hin eine ödematöse helle Zone auf, so daß im typischen Fall ein blau-violettes Zentrum, eine weißliche Intermediärzone sowie ein rötlicher Randsaum entstehen. Diese Veränderungen erinnern an die Kokarden in den Nationalfarben Blau-Weiß-Rot, wie sie am Nationalfeiertag in Frankreich getragen werden. Seltener urtikarielle Plaques oder Blasenbildung.
  - Verlauf: Ohne Therapie Abheilung unter Krustenbildung und Hyperpigmentierungen innerhalb von 2-3 Wo.
- Histologie: Mäßige Spongiose der Epidermis mit einzelnen nekrotischen Keratinozyten; ausgeprägtes Ödem im Papillarkörper, Schwellung der Gefäßendothelien im Bereich des oberen dermalen Plexus und dichtes Rundzellinfiltrat.

- Diagnostik:
  - Histologie:
  - Direkte Immunfluoreszenz: Ablagerungen in IgM, C3 und Fibrin in den Gefäßwänden.
  - Herpes-simplex-Titer, Mykoplasmentiter.
  - Medikamentenanamnese.
- Therapie: Glucocorticoide: 30-40 mg Prednisolonäquivalent/d für 3-5 Tg. zur Verkürzung der Abheilung.

Stevens-Johnson-Syndrom

- Definition: Plötzlich auftretendes Krankheitsbild mit Exanthem, das dem Erythema exsudativum multiforme ähnlich ist, sowie ausgeprägten Schleimhauterosionen und Allgemeinsymptomen.
- Klinik:
  - Anamnese: Ausgeprägte Allgemeinsymptome wie bei einem schweren viralen Infekt, bis zu 10 Tg. Anschließend schlagartiges Auftreten der Haut- und Schleimhautveränderungen.
  - Dermatologischer Befund: wie Erythema exsudativum multiforme Schleimhautveränderungen: Mund (100%): große Erosionen, die in der Mundschleimhaut von weißlichen pseudomembranösen Belägen bedeckt sind, an den Lippen hämorrhagisch imponieren.
  - Übergangsschleimhäute: Augen (70-90%): erosive Konjunktivitis. Genitalbereich (60-70%): Stark schmerzhafte Erosionen.
  - Allgemeinsymptome: Fieber, ausgeprägtes Krankheitsgefühl, pulmonale Beteiligung (20%).
- Diagnostik: Allgemeine Entzündungsparameter. Suche nach auslösenden Erregern oder Medikamenten.
- Therapie: Glucocorticoide: Prednisolonäquivalent 60-80 mg/d bis zur klinischen Besserung.
  Symptomatische Lokalmaßnahmen.

Toxische epidermale Nekrolyse

- Definition: Schweres, akut auftretendes Krankheitsbild mit generalisierter Ablösung der Haut und der Schleimhäute und vitaler Gefährdung.
- Synonym: Lyell-Syndrom.
- Ätiologie: Medikamentöse Auslösung?
- Anamnese: Meist nur kurze Prodromalphase von 1-2 Tg.
- Klinik:
  - Dermatologischer Befund: Zunächst Ausbildung rötlich-livider Erytheme, in deren Bereich die Epidermis weißlich nekrotisch wird und sich in großen Fetzen und Flächen ablöst. Ausgedehnte Erosionen wie bei schweren Verbrennungen.
    Ausgeprägte Mitbeteiligung der Schleimhäute, besonders Mund, Augen und Genitoanalregion. Seltener Mitbeteiligung des Ösophagus.
    Ablösung von Fingernägeln, Verlust der Haare möglich.
  - Systemische Manifestationen: Hohes Fieber, Leukozytose, Transaminasenerhöhung sowie schwere Störungen im Elektrolyt- und Wasserhaushalt. Gefahr von Sekundärinfektionen.
- Therapie: Intensiv-dermatologische Betreuung. Hochdosierte Glucocorticoidgabe (500 mg Prednisolonäquivalent/d) so früh wie möglich als Stoßtherapie.
  Sorgfältige symptomatische Lokalmaßnahmen.
  Therapie der Sekundärkomplikationen.
- Verlauf: Exitus letalis bei 10-30% der Patienten.

Akute febrile neutrophile Dermatose

- Definition: Charakteristisches, überwiegend bei Frauen auftretendes Krankheitsbild mit hohem Fieber, Arthralgien, Leukozytose und erythematösen Plaques.
- Synonym: Sweet-Syndrom.
- Epidemiologie: Bevorzugung des weiblichen Geschlechts; Patienten meist zwischen 30. und 50. Lebensjahr.
- Klinik:
  1. Plötzlich auftretendes Fieber zwischen 38 und 39° C.
  2. Einige Tage später Auftreten von bis handtellergroßen, unscharf begrenzten erythematösen Plaques, in deren Zentrum sich kleine herpetiform gruppierte Bläschen ausbilden können. Asymmetrische Verteilung. Prädilektionsstellen Gesicht sowie Oberarmstreckseiten; zusätzlich andere Lokalisationen möglich. Keine Schleimhautbeteiligung.
  3. Arthralgien.
- Diagnose: Typische Symptomatik.
- Laborbefunde: Blutbild: Leukozytose meist über 15000/mm^3, BSG: mittelgradig erhöht, kein Erregernachweis.
- Therapie: Das Sweet-Syndrom spricht gut auf Glucocorticoide an. Initiale Therapie mit 40-60 mg Prednisolonäquivalent/d bis zur klinischen Besserung; anschließend allmähliche Reduktion, wobei bei zu rascher Dosisreduktion Rezidive nicht selten sind. Die Therapie muß meist 4-6 Wo. bis zum vollständigen Absetzen durchgeführt werden.
- Assoziierte Erkrankungen: Akute myeloische Leukämie. Oft tritt das Sweet-Syndrom einige Monate zuvor auf. Regelmäßige hämatologische Untersuchungen!

Urtikariavaskulitis

S. 152.

Erythema nodosum

- Definition: Krankheitsbild mit plötzlich auftretenden roten, subkutan-kutanen Knoten an den Unterschenkelstreckseiten, Arthralgien und leichten Allgemeinsymptomen.
- Epidemiologie: Frauen 3-5mal häufiger betroffen als Männer; meist zwischen 15. und 30. Lebensjahr.
- Pathogenese: Das Erythema nodosum stellt ein Krankheitsbild dar, das durch eine Vielzahl unterschiedlicher Faktoren ausgelöst werden kann; mit großer Wahrscheinlichkeit spielen immunologische Mechanismen, am ehesten Immunkomplexe, hierbei eine Rolle.
- Klinik:
  - Prodromi: Fieber, Gelenkbeschwerden und seltener Gastrointestinalsymptome für einige Tage.
  - Hautbefund: Beidseitige, 2-5 cm große, hochrote, unscharf begrenzte, subkutan-kutan gelegene Knoten, die von einer gestrafften glänzenden Epidermis bedeckt sind. Lokalisation an Unterschenkelvorderseiten, seltener Oberschenkel oder Unterarmstreckseiten.
  - Allgemeinsymptome: Mäßiges Fieber, häufig Krankheitsgefühl.
- Sonderform: Erythema nodosum migrans: Die initialen Knoten sind kleiner, dehnen sich aber zu unregelmäßig konfigurierten und zentral abheilenden Plaques aus.
- Ursachen und assoziierte Erkrankungen:
  1. Medikamente: Östrogene, Kontrazeptiva, Sulfonamide, Aminopyrine, Antimon, Bromide, Immuntherapeutika (BCG, Hyposensibilisierung), Phenazetin, Salicylate, Impfstoffe, Nitrofurantoin, Trimethoprim/Sulfamethoxazol.
  2. Infektionen:
     Bakterien: Streptokokken, Meningokokken, Diphtherie, Tuberkulose, atypische Mykobakterien, Brucellose, Katzenkratzkrankheit, Tularämie, Leptospirose, Salmonellose, Campylobacter-Infektionen, Yersinien, Spirochäten (Syphilis), Ulcus molle, Chlamydien (Chlamydia psittaci, Chlamydia trachomatis).
     Pilze: Kokzidioidomykose, Histoplasmose, Blastomykose, Sporotrichose.
     Protozoen: Toxoplasmose.
     Viren: Herpes simplex, infektiöse Mononukleose, Melkerknoten, Hepatitis.

3. Maligne Erkrankungen: Morbus Hodgkin, Leukämie, Zervix- und Uteruskarzinom nach Radiatio.
4. Chronisch entzündliche Erkrankungen: Morbus Behçet, Colitis ulcerosa, Morbus Crohn, Sarkoidose (besonders Löfgren-Syndrom), Morbus Reiter.
5. Verschiedenes: Schwangerschaft.

- Diagnostik: Allgemeine Entzündungsparameter. Genaue Anamnese zur Klärung einer möglichen Ursache. Thoraxröntgenaufnahme (bilaterale hiläre Lymphadenopathie: Löfgren-Syndrom). Weiterführende Untersuchungen zum Ausschluß der oben angeführten Erkrankungen.
- Therapie: Bettruhe, Kompressionstherapie. Keine Glucocorticoide, wenn die zugrundeliegende Ursache unbekannt bleibt oder Infektionen vorliegen. Glucocorticoide indiziert bei Löfgren-Syndrom.
- Verlauf: Unter entsprechender Therapie meist Abheilung innerhalb von 4 Wo.; Rezidive eher selten.

Pyoderma gangraenosum

- Definition: Kutane Vaskulitis mit Ausbildung einzelnstehender, großer Ulzera.
- Klinik: Vor allem im Bereich der unteren Extremitäten lokalisierte, chronisch verlaufende, herdförmige Ulzerationen mit schmierigem Grund und dunkelroten, erhabenen, ausgeprägt schmerzhaften Geschwürrändern.
- Assoziierte Erkrankungen:
  - Entzündliche Darmerkrankungen wie Colitis ulcerosa, Morbus Crohn.
  - Paraproteinämien (meist vom IgA-Typ).
- Diagnose: Histologie, Untersuchung auf assoziierte Erkrankungen.
- Therapie:
  1. DADPS (S. 497),
  2. Glucocorticoide,
  3. Azathioprin,
  4. Therapieversuch mit Cromoglicinsäure,
  5. Lokaltherapie.

Erythema elevatum et diutinum

- Definition: Chronisch verlaufende kutane Vaskulitis mit Ausbildung von fibrosierenden Plaques an Handrücken und über den Gelenken.
- Klinik: Langsam entstehende, zunächst rötlich-violette, später bräunliche, fibrosierende Knoten und Plaques.
  Prädilektionsstellen: Handrücken, über den Fingergelenken, seltener über Ellenbogen und Knien.
  Keine subjektiven Symptome.
- Histologie: Vaskulitis im Bereich des oberen dermalen Plexus mit ausgeprägtem Neutrophilenzerfall (Leukozytoklasie).
- Assoziierte Erkrankungen: Paraproteinämien (meist IgA); maligne Lymphome.
- Therapie:
  1. DADPS (S. 497),
  2. Glucocorticoide.

Granuloma faciale

- Definition: Rein kutane Vaskulitis mit Ausbildung bräunlich-rötlicher Plaques im Gesichtsbereich.
- Klinik: Bräunliche, leicht erhabene Plaques an den Wangen oder im Stirnbereich von weicher Konsistenz und unscharfer Begrenzung. Keine subjektiven Symptome; kosmetische Beeinträchtigung.
- Histologie: Vaskulitis im Bereich des oberen dermalen Plexus mit zahlreichen neutrophilen Granulozyten sowie mäßig vielen eosinophilen Granulozyten. Freie Grenzzone zur Epidermis.
- Therapie: Versuch mit DADPS; kurzfristig lokale Glucocorticoide.

Figurierte Erytheme

- Definition: Sammelbezeichnung für ringförmige oder bogige, leicht erhabene Erytheme.
- Klassifikation:
  1. Oberflächliche figurierte Erytheme: Nur der obere dermale Gefäßplexus beteiligt:
     Erythema anulare centrifugum, superfiziell.
     Erythema gyratum repens (S. 324).
     Erythema marginatum (S. 203).
     Familiäre figurierte Erytheme.
     Erythem bei chronisch-granulomatöser Erkrankung des Kindesalters (auch Carrier).
     Erythem bei hereditären angioneurotischem Ödem (S. 284).
     Granuloma anulare giganteum (S. 248).
     Nekrolytisches migratorisches Erythem (Glukagonom, S. 325).
     Anuläre Psoriasis pustulosa (S. 287).
  2. Tiefe figurierte Erytheme: Oberer und tiefer dermaler Gefäßplexus sind beteiligt:
     Erythema anulare centrifugum, tief.
     Erythema chronicum migrans (S. 63).
     Anulärer Lupus erythematodes (subakuter kutaner LE; S. 183).

Klassifikation

- 1. Purpura durch Gerinnungsstörungen:
  - a) Veränderungen von Thrombozytenzahl und -funktion:
    - Thrombozytopenie:
      Primär: Autoantikörper (idiopathische thrombozytopenische Purpura),
      Sekundär: Medikamente, Strahlen, Knochenmarkerkrankungen, Kasabach-Merritt-Syndrom, Splenomegalie.
    - Thrombozytosen.
    - Thrombozytopathie: Wiskott-Aldrich-Syndrom (S. 201).
  - b) Störungen der Gerinnungsfaktoren:
    - Disseminierte intravasale Koagulation (einschließl. Purpura fulminans).
- 2. Purpura durch vaskuläre Störungen:
  - a) Vaskulitis (palpable Purpura):
    - Vasculitis allergica (S. 228).
    - Vaskulitis mit Purpura und Arthralgien bei Kryoglobulin- und Kryofibrinogenämie (S. 266).
  - b) Gefäßfehlbildungen:
    - Teleangiectasia haemorrhagica hereditaria (S. 421).
  - c) Erhöhter intravaskulärer Druck:
    - Stasis.
  - d) Toxische Gefäßschädigung:
    - Medikamente, bakterielle Toxine.
- 3. Purpura bei Bindegewebsschäden:
  - a) Senile Atrophie, aktinische Atrophie
  - b) Steroidatrophie.
  - c) Genodermatosen:
    - Pseudoxanthoma elasticum (S. 313),
    - Ehlers-Danlos-Syndrom (S. 309).
- 4. Idiopathische Purpura: S. 238.

Idiopathische Purpura

- Allgemeines: Morphologisch lassen sich vier idiopathische Purpuraformen voneinander abgrenzen, die jedoch Übergänge zeigen. Diese Diagnosen sollten nur gestellt werden, wenn nach sorgfältiger Diagnostik keine zugrundeliegenden Ursachen, insbesondere Medikamenteneinnahme oder sonstige allergische Reaktionen, eruiert werden konnten.
- Therapie: lokale Anwendung von Glucocorticoiden.

Progressive Pigmentpurpura

- Synonym: Morbus Schamberg; Purpura pigmentosa progressiva.
- Klinik: Überwiegend Männer; chronischer Verlauf. Umschriebene, mehrere Zentimeter große Herde an den Unterschenkeln, die aus zentral konfluierenden, am Rand einzelstehenden kleinsten, bräunlichen Einblutungen in die Haut bestehen. Im Randbereich an Cayennepfeffer erinnernd. Keine subjektiven Symptome. Ausbreitung auf die Beine oder das gesamte Integument möglich.
- Differentialdiagnose: Medikamentös bedingte Purpura (Carbromal) sowie andere Purpuraformen (s. Klassifikation). Immer venöse Insuffizienz ausschließen.

Ekzematid-like Purpura

- Definition: Meist ausgedehnte juckende Purpuraform mit epidermaler Beteiligung.
- Klinik: Meist erwachsene Männer; von den Beinen ausgehende, rasch das gesamte Integument erfassende Purpura mit Juckreiz und epidermaler Beteiligung (leichte Schuppung; histologisch Spongiosa).

Purpura lichenoides pigmentosa

- Synonym: Morbus Gougerot-Blum.
- Klinik: Hautveränderungen wie bei der progressiven Pigmentpurpura, zusätzlich lichenoide Papeln an den Unterschenkeln.

Purpura anularis teleangiectoides

- Synonym: Morbus Majocchi.
- Klinik: 1-3 cm große Herde ohne Prädilektionsstellen, bei denen feine Teleangiektasien sowie randbetont purpuriforme Makeln bestehen. Chronischer Verlauf.

Reiter-Syndrom

- Definition: Heute zu den reaktiven Arthritiden gerechnete Krankheit, die durch die Symptomentrias Urethritis, Konjunktivitis und Arthritis gekennzeichnet ist.
- Pathogenese: Zur Ausbildung eines Reiter-Syndroms gehören genetische Faktoren (80-90% der Patienten sind HLA-B27-positiv) sowie eine vorausgehende Infektion (reaktive Arthritis).
  Nach Art der vorausgegangenen Infektion unterscheidet man:
  Postdysenteritisches Reiter-Syndrom:
  - Wenige Wochen nach symptomatischem oder asymptomatischem Darminfekt.
  - Auslösende Erreger: Shigella flexneri (Serotyp 1b und 2a), Salmonella typhimurium, Yersinia enterocolitica (Serotypen 3 und 9), Campylobacter jejuni.
  - Männer und Frauen gleich häufig betroffen.

  Posturethritisches Reiter-Syndrom (S. 121):
  - In 88% der Fälle geben die Patienten in den letzten drei Wochen vor Krankheitsbeginn Kontakte mit neuen Geschlechtspartnern an.
  - Auslösende Erreger: Chlamydia trachomatis (Serotyp D-K).
  - Männer wesentlich häufiger betroffen.
- Klinik: Diagnostische Kriterien für den Morbus Reiter sind:
  Basissymptome:
  1. Haut- und Schleimhautveränderungen:
     - Balanitis erosiva circinata: auf stark entzündlich gerötetem Grund bis pfennigstückgroße Erosionen mit weißlichem Randsaum und polyzyklischer Begrenzung.
     - Psoriasiforme Hautveränderungen, vor allem an Handflächen und Fußsohlen (Keratoderma blennorrhagicum), Nageldystrophie.
     - Stomatitis mit diffuser Rötung bis zur Ulzeration.
  2. Arthritis: Asymmetrie, Betonung der unteren Extremitäten, Rheumafaktor negativ.

  Nebensymptome:
  1. Urethritis bzw. Zervizitis,
  2. Dysenterie,
  3. Konjunktivitis oder Iridozyklitis,
  4. weitere Erkrankungen:
     - Pseudoischias, Lumbalgie,
     - Aorteninsuffizienz, Myokarditis oder Perikarditis mit AV-Block I.-III. Grades, Bradyarrhythmie,
     - Fieber und Krankheitsgefühl.

- Diagnose: Die Diagnose ist gesichert, wenn außer zwei Basissymptomen mindestens ein Nebensymptom besteht.
- Differentialdiagnose: Psoriasis arthropathica, Spondylitis ankylosans Bechterew, seropositive chronische Polyarthritis, septische Arthritis.
- Diagnostik:
  - BSG.
  - Bei Verdacht auf septische Arthritis: Punktion mit Kultur.
  - Bei Dysenterie: serologische Untersuchungen auf Shigella, Salmonella (O-Antigen), Yersinien, Campylobacter, Brucellen.
  - Bei Urethritis/Zervizitis: Chlamydiendiagnostik.
  - HLA-B27.
  - Gelenkuntersuchung, ggf. entsprechende Röntgenaufnahmen.
  - EKG, ophthalmologische Untersuchung.
- Therapie: Falls noch Bestehen der Infektion: entsprechende antibiotische Therapie.
  Nichtsteroidale Antiphlogistika (z.B. Indometacin),
  Glukokortikosteroide,
  Etretinat. Methotrexat (15 – 25 mg/Wo.).

Pityriasis rosea

- Definition: Akute entzündliche Dermatose mit selbstlimitiertem Verlauf und ovalären, erythematosquamösen Plaques am Stamm.
- Epidemiologie: Meist junge Menschen; epidemieartiges Auftreten (z. B. in Kasernen) wird beobachtet.
- Klinik: Charakteristisch ist das Auftreten eines einzelnen größeren Plaque (Primärmedaillon), dem nach 1-2 Wo. ein typisches Exanthem folgt.
  1. Primärmedaillon: 2-6 cm große, rötlich schuppende Plaque ohne subjektive Symptome. Keine Prädilektionsstelle.
  2. Exanthem: 1-3 cm große, parallel zu den Hautspaltlinien verlaufende, leicht erhabene und feinlamellös schuppende Herde. Typischerweise an den nicht lichtexponierten Hautarealen. Bei Irritation ekzematöse Morphe möglich.
- Verlauf: Spontane Abheilung innerhalb von 2 Wo. bis 3 Mo.
- Therapie: Vermeidung von Irritation (zu häufiges Waschen). Kurzfristig Glucocorticoide.
  Fetten der Haut (Ölbäder).
  Als angenehm wird häufig Lotio alba empfunden.

Parapsoriasis

- Historisches: Der Begriff Parapsoriasis wurde 1902 von Brocq geprägt, um eine Reihe erythematosquamöser Dermatosen von der Psoriasis abzugrenzen. Brocq teilte die Parapsoriasisgruppe (Les parapsoriasis) in drei Varianten ein:
  1. Parapsoriasis guttata: Exantheme mit Ähnlichkeit zur exanthematischen Psoriasis.
  2. Parapsoriasis lichenoides: lichenoide, mit Verkrustungen und Schuppenbildung einhergehende Exantheme.
  3. Parapsoriasis en plaques: leicht schuppende flache Plaques.

  Von diesen Begriffen haben sich die Parapsoriasis lichenoides (heute Pityriasis lichenoides mit zwei Unterformen) sowie die Parapsoriasis en plaques (mit ebenfalls zwei Unterformen) erhalten. Bis zur Klärung der Ätiologie und Pathogenese dieser Erkrankungen sollte an diesen Bezeichnungen festgehalten werden.

Parapsoriasis en plaques, kleinfleckiger Typ

- Definition: Oberflächliche chronisch verlaufende Dermatose.
- Synonyma: Parapsoriasis en petites plaques, Chronic superficial dermatitis.
- Klinik: Am Stamm bei erwachsenen Patienten, überwiegend Männern, entwickeln sich ovaläre, bräunlich-rötliche, schwach infiltrierte leicht schuppende Herde, die parallel zu den Hautlinien verlaufen. Kein Juckreiz, Größe überschreitet selten 5 cm.
- Verlauf: Jahrelanges bis jahrzehntelanges asymptomatisches Bestehen; keine Assoziation zu anderen Erkrankungen.
- Therapie: SUP oder PUVA.

Parapsoriasis en plaques, großfleckiger Typ

- Definition: Chronisch-atrophisch verlaufende Dermatose mit fakultativem Übergang in eine Mycosis fungoides (15%).
- Synonyma: Parapsoriasis en grandes plaques; Poikilodermia atrophicans vasculare; Prereticulotic poiciloderma.
- Klinik: Überwiegend bei älteren Patienten, meist Männern, entwickeln sich 5-15 cm große unregelmäßig und unscharf begrenzte atrophische Areale mit Teleangiektasien und zigarettenpapierartiger Fältelung der Epidermis. Pigmentverschiebungen in diesen Bereichen. Häufig starker Juckreiz.
- Therapie: PUVA; Nachkontrollen.

Lichen ruber planus

- Definition: Relativ häufige Erkrankung von Haut und Schleimhäuten, bei der flache Papeln besonders an der Haut und netzförmige Streifung an der Wangenschleimhaut auftreten.
- Pathogenese: Zerstörung des epidermalen Basalzellagers durch T-Lymphozyten. Das Auftreten von Lichen-ruber-artigen Hautveränderungen im Rahmen der Graft-versus-host-Erkrankung (S. 204), bei der auch zahlreiche andere Autoimmundermatosen auftreten, läßt auch für den Lichen ruber eine Autoimmunpathogenese wahrscheinlich werden. Exantheme, die dem Lichen ruber planus ähnlich sind, werden häufig auch durch Arzneimittel und Chemikalien ausgelöst (S. 159).
- Vorkommen: Der Lichen ruber planus tritt in jedem Lebensalter auf, am häufigsten zwischen dem 30. und 60. Lebensjahr. Meist spontane Abheilung innerhalb von 1-2 J.
- Klinik:
  1. Hautveränderungen:
     - Leiteffloreszenz: Flache, polygonale, meist 2-10 mm große Papeln. Charakteristische, violett-rötliche Farbe. An der Oberfläche der Papeln feine weiße durchscheinende netzförmige Streifung: Wickhamsche Streifen. Durch Kratzen Induktion neuer Papeln: isomorpher Reizeffekt (Köbner-Phänomen).
     - Häufig Juckreiz.
     - Prädilektionsstellen: Handgelenkbeugeseiten, Sakralregion, Knöchel und Unterschenkelvorderseite.
  2. Schleimhautveränderungen:
     - Mundschleimhaut: weißliche netzförmige Zeichnung, besonders an den Wangen; seltener Vestibulum oris, Zunge und Lippenrot.
     - Genitalschleimhaut: netzförmige Streifung, besonders häufig an Glans penis und Introitus vaginae.
- Histologie: Hyperkeratose, Hypergranulose, sägezahnartige Ausfransung der Epidermis und bandförmiges subepidermales Infiltrat, das das Basalzellager der Epidermis zerstört.
- Diagnostik: Histologie. Eine interne Durchuntersuchung ist nicht erforderlich.
- Therapie:
  - Bei begrenztem Befall kurzfristige Anwendung lokaler Glucocorticoide erfolgreich. Beim hypertrophen Lichen ruber intrafokale Glucocorticoid-Kristallsuspension-Injektion.
  - Beim exanthematischen Lichen ruber kurzfristig auch intern Glucocorticoide zur beschleunigten Abheilung; relativ gutes Ansprechen auch auf PUVA-Therapie.

Klinische Variantsynonymen des Lichen ruber

- *Lichen ruber verrucosus* (hypertropher Lichen ruber): Einzelne Plaques persistieren, werden hyperkeratotisch und verrukös und dehnen sich zu violetten, lividen Plaques aus. Prädilektionsstellen: Unterschenkel und Knöchelregion, häufig quälender Juckreiz.
- *Lichen planopilaris*: Synonym: Lichen planus follicularis. Lichen ruber des Haarfollikels: Spitzkegelige, keratotische, follikuläre Papeln, meist am Kopf; auch am Körper möglich. Am Kopf zusätzlich Schuppung und vernarbende Alopezie unter dem Bild der Pseudopelade Brocq (S. 364).
- *Graham-Little-Syndrom*: Vernarbende Alopezie und disseminierte follikuläre Papeln. Das lymphozytäre Infiltrat beschränkt sich auf das Epithel der Haarwurzel und der äußeren Haarwurzelscheide.
  DD: Keratosis follicularis, Pityriasis rubra pilaris, Morbus Darier.
- *Lichen ruber planus linearis*: Linear angeordnete, über viele Zentimeter sich erstreckende Lichen-ruber-artige Papeln, die nicht durch das Köbner-Phänomen erklärt werden können. Häufig Kinder, oft an den Beinen.
  DD: Lineare Nävi, Lichen striatus.
- *Lichen ruber bullosus*: Exanthematischer Lichen ruber planus mit Blasenbildung.
- *Lichen ruber pemphigoides*: Gemeinsames Auftreten von Lichen ruber planus und bullösem Pemphigoid beim gleichen Patienten. Assoziation mit retroperitonealen Tumoren (Röntgen, Sonographie). Abgrenzung zum Lichen ruber bullosus umstritten. Selten medikamentöse Auslösung durch Cinnarizin.
- *Lichen ruber erosivus*: Im Bereich der Schleimhäute (Mund, seltener Genitale) ausgedehnte, stark schmerzhafte Erosionen mit schlechter Heilungstendenz bei Patienten mit Lichen ruber. Durch den chronischen Entzündungsreiz Entstehung von Plattenepithelkarzinomen möglich. Sorgfältige Beobachtung der Patienten.

Lichen nitidus

- Definition: Seltene Dermatose, die durch winzige, weißliche gruppierte Papeln charakterisiert ist; wird von einigen Autoren als Variante des Lichen ruber angesehen.
- Klinik:
  1. Hautveränderungen: Ziersteckнadelkopfgroße, weißliche gruppierte Papeln, die bevorzugt an Unterarmen, Abdomen, Penis und an der Glutealregion auftreten. Häufig gleichzeitig Lichen ruber.
  2. Mundschleimhautveränderungen: Kleine gelbliche Papeln, gelegentlich netzförmige Streifung wie beim Lichen ruber planus.
- Histologie: Epitheloidzellnester direkt unterhalb der Epidermis.
- Therapie: Meist nicht nötig, da keine Beschwerden bestehen und die Erkrankung in der Regel spontan abheilt.

Lichen sclerosus et atrophicus

- Definition: Dermatose mit Ausbildung kleiner, porzellanweißer Papeln am Stamm sowie Atrophien im Genitoanalbereich.
- Allgemeines: Frauen häufiger als Männer betroffen; in jedem Alter möglich, wenngleich höhere Lebensalter bevorzugt sind.
- Klinik:
  1. Extragenitale Veränderungen: Asymptomatische, porzellanweiße, selten perlmuttartige Papeln von mehreren Millimeter Durchmesser und flacher Oberfläche. Typisch sind follikuläre Hyperkeratosen, seltener Blasenbildung. Atrophische Abheilung.
     Lokalisation: Überwiegend am Stamm, besonders im oberen Rückenbereich sowie an den Beugen.
  2. Genitoanale Veränderungen bei Frauen: Beginn zwischen 40. und 60. Lebensjahr; rasch konfluierende Papeln im Bereich der Vulva mit follikulären Hyperkeratosen, häufig starker Juckreiz.
  3. Genitale Veränderungen bei Männern: Klinische Manifestationen als erworbene Phimose oder rezidivierende Balanitis. Sklerotisches Präputium, die Innenseite des Präputiums sowie die Glans penis ist atrophisch mit weißlich-glänzender Oberfläche.
- Therapie:
  1. Extragenitale Veränderungen: Keine sichere Therapie bekannt; Versuch mit SUP-Therapie.
  2. Genitoanale Veränderungen bei Frauen: Äußerst schwierig; lokale Östrogenapplikation. Intraläsionale Glucocorticoid-Kristallsuspension-Injektionen.
  3. Genitale Veränderungen bei Männern: Zirkumzision, ggf. Plastik nach Happle (Exzision der atrophischen Haut der Glans penis und Deckung mit dem äußeren Vorhautblatt).

Pityriasis lichenoides acuta

- Definition: Akut auftretende exanthematische Dermatose mit hämorrhagischen und verkrusteten Papeln.
- Synonyma: Pityriasis lichenoides acuta et varioliformis, Morbus Mucha-Habermann.
- Klinik: Schlagartiges Auftreten von rötlich-bräunlichen, ovalären, 0,5-3 cm großen Papeln, die sich hämorrhagisch umwandeln, gelegentlich nekrotisch zerfallen und exulzerieren. Schubweise können weitere Effloreszenzen auftreten.
  Geringe systemische Manifestationen.
- Therapie: Glucocorticoide oder PUVA.

Pityriasis lichenoides chronica

- Definition: Persistierende, lichenoide Dermatose unbekannter Ätiologie.
- Synonym: Morbus Juliusberg.
- Klinik: Flache, bräunliche bis hautfarbene Papeln am Stamm, die von einer festen Schuppe bedeckt sind. Diese läßt sich mit dem Holzspatel in einem Stück abheben (typisches klinisches Zeichen).
- Therapie: SUP oder PUVA.

Anetodermien

- Allgemeines: 2 Krankheitsbilder, bei denen es zu einer Auflösung des Kollagens im Stratum reticulare kommt; Folge sind kleine hernienartige Ausstülpungen der Haut.
- *Anetodermie Typ Jadassohn*
  Klinische Form der Anetodermie, bei der die atrophischen Areale zunächst urtikariell rötlich imponieren; später klingt diese entzündliche Komponente ab.
- *Anetodermie Typ Schwenninger-Buzzi*
  Bei dieser Form entstehen die atrophischen Areale ohne entzündliche Veränderungen.

Sarkoidose

Definition: Multisystemkrankheit unbekannter Ätiologie, die meist bei jüngeren Menschen auftritt und bevorzugt die hilären Lymphknoten, die Lunge und die Haut befällt.

- Pathogenetische und immunologische Aspekte: Das histologische Kennzeichen der Sarkoidose ist das Auftreten von Epitheloidzellgranulomen mit nur geringer Anzahl von lymphatischen Zellelementen in der Umgebung. Das Auftreten von Epitheloidzellen bei anderen Erkrankungen ist immer mit einer lokalen Antigenpersistenz verknüpft, so daß sich hieraus auch pathogenetische Überlegungen für die Sarkoidose ableiten lassen, wenngleich ein Erreger oder das entsprechende Antigen bislang nicht identifiziert werden konnte.
- Immunologie der Sarkoidose: Immunologisch findet sich bei der Sarkoidose eine herabgesetzte zelluläre Immunitätslage, die sich durch eine verminderte Zahl der T-Lymphozyten im peripheren Blut, eine verminderte Stimulierbarkeit dieser Zellen sowie negative Hauttestreaktionen (S. 10) verifizieren läßt. Gleichzeitig liegt eine Hyperaktivität des B-Zell-Systems vor. Diese Konstellation aus T-Zell-Schwäche und polyklonaler B-Zell-Aktivierung findet sich auch bei einer Reihe von Infektionskrankheiten.
- Epidemiologie: Prävalenz: 20-30/100000 Einwohner. Keine Geschlechtsbevorzugung. Patienten überwiegend unter 40 J.
- Klinik:

1. Systemische Manifestationen: Die Sarkoidose kann jedes Organsystem befallen, am häufigsten sind die hilären Lymphknoten sowie die Lunge und die Haut betroffen. Auf die zahlreichen internen Manifestationen kann an dieser Stelle nicht eingegangen werden.
2. Hautveränderungen:
   a) Erythema nodosum: Meist mit Fieber und Gelenkbeschwerden assoziiert (zur Differentialdiagnose S. 233).
   Insgesamt bei 9% der Sarkoidosepatienten; Assoziation zu günstigem klinischen Verlauf.
   b) Lupus pernio: Violett-rötliche, chronische Infiltrate an der Nasenspitze, seltener Wangen und Ohren. Meist ältere Frauen; assoziiert mit einer chronisch-fibrosierenden Sarkoidose und Knochenzysten (Ostitis cystica multiplex Jüngling an den Fingerknochen).

c) Knotige Sarkoidose: Leicht erhabene rötliche, häufig symmetrische Plaques mit Bevorzugung der Oberschenkel. Assoziiert mit hilärer Lymphadenopathie und Splenomegalie.
d) Makulopapulöses Exanthem: Spontan abheilende, selten länger als 1 Mon. bestehende Makeln und Papeln, meist am Stamm, aber auch Gesicht und Extremitäten. Mit dem Krankheitsbeginn der Sarkoidose assoziiert; Rezidive bei Exazerbationen möglich.
e) Narbensarkoidose: Vorher unauffällige Narben können sich bei bestehender Sarkoidose entzündlich verändern, rötlich-bläulich verfärben und verdicken. Histologisch typische Zeichen der Sarkoidose.

- Diagnostik:
  - Thoraxröntgenaufnahme,
  - Spaltlampenuntersuchung,
  - Recall-Antigen-Test,
  - Hydroxyprolinurie,
  - Erhöhung des Angiotensin-converting-Enzyms,
  - Hyperkalzämie, Hyperkalzurie,
  - Erhöhung von IgG, IgA und IgM.
- Therapie: Richtet sich nach den Gesamtbefunden beim jeweiligen Patienten.

Cheilitis granulomatosa

- Definition: Hochcharakteristisches Krankheitsbild mit klassischer Symptomentrias Fazialisparese, rezidivierende Lippenschwellungen und Lingua plicata.
- Synonym: Melkersson-Rosenthal-Syndrom.
- Klinik:
  1. Periphere Fazialisparese: Zunächst spontanes Abheilen, bei häufigerem Auftreten Persistenz möglich.
  2. Cheilitis granulomatosa: Zunächst rezidivierende ödematöse Schwellungen, meist Oberlippenbereich, später derbe rüsselförmige Schwellungen.
  3. Lingua plicata: Tiefe Furchenbildungen, die netzförmig die Zunge überziehen.
- Therapie:
  Clofazimin: für 10 Tg. 100 mg/d, anschließend Erhaltungsdosis: 2-4mal/Wo. 100 mg. Therapie bis zur Abheilung, mindestens jedoch 9 Mon. Bei unbefriedigendem Ansprechen Anheben der Dosis (bis 150 mg/d).
  Intrafokale Glucocorticoidinjektionen; Exzision der granulomatösen Areale.

Granuloma anulare

- Definition: Asymptomatische, meist bogig gruppierte Papeln mit Selbstheilungstendenz, die durch Kollagendegeneration mit umgebender histiozytärer Entzündungsreaktion entstehen.
- Klinik: Meist Jugendliche und junge Erwachsene. Ringförmig gruppierte hautfarbene Papeln, oft zentral eingesunken; seltener rötlich oder livid. Papeln zwischen 1 und 3 mm groß, die gesamte Veränderung 1-5 cm. Meist ein, seltener mehrere Ringe. Asymptomatisch.
- Lokalisation: Streckseiten von Händen und Füßen, seltener von Armen und Beinen. Schleimhäute frei.
  Entwicklung über Monate. 75% heilen spontan innerhalb von zwei Jahren ab.
- Histologie: Im oberen Korium Zonen aus untergegangenem Kollagen, die von palisadenförmig angeordneten Histiozyten umgeben sind. Muzinablagerungen.
- Klinische Sonderformen:
  1. Granuloma anulare giganteum: Große Ringe, bis 20 cm groß. DD: Persistierende figurierte Erytheme, Lichen ruber planus anularis.
  2. Subkutane Knoten bei Granuloma anulare (Pseudorheumaknoten).
  3. Erythema-multiforme-artiges Granuloma anulare.
  4. Perforierendes Granuloma anulare: Zentral Erweichung und Entleerung von gelblichem Material; später Krustenbildung und narbige Abheilung.
  5. Granuloma anulare generalisatum: Zahllose kleine Papeln am gesamten Integument; hautfarben oder leicht pigmentiert. Manchmal lichtprovozierbar (Granuloma anulare actinicum).
- Diagnose: Typische Klinik; Histologie.
- Differentialdiagnose: Lichenoide Arzneimittelexantheme, generalisierter Lichen ruber, kleinknotige Sarkoidose, Lymphome.
- Zusätzliche Untersuchungen: Keine.
- Therapie: Bei fehlender kosmetischer Beeinträchtigung kann Spontanheilung abgewartet werden. Intrafokale Glucocorticoid-Kristallsuspension-Injektion; Glucocorticoide unter Folienokklusion. Bei generalisiertem Granuloma anulare Glucocorticoide intern; PUVA.

Necrobiosis lipoidica

- Definition: Die Necrobiosis lipoidica ist eine chronisch-atrophisierende Dermatose mit Entwicklung von gelblichen teleangiektatischen unregelmäßig und scharf begrenzten Herden an den Unterschenkelstreckseiten.
- Pathogenese: Initiales Ereignis ist eine Vaskulitis im gesamten Korium mit Kollagenuntergang; nachfolgend entwickelt sich um die nekrotischen Kollagenherde eine granulomatöse Entzündungsreaktion mit Epitheloid- und Riesenzellbildung.
- Klinik: Überwiegend Frauen (70-80%) in mittlerem Alter. Zuerst runde, feste, dunkelrote schmerzlose Papeln oder Plaques. Diese breiten sich aus oder konfluieren.
  Später wird das Zentrum, dann der ganze Herd glänzend atrophisch, gelblich und teleangiektatisch. Die Ränder sind bizarr, scharf begrenzt und rötlichbraun.
- Lokalisation: Streckseiten der Unterschenkel. Seltener: (mit abnehmender Häufigkeit) Oberschenkel, Hand- und Fußrücken, Arme, Stamm und Kopfhaut (vernarbende Alopezie).
- Sonderformen:
  1. Ulzerierende Necrobiosis lipoidica: Bei 25% der Patienten treten schmerzhafte, auf die Herde begrenzte Ulzera auf. Schlechte Heilungstendenz.
  2. Granulomatosis disciformis chronica et progressiva Miescher (disseminierte Necrobiosis lipoidica).
  3. Aktinisches Granulom.
- Differentialdiagnose:
  - Typische Nekrobiosis: keine Verwechslung möglich, u.U.: Stasisdermatitis (unscharfe Begrenzung).
  - Disseminierte Necrobiosis lipoidica: generalisiertes Granuloma anulare (histologisch schwierig).
  - Bei Ulzeration: gummatöse Syphilis (Serologie!).
- Assoziierte Krankheiten: Diabetes mellitus: 60-70% der Patienten mit Necrobiosis lipoidica haben einen manifesten Diabetes mellitus. Die Necrobiosis lipoidica ist aber keine Komplikation des Diabetes, da nur 0,3% aller Diabetiker eine Necrobiosis lipoidica entwickeln. Die pathogenetische Beziehung beider Krankheitsbilder ist unklar.

- Zusätzliche Diagnostik: Falls Nüchternblutzucker unauffällig: Glucosetoleranztest.
- Therapie: Therapeutische Maßnahmen können nur den Entzündungsprozeß unterbrechen. In Betracht kommen lokale Glucocorticoide unter Folienokklusion oder als Kristallsuspension.
  Initiale Therapie der Vaskulitis mit DADPS oder Colchicin. Atrophische Veränderungen sprechen auf keine Therapie an.
  Bei Ulzerationen: Exzision und Deckung mit Spalthaut.
  Ein bestehender Diabetes mellitus muß fachgerecht eingestellt werden; kein Einfluß auf die Necrobiosis lipoidica.

Subkutane nekrobiotische Knoten (Rheumaknoten)

- Definition: Subkutane nekrobiotische Knoten, besonders an den Ellenbogen und Unterarmstreckseiten, die bei mehreren chronisch-entzündlichen Erkrankungen auftreten.
- Klinik: An Ellenbogen und Unterarmstreckseiten bis 2-3 cm große subkutane, asymptomatische Knoten. Die Hautoberfläche ist meist unverändert, gelegentlich aber in den Entzündungsprozeß einbezogen und dann livid-rötlich mit unscharfer Begrenzung. Oft lineare Anordnung an Unterarmstreckseiten, vom Ellenbogen ausgehend (Ulnarband).
- Histologie: Im subkutanen Fettgewebe Fibrinablagerungen mit umgebender histiozytärer Infiltration.
- Assoziierte Erkrankungen: Rheumatoide Arthritis, Borrelia- burgdorferi-Infektion, Syphilis, Granuloma anulare, rheumatisches Fieber (35%).
- Diagnostik: Histologie, Rheumafaktor, TPHA, Antikörper gegen Borrelia burgdorferi.
- Differentialdiagnose: Multizentrische Retikulohistiozytose (S. 444). Pseudorheumaknoten: Subkutane Knoten bei Granuloma anulare.
- Therapie: Behandlung der Grundkrankheit.

Granuloma multiforme

- Definition: In Zentralafrika häufige nekrobiotische Dermatose mit klinischer Ähnlichkeit zur tuberkuloiden Lepra; ausgedehnte, ringförmige erhabene Hautveränderungen ähnlich dem Granuloma anulare giganteum.

Reichsversicherungsordnung (RVO)

- Die Bundesrepublik Deutschland verfügt über ein vorbildliches Versicherungsnetz zum Schutz vor der Entstehung sowie zur Entschädigung entstandener Berufskrankheiten. Der optimale Einsatz dieses Instrumentariums für den Versicherten setzt genaue rechtliche und verfahrensspezifische Kenntnisse beim Arzt voraus.
- Die gesetzliche Grundlage von Regelungen, die Berufskrankheiten betreffen, ist die Reichsversicherungsordnung; in ihr wurde 1925 festgelegt, daß Berufskrankheiten rechtlich als Berufsunfälle aufzufassen sind. Weiterhin wird in der RVO die rechtliche Definition einer Berufskrankheit gegeben.
- § 551 RVO Abs. 1: Als Berufsunfall gilt ferner eine Berufskrankheit. Berufskrankheiten sind Krankheiten, welche die Bundesregierung durch Rechtsverordnung mit Zustimmung des Bundesrates bezeichnet, und die ein Versicherter bei einer der in den §§ 539, 540 und 543 bis 545 genannten Tätigkeiten erleidet.
- § 1552 RVO: Der Betriebsunternehmer hat jeden Unfall binnen drei Tagen anzuzeigen.

Berufskrankheitenverordnung (BeKV)

- Auf der Rechtsgrundlage der RVO wurde die Berufskrankheitenverordnung erlassen; in ihr sind die versicherten Berufskrankheiten angegeben sowie entsprechende Durchführungsbestimmungen enthalten. Derzeit gilt die Fassung der Änderungsverordnung von 1976.
  Für den dermatologischen Bereich sind besonders wichtig:
- Berufskrankheit Nr. 5101 (schwere oder wiederholt rückfällige Hauterkrankungen...).
- Berufskrankheit Nr. 5102 (Hautkrebs oder zur Krebsbildung neigende Hautveränderungen...)

§ 3 der Berufskrankheitenverordnung

- Der § 3 der BeKV enthält zwei wichtige Vorschriften, die häufig fehlerhaft verstanden und angewendet werden.
- Absatz 1 des § 3 der BeKV enthält Vorschriften zur Prophylaxe: „Besteht für einen Versicherten die Gefahr, daß eine Berufskrankheit entsteht, wiederauflebt oder sich verschlimmert, so hat der Träger der Unfallversicherung mit allen geeigneten Mitteln dieser Gefahr entgegenzuwirken. Ist die Gefahr... nicht zu beseitigen, hat der Träger der Unfallversicherung ihn aufzufordern, die gefährdende Tätigkeit zu unterlassen..."
- Absatz 2 des § 3 der BeKV regelt den finanziellen Ausgleich für wirtschaftliche Nachteile bei der Aufgabe der gefährdenden Tätigkeit: sog. *Übergangsleistungen*. Diese Übergangsleistungen sind

vollkommen unabhängig von einer eventuell zu gewährenden Rente, die für einen Berufsunfall (und damit auch für eine Berufskrankheit) unter bestimmten Voraussetzungen gewährt wird.

Beruflich bedingte Hauterkrankungen und Berufskrankheiten der Haut

- Nicht alle durch eine berufliche Tätigkeit ausgelösten Hauterkrankungen sind Berufskrankheiten der Haut. So ist beispielsweise eine aktinische Elastose der Gesichtshaut bei einem Landwirt beruflich bedingt; sie ist jedoch keine Berufskrankheit, da sie nicht alle medizinischen Kriterien zur Anerkennung erfüllt (siehe unten).

Ärztliche Meldung einer Berufskrankheit

- Gemäß § 5 der BeKV ist der begründete Verdacht auf das Vorliegen einer Berufskrankheit meldepflichtig; die Meldung erfolgt auf entsprechenden Vordrucken, entweder dem Träger der Unfallversicherung (zuständige Berufsgenossenschaft) oder der für den Versicherten zuständigen Stelle des medizinischen Arbeitsschutzes (staatlicher Gewerbearzt).
- Durch diese Meldung wird ein bestimmtes Verfahren eingeleitet, das eine Prüfung der medizinischen und versicherungsrechtlichen Sachverhalte beinhaltet: Berufskrankheitenverfahren.
- In der Regel wird zur Klärung des medizinischen Sachverhaltes ein ärztliches Gutachten angefordert, in dem die Art der Hauterkrankungen festgestellt wird und gleichzeitig die medizinischen Voraussetzungen zur Anerkennung einer Hauterkrankung als Berufskrankheit geprüft werden.

Ärztliche Meldung zur Verhinderung der Entstehung einer Berufskrankheit

- Gemäß § 3, Abs. 1 der BeKV sollen die Träger der Unfallversicherung (die Berufsgenossenschaften) der Gefahr der Entstehung einer Berufskrankheit entgegenwirken. 1972 wurde daher in Analogie zum chirurgischen D-Arzt-Verfahren bei Berufsunfällen das Hautarztverfahren geschaffen.
- Jeder Arzt kann einen Versicherten bei entsprechendem Verdacht dem nächstgelegenen Hautarzt überweisen (Vordruck UV). Der Hautarzt erstattet auf einem speziellen Vordruck unverzüglich einen Hautarztbericht, der an den Unfallversicherungsträger sowie nachrichtlich an die Krankenkasse und den Hausarzt geleitet wird.
- Zeigt sich, daß die Gefahr der Entstehung einer Berufskrankheit besteht, so muß der Versicherte die gefährdende Tätigkeit aufgeben. Die Behandlungskosten, die Kosten für eine Umschulung sowie den Ausgleich für einen eventuellen Minderverdienst (letzteres für maximal 5 Jahre) werden von der Berufsgenossenschaft getragen.

Nr. 5101 der BeKV: Schwere oder wiederholt rückfällige Hauterkrankungen

- Unter der Nr. 5101 ist folgende Berufskrankheit beschrieben: Schwere oder wiederholt rückfällige Hauterkrankungen, die zur Unterlassung aller Tätigkeiten gezwungen haben, die für die Entstehung, die Verschlimmerung oder das Wiederaufleben der Krankheit ursächlich waren oder sein könnten.
- Um eine Krankheit als Berufskrankheit im Sinne der Nr. 5101 der BeKV anzuerkennen, müssen also drei medizinische Kriterien erfüllt sein:
  1. Die Tätigkeit muß für die Hauterkrankung ursächlich sein (der Zusammenhang muß zumindest wahrscheinlich sein).
  2. Die Hauterkrankung muß schwer und/oder wiederholt rückfällig sein.
  3. Die Hauterkrankung muß zur Aufgabe der auslösenden Tätigkeit gezwungen haben.

Kriterium des ursächlichen Zusammenhanges

- Die Hauterkrankung muß durch die versicherte Tätigkeit wesentlich mitverursacht sein.
- Besteht eine individuelle Veranlagung zu bestimmten Hauterkrankungen, so ist zu prüfen, ob die versicherte Tätigkeit für die Manifestation klinischer Veränderungen verantwortlich ist.
- Leidet der Versicherte an leichten Hautveränderungen, die sich durch die Tätigkeit vorübergehend oder dauerhaft verschlechtern, so ist ebenfalls dieses Kriterium erfüllt.

Kriterium der Schwere und der wiederholten Rückfälligkeit

- Zur Anerkennung als Berufskrankheit genügt, wenn nur eines dieser Kriterien vorliegt, also die Krankheit entweder schwer oder wiederholt rückfällig ist.
- Die Schwere einer Erkrankung ergibt sich aus dem klinischen Bild, der Ausdehnung und dem Verlauf, besonders der Dauer. Auch bei einem klinisch leichten Krankheitsbild ist nach 6 und mehr Monaten die Hauterkrankung als schwer anzusehen. Zu berücksichtigen ist auch, ob die Hauterkrankung einen kosmetisch störenden Sitz aufweist.
- Wiederholt rückfällig ist die Erkrankung dann, wenn mindestens drei gleichartige Krankheitsschübe, und somit der zweite Rückfall, vorliegen. Rückfall setzt eine weitgehende Besserung oder Abheilung der vorangegangenen Krankheitsschübe voraus; ein Rückfall ist an das Wiederauftreten sichtbarer Hautveränderungen gebunden.

Anerkennung einer Berufskrankheit

Zwang zur Unterlassung der ursächlichen Tätigkeit

- Der Zwang zur Unterlassung muß medizinisch geboten sein.
- Der Versicherte muß seine Tätigkeit tatsächlich aufgegeben haben; der Grund für die Aufgabe ist unerheblich (z. B. Kündigung, Konkurs u.ä.).
- Auch die neu aufgenommene Tätigkeit darf nicht für das Wiederauftreten oder eine Verschlimmerung gefährdend sein.
- Läßt sich die Gefährdung durch technische Maßnahmen vermeiden, so besteht kein Zwang zur Aufgabe der Tätigkeit.

Bestandteile eines berufsdermatologischen Gutachtens (nach Bäurle)

- Einleitung: Patientendaten, Kostenträger, Zeitpunkt der Begutachtung, Nennung der herangezogenen Akten.
- Vorgeschichte: Familienanamnese, Eigenanamnese, Sozialanamnese, spezielle Anamnese.
- Untersuchungsbefunde: Allgemeinbefund, Hautbefund.
- Spezielle Untersuchungen: Laboruntersuchungen, allergologische, mikrobiologische, histologische Untersuchungen.
- Diagnosen.
- Beurteilung, besonders kritische Prüfung der einzelnen, für die Anerkennung erforderlichen Kriterien.
- Zusammenfassung und Beantwortung der gestellten Fragen.
- Literaturverzeichnis.

Minderung der Erwerbsfähigkeit (MdE)

- Analog zur Unfallrente kann bei Vorliegen einer Berufskrankheit nach Nr. 5101 der BeKV eine Rente gewährt werden; ihre Höhe richtet sich nach dem Grad der Minderung der Erwerbsfähigkeit (MdE). Die MdE wird abstrakt auf den allgemeinen Arbeitsmarkt bezogen, ihre Höhe wird nach bestimmten Kriterien, die von der Arbeitsgemeinschaft Berufsdermatologie der Deutschen Dermatologischen Gesellschaft vorgeschlagen wurden, bemessen.
- Vorgehen: Anhand einer Tabelle wird entsprechend der Schwere der klinischen Veränderungen, des Umfangs und der Intensität der Sensibilisierung und der Verbreitung der Allergene eine Punktebewertung vorgenommen; die Gesamtpunktezahl erlaubt dann die MdE-Bemessung.

Anerkennung einer Berufskrankheit

Tabelle **36** Punktetabelle

	keine	gering/ wenig	mittel-gradig	stark persistierend weit verbreitet
Hauterscheinungen	0	5	10	15-20
Umfang und Intensität der Sensibilisierungen	0	5	10	15-20
Verbreitung der Allergene	0	5	10	15-20

Tabelle **37** MdE-Tabelle

Punkte aus Punktetabelle	MdE
0- 5	0%
10-15	10%
20-30	20%
35-45	25%
50-60	30%
>60	>30%

Photodermatosen

Definition

Durch Licht ausgelöste Hauterkrankungen.

Allgemeines

Lichtschäden der Haut werden im allgemeinen von Strahlungen mit Wellenlänge kürzer als 400 nm ausgelöst. Sie gehören damit dem Spektrum des Ultraviolett-(UV-)Lichtes an. Kürzere Wellenlängen als 254 nm werden von der Erdatmosphäre gefiltert.

- Tabelle **38** Einteilung der elektromagnetischen Wellen

Bereich	Wellenlänge
Gammastrahlung	10^{-4}– 10^{-1}nm
Röntgenstrahlung	10^{-2}– 10 nm
Vakuum-UV-Strahlung	10 – 200 nm
UVC-Strahlung	200 – 280 nm
UVB-Strahlung	280 – 320 nm
UVA-Strahlung	320 – 400 nm
Licht	400 – 780 nm
Infrarotstrahlung	0,78–1000 µm
Mikrowellen	1 mm– 1 m

- Minimale Erythemdosis: Die Lichtdosis, die bei einer gegebenen Wellenlänge gerade ein Erythem auslöst (S. 16). Die minimale Erythemdosis hängt von der Wellenlänge und dem Hauttyp (S. 16) ab. Die Wellenlänge, die mit der geringsten Lichtdosis ein Erythem erzeugen kann, ist 296 nm. UVA, das eine 1000fach höhere minimalen Erythemdosis als UVB benötigt, kann die Empfindlichkeit gegen UVB verstärken: Photoaugmentation.

- Tabelle **39** Abhängigkeit der minimalen Erythemdosis (MED) von der Wellenlänge

Wellenlänge	Durchschnittliche MED
254 nm	9 mJ/cm²
300 nm	10– 20 mJ/cm²
360 nm	10–100 J/cm²

- Physiologischer Lichtschutz der Haut: Gegen die schädigenden Einflüsse des Lichtes kann sich die Haut schützen durch:
  1. Melaninsynthese,
  2. durch Akanthose und Hyperkeratose der Epidermis (Lichtschwiele),
  3. nach Schädigung der Nukleinsäure durch UV-Einwirkung durch DNA-Repair-Mechanismen.

  Bei diesen Repair-Mechanismen gibt es solche, die durch Licht direkt aktiviert werden müssen und sog. Dunkel-Repair-Mechanismen, die keine Lichtaktivierung benötigen.
- Weitere Stoffwechseleinwirkungen des Lichtes auf die Haut: Vitamin-D_3-Synthese und die Isomerisierung der Urocaninsäure. Von großer aktueller Bedeutung sind immunsuppressive Wirkungen des Lichtes, die u. a. auf einer Unterdrückung bzw. Zerstörung von Funktionen der Langerhans-Zellen bzw. dieser Zellen selbst beruhen. Licht kann über die Haut auch eine systemische Immunsuppression auslösen, dieses aber nur in sehr hohen Dosen.

Dermatitis solaris

- Definition: Akuter Lichtschaden der Haut, vor allem UVB bedingt.
- Synonym: Sonnenbrand.
- Pathogenese des akuten Lichtschadens: Aktivierung von Arachidonsäuremetaboliten als Entzündungsmediatoren (UVB-Wirkungen).
- Klinik: Ausgeprägtes, gering ödematöses, scharf auf belichtete Hautareale begrenztes Erythem, schmerzhaft. Bei starker Entzündungsreaktion Blasenbildung.
- Histologie: Erweiterte Gefäße im oberen Korium. Perivaskuläres Ödem. Rundzellinfiltrat. Nekrose einzelner Keratinozyten (Sonnenbrandzellen) bis zur Blasenbildung.
- Therapie: Systemisch nichtsteroidale Antiphlogistika (z. B. Indometacin), Glucocorticoid-Externa.

Photoallergische/phototoxische Dermatitis

- Definition: Nach systemischer Aufnahme oder topischer Applikation von Substanzen, die im UVA-Lichtbereich absorbieren, kommt es in lichtexponierten Hautarealen zu einer toxisch oder allergisch bedingten Dermatitis.
- Pathophysiologie:
  1. Photoallergische Dermatitis: Bei der photoallergischen Reaktion wird die Substanz durch Einwirkung der UV-Strahlen chemisch aktiviert und kann sich dadurch an ein Makromolekül, wie z. B. Protein, binden. Die so gebundene Substanz kann nun Lymphozyten präsentiert werden und eine Sensibilisierung hervorrufen. Zur Auslösung dieser Sensibilisierung und einer allergischen Reaktion nach Sensibilisierung ist der lichtabhängige chemische Aktivierungsprozeß notwendig, so daß sich die entsprechende Dermatitis auf die lichtexponierten Areale beschränkt.
  2. Phototoxische Dermatitis: Bei der phototoxischen Dermatitis werden die Substanzen unter Einwirkung von UV-Licht direkt zu entzündungsauslösenden Substanzen verändert. Im Ablauf dieser Reaktion können dann weitere Entzündungsmediatoren aktiviert werden (z. B. Komplementaktivierung bei phototoxischer Reaktion auf Tetracyclin).
- Klinik: Sowohl die photoallergischen als auch die phototoxischen Reaktionen sind durch ihre typische Lokalisation leicht zu diagnostizieren.
- Diagnose:
  1. Photoallergische Dermatitis: Belichteter Epikutantest (S. 7). Substanzen mit häufiger Photosensibilisierung sind:
     - Medikamente: Sulfonamide, Sulfonylharnstoffe, Chlorothiazid, Psychopharmaka vom Phenothiazin- und Benzodiazepin-Typ, Antihistaminika vom Phenothiazin-Typ, Nalidixinsäure, Triacetyldiphenylisatin, Östrogene.
     - Antimikrobielle und antimykotische Substanzen, z. B. Tetrachlorsalicylanilid, Tribromsalicylanilid, Dibromsalicylanilid, Phentichlor, Buclosamid, Bithionol, Bromsalicylchloranilid, Hexachlorophen.
     - Stilbene in Waschmitteln.
     - Paraminobenzoesäure-Derivate und Benzophenone in Lichtschutzstoffen.

2. Phototoxische Dermatitis: Anamnestische Eruierung der phototoxischen Substanz:
   - Teer und Teerbestandteile.
   - Farbstoffe: Akridin und Derivate sowie Rivanol, Acriflavin, Trypaflavin, Bengalrot, Eosin, Fluorescin, Methylenblau, Riboflavin, Broflavin, Thiopyronin.
   - Medikamente: Resorzinderivate, Methoxypsoralen, Phenothiazine, Tetracycline, vor allem Dimethylchlortetracyclin, Nalidixinsäure.
   - Pflanzen und Pflanzeninhaltssubstanzen wie Furocumarine: in Umbilliferen, Rosazeen, Morazeen und Leguminosen, vor allem in Pastinak, Herkulesstaude (Wiesengräser-Dermatitis), Meisterwurz, Engelbrustwurz, Wiesenraute, Bergamotte, Knorpelmöhre, Sellerie).

Photodermatitis pigmentaria

- Definition: Nur schwach ausgeprägte phototoxische Dermatitis, die aber von einer postinflammatorischen Pigmentierung gefolgt wird.
- Synonym: Berloque-Dermatitis.

Persistierende Lichtreaktion

- Definition: Chronische photoallergische Kontaktdermatitis ohne weitere Allergenexposition.
- Synonym: Chronische photoallergische Kontaktdermatitis.
- Pathogenese: Unbekannt. Postulierung eines Persistent light factor bei aktinischem Retikuloid. Häufig Sensibilisierungen gegenüber Pflanzeninhaltssubstanzen, insbesondere Kompositen und Koniferen.
- Klinik: Betont in lichtabhängigen Hautarealen. Schweres, chronisches Ekzem mit ausgeprägter Lichenifikation und polsterartig verdickter Haut und multiplen Erosionen.
  Bei starker Ausprägung histologische Ähnlichkeit zu malignen Lymphomen: aktinisches Retikuloid (S. 447).
- Differentialdiagnose: Atopische Dermatitis, Mycosis fungoides, Sézary-Syndrom.
- Therapie: Lichtschutzpräparate mit breitem Spektrum, PUVA-Therapie.

Polymorphe Lichtdermatose

- Definition: Nach Lichtexposition kommt es im lichtexponierten Hautareal bei verschiedenen Patienten zu unterschiedlichen dermatologischen Krankheitsbildern, die mit Erythem, Quaddeln, papulösen, lichenoiden oder Erythema-exsudativum-multiformeartigen Hauteffloreszenzen einhergehen, bei einem Patienten wird jeweils ein morphologisch ähnliches Krankheitsbild ausgelöst.
- Pathogenese: Unklar. Photoallergische oder phototoxische Reaktion bei unbekanntem Allergen wird diskutiert.
- Klinik: Wie der Name sagt, kann bei verschiedenen Patienten das Krankheitsbild unter unterschiedlichen Effloreszenzen auftreten, wie Ekzem, erythematöse Plaques, Urtikaria, Erythema exsudativum multiforme; hämorrhagische, purpuriforme Effloreszenzen.
- Diagnose: Typische Anamnese und Befund. Belichtung eines Testareals mit 40-100 J/cm^2 UVA an typischer Lokalisation, dadurch Provokation der Erkrankung.
- Therapie: Äußerlich kann versucht werden, UVA-absorbierende Lichtschutzmittel zu applizieren. Ebenfalls bewährt ist eine prophylaktische UVB-Behandlung (SUP) oder PUVA-Therapie (sog. light hardening).
  Bestehende Hautveränderungen: lokal Glucocorticoide; bei ausgeprägtem Juckreiz intern Antihistaminika.

Hydroa vacciniformia

- Definition: Sehr seltenes, meistens bei Kindern auftretendes Krankheitsbild mit varioliformen Effloreszenzen im lichtexponierten Areal.
- Ätiologie und Pathogenese: Unbekannt.
- Klinik: Im lichtexponierten Hautareal lividrotes Erythem, auf dem sich bis zu erbsengroße Blasen mit serösem oder hämorrhagischem Inhalt befinden. Fast immer Gesicht.
  Sekundär entstehen häufig depigmentierte Narben.
- Differentialdiagnose: hepatoerythrozytäre Porphyrie, EPP, CEP (S. 270).
- Therapie: Erfolge mit PUVA-Therapie, β-Carotin und Glucocorticoiden werden beschrieben. Lichtschutz mit Contralum ultra oder hautfarbener Lotio, wie z. B. Lotio Cordes.

Acne aestivalis

- Definition: Bei Sonnenexposition auftretende Papeln mit einem schmalen rötlichen Randsaum.
- Synonym: Mallorca-Akne.
- Ätiologie: Unbekannt.
- Klinik: Nach Sonnenexposition vorwiegend bei Frauen im Alter zwischen 20 und 40 J., Auftreten von bis stecknadelkopfgroßen, follikulär gebundenen Papeln mit schmalem rötlichem Randsaum. Keine Komedonen, Zysten oder Pusteln. Juckreiz.
- Differentialdiagnose: Steroidakne, polymorphe Lichtdermatose.
- Therapie: Vitamin-A-Säure lokal.

Lichtprovozierbare Dermatosen

- Definition: Hauterkrankungen, die durch Lichtexposition induziert oder verschlechtert werden können.
- Häufige lichtprovozierbare Dermatosen:
  - Lupus erythematodes, Dermatomyositis, Pemphigus.
  - Rosazea.
  - Herpesrezidive, Erythema exsudativum multiforme.
  - Lichen ruber, Morbus Darier, aktinische Porokeratose, Pityriasis rubra pilaris.
  - Atopische Dermatitis, allergische Kontaktdermatitis (Chromatekzem).

Xeroderma pigmentosum

- Definition: Autosomal rezessives Erbleiden mit einer Häufigkeit von 1-3 : 1 Million. Bedingt durch Defekt des Repair-Systems, massive Lichtschäden der Haut.
- Klinik:
  1. Extreme Lichtempfindlichkeit.
  2. Pigmentstörungen. Multiple Lentigines unterschiedlicher Größe und Pigmentierung; hypopigmentierte Makeln. Braune Makeln auch an Palmae, Plantae und Mundschleimhaut.
  3. Hauttumoren: Basaliome, aktinische Keratosen und Plattenepithelkarzinome, Keratoakanthome, Sarkome, Melanome.
  4. Rasche Entwicklung epidermaler Atrophie, Teleangiektasien, aktinische Elastose. Zusammen mit Pigmentierungsstörungen: Poikilodermie.
  5. Neurologische Störungen (Spastik, Hyperreflexie). *DeSanctis-Cacchione-Syndrom:* Extrapyramidale Ataxie, Oligophrenie, Hypogonadismus.
- Diagnostik: Nachweis des Repair-Defektes in Fibroblasten und erhöhte Chromosomeninstabilität in Lymphozyten. (In der Bundesrepublik Deutschland werden diese Untersuchungen durchgeführt durch Prof. E. G. Jung, Hautklinik der Med. Fakultät Mannheim der Universität Heidelberg.)
- Klassifikation: Insgesamt existieren neun Komplementationsgruppen mit unterschiedlichen Repair-Defekten und klinischem Bild. Eine Sondergruppe stellt das *pigmentierte Xerodermoid* dar, bei dem sich die klinische Symptomatik des Xeroderma pigmentosum erst in höherem Alter manifestiert. Hier normale Exzisionsreparaturkapazität.
- Therapie: Konsequentes Meiden von Licht, soweit möglich. Regelmäßige ärztliche Kontrolle; Behandlung von Präkanzerosen und malignen Tumoren nach Möglichkeit chirurgisch.

Bloom-Syndrom

- Definition: Typische Trias aus teleangiektatischem Erythem der Wangen, Lichtempfindlichkeit und niedrigem Geburtsgewicht mit verzögertem Körperwachstum.
- Ätiologie: Autosomal rezessiv vererbter Defekt der DNA-Ligase-I-Aktivität.
- Assoziierte Veränderungen: Café-au-lait-Flecken, Syndaktylie, Immundefekte, Entwicklung maligner Tumoren.

Rothmund-Thomson-Syndrom

- Definition: Seltenes Syndrom mit Atrophie und Teleangiektasien an lichtexponierten Arealen.
- Weitere Symptome: Juvenile Kataraktbildung, Wachstumsverzögerungen, Alopezie, Zahn- und Nageldefekte.
- Genetik: Autosomal rezessiv; 70% der Patienten sind weiblich.

Hartnup-Syndrom

- Definition: Autosomal rezessiv vererbte Störung der Tryptophanabsorption und der renalen Reabsorption von Aminosäuren.
- Klinik: Pellagraartige Hautveränderungen mit Lichtempfindlichkeit, zerebellare Ataxie, mentale Retardierung.
- Therapie: Hohe Nikotinsäuregaben.

Kwashiorkor

- Definition: Mangelernährung mit Phenylalanin- und Tyrosinmangel.
- Klinik:
  - Pellagraartige Hautveränderungen,
  - sekundäre Ichthyosis,
  - Wachstumsverzögerungen.
- Therapie: Hochkalorische eiweißreiche Diät.

Pellagra

- Definition: Nikotinsäuremangel.
- Pathogenese:
  1. Mangelnde Aufnahme von Nikotinsäure oder deren Vorstufen (Tryptophan).
  2. Einnahme von Substanzen mit Antinikotinsäurewirkung (Hydantoin, Isoniazid).
- Klinik: Dermatitis, Diarrhoe, Demenz (3 D).
- Therapie: Nikotinsäurereiche Diät (Fleisch, Gemüse, Milch, Eier) und Nikotinsäuresubstitution.

Verbrennungen (Combustio) und Verbrühungen

- Definition: Gewebsschädigung durch Einwirkung von thermischer Energie.
- Klinik: Bei der Beurteilung der Schwere einer Verbrennung ist zum einen der Schädigungsgrad der Haut wesentlich, zum anderen die Größe der beteiligten Hautfläche.
- Tabelle **40** Gradeinteilung der Verbrennungen

Grad	Hautbefund	Farbe	Sensibilität	Tiefe der Schädigung
I	Rötung, später Abschuppung	rot	+	obere Epidermis
II	Blasenbildung	rot	+	Epidermis und oberes Korium
III	Nekrosen	weiß, braun, schwarz	-	Epidermis, Korium Adnexen, u. U. tiefere Strukturen

- Ausdehnung der Verbrennung wird nach der Neunerregel nach Wallace berechnet:
  – Kopf und jeder Arm entsprechen jeweils 9%,
  – jede untere Extremität, die Vorderseite und die Rückseite des Rumpfes je 18%,
  – das Genitale 1%.
  Bei Kindern muß wegen der anderen Proportionen (Kopf zu unteren Extremitäten) anders berechnet werden.
- Therapie:
  – Grad I: Lokale Glucocorticoide; Kühlen.
  – Grad II und III: bei mehr als 9% der Hautoberfläche und bei Verbrennungen im Gesicht eine möglichst rasche stationäre Behandlung anstreben.
  Sofort intravenösen Zugang legen, Transport in die Klinik mit intravenöser Infusion durchführen.
  Gefahr der Verbrennungserkrankung durch Toxine.
- Prophylaxe der Keloidbildung nach Verbrennungen: Kompressionsverbände, z. B. Jobst-Spezialbrandbandagen (Orthopädie-Technik Kemmerling, Oberhausen).

- Sonderformen:
  - Verbrennungen durch elektrischen Strom:
    Nachweis der Strommarken mit kleinflächigen, umschriebenen, jeweils aber tiefen Nekrosen der Haut, die sowohl an der Ein- als auch an der Austrittsstelle des elektrischen Stromes auftreten.
  - Blitzschlag:
    Unregelmäßige Hautveränderungen. Lebensgefahr durch Einwirkung auf vitale medulläre Zentren und Reizleitungssystem des Herzens.

Erfrierungen (Congelatio)

- Definition: Lokale Gewebeschäden durch Einwirken niedriger Temperaturen, bei Ausprägung der Erkrankung spielen gleichzeitig Einfluß der Feuchtigkeit und Immobilisation eine Rolle.
  Als Unterkühlung definiert man das Einwirken von niedrigen Temperaturen auf den gesamten Körper mit Absinken der Körpertemperatur unter 35° C.
- Klinik: Erfrierungen werden ebenfalls in drei Grade eingeteilt:
  Grad I: Erythem,
  Grad II: Blasenbildung,
  Grad III: Nekrose.
- Therapie:
  1. Befreiung der betroffenen Hautareale von feuchten und schnürenden Bekleidungen. Wiedererwärmung anstreben. Bei Erfrierungen einzelner Extremitäten warmes Ganzkörperbad unter Aussparung der erfrorenen Extremität (indirekte Erwärmung).
  2. Bei der sog. Rapiderwärmung im Wasserbad von 40-42°C muß mit einer Schockreaktion gerechnet werden, entsprechende Vorsichtsmaßnahmen müssen getroffen sein.
  3. Lokal desinfizierende Maßnahmen.
  4. Hochlagerung der Extremität bei Ödembildung.
  5. Tetanusprophylaxe.

Verätzungen

- Definition: Lokale toxische Schädigung der Haut durch Chemikalien, bei starker Schädigung Ausbildung einer Kolliquationsnekrose (meist Laugeneinwirkungen) oder Koagulationsnekrose (Fällung von Protein meist durch Säureeinwirkungen).

Allgemeines

Thermoproteine sind Eiweiße mit besonderen thermophysikalischen und immunologischen Eigenschaften, die im Rahmen zahlreicher Erkrankungen auftreten und eine Vielzahl auch dermatologischer Symptome auslösen können.

Kälteagglutininkrankheit

- Definition: Krankheitserscheinungen durch Erythrozytenagglutination bei Kälteexposition.
- Pathogenese: Ery-Agglutination bei Kälte mit Minderperfusion, zusätzlich u. U. Hämolyse nach Wiedererwärmung durch gebundenes Komplement.
- Klinik: Akrozyanose mit Parästhesien, selten Nekrosen nach Kälteexposition. Selten Kälteurtikaria oder Livedo reticularis. Bei Hämolyse Hepatosplenomegalie.
- Assoziierte Erkrankungen: Benigne Gammopathien, Plasmozytom, akute und chronische Infektionen (besonders Mykoplasmen, EBV-Infektion, Virushepatitis, Zytomegalie, Syphilis).
- Diagnostik: BSG (Tab. 41). Direkter Coombs-Test.
- Therapie: Bei monoklonalen Gammopathien Zytostase. Kälte meiden. Therapie der zugrundeliegenden Infektion.

Kryoglobulinkrankheit

- Definition: Krankheitserscheinungen durch Präzipitation deglykosylierter Immunglobuline.
- Pathogenese: Neben der Minderperfusion kälteexponierter Areale auch Beteiligung innerer Organe durch anschließende Komplementaktivierung bei Körpertemperatur.
- Klassifikation:
  Typ I: Monoklonale Kryoglobuline (≈ 30%).
  Typ II: Gemischte Kryoglobuline mit monoklonaler Komponente.
  Typ III: Polyklonale Kryoglobuline.
- Klinik: Typ I: Hyperviskositätssyndrom, Raynaud-Syndrom, Purpura, Nekrosen, ZNS-Symptomatik.
  Typ II und III: Akrozyanose, Livedo reticularis, Raynaud-Phänomen, Kälteurtikaria, Purpura mit Arthralgien (bis 75%), Nierenbeteiligung (bis 50%).
- Diagnostik: BSG (Tab. 41). Serum – Plasma bei 0° C präzipitieren und in Kälte abzentrifugieren; Kryopräzipitat in Immunelektrophorese untersuchen, C1q und C4-Erniedrigung.
- Therapie: Steroide und Immunsuppressiva, ggf. mit Plasmaaustausch. Bei Kälteurtikaria Antihistaminika (S. 499).

Kryofibrinogenkrankheit

- Definition: Krankheitserscheinungen durch kryopräzipitiertes Gemisch aus Fibrinogen, Fibrin und Fibronectin.
- Klinik: Gerinnungsstörungen, Akrozyanose, Raynaud-Phänomen, Urtikaria, Kälteurtikaria, Purpura, Purpura Schönlein-Henoch.
- Diagnostik: BSG bei 7° C und 37° C. Immunelektrophorese des Kryopräzipitats (siehe Kryoglobuline) und Fibrinogennachweis mit Antikörpern.
- Therapie: Plasmaaustausch; Strepto- oder Urokinase.

Tabelle **41** BSG-Ausfall bei Kryoproteinkrankheiten

	BSG bei 7° C	20° C	37° C
Kälteagglutinin-Kr.	↑↑↑	↑↑–↑↑↑	↑
Kryoglobulin-Kr.	n.	↑	↑↑↑
Kryofibrinogen-Kr.	n.	↑	↑↑↑

n: normal; ↑: gering; ↑↑: mäßig; ↑↑↑: stark beschleunigt

- Durchführung der BSG bei Kryoproteinkrankheiten: Blut nach Entnahme bis zur BSG-Durchführung bei 37° C halten! Kanüle, Spritze, Zitrat und Senkungsröhrchen auf 37° C vorwärmen!

Allgemeines

Definition: Die Porphyrien sind Folge von Enzymdefekten der Hämsynthese. Nach dem primären Manifestationsort des Enzymdefektes wird zwischen erythropoetischen und hepatischen Porphyrien unterschieden. In der Erythropoese wird das Hämmolekül in das Hämoglobin, in der Leber zum überwiegenden Teil in Cytochrom- P450-Isoenzyme eingebaut.

- Porphyrinstoffwechsel: Ort der Hämbiosynthese sind das Zytoplasma und die Mitochondrien. Ausgangspunkt ist Succinyl-CoA und Glycin (vgl. Tab. 42).
- Klassifikation:
  1. Nach dem Organ mit der relativ stärksten Ausprägung des Enzymdefektes:
     a) *erythropoetische Porphyrien*,
     b) *hepatische Porphyrien*.
  2. Nach dem pathophysiologischen Mechanismus:
     a) Porphyrien, die akute, lebensgefährliche Krisen auslösen und mit neurologischen Symptomen einhergehen (akut intermittierende Porphyrie, Porphyria variegata und hereditäre Koproporphyrie),
     b) Porphyrien ohne derartige Symptome (alle erythropoetischen Porphyrien und Porphyria cutanea tarda).
- Pathophysiologie: Schrittmacherenzym der Hämbiosynthese ist die δ-Aminolävulinsäuresynthetase. Ebenfalls eine im Verhältnis zu anderen Enzymen der Porphyrinsynthese geringe Aktivität besitzt auch die Porphobilinogendesaminase, die deshalb unter bestimmten Bedingungen ebenfalls Eigenschaften eines Schrittmacherenzyms übernehmen kann. Die verminderte Bildung des Häms bei Porphyrien führt zu einer Enthemmung der δ-Aminolävulinsäuresynthetase und damit zu einer vermehrten Bildung von δ-Aminolävulinsäure und Porphobilinogen (Tab. 42).

  Bei Porphyrien, die mit einer akuten Symptomatik einhergehen, sind die Vorstufen stark erhöht, d.h., neben dem eigentlichen Defekt der Hämbiosynthese kann auch die Porphobilinogendesaminase bei diesen Erkrankungen nicht weiter aktiviert werden.

  Bei Erkrankungen, die nicht mit einer akuten Symptomatik einhergehen können, sind die Vorstufen nicht erhöht, d.h., die Aktivität der Porphobilinogendesaminase reicht aus, um die Vorstufen weiter zu Porphyrinen zu metabolisieren.

  Porphyrien, die mit einem Anstieg der Porphyrinkonzentration einhergehen, weisen auch kutane Symptome auf, da diese Porphyrine u.a. auch im Bereich der Haut abgelagert werden und dort photosensitive Reaktionen auslösen.

Tabelle **42** Porphyrinbiosynthese und wichtige biochemische sowie klinische Befunde verschiedener Porphyrien (ALA -Aminolävulinsäure, PBG Porphobilinogen, Rasterfläche = Mitochondrium)

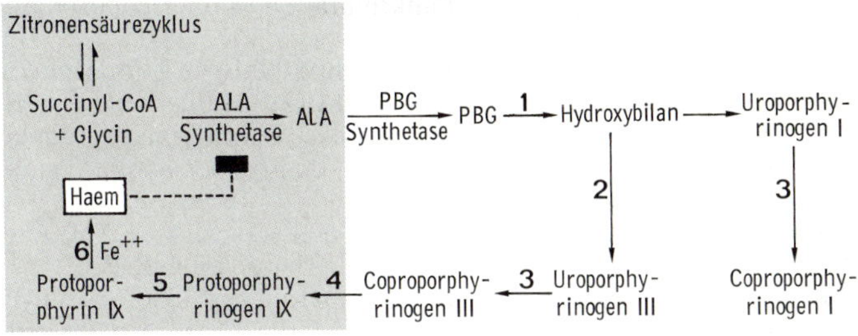

Nr.	Enzym	Erkrankung	primärer Manifestationsort	Überproduktion	Hautmanifestation	Erbgang
1	PBG-Desaminase	akute intermittierende Porphyrie	Leber	PBG, ALA	–	autosomal dominant
2	Uroporphyrinogen-III-Cosynthetase	kongenitale erythropoetische Porphyrie	Erythrozyten	Uroporphyrin I Coproporphyrin I	+++	autosomal rezessiv
3	Uroporphyrinogen-Decarboxylase	a) familiäre Porphyria cutanea tarda b) sporadische PCT c) toxische PCT d) hepatoerythropoetische Porphyrie	Leber (Erythrozyten)	Uroporphyrin (Protoporphyrin in Erythrozyten bei hepatoerythropoetischer Porphyrie)	+→+++	a) autosomal dominant b) ? c) erworben d) homozygot für PCT-Gen
4	Coproporphyrinogen-Oxidase	a) hereditäre Koproporphyrie b) homozygote Koproporphyrie	Leber	Coproporphyrin III	– +	a) autosomal dominant b) homozygot für Coproporphyrinogen-Oxidase-Gen
5	Protoporphyrinogen-Oxidase	Porphyria variegata	Leber	Protoporphyrin, Coproporphyrin Porphyrinpeptide, PBG, ALA	+	autosomal dominant
6	Ferrochelatase	erythropoetische Protoporphyrie	Erythrozyten	Protoporphyrin	++	autosomal dominant

Kongenitale erythropoetische Porphyrie

- Definition: Seltene, autosomal rezessive Erkrankung der Hämbiosynthese, bedingt durch Punktmutationen im Uroporphyrinogen-III-Synthase-Gen.
- Synonyma: Morbus Günther, erythropoetische Uroporphyrie.
- Klinik: Chronische Hämolyse; schwere Mutilationen im Bereich der lichtexponierten Haut; massive Porphyrinurie (dunkelroter Urin). Rotfluoreszenz der Zähne. Beginn der Symptomatik meist im 1. Lebenssommer.
- Histologie: Atrophie, Elastose, Gefäßverschlüsse, Ablagerung eines PAS-positiven Materials um die dermalen Gefäße.
- Diagnose: Stark erhöhte Uroporphyrin- und Coproporphyrinkonzentration der isomeren Reihe I in Urin, Fäzes, Erythrozyten und Plasma. Stabile Fluoreszenz der Erythrozyten.
- Therapie: Bei Erwachsenen Versuch mit medizinischer Kohle (3mal 60 g/d).

Erythropoetische Protoporphyrie

- Definition: Autosomal dominante Erkrankung, die mit einem Defekt der Ferrochelatase einhergeht.
- Klinik: Im Bereich der lichtexponierten Haut kann es entweder zu sonnenbrandartigen Symptomen kommen oder zu urtikariellen Erythemen. Gelegentlich tritt nach etwa einem Tag im Bereich der Entzündungen eine ausgedehnte Purpura auf. In einigen Fällen sieht man bleibende, akral lokalisierte lichenoide oder hyalinoseartige Verdickungen der Haut ohne nennenswerte Veränderungen der Hautfarbe (DD: Hyalinosis cutis et mucosae).
- Histologie: Elastose, massive perivaskuläre Ablagerung von PAS-positivem Material.
- Diagnose: Vermehrung von Protoporphyrin und Koproporphyrin in Erythrozyten, Fäzes und gering in Plasma. Flüchtige Fluoreszenz der Erythrozyten.
- Therapie: Systemische Gabe von β-Carotin als Lichtschutz. Die Dosierung der Carotinoide sollte individuell und in Abhängigkeit von der Jahreszeit und dem Alter des Patienten durchgeführt werden.
  Mittlere Dosierung: 75-100 mg/d. Wirkungsbeginn erst nach einigen Wochen!

Porphyria cutanea tarda

- Definition: Porphyrinstoffwechselstörungen aufgrund eines Uroporphyrinogen-Decarboxylase-Defektes.
- Klassifikation:
  1. Erworbene Porphyria cutanea tarda (z.B. Medikamente wie Östrogene; Alkohol, Hexachlorbenzol).
  2. Autosomal dominante Porphyria cutanea tarda (ebenfalls durch die oben genannten Faktoren provozierbar). U.a. Splice-site-Mutation mit Ausfall von Exon 6 der mRNA der Uroporphyrinogen-Decarboxylase.
  3. Hepatoerythropoetische Porphyria cutanea tarda (wahrscheinlich Homozygotie des Porphyria-cutanea-tarda-Gens).
- Klinik: Hautveränderungen in lichtabhängigen Arealen:
  - Hyperpigmentierung,
  - Blasenbildung, Elastose,
  - erhöhte Verletzlichkeit der Haut auch nach Bagatellverletzungen (Leitsymptom),
  - ausgeprägte Hypertrichose periokulär.

  Bei Homozygotie für das Porphyria-cutanea-tarda-Gen entsprechen die Symptome denen bei kongenitaler erythropoetischer Porphyrie.
- Histologie: Elastose mit Verdickung der elastischen und kollagenen Fasern, Ablagerung PAS-positiven Materials. Subepidermale Blasenbildung.
- Diagnose: Erhöhung der Uroporphyrinkonzentration im 24-Std.-Urin bei normalen Vorstufen.
- Therapie:
  1. Chloroquin (S. 501) 2mal 125 mg/Wo.! Wirkt wahrscheinlich durch Solubilisierung der Uroporphyrinkristalle in der Leber. Einleitung unter stationären Bedingungen empfehlenswert, da initial Krankheitserscheinungen wie Fieber und Gelenkbeschwerden auftreten können. Durchführung bis zur Normalisierung der Porphyrinausscheidung im Urin.
  2. Aderlaßtherapie (nach Ippen): Beginn mit 500 ml/Wo. Später alle 14 Tg., bis der Hb-Wert 10% unterhalb des Normwertes liegt oder ein deutlicher Retikulozytenanstieg vorliegt. Wirksam durch Eisenelimination. Therapieende wie bei 1.

Akut intermittierende Porphyrie

- Definition: Autosomal dominante Erkrankung, die auf einer Insuffizienz der Porphobilinogen-Desaminase beruht.
- Pathogenese: Molekularbiologisch werden CRIM-positive und CRIM-negative Formen unterschieden (CRIM: cross-reacting immunologic material).
  CRIM +: Aktivitätsverlust der Porphobilinogen-Desaminase korreliert mit Verlust des immunologischen Enzymnachweises; keine Korrelation bei CRIM−-Formen. Bei CRIM+-Punktmutation im Exon 10 des PD-Gens mit Austausch von Arginin durch Glutamin im gebildeten Enzym.
- Klinik: Keine Hautveränderungen. Im Anfall: Dunkelfärbung des Urins, Koliken, Tachykardie, Hochdruck, Erbrechen, Paresen, Obstipation, Anämie, Sensibilitätsstörungen, Oligurie, Kopfschmerzen, Fieber, Neuralgien, Psychosen, Krämpfe, Somnolenz, Diarrhoe, Visusverlust, Ikterus, Bewußtlosigkeit, Doppelbildersehen (nach Waldenström, Schlei und Hengstebeck).
- Bei folgenden Diagnosen sollte differentialdiagnostisch an eine akute intermittierende Porphyrie gedacht werden: Ileus, toxische Psychosen, unklare Polyneuropathien kombiniert mit nachdunkelndem Urin, Absinken der Urinausscheidung unter 1 l, rasch einsetzende Tachykardie, Hypertonie oder seltener Hypotonie, ungeklärte Krampfanfälle. Die Symptome der akuten intermittierenden Porphyrie können vor allem durch Medikamente ausgelöst werden.
- Positivliste für Medikamente: Folgende Medikamente dürfen auf Anordnung des Hausarztes bei akuter intermittierender Porphyrie oder Porphyria variegata verwendet werden:
  - Bei Schmerzen: Aspirin, Indometacin,
  - zum Schlafen: Phenothiazine, Chloralhydrat, Lorazepam,
  - gegen Husten: Codein, Paracodin,
  - zur örtlichen Betäubung: Ametocain, Bupivacain, Procain,
  - in Notfällen zur Narkose: Lachgas, Atropin, Cyclopropan, Suxamethonium, Tubocurarin.
- Diagnose: Verminderte Porphobilinogen-Desaminase-Aktivität in Erythrozyten. Während eines Anfalls vermehrte Ausscheidung von Porphobilinogen und -Aminolävulinsäure, Uroporphyrin und Coproporphyrin im Urin.
- Therapie: Im akuten Anfall Glucoseinfusion 200-400 g/d, in schweren Fällen Behandlung z. B. mit Hämatin in Spezialkliniken.
  Therapieversuche mit Sn-Protoporphyrin und Sn-Mesoporphyrin; Wirkung wahrscheinlich nach dem Prinzip der Endprodukthemmung.

Porphyria variegata

- Definition: Autosomal dominante Erkrankung, die mit einem Defekt der Protoporphyrinogenoxidase einhergeht.
- Klinik:
  1. Hautveränderungen wie bei der Porphyria cutanea tarda und/oder
  2. Gefahr von akuten Anfällen wie bei der akut intermittierenden Porphyrie. Die Erkrankung wird besonders häufig in Skandinavien und bei in Südafrika lebenden Weißen beobachtet.
- Diagnostik: Vermehrte Ausscheidung von Uroporphyrin und Coproporphyrin im Urin, weiterhin im Unterschied zur Porphyria cutanea tarda auch vermehrte Ausscheidung der Vorstufen. Im Stuhl Nachweis von Protoporphyrin und X-Porphyrin (Porphyrinpeptid nach Rimington).
- Therapie: Aderlaßtherapie wie bei Porphyria cutanea tarda wird empfohlen. Behandlung akuter Symptome wie bei akuter intermittierender Porphyrie. Absetzen auslösender Medikamente.

Hereditäre Koproporphyrie

- Definition: Autosomal dominante Erkrankung, die mit einer Insuffizienz der Coproporphyrinogenoxidase einhergeht.
- Klinik: Ähnlich wie bei Porphyria variegata.
- Diagnostik: Stark vermehrte Coproporphyrinausscheidung in Urin und Stuhl; normaler Porphyrinspiegel in den Erythrozyten.
- Differentialdiagnose: Vor allem bei epileptischen Anfällen unter antiepileptischer Therapie zu bedenken.
- Therapie: Derzeitig nicht bekannt.

Hauterkrankungen bei Störungen im Fettstoffwechsel

- Definition: Erhöhte oder abnormale Plasmalipoproteine werden in verschiedenen Geweben von Speicherzellen aufgenommen, was auch für die Haut gilt und zur Bildung von Xanthomen und Xanthelasmen führt.
- Klinik:
  - Xanthoma planum diffusum: Scharf und unregelmäßig begrenzte Maculae.
  - Xanthoma tuberosum: Am Ellenbogen, Knie, an den Händen, Füßen, Achillessehnen lokalisierte gelbe, teils gelblich-rötliche Knoten.
  - Xanthoma eruptivum: Plötzlich aufschießende multiple, dichtstehende, erbsengroße, gelbe Papeln.
  - Xanthoma palmare striatum und Xanthoma palmare papulosum: Im Bereich der Handinnenfläche, vor allem Beugefalten der Finger, gelbliche Verfärbung.
  - Xanthoma tendinosum et articulare: Im Bereich der Fingerstreckseiten, Fingergrundgelenke, Patellarsehnen und Achillessehnen gelbliche Knoten.
  - Xanthelasma palpebrarum: Gelbe, flache Plaques, meist vor allem am Oberlid. Keine Assoziation zu Fettstoffwechselstörungen.
- Assoziation zu Fettstoffwechselstörungen: s. Tab. 43.

Tabelle **43** Auftreten verschiedener Xanthomtypen bei familiären Hyerlipoproteinämien (nach Schaefer u. Levy)

Klinische Einteilung	vermehrte Chylomikronen (Typ I u. V)	vermehrt VLDL (Typ IV)	vermehrt β-VLDL (Typ III)	vermehrt LDL (Typ II)	anormales LDL	Chylomikronen-VLDL, LDL-Mangel	HDL-Mangel
	familiäre Hypertriglyzeridämie familiäre kombinierte Hyperlipidämie Lipoproteinlipase-Insuffizienz Lipoproteinlipase-Hemmer-Insuffizienz Apolipoprotein-CII-Mangel anormales Apoprotein CIII Apolipoprotein-E4-Phänotyp	familiäre Hypertriglyzeridämie familiäre Hyperlipidämie Apolipoprotein-CIII-DIVA-Polymorphismus	Apolipoprotein-E2-Phänotyp Apolipoprotein-E-Varianten Apolipoprotein-E-Mangel Lipase-Insuffizienz	familiäre Hypercholesterinämie familiäre kombinierte Hypolipidämie	Beta-sitosterämie Hyperapobetalipoproteinämie normotriglyzerimadische	Betalipoproteinämie Hypolipoproteinämie Abetalipoproteinämie	Hypo-a-Lipoproteinämie Apolipoprotein-A-s-Varianten Tangier-Erkrankung HDL-Mangel mit Xanthoma planum diffusum Apolipoprotein- und CIII-Mangel LCAT-Mangel Fischaugenerkrankung
Xanthoma planum diffusum	(+)	–	++	+	+	–	–
Xanthoma tuberosum	(+)	–	+	+	+	–	–
Xanthoma palmare striatum	–	–					
Xanthoma palmare papulosum	–	–+	+	+	–	–	
Xanthoma tendinosum et articulare	–	–	–	+	+	–	–

Normolipämische Xanthomatosen

- Allgemeines: Lipidablagerungen im Gewebe, Blutlipide jedoch im Normbereich.
- *Normolipämische diffuse plane Xanthomatose:*
Generalisierte plane Xanthome. Keine Schleimhautbeteiligung. Assoziation zu multiplem Myelom.
- *Xanthoma disseminatum:*
Disseminierte, gelbliche bis orangefarbene Papeln; Betonung in Gelenkbeugen, Lidregion und intertriginösen Arealen. Zusätzlich Befall von Kornea und Sklera, Meningen, Mundschleimhaut und Epithel des respiratorischen Trakts.
Hypophysenbeteiligung möglich; weitere interne Manifestationen selten.
- Tabelle **44** Hautsymptome bei Aminosäure-Stoffwechselstörungen

Erkrankung	Ätiologie	Hautsymptome
Phenylketonurie (S. 366)	Phenylalaninhydroxylase-Mangel	Haut und Haar gering pigmentiert, Lichtempfindlichkeit, Sebostase
Hartnup-Syndrom	Resorptionsstörung für neutrale Aminosäuren (Phenylalanin, Tryptophan, Leucin, Isoleucin u.a.)	pellagroide Symptome bei Lichtexposition
Alkaptonurie (S. 341)	Homogentisinsäureoxidase-Defekt	durch Ablagerung von Homogentisinsäure im Knorpelgewebe Schwarzfärbung von Ohr und Nase
Homozystinurie	Cystathionsynthetase-Defekt	Livedo reticularis, atrophische Narben, Rötung der Wangenhaut, dünne Haare

Acrodermatitis enteropathica

- Definition: Hereditäre (wahrscheinlich autosomal rezessiv) oder erworbene, durch Zinkmangel bedingte Hauterkrankung.
- Zinkmetabolismus: Körperspeicher 4 g; Tagesbedarf zwischen 10 und 15 mg.
- Klinik: Akral lokalisierte, vor allem im Bereich von Mund, Nase und Anogenitalregion auftretende, scharf begrenzte erythematöse, teils psoriasiform imponierende, teils durch Erosion nässende Plaques. Telogones Effluvium.
  Erworbene Form häufig bei Patienten unter parenteraler Ernährung (Colitis ulcerosa, Morbus Crohn).
- Diagnose: Bestimmung des Zinkgehaltes im Serum (Normwert kann von Labor zu Labor stark schwanken; in der Regel 10-20 μmol/l). Da die meisten Nadeln Zink enthalten, zur Blutentnahme Spezialnadeln und -ampullen benutzen (bei den meisten Zentrallaboratorien verfügbar).
  Die Zinkkonzentration kann ebenfalls im Haarschaft bestimmt werden (s. Tab. 45).
- Therapie: Zinksulfat oral.

Tabelle **45** Einfluß der Zinkzufuhr auf verschiedene zinkabhängige Parameter

Zink-Ernährungsstatus	Wachstumsrate des Haares	Plasma-Zink-Konzentration	Haar-Zink-Konzentration
normal	normal	normal	normal
geringer Mangel	normal	normal	↓
schwerer Mangel	↓	↓	normal/↑

↓ erniedrigt, ↑ erhöht

Morbus Menkes

- Definition: Defekt des Kupfertransportproteins. X-chromosomale Erkrankung mit Pili torti, Trichorrhexis nodosa congenita, weiterhin geistige Retardierung.
- Synonym: Kinky-hair-Syndrom.

Hypophyse

- Akromegalie: Hyperhidrose, Hypertrichose, Galaktorrhoe, Pigmentation kann verstärkt sein, vermehrte Seborrhoe, Kollagengehalt kann um das 2-3fache erhöht sein mit entsprechender Verdikkung der Haut. Acanthosis nigricans (S. 323).

Schilddrüse

- Hyperthyreose: Erwärmte feuchte Haut, Pruritus, telogenes Effluvium mit erhöhtem Anteil dysplastischer Haare, vermehrtes Auftreten von Alopecia areata und Vitiligo, Onycholyse, *prätibiales Myxödem*: vermehrte Ablagerung von aus Hyaluron- und Chondroitinschwefelsäure bestehendem Muzin in Form kissenartiger rötlich-gelblicher Plaques mit Peau d'orange-Phänomen an Unterschenkelstreckseiten.
- Hypothyreose: *Generalisiertes Myxödem* durch vermehrte Ablagerung von Glykosaminoglykanen. Trockene, fahl wirkende Haut, verstärkte Gelbfärbung durch verminderte Umwandlung von Carotin zu Retinol, Effluvium (okzipital-frontal). *Infraorbitalödeme*, Handrückenödeme.

Nebenschilddrüse

- Hyperparathyreoidismus: Hautsymptome meist bei sekundärer Form, Pruritus und Kalzinose.
- Hypoparathyreoidismus: Kann bei mukokutaner Candidiasis bestehen, mit entsprechender T-Zell-Immuninsuffizienz (fehlende Candidinreaktion bei Recall-Antigen-Testung).

Nebennierenrinde, Gonaden

- Cushing-Syndrom: Externer oder interner Hyperkortizismus führt zu Steroidakne, Hirsutismus, Pigmentierung, durch Zerstörung der elastischen Fasern mit Striae cutis atrophicae, Teleangiektasien, Hypertrichose, hämorrhagische Diathese (Kortikosteroidpurpura).
- Morbus Addison: Diffuse Hyperpigmentierung (vor allem im Narbenbereich), Verminderung der Talgbildung.
- Androgene: Terminalhaarfollikel und Talgdrüsen sind wesentliche Zielorgane der Wirkung von Testosteron bzw. 5α-Dihydrotestosteron auf die Haut (androgenetische Alopezie, Hirsutismus, Akne bei Frauen in untypischem Alter, z. B. bei Stein-Leventhal-Syndrom). Durch biochemische Untersuchungen an Hautfibroblastenkulturen können Formen des Pseudohermaphroditismus diagnostiziert werden (5α-Reduktase-Mangel, Testosteron-Rezeptormangel oder Testosteron-Rezeptordysfunktion).

Pankreas

- Diabetes mellitus: Erhöhte Infektanfälligkeit der Haut (Follikulitis, Candidiasis), Necrobiosis lipoidica, Granuloma anulare, eruptive Xanthome bei gleichzeitiger Hyperlipidämie (S. 274). Burning-feet-Syndrom.
  Eine diabetische Polyneuropathie ist praktisch ausgeschlossen, wenn Stimmgabelvibration am Fuß empfunden wird, oder bei vorhandenem ASR.

Muzinosen

- Definition: Primäre dermale Muzinosen entstehen durch vermehrte Bildung bzw. Ablagerung von mesenchymalen, interfibrillären Grundsubstanzen im dermalen Bindegewebe.
- *Generalisiertes Myxödem* (S. 278).
- *Lokalisiertes (prätibiales) Myxödem* (S. 278).
- *Lichen myxoedematosus* und *Skleromyxödem*: Klinisch manifestiert sich diese Erkrankung zunächst durch eine Verdickung und Verhärtung der Haut, vor allem durch dichtstehende, multiple, vor allem an den Extremitäten auftretende erbsengroße, weißliche Papeln (Lichen myxoedematosus). Später diffuse Verdickung der gesamten Haut. Starker Juckreiz. Verbunden mit monoklonaler Gammopathie (fast immer IgG mit leichten Ketten vom Lambda-Typ).
- *Scleroedema adultorum:* Meist im Erwachsenenalter auftretende teigige Verdickung der Haut im Nacken und Rücken, zusammen mit lividroter Verfärbung. Bei Zurückziehen der Arme Wulstbildung der Rückenhaut. Meist nach Infektionen, Rückbildung innerhalb mehrerer Monate. Seltener bei Diabetikern, geringe Spontanheilungstendenz.
  Therapie: Penicillin G, 1 Mill. E/d, 14 Tg.
- *Dorsale Schleimzyste:*
  5 – 10 mm große, bläulich schimmernde Zysten an Fingerrücken durch umschriebene Muzinproduktion der ortsständigen Fibroblasten. Therapie: Exzision.
- *Schleimgranulom der Mundschleimhaut:*
  Meist an der Unterlippe lokalisierte, bis kirschgroße Retentionszysten nach traumatischer Ruptur von Schleimdrüsenausführungsgängen; der ins Korium gelangende Schleim führt zu einer reaktiven Entzündung. Therapie: Exzision.
- *Kutane fokale Muzinose:* solitäre, asymptomatische, hautfarbene Papeln oder Knoten. Histologie: Hyaluronsäure zwischen den Kollagenfaserbündeln. Therapie: Exzision.
- *Plaque-like mucinosis und retikuläre erythematöse Muzinose (REM-Syndrom)*: Im Thorax und oberen Rückenbereich netzförmige, unscharf begrenzte, flache, teilweise gering erhabene Erytheme. Juckreiz.
  Therapie: Chloroquin.

Dermatosen bei monoklonalen Gammopathien

- Obligate Assoziationen:
  Amyloidose bei Plasmozytom (S. 281). Lichen myxoedematosus (Skleromyxödem).
- Fakultative, auf der Wirkung der monoklonalen Immunglobuline beruhende Symptome oder Dermatosen: Hyperviskositätssyn-

drome, Kryoglobulinämie (Typ I), Vaskulitiden (Erythema elevatum et diutinum), Purpura, Raynaud-Symptom, Urtikaria, Angioödem. Atypische Infektionen oder atypisch verlaufende Infekte. Interaktionen mit Lipoproteinen:
- Xanthome,
- generalisierte plane Xanthomatose (S. 276).

- Vereinzelt beschriebene Kombinationen:
Pyoderma gangraenosum, Sjögren-Syndrom, subkorneale Pustulosis Sneddon-Wilkinson. Acrodermatitis chronica atrophicans (S. 63), Epidermolysis bullosa acquisita, Scleroedema adultorum Buschke, Prurigo, Pruritus. Nageldystrophie, follikuläre Hyperkeratosen.

Amyloidosen

- Definition: Ablagerung von Amyloid (hyalines, eosinophiles, feinfibrilläres Protein) in einem oder mehreren Geweben.
- Klassifikation:
  1. Systemische Amyloidosen:
     a) Primäre Amyloidose (fast immer benigne monoklonale Gammopathie),
     b) Amyloidose bei Plasmozytom,
     c) sekundäre Amyloidose; bei chronischen Infektionen,
     d) heredofamiliäre Amyloidosen (familiäres mediterranes Fieber, Muckle-Wells-Syndrom, Amyloidpolyneuropathie),
  2. Lokalisierte Amyloidosen:
  Amyloidablagerungen nur in einzelnen Organen.
- Biochemie des Amyloids: Amyloid besteht hauptsächlich aus einem feinfibrillären Protein; zusätzlich findet sich eine Plasmakomponente (P-Komponente). Die Fibrillen sind bei den einzelnen Amyloidformen verschieden.

Tabelle **46** Amyloid A, L und K bei verschiedenen Amyloidosen

Amyloidfibrillen	Amyloidoseform	Vorläuferprotein
Amyloid A:	sekundäre Amyloidose heredofamiliäre Amyloidose	Apolipoprotein der High-density-Lipoproteine (HDL_3) mit Eigenschaften eines Akute-Phasen-Proteins
Amyloid L:	primäre Amyloidose Amyloidose bei Plasmozytom	leichte Immunglobulinketten
Amyloid K:	Kutane Amyloidose	Keratin

Hautveränderungen:

1. Systemische Amyloidosen (Amyloid-L):
   a) kleine, weißlich-gelbliche Papeln (DD: Xanthome), oft hämorrhagisch; besonders periorbital, Kopfhaut, Intertrigines,
   b) Purpura und Ekchymosen,
   c) subkutane Knoten; Lokalisation wie a),
   d) sklerodermieartige Veränderungen (diffuse Ablagerungen),
   e) Alopezie,
   f) trophische Ulzera (Malum perforans).
2. Lokalisierte Amyloidose: kutane Amyloidose:
   a) Lichen amyloidosus; stark juckende, leicht schuppende dichtstehende Papeln, meist Unterschenkelstreckseiten,
   b) makulöse Amyloidose; disseminierte, braune kleine Makeln, oft konfluierend; Stamm,
   c) plaqueförmige Amyloidose; klinisch ähnlich wie verruköser Lichen ruber (S. 243).

- Diagnostik: Bei systemischen Amyloidosen Hautbiopsie: Amyloidablagerungen in der Subkutis; mindestens gleiche Aussagekraft wie Rektumbiopsie. Färben mit Kongorot: typische Grünfärbung im polarisierten Licht.
- Therapie: Bei familiärem mediterranen Fieber: Colchicin. Sonst symptomatisch.

Gicht

- Definition: Hyperurikämie als Folge eines verminderten Abbaus bzw. verminderter renaler Ausscheidung der Harnsäure aus dem Purinmetabolismus. Sekundär durch erhöhten Substratanfall bei Leukämien, Polycythaemia vera und nach zytostatischer Behandlung.
- Klinik: Akute Arthralgie, Rötung und Schwellung meist des Großzehengrundgelenks (80%), Sprunggelenks und der Fußwurzel (10%), des Kniegelenks (5%), selten anderer Gelenke. An der Haut gelegentlich Gichtknötchen durch Ablagerung von Natriumurat.
- Diagnose: Nachweis der Hyperurikämie.
- Therapie: Symptomatisch nichtsteroidale Antiphlogistika, Colchicin; kausal purinarme Diät, Probenecid oder Allopurinol.

Lesch-Nyhan-Syndrom

- Definition: schwere, X-chromosomal rezessive neurologische Erkrankung, die durch einen Defekt im Hypoxanthin-Phosphoribosyltransferase (HPRT)-Gen (Xq27) mit nachfolgendem HPRT-Mangel bedingt ist.
- Klinik: Im Vordergrund stehen Folgen der Automutilation mit massiven Bißverletzungen. Oligophrenie mit verzögerter sprachlicher Entwicklung. Choreoathetotisch geprägte zerebrale Symptomatik, Opisthotonus, Nystagmus.
- Therapie: Keine wirksame Therapie bekannt.

Hereditäres angioneurotisches Ödem

- Definition: Autosomal dominanter Defekt der Hemmung der Komplementaktivierung, der zu rezidivierenden Schleimhautschwellungen und subkutanen Ödemen führt.
- Synonym: Quincke-Ödem.
- Biochemie:
  - *Typ I* (85%): Erniedrigte C1-Inhibitor-Plasmaspiegel (meist unter 30% der Norm.
  - *Typ II* (15%): Normale oder erhöhte Spiegel eines dysfunktionellen C1-Inhibitors.

  C1-Inhibitor hemmt auch den aktivierten Hageman-Faktor und Kallikrein, was zur vermehrten Bildung von Bradykinin führt. Vor allem das Bradykinin soll für die Angioödembildung verantwortlich sein.
- Klinik: Rezidivierende Schwellungen vor allem im Gesichts- und Extremitätenbereich. Keine Urtikaria. Gelegentlich dem Erythema marginatum ähnliche Rötungen kurz vor den akuten Anfällen; Differentialdiagnose S. 203.
  Larynxödem, gastrointestinale Beschwerden.
- Diagnose: Wegen potentiell lebensgefährlicher Zwischenfälle Diagnose bei Patient und Familienmitgliedern besonders wichtig. Bestimmung von C3 und C4. Typische Befundkonstellation ist normales C3 und kaum nachweisbares C4. Immunologische und funktionelle Bestimmung des C1-Inhibitor. Zur Verlaufskontrolle C3 und C4.
- Differentialdiagnose:
  - Allergische Reaktion (s. Urtikaria, S. 146), Intoleranzreaktion (z. B. Nahrungsmittel, Arzneimittel),
  - physikalisch (Druck, Vibration) bedingtes Angioödem,
  - erworbenes Angioödem bei systemischem LE, bei Tumoren, bei „capillary leak syndrome",
  - rezidivierendes Angioödem mit Blut- und Gewebseosinophilie.
- Therapie: Androgene wie Danazol (200-600 mg/d), Einstellung nach klinischem Befund, keine Normalisierung von C4 notwendig. ε-Aminocapronsäure oder Tramexamsäure. Therapieversuche mit Cinnarizin haben sich uns nicht bewährt.
  Im Notfall: C1-Inaktivator-Konzentrat (z. B. 3000 – 6000 IE [Behring] langsam i. v.).

Allgemeines

- Definition: Bei 3 – 5% der Bevölkerung auftretende Verhornungsstörungen mit rötlichen, von groblamellärer Schuppung bedeckten Plaques.
- Vererbung: Polygener Erbgang; zwei Erkrankungsgipfel: zwischen 15 und 25 J. und zwischen 50 und 60 J. Bei früher Manifestation häufiger positive Familienanamnese.
- Pathogenese: Wahrscheinlich liegt ein Regulationsdefekt von Proliferation und Differenzierung der Epidermis vor. Trotz intensiver Forschung ist der pathogenetische Defekt der Psoriasis noch nicht bekannt. Ein Grundphänomen ist die Tatsache, daß ein und dasselbe Hautareal einmal psoriatisch verändert sein kann und zu diesem Zeitpunkt zahlreiche pathophysiologische Phänomene aufweist, aber nach der Abheilung nicht mehr von normaler Haut unterscheidbar ist.
- Klassifikation:
  1. Psoriasis vulgaris:
     - chronisch-stationäre Psoriasis (Plaquetyp),
     - exanthematische Psoriasis (Guttatatyp),
     - Psoriasis inversa (Palmae und Plantae),
     - Psoriasis intertriginosa.
  2. Psoriasis erythrodermatica.
  3. Psoriasis pustulosa:
     - Psoriasis pustulosa palmoplantaris,
     - Acrodermatitis continua suppurativa,
     - Psoriasis pustulosa generalisata,
     - anuläre Psoriasis pustulosa (Erythema anulare centrifugum cum pustulatione).
  4. Arzneimittelinduzierte Psoriasis und psoriasiforme Arzneiexantheme.

Klinik

- 1. Psoriasis vulgaris:
  a) Psoriasis vulgaris vom chronisch-stationären Typ (Plaquetyp): Sich langsam durch Konfluenz kleiner Papeln entwikkelnde, leicht erhabene, scharf und unregelmäßig begrenzte, rötliche Plaques von 5-20 cm Durchmesser.

  Typisch ist die groblammeläre silbrig-weiße (asbestartige) Schuppung.

Prädilektionsstellen: Streckseiten der Extremitäten, Sakralregion, behaarter Kopf (retroaurikulär). Unbehandelt können die Plaques über Monate und Jahre bestehen, wobei ihre Größe konstant bleiben oder allmählich immer weiter zunehmen kann.

b) Exanthematische Psoriasis (Guttatatyp): Exanthemartig aufschießende, innerhalb von 1-2 Wochen entstehende, 1-2 cm große Psoriasisherde, die etwas flacher sind als die Psoriasisplaques. Silbrig-weiße Schuppung. Besonders am Stamm, weniger an Extremitäten; selten Gesichtsbefall. Meist Kinder und Jugendliche. Auftreten häufig nach bakteriellem Infekt (Tonsillitis), wahrscheinlich durch zirkulierende Immunkomplexe. Nach Abheilung oft keine weiteren Rezidive.

c) Psoriasis inversa: Befall von Handtellern und Fußsohlen sowie anderen eher selten betroffenen Hautarealen durch die Psoriasis.

d) Psoriasis intertriginosa: psoriatischer Befall der Intertrigines. Bemerkenswert ist das weitgehende Fehlen der typischen Psoriasisschuppung, so daß rötliche, von einer mazerierten Hornschicht bedeckte Plaques, nicht selten mit Rhagadenbildung, imponieren.
Differentialdiagnose: Candidainfektion.

- 2. Psoriasis erythrodermatica:

Psoriatischer Befall des gesamten Integuments. Schweres Krankheitsbild durch starken Proteinverlust (Schuppung) sowie Störung der Wärmeregulation (generalisiertes Erythem).

- 3. Psoriasis pustulosa:

a) Psoriasis pustulosa palmoplantaris: Befall von Handtellern und Fußsohlen mit zahlreichen Pusteln.
Differentialdiagnose:
   - Pustulosis palmoplantaris: 1-4 mm große, oft konfluierende Pusteln ohne weitere klinische Zeichen der Psoriasis. Häufig nach bakteriellen Infekten.
   - Dyshidrosis palmaris et plantaris: Bei der Dyshidrose kann sekundär eine pustulöse Umwandlung erfolgen, die eine Abgrenzung zur Psoriasis pustulosa erforderlich macht. Die Primäreffloreszenz der Dyshidrose ist jedoch die Papulovesikel.

b) Acrodermatitis continua suppurativa: Pustelbildung an den Fingerspitzen, besonders im Nagelwallbereich. Beziehung zur Psoriasis ist umstritten.

c) Psoriasis pustulosa generalisata: Auf dunkelrotem generalisiertem Erythem entwickeln sich rasch kleine, konfluierende Pusteln am gesamten Integument. Schweres Krankheitsbild mit ausgeprägten Allgemeinsymptomen: Fieber, Schüttelfrost, Abgeschlagenheit.

d) Anuläre Psoriasis pustulosa (Erythema anulare centrifugum cum pustulatione): 5-30 cm große dunkelrote Erytheme mit randständigem Pustelsaum, der zum Zentrum der Veränderung hin von einer feinlamellösen, kollaretteartigen Schuppung abgegrenzt wird. Gelegentlich Allgemeinsymptome. Eine Psoriasis vulgaris kann gleichzeitig bestehen.
Bei Auftreten in der Schwangerschaft: Impetigo herpetiformis. Meist mit Fieber einhergehendes Krankheitsbild im letzten Schwangerschaftsdrittel, das bei nachfolgenden Schwangerschaften oder bei hormoneller Kontrazeption rezidivieren kann (S. 326).

- 4. Arzneimittelinduzierte Psoriasis und psoriasiforme Arzneimittelexantheme:
  Psoriasiforme Arzneimittelreaktionen werden ausgelöst durch: Amodiaquin, Oxprenolol, Chloroquin, Pindolol, Debrisoquin, Practolol, Lithium, Propranolol, Mepacrin, Sulfonamide.

Psoriatische Nagelveränderungen

- Psoriatischer *Ölfleck*: Hellbraune bis gelblich, scharf begrenzte subunguale Verfärbungen, meist vom freien Nagelrand ausgehend. Verursacht durch Onycholysen, die durch einen psoriatischen Befall der ventralen Nagelmatrix bedingt sind.
- Psoriatische Grübchen *(Tüpfelnägel)*: 1-2 mm große Defekte an der dorsalen Nagelplatte, bedingt durch psoriatische Verhornungsstörungen im Bereich der dorsalen Nagelmatrix.

Gelenkveränderungen bei Psoriasis

- 1. Psoriasis arthropathica vom peripheren Typ: Befall der kleinen Fingergelenke mit Gelenkschwellung, starken Schmerzen sowie später auftretenden Ankylosierungen. Häufig auch im Verlauf eines Finger- oder Fußstrahls alle Gelenke betroffen (Strahltyp). Oft bei Befall der distalen Fingergelenke gleichzeitig psoriatische Nagelveränderungen.
- 2. Psoriasis arthropathica vom mutilierenden Typ: Schwere, chronisch destruierend verlaufende Arthritis mit Bevorzugung der Finger- und Handwurzelgelenke, jedoch nicht selten auch unter Erfassung größerer Extremitätengelenke. Ausgeprägte Mutilationsneigung mit ungerichteter Deviation der Finger. Oft rascher Verlauf bis hin zur Invalidität.
- 3. Gelenkveränderungen bei HLA-B27-positiven Psoriatikern: HLA-B27-positive Psoriatiker neigen durch die chronische Entzündung ihrer Haut zur Ausbildung einer HLA-B27-typischen Spondylarthritis, wie sie auch beim Morbus Reiter und beim Morbus Bechterew gefunden wird.

Diagnostik

- Festlegung des klinischen Psoriasistyps.
- In Zweifelsfällen: histologische Untersuchung (Hyperparakeratose, Akanthose und Papillomatose, dilatierte Kapillaren im Papillarkörper, Einwanderung von Rundzellen und neutrophilen Granulozyten in die Epidermis, mäßiges perivaskuläres Rundzellinfiltrat um die Gefäße des oberen dermalen Plexus).
- Bei vorhandenen Gelenkveränderungen oder -schmerzen HLA-B27-Bestimmung. Röntgenuntersuchung.

Therapie

- Allgemeines: Zur Verfügung stehen lokale und systemische Therapiemaßnahmen, die entsprechend dem Psoriasistyp eingesetzt werden können. Die Wahl der antipsoriatischen Therapie richtet sich darüber hinaus nach Alter, Geschlecht und sozialem Umfeld des Patienten sowie nach möglichen vorhandenen Kontraindikationen. Von großer Wichtigkeit ist die gleichzeitige psychische Betreuung des Patienten, der in der Regel durch negative Reaktionen in der Umgebung einer erheblichen psychischen Belastung ausgesetzt ist.

- 1. Lokale antipsoriatische Therapie:
  a) Salicylsäure. 2%ige Salicylsäure wird als keratolytisches Agens zur Entfernung der Schuppung eingesetzt. Salicylsäure ist bei allen lokalen Therapiemaßnahmen sinnvoll.
  b) Cignolin (S. 477). Cignolin ist das Basis-Antipsoriatikum. Seine Anwendung bedarf allerdings der größeren persönlichen Erfahrung von seiten des Therapeuten und bei ambulanter Therapie einer guten Patientencompliance.
  c) Glucocorticoide. Die lokale Anwendung von Glucocorticoiden bei der Psoriasis vulgaris bietet sich insbesondere bei kleineren Einzelherden sowie bei der Psoriasis capitis an, da sie für den Patienten einfach und angenehm durchzuführen ist. Wichtig: an der Kopfhaut treten keine Glucocorticoidnebenwirkungen auf.
  d) Selektive Ultraviolett-Phototherapie (SUP-Therapie, S. 481). Insbesondere die exanthematische Psoriasis läßt sich rasch zur Abheilung bringen. Die chronisch-stationäre Psoriasis spricht etwas schlechter auf die SUP-Therapie an.
  e) PUVA (Psoralene und UVA-Bestrahlung) (S. 489). Die PUVA-Therapie hat sich bei schweren Psoriasisformen einen festen Platz innerhalb der therapeutischen Möglichkeiten gesichert.
  Indikationen sind insbesondere die ausgedehnte Psoriasis vulgaris sowie pustulöse Psoriasisformen.
- 2. Systemische antipsoriatische Therapie:
  a) Retinoide (Isotretinoin, Etretinat) (S. 502). Retinoide bewirken eine Veränderung der gestörten Verhornung und führen zu einer ausgeprägten Verdünnung der Hornschicht. Damit schaffen sie verbesserte Voraussetzungen für die Durchführung anderer antipsoriatischer Therapiemaßnahmen, insbesondere der Phototherapie. Daher meist als Kombinationstherapie.
  b) Methotrexat (S. 506). Methotrexat ist schweren Psoriasisfällen vorbehalten. Es stellt jedoch bei diesen Fällen eine wichtige Therapiemöglichkeit dar, die unter Abwägung aller Gesichtspunkte von erfahrenen Dermatologen eingesetzt werden kann.
- 3. Psoriatische Arthropathie:
  a) Nichtsteroidale Antiphlogistika. Retinoide. Methotrexat 15 mg pro Woche.
  b) Bei Psoriasis arthropathica mutilans u. U. operative Maßnahmen.

Allgemeines

Ichthyosen stellen eine heterogene Gruppe von genetisch bedingten (primäre I.) und erworbenen (sekundäre I.) schuppenden Hautkrankheiten dar.

Klassifikation der Ichthyosen

- Primäre Ichthyosen:
  Häufig:
  1. Ichthyosis vulgaris.
  2. X-chromosomal gebundene Ichthyosis (einschließlich Ichthyosis bei Chondrodysplasia punctata).

  Seltene:
  1. Kongenitale autosomal rezessive Ichthyosen:
     – lamelläre Ichthyosis,
     – nichtbullöse kongenitale ichthyosiforme Erythrodermie.
  2. Autosomal dominante lamelläre Ichthyosis.
  3. Bullöse kongenitale ichthyosiforme Erythrodermie (einschließlich Ichthyosis hystrix).
  4. Harlekinfetus.
  5. Kollodiumbaby.
  6. Syndrome mit Ichthyosis:
     – Refsum-Syndrom,
     – Sjögren-Larsson-Syndrom,
     – Rud-Syndrom,
     – Ichthyosis linearis circumflexa (Netherton-Syndrom).
- Sekundäre Ichthyosen:
  Klinisch wie Ichthyosis vulgaris; häufig quälender Juckreiz.
  1. Sekundäre Ichthyosis als Paraneoplasie:
     – maligne Lymphome; viszerale Karzinome. Bei spätmanifestierender Ichthyosis immer Malignom ausschließen.
  2. Sekundäre Ichthyosen bei Infektionen:
     – Lepra, Syphilis, Tbc, Typhus.
  3. Sekundäre Ichthyosis bei Vitaminmangel:
     – Vitamin A, B_6 (Pellagra, S. 263).
  4. Medikamentös bedingte sekundäre Ichthyosis:
     – Nikotinsäure, Triparanol, Butyrophenon.
  5. Sonstige sekundäre Ichthyosen:
     – Altershaut, Down-Syndrom, Hypothyreose, Langzeitdialyse.

Ichthyosis vulgaris

- Definition: Häufigste (1:50-1:200) und mildeste Ichthyosisform.
- Vererbung: Autosomal dominant.
- Pathogenese: Gestörte Bildung der Keratohyalingranula und verzögerter Abbau der Desmosomen (Retentionshyperkeratose) durch fehlende oder reduzierte Synthese von Profilaggrin und Filaggrin.
- Klinik:
  - Beginn 3.-12. Lebensmonat, Progredienz bis zur Pubertät, danach meist allmähliche Rückbildung. Besserung im Sommer.
  - „Trockene Haut" mit unterschiedlich starker, weißlicher feiner Schuppung an Streckseiten der Extremitäten. Stamm und seitliche Gesichtspartien variabel betroffen.
  - Gelenkbeugen immer frei.
  - Vergröbertes Handfurchenrelief (Ichthyosishand).
  - Schwielenartige Hyperkeratosen an Ellenbogen und Knien.
  - Follikuläre Hyperkeratosen im Schulter- und Glutealbereich.
- Histologie: Verschmälertes Stratum granulosum; Orthohyperkeratose.
- Assoziierte Erkrankungen: Atopische Dermatitis (50%).
- Diagnose: Dominanter Erbgang, Manifestation 1. Lebensjahr, freie Gelenkbeugen, verstärktes Handfurchenrelief, follikuläre Hyperkeratosen.
- Therapie: Harnstoffhaltige Externa.

X-chromosomal-gebundene Ichthyosis

- Definition: Kutane Manifestation des Steroidsulfatasemangels.
- Genetik: Das Steroidsulfatase-Gen liegt auf dem kurzen Arm des X-Chromosoms, der der üblichen X-chromosomalen Gen-Inaktivierung bei Frauen entgeht. So verfügen gesunde Frauen über eine doppelt so große Enzymaktivität wie Männer; heterozygote Konduktorinnen haben die gleiche Steroidsulfataseaktivität wie Männer und erkranken nur selten. Das Krankheitsbild entwickelt sich deshalb nur bei Männern. Häufigkeit 1: 6000.
- Pathogenese der Ichthyose:
  Ein entscheidender Schritt bei der Ablösung der einzelnen Hornzellen voneinander ist die Spaltung von extrazellulärem Cholesterolsulfat (Kittsubstanz) zu Cholesterol durch die Steroidsulfatase. Bei ihrem Fehlen bleiben die Hornzellen aneinander haften, es entsteht die Retentionshyperkeratose.

- Klinik:
  1. Ichthyosis (100%):
     - Beginn in den ersten sechs Lebensmonaten. Zunahme bis zur Pubertät, danach gleichbleibender Befund. Besserung im Sommer.
     - Große polygonale, gelbbraune bis hellgraue Hyperkeratosen mit breiten hautfarbenen Spalten.
     - Bei jüngeren Patienten starker Befall der Kopfhaut (Kopfschuppen), der Ohren und des Halses („schmutziger Hals").
     - Am Stamm und Extremitäten meist umschriebene Areale stark betroffen.
     - DD zur Ichthyosis vulgaris: Große braune Schuppen, Beugen befallen, Handteller mannigfaltig, keine Keratosis pilaris.
  2. Korneatrübung (90%):
     - nach dem 20. Lebensjahr Beginn; Häufigkeit umstritten.
  3. Geburtskomplikationen (30 – 40%); Wehenschwäche (oft Zangengeburt oder Oxytocin-Gaben nötig). Ursache: Plazenta produziert im letzten Schwangerschaftsabschnitt zu wenig Östrogen (Dehydroepiandrosteronsulfat wird nicht in Dehydroepiandrosteron umgewandelt und fehlt so zur Östrogensynthese).
  4. Kryptorchismus (25%); Hoden oft im Leistenkanal oder intraabdominell (Hodenkarzinome); Ursache: durch mangelnde Androgensynthese hypergonadotroper Hypogonadismus.
- Histologie: Hyperkeratose, Hypergranulose (Retentionshyperkeratose).
- Diagnose:
  - Klinik („schmutziger Hals")
  - Histologie.
  - Lipoprotein-Elektrophorese: erhöhte Wanderungsgeschwindigkeit der Beta- und Präbetalipoproteine (sichere Abgrenzung von der autosomal dominanten Ichthyosis vulgaris).
- Weitere Untersuchungen bei Erstdiagnose:
  - Ophthalmologische Untersuchung (Korneatrübung).
  - Urologische Untersuchung (Hodenhochstand, Hodenkarzinom).
  - Serumtestosteron (Substitution?).
- Therapie der Hautveränderungen:
  1. 10% Cholesterinsalbe, besonders bei Kindern,
  2. 10% Harnstoffsalbe.

Ichthyosis bei Chondrodysplasia punctata

- Allgemeines: Die Chondrodysplasia punctata existiert in drei genetischen Typen; am häufigsten ist der Conradi-Hünermann-Typ.
- Pathogenese: Bei zwei Familien mit Conradi-Hünermann-Syndrom wurde ein Fehlen des terminalen Stücks des kurzen X-Chromosom-Arms nachgewiesen; auf diesem befindet sich das Steroidsulfatase-Gen, so daß die gleichen Symptome wie bei der X-chromosomal gebundenen Ichthyosis entstehen.
- Klinik:
  - Epiphysäre Punktelung im Röntgenbild (Chondrodysplasia punctata).
  - Nasenhypoplasie.
  - Ichthyosis.
  - Mentale Retardierung.

Nichtbullöse, kongenitale ichthyosiforme Erythrodermie

- Definition: Schwere, seltene Ichthyosisform.
- Vererbung: Autosomal rezessiv; Häufigkeit 1:100000.
- Pathogenese: Erhöhung des n-Alkan-Gehalts in den Schuppen. (n-Alkane sind Irritanzien und führen experimentell zu Schuppung und Rötung).
- Klinik:
  - Schuppung: fein, weißlich.
  - Erythrodermie: meist ausgeprägt, jedoch variabel.
  - Vernarbende Alopezie.
  - Ektropion.
  - Mundschleimhaut: leukoplakieartige Veränderungen.
  - Weitere Symptome: Nagelveränderungen, Hypotrichose, Minderwuchs, Herzfehler.
- Verlauf: Individuell variabel.
- Histologie: Hyperkeratose mit fokaler Parakeratose, Hypergranulose und Akanthose. Keratinozytenmembran PAS-positiv (diastaseresistent: spezifisch!).
- Therapie: Etretinat; harnstoffhaltige Externa.

Autosomal rezessive lamelläre Ichthyosis

- Definition: Schwere, seltene Ichthyoseform.
- Vererbung: Autosomal rezessiv; Häufigkeit 1:100000.
- Pathogenese: unbekannt; n-Alkane in den Schuppen sind im Normbereich.
- Klinik:
  - Schweres Krankheitsbild mit ausgedehnten, dicken, dunklen plattenartigen Schuppen.
  - Massive Gesichtsbeteiligung.
  - Ausgeprägtes Ektropion.
  - Schwach ausgeprägte Erythrodermie.
  - Keine Remissionsneigung.
- Therapie: Etretinat; harnstoffhaltige Externa.

Autosomal dominante lamelläre Ichthyose

- Definition: Schwere, seltene Ichthyosisform.
- Vererbung: Autosomal dominant.
- Klinik: Wie autosomal rezessive lamelläre Ichthyose; anderes epidermales Lipidmuster.
- Therapie: Etretinat; harnstoffhaltige Externa.

Bullöse kongenitale ichthyosiforme Erythrodermie (bullöse Ichthyose, epidermolytic hyperkeratosis)

- Definition: Schwere Verhornungsstörung mit Blasenbildung.
- Genetik: Sehr selten (1:100000). 50% Spontanmutationen, 50% autosomal dominant.
- Klinik:
  - Erste Lebenstage: „Verbrühtes Kind" mit großflächigen Epidermisablösungen.
  - Erste Lebensjahre: Schlaffe Blasen an belasteten Arealen.
  - Später Zunahme von trockenen stacheligen Hyperkeratosen in den Gelenkbeugen.
  - Oft Palmoplantarkeratosen.
- Histologie: Intrazelluläre Vakuolisierung der Zellen des Stratum spinosum und granulosum; vergröberte und verklumpte Keratohyalingranula, kompakte Hyperkeratose (granuläre Degeneration, Akanthokeratolyse, epidermolytic hyperkeratosis).
- Therapie: Etretinat.

Ichthyosis hystrix Curth-Macklin

- Definition: Ausgedehnte stachelige Hyperkeratosen. (Hystrix: Stachelschwein).
- Genetik: Autosomal dominant und Einzelfälle.
- Histologie: Keine Akantholyse, zweikernige Keratinozyten.

Harlekinfetus (Ichthyosis congenita gravis)

- Definition: Extrem schwere Verhornungsstörung mit massiver panzerartiger Schuppung.
- Pathogenese: Keratin und Lipidstoffwechsel sind gestört.
- Klinik: Schwere Skelett- und Weichteildeformierungen. Ektropium von Augen, Mund und Genitalien. Mit dem extrauterinen Leben nicht vereinbar.

Kollodiumbaby

- Definition: Ausbildung eines pergamentartigen gelblichen, von Lanugohaaren durchbohrten Sackes, in dem die Kinder zur Welt kommen. Die Kollodiumhaut stößt sich nach wenigen Tagen ab.
- Vorkommen: Bei verschiedenen Ichthyosen, aber auch ohne assoziierte Erkrankungen.

Heredopathia atactica polyneuritiformis (Refsum-Syndrom)

- Definition: Autosomal rezessiv vererbter Defekt der Phytansäure-α-Hydroxylase mit Speicherung von Phytansäure (Stoffwechselprodukt von Phytol, eines in tierischen Zellen enthaltenen Alkohols).
- Symptome: Nachtblindheit, Katarakt. Periphere Neuropathie. Zerebellare Ataxie. Manifestationsalter variabel. Ichthyosis; klinisch wie Ichthyosis vulgaris, aber Hyperproliferation.
- Diagnose: Klinik. Phytansäureerhöhung in Serumtriglyceriden.
- Therapie: Phytansäurearme Diät (siehe Neurologie-Lehrbücher).

Sjögren-Larsson-Syndrom

- Definition: Syndrom mit Oligophrenie und Ichthyosis.
- Hautveränderungen: Kongenitale Manifestation, gelegentlich Kollodiumbaby. Schuppung mäßig, beugenbetont. Geringe bis mittelschwere Erythrodermie.
- Assoziierte Symptome: Oligophrenie (100%), spastische Di- bzw. Tetraplegie (100%).
- Epidemiologie: Vorkommen in Nordschweden.

Rud-Syndrom

- Definition: Syndrom mit multiplen neurologischen Symptomen und schwerer Ichthyose.
- Hautveränderungen: wie nichtbullöse ichthyosiforme Erythrodermie.
- Assoziierte Symptome: Epilepsie, Oligophrenie, Hypogonadismus, partieller Riesenwuchs, Polyneuritis.

Netherton-Syndrom

- Definition: Charakteristisches Syndrom mit ichthyosiformen Hautveränderungen, Bambushaaren und atopischer Dermatitis.
- Genetik: Autosomal rezessiv.
- Hautveränderungen:
  - Generalisiertes Erythem, besonders ausgeprägt im Gesicht.
  - Besonders am Stamm zirzinäre, leicht erhabene Hyperkeratosen: Ichthyosis linearis circumflexa (Netherton-Syndrom im engeren Sinne); gelegentlich auch andere Ichthyosen assoziiert (Netherton-Syndrom im weiteren Sinne).
  - Lichenifikation der Gelenkbeugen und atopischer Dermatitis.
- Haarschaftanomalien: Bambushaare (Trichorrhexis invaginata) mit diffuser Alopezie.
- Therapie: Symptomatisch.

Allgemeines

Eine verstärkte follikuläre Verhornung kann bei zahlreichen Erkrankungen und Dermatosen auftreten.

Klassifikation

- Keratosis pilaris:
  1. Idiopathisch. Bei Kindern und Jugendlichen. Follikuläre Hyperkeratosen an Streckseiten der Extremitäten;
  2. bei Ichthyosis vulgaris (S. 291),
  3. bei Unterernährung (Phrynoderm).
- Keratosis pilaris atrophicans (Ulerythema ophryogenes): Erythem und follikuläre Keratosen mit Alopezie an Augenbrauen und Wangen. Keratosis spinulosa: Aggregierte follikuläre Papeln mit Hornspitzen, die bei Kindern am Stamm auftreten.
- Pityriasis rubra pilaris (S. 299).
- Dyskeratosis follicularis (S. 298).

Dyskeratosis follicularis

- Definition: Genodermatose mit follikulären hellbraunen Keratosen in typischer Lokalisation.
- Synonyma: Morbus Darier, Morbus Darier-White.
- Vererbung: Autosomal dominant; viele Fälle als Neumutation.
- Pathogenese: Verhornungsstörung, die zur vorzeitigen Verhornung einzelner Epidermiszellen führt (Dyskeratose). Gleichzeitig Lösung der Keratinozyten voneinander (Akantholyse).
- Klinik:
  1. Hautveränderungen:
     Manifestationszeitpunkt meist vor der Pubertät.
     - Schmutzigbraune, 1-2 mm große, rauhe Papeln, besonders dicht in seborrhoischen Arealen, Kopfhaut, an der Stirn und retroaurikulär,
     - Lichtprovozierbarkeit,
     - 1-2 mm große keratotische Papeln an Palmae und Plantae,
     - unterbrochene Papillarleisten an Fingerkuppen,
     - Palmoplantarkeratosen (10%),
     - Leukonychia longitudinalis striata (längsverlaufende weißliche Streifen der Nägel),
     - selten Blasenbildung.
  2. Schleimhautveränderungen:
     - Weißliche Papeln (pflastersteinartig) an Gaumen, Pharynx, Genital- und Rektumschleimhaut,
     - Konfluenz zu Leukoplakieherden.
  3. Assoziierte Befunde:
     - Neigung zu generalisierten Infektionen mit Herpes-simplex- und Vaccinia-Virus,
     - retardierte mentale Entwicklung (nicht obligat),
     - Hypogonadismus,
     - Acrokeratosis verruciformis Hopf: An plane Warzen erinnernde Papeln an den Handrücken.
- Diagnose:
  - Klinik, Histologie.
  - Familienanamnese? Lichtempfindlichkeit?
- Therapie: Oft gute Rückbildung mit Etretinat.

Porokeratosis

- Definition: autosomal dominant vererbte oder sporadische Erkrankung mit einer histologisch unverwechselbaren Verhornungsstörung.
- Hautveränderungen:
  1. Klassische Porokeratosis Mibelli:
     Rötliche, hyperkeratotische Plaques mit deutlicher Randbetonung; meist wenige Plaques. Gefahr der Karzinomentwicklung.
  2. Lineäre Porokeratose:
     Meist kleinere Herde in linearer Anordnung (entlang Blaschko-Linien).
  3. Unilaterale Porokeratose: Nur eine Körperhälfte betreffend.
  4. Superfizielle Porokeratose:
     1-2 cm große, leicht atrophische Herde, die von einem feinen Hornrand umsäumt werden. Gelegentlich Lichtprovokation.
  5. Porokeratosis palmaris, plantaris et disseminata.
- Histologie immer am Randwall entnehmen: umschriebene parakeratotische Zone im Stratum corneum mit Fehlen des Stratum granulosum.
- Therapie: Etretinat. PUVA.

Pityriasis rubra pilaris

- Definition: Gruppe von Krankheiten mit Erythrodermie, Palmoplantarkeratose und follikulären Keratosen.

Tabelle **47** Klassifikation der Pityriasis rubra pilaris

	E	PPK	FK	Spontanheilung	Rezidivneigung
Klassische Form					
– adulter Typ	+	+	+	+	+
– juveniler Typ	+	+	+	(+)	+
Atypische Form					
– adulter Typ	(+)	(+)	(+)	?	?
– juveniler Typ	(+)	(+)	(+)	?	?
Zirkumskripte Form	–	–	+	+	–

E Erythrodermie; PPK Palmoplantarkeratose; FK follikuläre Keratose

Pemphigus familiaris benignus chronicus

- Definition: Genodermatose mit Ausbildung mazerierter nässender Areale in den Intertrigines.
- Synonym: Morbus Hailey-Hailey.
- Vererbung: Autosomal dominant; sporadisch.
- Pathogenese: Verhornungsstörung mit der bei Dyskeratosis follicularis vergleichbar.
- Klinik:
  - Intertriginöse Areale betroffen,
  - rötliche, von feinen Fissuren durchzogene, nässende Areale,
  - durch Superinfektion fötider Geruch,
  - manchmal Leukonychia longitudinalis striata.
- Diagnose:
  - Charakteristisch sind die entsprechend lokalisierten Herde mit feinen Fissuren.
  - Histologie.
- Differentialdiagnose:
  - Pemphigus vegetans,
  - Candida-Infektion, Intertrigo.
- Therapie: Extrem schwierig.
  - Farbstoffpinselungen zur Therapie der Superinfektion.
  - Retinoide manchmal günstig.
  - Methotrexat (Dosierung 15-15 mg/Woche; S. 506).
  - Bei ausgedehntem und schwerem Befall Exzision der Herde und Deckung mit Spalthaut; auch Schleifbehandlung kann versucht werden.

Transiente akantholytische Dermatose

- Definition: Histologisch dem Morbus Darier nahestehende, jedoch erworbene Erkrankungen mit kleinen Vesikeln am Stamm, die spontan abheilen und rezidivieren.
- Synonym: Morbus Grover.
- Klinik:
  - 1-2 mm große, leicht rötliche Papeln, zentrale Bläschenbildung erkennbar,
  - stammbetont,
  - meist ältere Männer,
  - Juckreiz.
- Diagnose:
  - Klinik,
  - histologische Sicherung (ähnliche Histologie wie Morbus Darier).
- Therapie: Versuch mit UV-Therapie.

Acanthosis nigricans

- Definition: Leistenartige Hyperkeratosen mit verstärkter Pigmentierung in Axillen, Halsregion, seltener Leisten.
- Klassifikation und diagnostische Maßnahmen: S. 323.

Erythrokeratodermien

- Definition: Seltene Verhornungsstörungen mit psoriasiform veränderten Hautarealen.
- *Erythrokeratodermia variabilis Mendes-Da Costa*:
  - Autosomal dominant.
  - Hautveränderungen:
    a) psoriasiforme, relativ konstante, bizarr konfigurierte Plaques; meist Extremitäten,
    b) bizarre, sich rasch verändernde Erytheme.
  - Keine Änderung des Schweregrades im Verlauf des Lebens.
- *Erythrokeratodermia symmetrica progressiva Gottron*:
  - Autosomal dominant.
  - Hautveränderungen: Im Kindesalter auftretende, psoriasiforme Herde an Hand- und Fußrücken sowie über den Streckseiten der Unterschenkel; im Verlauf handschuhartige Ausbreitung.
- Therapie: Versuch mit Etretinat. Sonst symptomatisch.

Hyperkeratosis follicularis et parafollicularis Kyrle

Definition: Seltene, nicht follikulär gebundene Verhornungsstörung mit keratotischen Papeln; teils hereditäre, teils sporadische Fälle.
- Synonym: Morbus Kyrle.
- Klinik: Multiple, bis 4 mm große Hornkegel auf nahezu unveränderter Haut; Patienten mittleren Alters. Allmähliche Zunahme. Keine subjektiven Beschwerden. Überwiegend Unterschenkelstreckseiten. Palmae, Plantae und Schleimhäute frei.
- Histologie: Pfropfartige Hyperkeratose mit parakeratotischen Inseln, die eine Einsenkung der Epidermis ausfüllt und basophiles Material enthält. Manchmal bis ins Korium reichend.
- Differentialdiagnose: Reaktive perforierende Kollagenose, perforierende Follikulitis, Elastosis perforans serpiginosa, Hyperkeratosis lenticularis perstans.
- Therapie: Salicylhaltige Externa; Etretinat.

Hyperkeratosis lenticularis perstans Flegel

- Definition: Flache, keratotische Papeln an Streckseiten von Händen und Füßen. Selten.
- Synonym: Morbus Flegel.

Palmoplantarkeratosen

Allgemeines

- Zur Diagnose müssen festgestellt werden:
  - klinischer Befund (diffus; umschrieben; Palmae und Plantae überschreitend = transgredient),
  - assoziierte Symptome,
  - Vererbungsmodus.

Klassifikation

- Hereditäre Palmoplantarkeratose im engeren Sinne: Palmoplantarkeratose ist Leitsymptom.
- 1. Diffuse Palmoplantarkeratosen:
  - Keratosis palmoplantaris diffusa circumscripta Unna-Thost: Häufigste Palmoplantarkeratose, autosomal dominant, Manifestation bis zum 2. Lebensjahr, häufig Rhagaden.
  - Keratosis extremitatum hereditaria transgrediens Greither: Autosomal dominant, auf Hand-, Fußrücken und Extremitäten übergreifend, roter Randsaum.
  - Mal de Meleda (Meleda-Krankheit):

  Autosomal rezessiv auf der adriatischen Insel Meleda auftretendes Syndrom, Klinik wie Keratosis Greither.
  - Keratosis palmoplantaris mit Periodontopathie Papillon-Lefèvre:

    Autosomal rezessiv, Leitsymptom: Periodontopathie mit Auflösung der Alveolarknochen und permanentem Zahnverlust.
  - Transgrediente Palmoplantarkeratose bei hidrotischer ektodermaler Dysplasie.
- 2. Umschriebene Palmoplantarkeratosen:
  - Keratosis palmoplantaris circumscripta Richner-Hanhart: Autosomal rezessiv, herpetoide Epitheldystrophie der Kornea, klavusartige Palmoplantarkeratose, Oligophrenie. Zugrundeliegend: Tyrosinämie.

- Hereditäre Palmoplantarkeratose im weiteren Sinne: Palmoplantarkeratose ist Nebensymptom.
  - Autosomal rezessive Ichthyosen,
  - Erythrokeratodermien,
  - Epidermolysis bullosa,
  - Morbus Darier (10%),
  - Pityriasis rubra pilaris.
  - Fokale dermale Hypoplasie: Keratoma palmare et plantare punctatum.
  - Tylosis (S. 322).
- Nichthereditäre Palmoplantarkeratosen: Porokeratosis papillomatosa palmaris et plantaris Mantoux.
- Symptomatische Palmoplantarkeratosen: Gravidität, Hypothyreose, Klimakterium, Syphilis II, Mykosen, Scabies norvegica, Verrucae, Clavi, medikamentös (Arsen, Gold), Lymphödem, Ekzeme, Psoriasis, Lichen ruber, Sézary-Syndrom.

Incontinentia pigmenti

- Definition: Hereditäres Syndrom mit typischen striären Hautveränderungen und Entwicklungsstörungen an Skelett, Auge und ZNS.
- Synonyma: Morbus Bloch-Sulzberger.
- Genetik: X-chromosomal dominant; für männliche Feten letal.
- Klinik:

1. Hautveränderungen:
   Beginn meist in der ersten Lebenswoche, selten später. Charakteristisch ist die streifenförmige Anordnung entlang der embryonalen Wachstumslinien der Haut (Blaschko-Linien). Drei aufeinanderfolgende Phasen:
   a) Blasenbildung: Schubweises Auftreten klarer praller Blasen, extremitätenbetont. Vorausgehend oft urtikarielle Plaques.
   b) Verruköse Papeln und Plaques: Lokalisation häufig an Hand-, Fuß- und Fingerrücken.
   c) Pigmentierung: Endzustand; entlang der Blaschko-Linien verlaufende braune oder blaugraue Hyperpigmentierungen.

Bei 25% der Patienten Aplasia cutis congenita, meist Scheitelbereich.

2. Bluteosinophilie (bis 50%):
   Während der entzündlichen Phasen.
3. Zahnanomalien:
   Häufig; verzögerte Dentition, partielle Anodontie (obere seitliche Schneidezähne und Prämolaren).
4. Augenveränderungen (30%):
   Meist schwer, häufig Amaurose. Häufigste Defekte: Strabismus, Optikusatrophie.
5. ZNS-Anomalien (25%):
   Am häufigsten mentale Retardierung, verzögerte motorische Entwicklung, spastische Tetra- und Diplegie.
6. Skelettanomalien:
   Selten; Schädel- und Gaumendefekte.

- Diagnostik: Typische Klinik. Eosinophilie. Hautbiopsie.
- Therapie: Nur symptomatisch. Genetische Beratung.

Incontinentia pigmenti achromians

S. 336.

Schimmelpenning-Feuerstein-Mims-Syndrom

S. 405.

Aplasia cutis congenita

- Definition: Kongenitales Fehlen von Epidermis und Korium, gelegentlich auch Subkutis.
- Genetik: Wahrscheinlich überwiegend somatische Mutationen, immer auf umschriebene Areale (Blaschko-Linien) beschränkt.
- Klinik: Bei Geburt fallen scharf begrenzte Ulzera mit rötlichem Grund auf, Größe meist 1-2 cm. Häufigste Lokalisationen: Wirbelbereich der Kopfhaut (60%), Extremitäten (25%), oft über Patella; Stamm (12%), dann häufig multipel.
- Verlauf: Narbige Abheilung innerhalb einiger Monate.
- Therapie: Symptomatisch.

Fokale dermale Hypoplasie

- S. 311.

Epidermaler Nävus

- Klinik: Streifige, hellbraune, papillomatöse Hautareale. Meist Hals- oder Kopfbereich; seltener Arme oder Stamm.
- Therapie: Wenn möglich Exzision.

ILVEN

- Synonym: Inflammatorischer linearer verruköser epidermaler Nävus.
- Klinik: Streifige psoriasiforme oder ekzematöse Areale. Meist Extremitäten; überwiegend rechtes Bein. Frauen häufiger als Männer betroffen.
  Auftreten während des Adoleszentenalters; bei Geburt unauffällig. Manifestation bis ins 3. Dezennium möglich.
- Therapie: Symptomatisch.

Anhidrotische ektodermale Dysplasie

- Definition: X-chromosomal gebundenes Krankheitsbild mit weitgehendem Fehlen von ekkrinen Schweißdrüsen und anderen Hautanhangsgebilden sowie Hypo- oder Anodontie. Fast nur männliches Geschlecht betroffen; weibliche Carrier haben gering ausgeprägte Symptome.
- Klinik: Klassische Trias:
  1. Fehlendes oder reduziertes Schwitzen,
  2. Hypotrichose,
  3. Hypo- oder Anodontie.

  Weitere assoziierte Symptome sind:
  – typische Fazies: prominente Stirnhöcker, vorspringendes Kinn, Sattelnase, eingefallene Wangen, wulstige Lippen, große Ohren und dünnes Haar;
  – mentale Retardierung (30-50%).
- Diagnostik:
  – Typische klinische Symptomatologie.
  – Untersuchung der Angehörigen I. Grades (weibliche Carrier).
- Therapie: Lediglich symptomatische Maßnahmen verfügbar.

Hidrotische ektodermale Dysplasie

- Definition: Autosomal dominant vererbtes Syndrom mit Nageldystrophie, Haardefekten und Palmoplantarkeratose.
- Klinik:
  – Nageldystrophie (100%): verdickte, langsam wachsende und verfärbte Nägel. Häufige Paronychien.
  – Hyperkeratose über Fingerstreckseiten, Knien und Ellbogen.
  – Transgrediente Palmoplantarkeratose.
  – Dünnes brüchiges Haar.
  – Zähne selten befallen.
  – Minderwuchs.
- Diagnose: Eine hidrotische ektodermale Dysplasie kann bei Patienten mit ausgeprägter Nageldystrophie und weiteren Symptomen mit normaler Fazies, normalem Schwitzvermögen und fehlenden Zahndefekten gestellt werden. Andere Syndrome mit Nageldystrophie müssen ausgeschlossen werden.
- Therapie: Keine spezifische Therapie verfügbar.

Allgemeines

- Definition: Gruppe von Krankheiten mit Auftreten von Blasen nach mechanischer Belastung; defekte Strukturproteine.
- Klassifikation:
  1. Epidermolytische Epidermolysis bullosa (EB): Epidermolysis bullosa simplex.
     Blasenbildung in der Epidermis.
  2. Junktionale Epidermolysis bullosa.
     Blasenbildung in der Lamina lucida der Basalmembran (S. 220).
  3. Dermolytische Epidermolysis bullosa: Epidermolysis bullosa dystrophica.
     Blasenbildung im oberen Korium.
  4. Epidermolysis bullosa acquisita (S. 219).

Epidermolysis bullosa simplex

- 1. Epidermolysis bullosa simplex, generalisiert (Koebner):
  - Autosomal dominant.
  - Beginn bei Geburt oder im frühen Kindesalter.
  - Ausgedehnte Blasenbildung (Stratum basale) am ganzen Körper.
  - Pathogenese: Reduktion der Gelatinprotease.
  - Keine Milien, Narben oder Nagelverlust.
  - Therapie nicht bekannt.
- 2. Epidermolysis bullosa simplex, lokalisiert (Weber-Cockayne):
  - Autosomal dominant.
  - Beginn 1.-2. Dekade.
  - Handteller, Fußsohlen; Zunahme im Sommer.
  - Hyperhidrosis assoziiert.
  - Therapie nicht bekannt; symptomatisch bei Hyperhidrose.
- 3. Epidermolysis bullosa herpetiformis (Dowling-Meara).
  - Große, herpetiform angeordnete, teils hämorrhagische Blasen am Stamm.
  - Pathogenese: Verklumpung der Tonofilamente im Stratum basale.
  - Beginn kurz nach Geburt; geringe Mortalität.
  - Später Palmoplantarkeratosen.
  - Therapie nicht bekannt.
- 4. Epidermolysis bullosa simplex (Ogna):
  - Vorkommen in Skandinavien.
  - Blasen an Extremitäten.
- 5. Epidermolysis bullosa simplex mit fleckförmigen Hyperpigmentierungen.

Junktionale Epidermolysis bullosa

- 1. Epidermolysis bullosa atrophicans generalisata gravis (Herlitz):
  - Autosomal rezessiv.
  - Verschiedene klinische Unterformen: mitis, localisata, inversa, progressiva.
  - Beginn bei Geburt; leichte Verletzlichkeit und generalisierte Blasenbildung.
  - Ausbildung großer, nicht heilender Areale mit Granulationsgewebe.
  - Extrakutane Beteiligung: Blasen im Mund, Zahnanomalien, Wachstumsverzögerung.
  - Therapie symptomatisch.
- 2. Epidermolysis bullosa atrophicans generalisata benigna (Hintner-Wolff):
  - Autosomal rezessiv.
  - Beginn bei Geburt; ausgedehnte Blasenbildung, Nagelverlust, vernarbende Alopezie.
  - Geringe Schleimhautbeteiligung.
  - Therapie symptomatisch.

Epidermolysis bullosa dystrophica

- 1. Dominante Epidermolysis bullosa dystrophica:
  - a) Hyperplastische Epidermolysis bullosa dystrophica (Cockayne Tourraine):
    - Beginn bei Geburt; ausgedehnte Blasenbildung, Abheilung mit Narben und Milien.
    - Ausbildung von Hyperkeratosen.
  - b) Albopapuloide Epidermolysis bullosa dystrophica (Pasini):
    - Beginn bei Geburt; ausgedehnte Blasenbildung.
    - Abheilung mit atrophischen Narben und Milien.
    - Am Stamm kleine hautfarbene Papeln.
- 2. Rezessive Epidermolysis bullosa dystrophica:
  - Vollständiges Fehlen von Typ-VII-Kollagen, dem Hauptbestandteil der anchoring fibrils.
  - Beginn bei Geburt; ausgedehnte Blasenbildung mit schweren Mutilationen unter Verlust von Fingern und Zehen.
  - Zahnanomalien.
  - Vernarbende Alopezie.
  - Wachstumsverzögerungen; Anämie.
  - Ausgeprägter Schleimhautbefall.
  - Pathogenese: Erhöhte Synthese einer abnormen Kollagenase.
  - Therapie: Phenytoin (Serumspiegel 4-8 g/ml) oder Isotretinoin 0,4 mg/kg KG/d. Versuch mit lokaler Applikation von Proteasehemmern.

Lipoidproteinose (Hyalinosis cutis et mucosae)

- Definition: Autosomal rezessiv vererbte Erkrankung mit Ablagerungen von Typ-IV-Kollagen und Lipiden.
- Klinik:
  - Heisere Stimme seit der frühen Kindheit mit verdickter, derber Zunge, verdickten Augenlidern mit Wimpernverlust und perlschnurartig angeordneten Papeln am freien Lidrand.
  - Gelbliche Papeln und Knoten an Haut und Schleimhaut.
  - Elfenbeinartig gefärbte Haut, morphaeaartige Plaques am Stamm, hyperkeratotische Areale an Ellenbogen und Knien.
  - ZNS-Beteiligung: psychomotorische oder Grand-mal-Anfälle.
- Histologie: Ablagerung eines PAS-positiven amorphen Materials im Korium.
- Therapie symptomatisch: Resektion der Knoten im Larynx, Tracheostoma bei Larynxobstruktionen, Dermabrasio und Kürettage bei Veränderungen im Gesicht.

Ehlers-Danlos-Syndrom (Cutis hyperelastica)

- Definition: Gruppe von genetisch bedingten Defekten der Kollagenbiosynthese; derzeit 10 verschiedene Formen bekannt.
- Klinik:
  - Neigung zu Frühgeburten (Blasensprung wegen der hier ebenfalls vorliegenden Bindegewebsschwäche häufig).
  - Weiche samtartige Haut; starke Dehnbarkeit bei erhaltener Elastizität.
  - Leichte Verletzlichkeit der Haut, schlechte Heilungstendenz mit hernienartigen Narben.
  - Brüchigkeit der Blutgefäße, Hämatomneigung; fibröse Organisation der Hämatome mit subkutanen Pseudotumoren.
  - Gelenküberstreckbarkeit, häufige Subluxationen der größeren Gelenke.
  - Inguinal- und Zwerchfellhernien.
  - Herzanomalien, Aortenaneurysmen.
  - Selten Ruptur der großen Gefäße oder des Magen-Darm-Trakts.
- Diagnose:
  - Charakteristische Klinik.
  - Histologische Untersuchungen ohne Aussagekraft.
- Therapie: Symptomatisch.
  - Genetische Beratung.
  - Engmaschige Überwachung während Schwangerschaften.

Tabelle **48** Klassifikation des Ehlers-Danlos-Syndrom

Typ	Genetik	Klinik	Defekt
Gravis-Typ	autosomal dominant	Frühgeburt, weiche samtartige leicht verletzliche hyperelastische Haut, atrophische Narben, ausgeprägte Gelenküberstreckbarkeit	unbekannt
Mitis-Typ	autosomal dominant	weniger schwer, selten Frühgeburten, mäßige Gelenküberstreckbarkeit und Hautveränderungen Varizen, Hernien	unbekannt
Benigner hypermobiler Typ	autosomal dominant	minimale Hautbeteil. ausgeprägte Mitralklappenfehler	unbekannt
Arterieller Typ	autosomal dominant und autosomal rezessive Form	Arterienrupturen, Magen-Darm-Rupturen, dünne Haut	Defekt Typ-III-Kollagenase
X-gebunden	X-gebunden rezessiv	ähnlich wie Typ II	Lysyloxidase-Defekt
Okulärer Typ	autosomal rezessiv	intraokuläre Blutungen, ausgeprägte Haut- und Gelenkbeteiligung, schwere Skoliose	Lysylhydroxylase-Defekt
Arthrochalasis	autosomal rezessiv	ausgeprägte Gelenkluxationen, Mikrokornea, Minderwuchs, Skoliose, mäßige Hautbeteiligung	strukturelle Mutation von Typ-I-Kollagen
Periodontaler Typ	autosomal dominant	frühzeitige schwere Periodontitis, mäßige Haut- und Gelenkbeteiligung	unbekannt
Fibronectin-Typ	autosomal rezessiv	Striae, mäßige Haut- und Gelenkbeteiligung, Thrombozytenaggregationsdefekt	Dysfunktion des Plasmafibronectins

Fokale dermale Hypoplasie (Goltz-Gorlin-Syndrom)

- Definition: Kongenitales Syndrom mit multiplen ekto- und mesodermalen Mißbildungen.
- Genetik: X-chromosomal dominant; 90% weibliches Geschlecht betroffen. Bei Männern nur, wenn ein X-Mosaik vorliegt, sonst für männliche Feten letal.
- Klinik:
  1. Streifenförmige Hautveränderungen:
     Lineare Areale mit hypoplastischer Haut (Korium extrem verdünnt) mit Fettgewebshernien, Aplasia cutis congenita als Maximalvariante der dermalen Hypoplasie, streifenförmige Pigmentierungen und Teleangiektasien, Papillome im Bereich der Übergangsschleimhaut, Hypohidrose, papierdünne Nägel, dünnes Haar, follikuläre Hyperkeratosen, Keratoderma palmare et plantare punctatum.
  2. Skelettanomalien:
     Syndaktylie, Polydaktylie, „krebsscherenartige Hand“, Skoliose, Klavikulahypoplasie, Zahnanomalien.
  3. Selten: Mikrozephalie, mentale Retardierungen, Mikrophthalmie, Strabismus.
- Diagnose:
  - Typische Klinik.
  - Feine, parallel verlaufende Streifung in den Metaphysen der langen Röhrenknochen (Osteopathia striata).
  - Histologie aus hypoplastischen Hautarealen.
- Differentialdiagnose: Ektodermale Dysplasie, Rothmund-Thomson-Syndrom, Incontinentia pigmenti, lineare Sklerodermie, Naevus lipomatosus cutaneus superficialis.
- Therapie: Korrektur der knöchernen Fehlbildungen.

Marfan-Syndrom

- Genetik: Autosomal dominant. Häufigkeit 1:75000. Gen: Chromosom 15.
- Pathogenese: Gestörte Quervernetzung von Typ-I-Kollagen?
- Klassische Trias:
  1. Skelettmanifestationen:
     Arachnodaktylie, Riesenwuchs, ausgestreckte Arme haben größeren Durchmesser als die Körperhöhe (Abraham Lincoln hatte Marfan-Syndrom), überstreckbare Gelenke, Kyphoskoliose, Pectus excavatum.
  2. Augenmanifestationen:
     Ectopia lentis (50–70%), Myopie, Heterochromia iridis, Retinaablösungen.

3. Kardiovaskuläre Manifestationen:
   Aortenklappeninsuffizienz, Aortenaneurysmen, Aortenruptur (tödliche Komplikationen meist bis zum 3. Lebensjahrzehnt).
4. Hautveränderungen:
   Geringe Ausbildung des subkutanen Fettes, Striae, Elastosis serpiginosa perforans.

- Diagnostik: Ophthalmologische und kardiologische Untersuchungen.
- Therapie: Keine Therapie verfügbar.

Cutis laxa

- Definition: Krankheitsbild mit fehlender Elastizität des Bindegewebes.
- Genetik:
  - Autosomal rezessiv, schwere Krankheitsmanifestationen.
  - Autosomal dominant, geringe Symptomatik.
  - X-chromosomal rezessiv, milde Symptomatik.
  - Erworben, milde Symptomatik.
- Klinik:
  1. Hautveränderungen:
  Die Haut erscheint zu groß für den Körper und hängt in Falten und schlaffen Säcken herab; im Gesicht durch Ektropion und hängende Wangen „Bluthund"-artiges Aussehen.
  2. Systemische Manifestationen:
     Aortendilatation, Pulmonalarterienstenose, Lungenemphysem, multiple Divertikel und Hernien.
- Therapie: Keine spezifische Therapie bekannt; ungünstige Prognose.

Elastosis perforans serpiginosa

- Dermatose, bei der elastische Fasern aus dem Korium transepidermal eliminiert werden.
- Ätiologie: Etwa 50% der Patienten haben genetische Erkrankungen des Bindegewebes: Pseudoxanthoma elasticum, Ehlers-Danlos-Syndrom, Marfan-Syndrom, Osteogenesis imperfecta, Akrogerie. Auch medikamentös induziert: d-Penicillamin.
- Manifestation meist bis 20. Lebensjahr. Kleine Papeln mit zentraler Delle, die lineare, kreisförmige oder bogige (serpiginöse) Anordnung aufweisen. Häufig Schulter-Hals-Region.
- Differentialdiagnose: Porokeratosis Mibelli, perforierendes Granuloma anulare, perforierende Kollagenose.
- Therapie: Kürettage in Lokalanästhesie.

Pseudoxanthoma elasticum

- Definition: Vererbliche, degenerative Erkrankung des elastischen Gewebes mit Symptomen an Haut, Augen und kardiovaskulärem System.
- Genetik: Zwei autosomal dominante und zwei autosomal rezessive Formen. Häufigkeit 1:160000; Männer doppelt so häufig wie Frauen betroffen. Am häufigsten autosomal rezessiver Typ.
- Klinik:
  1. Hautveränderungen: 1–5 mm große, flache, gelbliche, xanthomartige Papeln an den Halsseiten, Axillen, Ellenbeugen und Leisten. Haut in diesen Bereichen unelastisch und stark gefältelt. Manifestation selten vor der 2. Lebensdekade.
  2. Augenveränderungen: Am Augenhintergrund rötliche, seltener orangefarbene oder graubraune Linien *(Angioid streaks)*, durch Einrisse der Bruchschen Membran. 50–70% der Fälle. *Grönblad-Strandberg-Syndrom*: Angioid streaks und Hautveränderungen im Sinne des Pseudoxanthoma elasticum. Visusverlust (70%). Angioid streaks kommen außerdem vor bei: Sichelzellanämie, idiopathischer thrombozytopenischer Purpura, Akromegalie, Ehlers-Danlos-Syndrom, Bleivergiftung, Morbus Paget der Knochen.
  3. Kardiovaskuläre Veränderungen: leichte Ermüdbarkeit, Claudicatio intermittens, Hypertonus, zerebrale und gastrointestinale Blutungen. Mitralklappendefekte.
- Diagnose: Typische Klinik, Hautbiopsie.
- Therapie: Symptomatisch. Dermatologische, kardiologische und ophthalmologische Betreuung. Vermeidung von Kontaktsportarten (Boxen etc.) wegen Augenschäden.

Tabelle **49** Klinik der genetischen Typen des Pseudoxanthoma elasticum

	Haut	Auge	Gefäße	Sonstiges
Autos. dom. I	++	+++	+++	– Blutungen
Autos. dom. II	++	+	+	– dem Marfan-Syndrom ähnliche Klinik
Autos. rez. I (klassisch)	+++	+	+	
Autos. rez. II (extrem selten)	generalisiert			

+ : leicht, ++ : mittelgradig, +++ : schwer

Dyskeratosis congenita

- Definition: Seltenes Syndrom mit Nageldystrophie, Poikilodermie und Manifestation an zahlreichen anderen Organsystemen.
- Synonym: Zinsser-Engman-Cole-Syndrom.
- Genetik: X-chromosomal gebunden, meist Männer; allerdings Vollbild nur bei weiblichen Patienten.
- Klinik:
  1. Nageldystrophie. Beginn bis zum 5. Lebensjahr, bis 10. Lebensjahr totaler Verlust der Nägel.
  2. Poikilodermie (S. 332), besonders Hals und Oberschenkel; Manifestation bis zum 10. Lebensjahr.
  3. Leukoplakien. An allen Schleimhäuten, maligne Entartung häufig.
  4. Hämatologische Erkrankungen (Verwandtschaft zur Fanconi-Anämie).
- Therapie: Nur symptomatisch.

Weitere Syndrome mit Poikilodermie

Rothmund-Thomson-Syndrom (S. 263),
Bloom-Syndrom (S. 262).

Allgemeines

Die Neurofibromatosen bestehen aus mindestens zwei verschiedenen Krankheitsbildern, deren Gene auf unterschiedlichen Chromosomen lokalisiert sind. Neben der klassischen Neurofibromatose von Recklinghausen (Neurofibromatose 1) treten Neurofibrome auch bei der bilateralen Akustikus-Neurofibromatose (Neurofibromatose 2) auf.

Definition und Vorkommen

Autosomal dominant vererbtes Krankheitsbild mit multiplen Fehlbildungen von Haut und Nervensystem. Gen 17q11.2; relativ große mRNA (~ 13 kB). Bei 50% Neumutation. Häufigkeit 1:3000, weltweites Vorkommen. Männer und Frauen gleich häufig betroffen.

Leitsymptome

Die Neurofibromatose 1 (NF I) ist durch drei pathognomonische klinische Befunde definiert:

- Hyperpigmentierungen (99%):
  - Café-au-lait-Flecken (99%). Hellbraune, scharf und unregelmäßig begrenzte, meist mehrere Zentimeter große Flecken (S. 417). Sechs oder mehr Café-au-lait-Flecken größer als 1,5 cm sind bei Erwachsenen ein Marker für Neurofibromatose. Meist bei Geburt vorhanden, spätestens Entstehung bis zum 1. Lebensjahr.
  - Kleine, lentigoartige Hyperpigmentierungen, besonders in Axillen (axillary freckling) und Leisten; späteres Auftreten als Café-au-lait-Flecken.
  - Hyperpigmentierungen über plexiformen Neurofibromen.
- Multiple Neurofibrome (100%):
  - Fast obligat in der Haut. Auch an Nerven und intraabdominell.
  - Meist gut abgegrenzte Papeln oder Knoten, einige Millimeter bis Zentimeter groß, weich, kutan oder subkutan gelegen. Typisch: die weichen Tumoren lassen sich in die Subkutis eindrükken (Klingelknopfphänomen).
  - Bei Geburt noch nicht vorhanden; meist Entwicklung ab dem 10.Lebensjahr. Zunahme an Zahl und Größe während Pubertät und Schwangerschaft häufig. Danach ständige Zunahme.
  - Maligne Entartung möglich: rasches Wachstum.
  - Subjektive Symptome: Pruritus, Schmerzen, Spannungsgefühl.
  - Selten diffuse Infiltration des umgebenden Gewebes mit großen, oft monströsen Aussackungen der Haut (Wammenbildung).

- Lisch-Knötchen (94%):
  - Pigmentierte hamartomatöse Knötchen an der Iris. Entwicklung im frühen Kindesalter (bei 94% der Patienten nach dem 6. Lebensjahr). Asymptomatisch. Keine Korrelation zur Schwere oder der Ausdehnung der Erkrankung; Marker für Neurofibromatose-Gen bei fehlender Hautbeteiligung.

Weitere Symptome bei Neurofibromatose 1 (unter 50%)

- Skelettveränderungen:
  - Geringe Körpergröße (50%).
  - Makrozephalie (30%) (absolut und relativ).
  - Kongenitale Pseudarthose (0,5–1,0%). 50% aller kongenitalen Pseudarthrosen sind durch Neurofibromatose verursacht. Variabler Schweregrad. Meist Tibia oder Radius. Überwiegend Jungen.
  - Kyphoskoliose (2%): untere HWS und obere BWS mit S-förmiger Rotationsskoliose und scharfer anteriorer Winkelbildung. Frühzeitige Therapie!
- Tumoren des Nervensystems:
  - ZNS-Tumoren (5–10%). Optikusgliome, andere Astrozytome, Neurilemmome, Meningeome, Neurofibrome. Bei Neurofibromatose immer Optikusgliome ausschließen. Keine Akustikusneurinome! (s. Neurofibromatose 2).
  - Plexiforme Neurofibrome. Kongenitale Malformation aus sich durchflechtenden Nerven. Lokalisation: Orbita, periorbital, Nacken, retropharyngeal, zervikal, mediastinal. Oft mit regionärer segmentaler Hypertrophie. Erkennbar an dunkler Hyperpigmentierung über dem plexiformen Neurofibrom. Tastbefund: „Sack mit Würmern“.
  - Maligne neurogene Tumoren. Neurofibrosarkome, maligne Schwannome.
- Intellektuelle Retardierung (30%):
  - Meist gering.
  - Manifestation als Lese- und Schreibschwäche; Sprachschwierigkeiten.
- Weitere assoziierte Tumoren (1–2%):
  - Wilms-Tumor, Rhabdomyosarkom, Leukämien u.a.
  - Phäochromozytom (1%).
  - Juveniles Xanthogranulom (bei juvenilen Xanthogranulomen immer Neurofibromatose ausschließen).
- Pruritus.
- Lebenserwartung reduziert durch Entwicklung maligner Tumoren (bei Frauen mehr als bei Männern).

Segmentale Neurofibromatose

Meist ein oberer Quadrant mit Café-au-lait-Flecken, kutanen und internen Neurofibromen betroffen. Scharfe Abgrenzung zur Medianlinie (somatische Mutation).

Diagnostik und Untersuchungen

- Bei der Erstuntersuchung müssen die Patienten komplett durchuntersucht werden.
  Erstuntersuchung:
  - EEG,
  - Audiographie,
  - Spaltlampenuntersuchung,
  - Röntgenuntersuchungen (Schädel, Orbita, Wirbelsäule),
  - Schädel-CT (einschließlich Orbita und Chiasma opticum),
  - 24-Std.-Ausscheidung von Adrenalin und Noradrenalin im Urin,
  - Intelligenztests, psychologische Untersuchung.
    Jede dieser Untersuchungen hat bei 5–10% der Patienten bedeutsame Konsequenzen.
- Später sind jährliche Kontrolluntersuchungen erforderlich, um mögliche Komplikationen rechtzeitig zu erkennen und eine frühzeitige Therapie oder Überweisung zu anderen Spezialdisziplinen vornehmen zu können.

Genetische Beratung

- Patienten mit Neurofibromatose 1: 50% der Kinder werden an Neurofibromatose 1 erkranken. Beide Geschlechter gleich häufig betroffen. 100% Penetranz; mindestens 30% werden ausgeprägte Krankheitserscheinungen aufweisen. Keine pränatale Diagnostik.
- Verwandte I. Grades von Neurofibromatose-1-Patienten: Verwandte I. Grades mit Kinderwunsch, die über 20 Jahre alt sind und keine Zeichen der Neurofibromatose 1 aufweisen, haben ein vernachlässigbares Risiko, das Neurofibromatose-1-Gen aufzuweisen und zu vererben.

Therapie

Keine kausale Therapie möglich.
Exzision störender Neurofibrome.
Sorgfältige Überwachung.
Bei Pruritus: Ketotifen.
Untersuchung und Überwachung von Verwandten.

Neurofibromatose 2

Allgemeines und Definition

- Die Neurofibromatose 2 ist durch bilaterale Akustikusneurinome, zusätzlich durch weitere neurogene Tumoren, Augen- und Hautveränderungen charakterisiert.
- Das Gen ist auf dem langen Arm des Chromosoms 22 lokalisiert; ein Tumor tritt erst dann auf, wenn das gesunde Allel verlorengeht (rezessives Tumorgen).

Klinik

- Bilaterale Akustikusneurinome: Schwann-Zell-Tumoren, die meist im N. vestibularis entstehen; Penetranz über 95%. Beginn der subjektiven Symptome meist nach der Pubertät in der zweiten und dritten Lebensdekade. Häufig zunächst einseitiger Hörverlust (Telefon), auch Gangunsicherheiten und Kopfschmerzen.
- Neurogene Tumoren:
  - Schwann-Zell-Tumoren der Gehirn- und peripheren Nerven, meist der sensiblen Äste,
  - Meningeome im Schädel und im Wirbelkanal,
  - Gliome; meist niedrige Malignität,
  - plexiforme Neurofibrome.
- Dermatologische Symptome:
  - Café-au-lait-Flecken; seltener als bei Neurofibromatose 1, meist nur einige.
  - Kutane Neurofibrome; nicht obligat, meist wenige.
  - Intertriginöse Lentigines treten selten auf.
- Ophthalmologische Befunde:
  - Präsenile Linsenverdichtungen und subkapsuläre Katarakte (50%); können bereits vor den Akustikusneurinomen auftreten und gestatten die frühe Identifizierung von betroffenen Familienmitgliedern.
  - Keine Irishamartome (Lisch-Knötchen).

Diagnostik und Therapie

- Der Dermatologe kann ebenso wie der Augenarzt zur frühzeitigen Erkennung betroffener Familienmitglieder beitragen. Nach gestellter Diagnose oder Verdachtsdiagnose müssen die Patienten einer engmaschigen neurologischen und neurochirurgischen Kontrolle unterzogen werden.
- Auf jeden Patienten kommen eine Reihe von Operationen zu, die häufig mit Taubheit oder Gleichgewichtsstörungen als Folgeerscheinungen verbunden sind. Auch in der Nachkontrolle ist daher eine multidisziplinäre Zusammenarbeit erforderlich.

Allgemeines

- Definition: Kongenitales hereditäres Krankheitsbild mit Beteiligung zahlreicher Organsysteme; typisch ist die klinische Trias aus Adenoma sebaceum, Epilepsie und geistiger Retardierung.
- Genetik: Meist Spontanmutationen; bei etwa 30% autosomal dominant vererbt. Häufigkeit 1:15000. Lokalisation des Gens: 9 q.
- Synonyma: Epiloia, Morbus Bourneville-Pringle.

Klinik

- Neurologische Befunde:
  1. Epilepsie (100%):
  In den ersten 2–3 Lebensjahren fokale Anfälle, später generalisiert.
  2. Retardierte mentale Entwicklung (100%):
  Unterschiedliche Ausprägung bis hin zur Idiotie.
  3. Bilaterale renale Angiomyolipome.
- Dermatologische Befunde:
  1. Faziale und subunguale Angiofibrome (90%):
  Mit Betonung in den Nasolabialfalten und am Kinn 1–2 mm große, rötliche bis violette Knötchen mit glatter Oberfläche: sog. Adenoma sebaceum. Subungual an Händen und Füßen gestielte Angiofibrome: Koenen-Tumoren. Selten Angiofibrome an der Gingiva.
  2. Bindegewebsnävi:
     - Shagreen-Nävi: meist in der Lumbosakralregion lokalisierte, an Shagreen-Leder erinnernde leicht elevierte Areale mit subepidermaler Fibrose.
     - Mehrere Zentimeter große rötlichviolette fibröse Plaques an der Stirn; meist bei schwerer Ausprägung.
  3. Hypopigmentierungen:
     - Eschenblattartige Hypopigmentierungen: ovaläre, an einer Seite spitz zulaufende Hypopigmentierungen. Nicht spezifisch! (80%).
     - Konfettiartige Hypomelanose der Unterschenkel.
     - Striäre Hypomelanose.
  4. Viszerale Beteiligung:
     - Gelbliche Plaques an der Retina (50%): Phakom.
     - Benigne Rhabdomyome des Myokards.
     - Hyperostose der Tabula interna.
     - Maligne Gliome.

Therapie

- Keine spezifische Therapie möglich.
- Schleifen oder Exzision der Angiofibrome im Gesicht und an den Nägeln. Bei Rezidiv Wiederholung möglich.
- Intensive neurologische Diagnostik und Betreuung.

Genodermatosen mit Assoziation zu internen Malignomen

- Allgemeines:
  - Es gibt einige autosomal dominant vererbte Syndrome mit charakteristischen Hautveränderungen und assoziierten malignen Tumoren.
  - Aufgabe des Dermatologen: Erkennung der kutanen Symptome und Veranlassung einer entsprechenden Durchuntersuchung des Patienten und der Familienangehörigen I. Grades.

Cowden-Syndrom (Syndrom der multiplen Hamartome)

- Definition: Assoziation von multiplen Trichilemmomen und generalisierten verruziformen Hautveränderungen mit Mamma- und Schilddrüsenkarzinomen.
- Genetik: Autosomal dominant.
- Klinik:
  1. Hautveränderungen:
     a) Multiple Trichilemmome (S. 404) (100%) im Gesichtsbereich. Auftreten in der 1.–4. Lebensdekade: hautfarbene, flache lichenoide Papeln.
     b) Verruköse Papeln um Augen, Ohren, Nase und Mund (80%).
     c) Weitere Hautveränderungen (60%). Acrokeratosis verruciformis Hopf, Palmoplantarkeratosen.
  2. Schleimhautveränderungen:

  Multiple Papeln an Gingiva, Lippen und Gaumen: pflastersteinartiges Aussehen.
- Assoziierte Malignome: Bei weiblichen Patienten zystische Fibrose der Mammae mit Mammakarzinom (20%). Schilddrüsenadenome (60%). Intestinale Polypose im gesamten Intestinum. Ovarialzysten.
- Diagnose: Bei Nachweis von zwei und mehr histologisch verifizierten Trichilemmomen im Gesicht: Verdachtsdiagnose Cowden-Syndrom.
- Therapie: Sorgfältige Beobachtung von Mammae und Schilddrüse auf die Entwicklung von Malignomen.

Gardner-Syndrom

- Definition: Assoziation von epidermalen Zysten und Osteomen mit Polyposis intestini und malignen Darmtumoren.
- Genetik: Autosomal dominant.

- Klinik:
  1. Hautveränderungen:
  Epidermale Zysten (S. 391) und Talgdrüsenzysten (S. 405) mit Betonung im Gesicht, Hals und Kopf, selten auch Stamm und Extremitäten. Entwicklung kurz nach der Geburt oder in der frühen Kindheit. Nach der Pubertät keine Zunahme mehr; keine maligne Entartung.
  2. Osteome (Felsenbein, Maxilla, Mandibula).
  3. Desmoidtumoren (S. 412) nach abdominellen chirurgischen Eingriffen.
  4. Intestinale Polypose (gesamtes Intestinum); klinische Symptome ab 3. Lebensdekade.
- Assoziierte Malignome: Adenokarzinom des Kolons, Beginn ab der 3.Lebensdekade, bei älteren Patienten geht die Häufigkeit gegen 100%. Multifokale Entstehung.
- Diagnose: Multiple Hautzysten, Osteome, Polyposis intestini.
- Therapie: Totale Kolektomie (postoperativ Gefahr der Desmoidentstehung). Sorgfältige Untersuchung der Familienmitglieder.

Peutz-Jeghers-Syndrom

- Definition: Assoziation von multiplen Lentigines mit Polyposis intestini und Darmmalignomen.
- Genetik: Autosomal dominant.
- Klinik:
  1. Hautveränderungen:
  Multiple Lentigines (S. 428) im Bereich des Lippenrots, der gesamten Mundschleimhaut, perinasal und periorbital, zwischen 1 und 12 mm Durchmesser. Lentigines sind bei oder kurz nach der Geburt vorhanden; an der Haut später Rückbildungsmöglichkeit, an der Schleimhaut Persistenz. Seltener Lentigines an Streckseiten der Finger und Zehen, Hyperpigmentierungen der Handlinien (wie bei Morbus Addison), pigmentierte Längsstreifung der Finger und Fußnägel.
  2. Polyposis intestini:
  Jejunum (90%), Magen, Kolon und Rektum (50%). Symptome durch Polyposis intestini ab der 3. Lebensdekade.
- Assoziierte Malignome: Im Jejunum trotz mäßiger Zell- und Kernatypien meist keine maligne Entartung der Polypen. Bei 10% Adenokarzinome des Kolons.
- Therapie: Regelmäßige Kontrollen des Magen-Darm-Traktes. Gezielte chirurgische Exzision suspekter Veränderung im Bereich des Darmes sind einer radikalen Kolektomie vorzuziehen.

Genodermatosen mit Assoziation zu internen Malignomen

Torre-Muir-Syndrom

- Definition: Phänotypische Manifestation des Cancer-family-Syndroms (autosomal dominante Vererbung von Malignomen, besonders Kolonkarzinomen) in Form einer Assoziation von multiplen Talgdrüsenadenomen und -karzinomen mit Kolonkarzinomen und anderen Malignomen.
- Bedeutung: Individuelles und familiäres Marker-Syndrom für Malignomgefährdung, besonders Kolonkarzinom.
- Klinik:
  1. Hautveränderungen:
     - Talgdrüsentumoren: Kleine, gelblich, weiche, klinisch eher unauffällige Papeln im Gesicht, am Kapillitium und am Stamm (100%).
     - Keratoakanthome (30%).
  2. Assoziierte Malignome: Multiple, niedriggradig maligne Karzinome des Kolons sowie zahlreiche weitere Tumoren innerer Organe.
- Diagnostik: Genaue Durchuntersuchung, Koloskopie, Haemoccult-Test, gynäkologische Untersuchung bei Patienten und Familienmitgliedern (bei 50% Kolonkarzinome!)
- Therapie: Entsprechend den Untersuchungsbefunden.

Tylosis

- Definition: Assoziation von Keratosis palmaris et plantaris mit Ösophaguskarzinomen.
- Genetik: Autosomal dominant.
- Klinik:
  1. Hautveränderungen:
     Beginn der Palmoplantarkeratose zwischen 5 und 15 J.
  2. Ösophaguskarzinome:
     ab der 5. Lebensdekade.

Hypertrichosis lanuginosa acquisita

- Definition: Generalisiertes Wachstum von Lanugohaaren bei Erwachsenen; obligat paraneoplastisches Syndrom.
- Klinik: Wachstum von dünnen silbrigen Lanugohaaren; oft Beginn im Gesicht. Frauen häufiger betroffen.
  Der maligne Tumor kann vor, gleichzeitig oder nach dem Auftreten der Hypertrichosis lanuginosa nachweisbar werden.
- Assoziierte maligne Tumoren:
  - Kolon- und Rektumkarzinom (25%),
  - Bronchialkarzinom (25%),
  - Zervixkarzinom (10%),
  - selten: Karzinome in Mamma, Harnblase, Gallenblase, Ovarien, Pankreas, Karzinoid, maligne Lymphome.

Acanthosis nigricans

- Definition: Hyperpigmentierung und Papillomatose in den großen Körperfalten, bevorzugt den Axillen. Dem klinischen Bild der Acanthosis nigricans können zahlreiche Ursachen zugrunde liegen; bei etwa 25% der Patienten ist ein maligner Tumor an der Auslösung der Acanthosis nigricans beteiligt.
- Klassifikation:
  1. Pseudo- „Acanthosis nigricans":
     Mäßige Pigmentierung in Axillen und anderen Körperfalten bei adipösen Personen; seltener bei Weißhäutigen, die in den Tropen arbeiten (starkes Schwitzen). Kein Befall von Schleimhäuten oder Palmae und Plantae.
  2. Acanthosis nigricans „benigna":
     a) Medikamentös ausgelöste Acanthosis nigricans: Nikotinsäureester (bei 20% der Patienten, die wegen einer Dyslipoproteinämie behandelt werden).
     b) Acanthosis nigricans bei insulinresistentem Diabetes.
     Typ A: Insulinresistenz durch fehlenden oder funktionell gestörten Insulinrezeptor; meist mit Hyperandrogenismus verknüpft.
     Typ B: Insulinresistenz durch Autoantikörper gegen Insulinrezeptor; meist Patientinnen mit Kollagenosen.
     c) *Lawrence-Seip-Syndrom* (*Lipatrophia totalis*):
     Angeborene (Seip) und erworbene (Lawrence) Krankheitsbilder mit insulinresistentem Diabetes, Hyperlipidämie, Lipatrophia totalis und Acanthosis nigricans. Auch Formen mit Lipatrophie bestimmter Körperregionen bekannt (überwiegend Gesicht und Oberkörper betroffen).

3. Acanthosis nigricans bei Tumoren mit endokriner Aktivität.
4. Acanthosis als Teilsymptom bei hereditären Syndromen.
5. Acanthosis nigricans „maligna“:
   - Meist Erwachsene, rasches Auftreten und starke Ausprägung der Symptome. Zusätzlich Befall von Handtellern und Fußsohlen, häufig auch der Mundschleimhaut.
   - Assoziierte Tumoren: intraabdominelle Tumoren (91%), davon meist ein Adenokarzinom des Magens (64%). Adenokarzinome in anderen Lokalisationen sind wesentlich seltener, und Malignome anderer Art lösen nur extrem selten eine Acanthosis nigricans aus.
   - Die Acanthosis nigricans bessert sich nach Therapie des Tumors.

- Diagnostik:
  - Anamnese: Zeitpunkt und Geschwindigkeit des Auftretens, familiäre Belastung?
  - Klinische Untersuchung.
  - Blutzuckerbestimmung, gegebenenfalls Messung der Insulinrezeptoren an peripheren weißen Blutkörperchen.
  - Bei Verdacht auf Acanthosis nigricans maligna: CEA, Alphafetoprotein, Endoskopie des gesamten Magen-Darm-Traktes; bei erhöhtem CEA und Alphafetoprotein weitere Tumorsuche.
- Therapie:
  - Symptomatisch: lokale Anwendung von Retinoiden (S. 482) wird empfohlen.
  - Bei zugrundeliegenden Erkrankungen Therapie der Grundkrankheit.

Erythema gyratum repens

- Definition: Obligat paraneoplastisches Syndrom mit Ausbildung von hochcharakteristischen figurierten Erythemen am Stamm.
- Klinik: Am Stamm dichtstehende, parallel verlaufende girlandenförmige Erytheme mit Schuppung, die an die Jahresringe von Holz erinnern. Schneller Wechsel von Tag zu Tag.
- Assoziierte Tumoren: Keine Häufung bestimmter maligner Tumoren zu beobachten; bei Lungen-, Magen-, Harnblasen- und Prostataneoplasien beschrieben.
- Differentialdiagnose S. 236.
- Therapie: Suche nach dem zugrundeliegenden malignen Tumor und Therapie.

Nekrolytisches migratorisches Erythem

- Definition: Zirzinäre Erytheme mit Blasenbildung und oberflächlicher Nekrose bei Glucagon produzierenden Pankreastumoren.
- Synonym: Glukagonomsyndrom.
- Klinik: Am Stamm und den unteren Extremitäten figurierte, 1 – 4 cm große, unregelmäßige, verkrustete Erytheme, die zentral eine blasige Abhebung aufweisen und schließlich oberflächlich nekrotisieren.
  Erosionen perioral, ausgeprägte Stomatitis, intertriginöse Erosionen.
- Differentialdiagnose: Acrodermatitis-enteropathica-artige Syndrome bei Zinkmangel; figurierte Erytheme (S. 236).
- Diagnostik: Erhöhter Blutzucker nach Fasten. Erhöhtes Serumglukagon. Bestimmung des Serum-Zinkspiegels und der freien Fettsäuren.
- Hautbiopsie: charakteristische Keratinozytennekrosen in den oberen Abschnitten der Epidermis, die von Granulozyten durchsetzt werden.
- Therapie: Bei entsprechender Befundkonstellation (erhöhtes Glucagon, typische Hautbiopsie) röntgenologische Untersuchung einschließlich abdomineller Arteriographie, nötigenfalls explorative Laparotomie und Entfernung des Tumors.

Impetigo herpetiformis

- Definition: Der anulären Psoriasis pustulosa nahestehendes Krankheitsbild; Komplikationen bei Mutter und Kind. Sehr selten.
- Klinik:
  - Dermatologischer Befund: Große erythematöse Areale mit peripherer Pustelbildung und randständiger Schuppung. Beteiligung der Mundschleimhaut möglich.
  - Schweres Krankheitsgefühl, Fieber, Durchfälle, Erbrechen.
- Diagnostik: Typisches klinisches Bild, Laborwerte: Leukozytose, erhöhte BSG, kein Erregernachweis aus den Pusteln.
- Therapie:
  - Glucocorticoide: 15–30 mg Prednisolonäquivalent/d.
  - Flüssigkeits- und Elektrolytausgleich.
  - Engmaschige Überwachung des Fetus.
- Verlauf: Vor der Glucocorticoidära lebensbedrohliches Krankheitsbild für Mutter und Kind; heute überwiegend noch Komplikationen beim Fetus.

Pruritus gravidarum

- Definition: Cholestatischer Pruritus in der Gravidität.
- Klinik: Häufig (0,2–3%). Dermatologischer Befund: Pruritus sine materia, gelegentlich Exkoriationen. Laborbefunde: Erhöhte Serumwerte für AP, SGOT und Bilirubin.
- Therapie: Enterale Bindung der Gallenfarbstoffe.

Pruriginöse urtikarielle Papeln und Plaques in der Schwangerschaft

Definition: Mit urtikariellen Papeln und Plaques einhergehendes stark juckendes Krankheitsbild; Ätiologie unbekannt.

- Synonym: Puritic urticarial papules and plaques of pregnancy (PUPPP).
- Klinik: Mit Betonung am Abdomen sowie an Oberschenkeln und Oberarmen finden sich urtikarielle Plaques und rötliche Papeln. Extremer Juckreiz. Keine weiteren assoziierten Symptome. Laborbefunde unauffällig.
- Therapie: Lokale Glucocorticoide; gelegentlich systemische Glucocorticoide erforderlich.
- Komplikationen: Keine.

Herpes gestationis

S. 218.

Erythema neonatorum

- Definition: Makulöses Exanthem während der ersten Lebenswoche. Unklare Ätiologie.
- Vorkommen: Bis zu 50% der Kinder betroffen, wenn milde Formen mitberücksichtigt werden. Beginn meist 2.–3. Lebenstag, selten später.
- Klinik: Mehrere bis zahllose Makeln, meist Brust. Gelegentlich auch Quaddeln. Abklingen der Einzeleffloreszenzen innerhalb von 1–2 Tg. 10% der Quaddeln sind von einer zentralen Pustel bedeckt, die nur Eosinophile enthält. Bluteosinophilie.
- Histologie: Ödem des Koriums. Diffuses entzündliches Infiltrat; Überwiegen von Eosinophilen. Die Pusteln mit Eosinophilen sind um das Akroinfundibulum lokalisiert.
- Verlauf: Abheilen innerhalb von 2 Tg.
- Differentialdiagnose:
  1. Miliaria: Meist nach der ersten Woche, Lokalisation in den Intertrigines.
  2. Impetigo: Pappenheim-Färbung zum Nachweis der Eosinophilen. Therapie: Nicht erforderlich.

Miliaria

S. 369.

Klassische Exantheme

Allgemeines

Im Kindesalter werden fünf klassische Exantheme unterschieden: Masern, Röteln, Scharlach, Exanthema subitum (Roseola infantum), Erythema infectiosum.

Masern

- Definition: Akute, schwere Virusinfektion im Kindesalter mit ausgeprägten Allgemeinsymptomen, die einem typischen Exanthem vorausgehen.
- Synonyma: *Morbilli* (lat. Verkleinerungsform von Morbus) wurde früher synonym mit Masern verwendet, um die Krankheit von der Pest (Morbus) abzugrenzen. *Morbilliform* wird heute noch zur Bezeichnung masernartiger (makulopapulöser) Exantheme verwendet.
- Erreger: Masernvirus (Paramyxoviren).
- Klinik: Drei Krankheitsphasen:
  1. Inkubationsphase ohne Symptome: 10–11 Tg.
  2. Prodromalphase: zunehmend Fieber, eitriger Schnupfen, bellender Husten und Konjunktivitis, am Lidrand am stärksten (Augen wirken rot umrändert), zusätzlich *Lichtscheu*. Generalisierte Lymphadenopathie. Dauer 3–4 Tg.
  3. Haut- und Schleimhautveränderungen:
     a) Makulopapulöses Exanthem: Beginn hinter den Ohren und an der Stirn, dann Hals und Stamm. Später Extremitäten, auch Palmae und Plantae. Zunächst rot, später braun. Dauer 5–6 Tg.
     b) Enanthem: Mit Beginn des Exanthems sind in der Mundschleimhaut schon die pathognomonischen *Koplikschen Flecke* sichtbar: rote Flecke mit blauem bis weißem Zentrum.
- Komplikationen: Enzephalitis; Thrombozytopenie; nach Jahren subakut sklerosierende Panenzephalitis.
- Therapie: Symptomatisch.

Röteln

- Definition: Häufige Viruserkrankung bei Kindern und jungen Erwachsenen ohne schwere Allgemeinsymptome; bedeutsam wegen der schweren Fetusschäden bei Infektionen in der Schwangerschaft. Synonym: Rubeola, Rubella.
- Erreger: Rötelnvirus.
- Klinik:
  1. Inkubationsphase: 14–21 Tg.
  2. Prodromalphase: Meist geringe Beschwerden wie bei banalen Erkältungen, 1–4 Tg.
  3. Exanthem: Beginn Gesicht, Ausdehnung rasch auf Hals, Stamm und Extremitäten. Rosa bis rötliche Makeln und Papeln; rasches Abklingen nach 1–2 Tg. (im Gegensatz zu Masern!).
  4. Lymphknotenschwellung: Besonders stark retroaurikulär, okzipital und zervikal.
- Diagnose:
  Hämagglutinationshemmtest zur Antikörperbestimmung.
- Therapie: Keine spezifische Therapie verfügbar.

Scharlach

S. 52.

Exanthema subitum (Roseola infantum)

- Definition: Erkrankung der Kleinkinder mit hohem Fieber und Exanthem.
- Erreger: Humanes Herpesvirus 6 (HHV-6).
- Epidemiologie: Meist Kinder zwischen 6 Mon. und 4 J. Kaum kontagiös.
- Klinik:
  1. Plötzliches, hohes Fieber: 39,5–40,5° C bei gutem Allgemeinzustand. Dauer 3–5 Tg.
  2. Exanthem: Mit dem Absinken des Fiebers 3–5 mm große, blaßrosa Makeln am Stamm. Dauer meist nur 1 Tg.
  3. Keine Lymphknotenvergrößerung.
- Diagnose: Klinisch durch Ausschluß der anderen klassischen Exantheme; Tab. 50.
- Therapie: Keine spezifische Therapie bekannt.

Erythema infectiosum (Ringelröteln)

- Definition: Akute, bei Kindern auftretende Infektionskrankheit, die durch humanes Parvovirus B19 ausgelöst wird.
- Klinik: Meist 5.–10. Lebensjahr. Makulopapulöses (1–3 mm) Exanthem; Beginn an Thorax und Armen, später Gesicht (50%). Abheilung unter Pigmentierung, keine Schuppung. Juckreiz (50%). Retikuläre Zeichnung an den Armen (eher selten).
- Assoziierte Symptome: Pharyngitis, Lymphadenopathie, Fieber, Krankheitsgefühl im Prodromalstadium.
- Bei Infektion in der Schwangerschaft: Fetusschädigung bei 40% mit nachfolgendem obligatem Fruchttod. Keine Embryopathien bekannt; daher keine Indikation zur Interruptio.
- Diagnose: Klinisch durch Ausschluß der übrigen Exantheme. Titerbestimmung von anti-B19-IgM und -IgG.
- Therapie: Symptomatisch.

Tabelle **50** Synopsis der Symptome klassischer Exantheme (nach Gellis und Gellis)

	Röteln	Masern	Scharlach
Prodromalsymptome	1–2 Tage niedriges Fieber und respiratorische Symptome	2–4 Tage Fieber und schwere respirat. Symptome: Konjunktivitis	1–2 Tg. Fieber, Halsschmerzen
Dauer des Exanthems	1–2 Tg.	3–5 Tg.	abhängig von der Therapie
Farbe des Exanthems	rosafarben bis rot	purpurrot bis braun	gelblich bis rot
Verteilung	lokalisiert oder generalisiert	generalisiert Mundschleimhaut: Kopliksche Flecken (1–2 Tg. vor dem Exanthem)	generalisiert, periorale Abblassung, Erdbeerzunge
Morphologie	makulös, makulopapulös; nicht konfluierend	makulös, makulopapulös. Im Gesicht und am Thorax konfluierend	zierstecknadelkopfgroße Papeln (sandpapierartig)
Beginn	Gesicht, rasche Ausbreitung auf Hals, dann Körper	retroaurikulär, Stirn	Hals, rasche Ausdehnung
Typische Merkmale	nuchale Lymphknoten	Konjunktivitis Lichtscheu Krankheitsgefühl	Exfoliation an Palmae und Plantae

Infantile papulöse Akrodermatitis

- Definition: Akral betonte papulöse durch verschiedene Viren ausgelöste Exantheme bei Kindern.
- Klinische Formen:

1. *Morbus Gianotti-Crosti*:
   - Haut- oder Schleimhautinfektion mit Hepatitis-B-Virus (nie bei parenteralen Infektionen).
   - Häufigstes Alter: 2-6 J.
   - Klinik: Schlagartiges Auftreten von monomorphen lichenoiden Papeln an Armen, Händen, im Gesicht und am Gesäß.
   - Diagnostik: HBsAg positiv.
   - Therapie: symptomatisch.
2. *Gianotti-Crosti-Syndrom* (Papulovesikuläres Akrosyndrom): Variable Klinik mit Ähnlichkeit zum Morbus Gianotti-Crosti.
   - Kleinkinder.
   - Ursache nicht eruierbar.
   - Therapie: symptomatisch.
3. Virusinfektionen mit akraler Papelbildung:
   - Häufig.
   - Erreger: Epstein-Barr-Virus und/oder Zytomegalie-Virus.
   - Therapie: symptomatisch.

Allgemeines

Definitionen

- *Hypomelanose, Amelanose*: Kongenitales, teilweises oder vollständiges Fehlen der normalen Hautpigmentierung.
- *Hypopigmentierung, Depigmentierung*: Erworbenes, teilweises oder vollständiges Fehlen der normalen Hautpigmentierung.
- *Leukoderm*: Hypo- oder Depigmentierung als Folge einer (meist entzündlichen) Hauterkrankung.
- *Pseudoleukoderm*: Verminderte Färbbarkeit der Haut mit exogenen Pigmenten (z. B. Cignolin) als Folge von Hautkrankheiten.
- *Melanose, Hypermelanose*: Kongenitale oder genetisch bedingte Vermehrung der Hautpigmentierung.
- *Hyperpigmentierung*: Erworbene Vermehrung der Hautpigmentierung.
- *Melanoderm*: Hyperpigmentierung als Folge einer Hauterkrankung.
- *Dyschromatose*: Zahllose Schattierungen von Hyper- und Hypopigmentierungen.
- *Poikilodermie*: Zahllose Schattierungen von Hyper- und Hypopigmentierungen, Atrophie und Teleangiektasien.

Untersuchungen

Bei Patienten mit Pigmentstörungen stets das gesamte Integument im Wood-Licht untersuchen (S. 3).

Hypopigmentierungen

- Generalisiert, diffus:
  - Kongenital: Haare ebenfalls hypopigmentiert: Albinismus, Albinoidismus, Phenylketonurie, Homozystinurie, Histidinämie.
  - Erworben: Vitiligo, chemisch induzierte Depigmentierung, Hypopituitarismus.
- Generalisiert, umschrieben:
  - Kongenital: Piebaldismus, Waardenburg-Syndrom, Ziprkowski-Margolis-Syndrom, Epidermolysis bullosa dystrophica, albopapuloider Typ, tuberöse Sklerose.
  - Erworben: partielle Depigmentierung oder unscharfe Begrenzung: Chemisch induzierte Depigmentierung, Sarkoidose, Jaws, Pinta, Syphilis, Pityriasis versicolor, tuberkuloide Lepra, postinflammatorische Hypopigmentierung, Ekzeme, Atrophodermia Pasini-Pierini.
- Lokalisiert:
  - Kongenital: Naevus depigmentosus, tuberöse Sklerose, Incontinentia pigmenti achromians ITO.
  - Erworben: chemisch oder postinflammatorisch, Vitiligo.

Braune Hyperpigmentierungen

- Diffus:
  - Hämochromatose, Morbus Wilson, Porphyrien, Leberinsuffizienz, ACTH- und MSH-produzierende Tumoren, ACTH-Therapie, Morbus Addison.
  - Arsenintoxikation, Zytostatika (Busulfan, 5-Fluorouracil, Cyclophosphamid).
  - Sklerodermie, Morbus Whipple, Mycosis fungoides, Sézary-Syndrom (Melanoerythrodermie).
- Umschrieben:
  - Epheliden, Lentigines, Syndrome mit Lentigines (S. 428), Café-au-lait-Flecken, seborrhoische Keratosen, melanozytäre Nävi, Melanosis naeviformis, Xeroderma pigmentosum, Acanthosis nigricans, Dyskeratosis congenita, Fanconi-Syndrom.
  - Melasma (Chloasma).
  - Stickstofflost (Mechlorethamin) lokal, Bleomycin (streifenförmig).
  - Verbrennungen, elektromagnetische Wellen (UV, infrarot, ionisierend), Trauma.
  - Postinflammatorische Hyperpigmentierung, Lichen ruber planus, diskoider LE, Pityriasis versicolor, Urticaria pigmentosa.

Klassifikation

Graue oder blaue Hyperpigmentierungen

- Ursache: Melanin oder andere Pigmente im Korium.
- Diffus:
  - Hämochromatose.
  - Argyrie.
  - Diffuse Melanose bei metastasierendem Melanom.
- Umschrieben:
  - Naevus Ota, Naevus Ito, Mongolenfleck, blauer Nävus.
  - Incontinentia pigmenti.
  - Makulöse Amyloidose.
  - Fixe Arzneimittelreaktion, Erythema dyschromicum perstans.
  - Melanodermitis toxica Riehl.

Retikuläre Pigmentierungsstörungen

- Acropigmentatio reticularis Kitamura.
- Retikuläre Pigmentanomalie der Gelenkbeugen Dowling-Dégos.
- Erythema e calore.
- Naegeli-Franceschetti-Jadassohn-Syndrom.
- Dermatopathia pigmentosa reticularis.
- Papillomatose confluente et réticulée Gougerot-Carteaud

Dyschromatosen

- Dyschromatosis symmetrica hereditaria Dohi.
- Dyschromatosis universalis hereditaria.

Okulokutaner Albinismus

- Definition: Kongenitale generalisierte Hypomelanose von Haut und Augen. Inzidenz 1:20 000; alle Rassen betroffen, autosomal rezessiv. Sechs Formen mit unterschiedlicher Pathogenese.
- 1. Tyrosinasenegativer okulokutaner Albinismus:
  - Defekt: Fehlen der Tyrosinase. Melanosomen reifen nur bis zum Stadium I.
  - Haut: weißes Haar, rosagetönte weiße Haut.
  - Auge: graue, durchsichtige Iris, roter Pupillenreflex, ausgeprägter Nystagmus, Photophobie, stark herabgesetzte Sehschärfe.
  - Diagnose: Tyrosinasenachweis in der Haut negativ; ophthalmologische Untersuchung.
- 2. Tyrosinasepositiver okulokutaner Albinismus:
  - Defekt unbekannt; Tyrosinase vorhanden und funktionell aktiv. Melanosomen Stadium I und II, z.T. III und IV.
  - Haut: Bei Geburt weißes Haar, weiße Haut. Mit zunehmendem Alter leichte Pigmentierung (oft rotes Haar).
  - Augen: Bei Geburt graue Iris, später blau, gelb oder braun, leichter Nystagmus, leichte Sehschwäche.
  - Diagnose: Tyrosinasenachweis in der Haut positiv; Klinik: ophthalmologische Untersuchung.
- 3. Okulokutaner Albinismus, gelbe Mutante:
  - Defekt: fehlende Eumelanin-, defekte Phaeomelaninsynthese.
  - Haut: gelbes Haar, leichte Pigmentierung. Im Haarschaft Pigmentgranula nachweisbar.
  - Augen: Bei Geburt graue Iris, in der Kindheit Pigmentierung (speichenradartig). Nystagmus und Photophobie leicht ausgeprägt.
- 4. Hermansky-Pudlak-Syndrom:
  - Klinik: wie Tyrosinasenegativer okulokutaner Albinismus.
  - Blutungsneigung: Fehlen der Dense bodies in Thrombozyten (diagnostisch)
  - Zeroidspeicherung: restriktive Lungenfunktionsstörungen; granulomatöse Kolitis; Nierenversagen.
- 5. Chédiak-Higashi-Syndrom:
  - Hypomelanose, blauviolette oder braune Iris (Riesenmelanosomen), stahlgraues oder helles Haar.
  - Pathogenese: Riesenlysosomen in zahlreichen Zellen (Neutrophile, Monozyten, Hepatozyten, Nieren).
  - Neigung zu bakteriellen Infekten.
  - Diagnose: Blutausstriche (Riesenlysosomen).

- 6. Cross-McKusick-Breen-Syndrom:
  Hypomelanose. Mikrozephalus. Extrem selten.
- Diagnostik: Tyrosinasenachweis aus Hautbiopsie, Augenuntersuchung, Familienuntersuchung.
- Therapie symptomatisch.

Okulokutaner Albinoidismus

- Allgemeines: Autosomal dominant. Defekt unklar.
- Klinik wie tyrosinasenegativer Albinismus; Tyrosinase aber funktionell aktiv. Keine assoziierten Symptome.

Okulärer Albinismus

- Allgemeines: X-chromosomal gebunden. Drei Typen.
- Klinik: Nystagmus, Photophobie und Sehstörungen.

Phenylketonurie

- Definition: Autosomal rezessiv vererbter Defekt der Phenylalaninhydroxylase.
- Pathogenese: Phenylalanin wird nicht zu Tyrosin umgewandelt und akkumuliert. Phenylalanin ist ein kompetitiver Hemmer der Tyrosinase und unterdrückt die Melaninbildung.
- Klinik:
  - Helle Haut, blondes Haar, blaue Augen.
  - Wachstumsverzögerung, multiple neurologische und psychiatrische Symptome.
- Diagnose: biochemischer Nachweis des Stoffwechseldefekts.
- Therapie: Phenylalaninarme Diät.

Naevus depigmentosus

Definition: Kongenitale umschriebene hypo- oder amelanotische Areale.

- Klinik: Drei klinische Formen:
  - Einseitiger, rundlicher oder rechteckiger amelanotischer Herd.
  - Hypo- und amelanotisches Dermatom.
  - *Incontinentia pigmenti achromians Ito*: Im Bereich von Blaschko-Linien verlaufende Hypo- oder Amelanose; meist weibliche Patienten. Häufig assoziierte neurologische Symptome. In befallenen Arealen gelegentlich Störungen der Schweißproduktion.
- Differentialdiagnose: Naevus anaemicus. Der Naevus depigmentosus zeigt nach Reiben eine Rötung, der Naevus anaemicus nicht.
- Therapie: Gegebenenfalls kosmetische Abdeckung.

Piebaldismus

- Definition: Seltene umschriebene Hypomelanose mit weißer Stirnlocke und vitiligoartigen amelanotischen Hautarealen, innerhalb deren sich kleine braune Makeln befinden.
- Pathogenese: Fehlende Einwanderung von Melanozyten in die Haut während der Fetalzeit oder ausbleibende Differenzierung der Melanoblasten.
- Genetik: Autosomal dominant; 1:20 000.
- Klinik: Typisch: Amelanotischer Bezirk in der Stirnmitte mit weißen Haaren innerhalb dieser Zone im Bereich des Kapillitiums (weiße Stirnlocke) und der zentralen Augenbrauen (fast immer bei Geburt vorhanden).
  Amelanotische Areale im Bereich des Abdomens sowie häufig der Extremitäten. Innerhalb der amelanotischen Hautareale finden sich kleine braune Makeln, die charakteristisch für den Piebaldismus sind und bei der Vitiligo nicht auftreten.
  Keine assoziierten Symptome.
- Syndrome mit Piebaldismus:
  - *Waardenburg-Syndrom* (1:200 000): Laterale Dislokation der Tränenpunkte, prominente Nasenwurzel, kongenitale Innenohrschwerhörigkeit durch fehlende Einwanderung von Melanozyten in das Innenohr), Heterochromia iridis und Piebaldismus.
  - *Woolf-Syndrom*: Piebaldismus und Innenohrschwerhörigkeit.

Vitiligo

- Definition: Erworbene fleckförmige Depigmentierung der Haut, gelegentlich auch der Schleimhäute und des Haares unklarer Ätiologie, die histologisch durch ein vollständiges Fehlen von Melanozyten charakterisiert ist.
- Epidemiologie: Inzidenz etwa bei 1%; keine Rassen und Geschlechtsunterschiede. Manifestation in jedem Alter möglich. 50% der Patienten sind bei Beginn jünger als 20 J. Bei 30% der Patienten sind weitere Familienmitglieder betroffen; gelegentlich exogen verursacht (z. B. Hydrochinon).

- Befund:
  - Typischer Vitiligofleck: mehrere Millimeter bis Zentimeter groß, rundlich oder ovalär, scharf und unregelmäßig begrenzt und vollständig depigmentiert. Der Rand ist meist von gleicher Pigmentierung wie die übrige gesunde Haut, nur selten hyperpigmentiert oder gerötet.
  - Beteiligung von Handteller und Fußsohlen relativ häufig; seltener Depigmentierung der Haare.
- Klassifikation: Die Ausdehnung der Vitiligo kann von einzelnen Herden bis zu einer vollständigen Depigmentierung reichen. Bestimmte Lokalisationsformen finden sich häufiger und gestatten folgende Klassifikation (nach Mosher, Fitzpatrick und Ortonne):
  - *Lokalisiert*:

fokal	ein oder mehrere Herde in einem begrenzten Areal;
segmental	Begrenzung auf ein Dermatom oder dermatomartiges Areal;
mukös	nur an Schleimhäuten.

  - *Generalisiert*:

akrofazial	distale Extremitäten und Gesicht;
vulgaris	disseminierte Herde ohne Prädilektion;
universalis	vollständige Depigmentierung.

- Verlauf extrem variabel und nicht vorherzusagen. Eine Repigmentierung in kosmetisch befriedigendem Umfang tritt allerdings nur sehr selten ein. Follikulär gebundene pigmentierte Makeln in einem Vitiligoherd entsprechen einer Repigmentierung durch die Melanozyten des Haarfollikels.
- Erkrankungen mit einer erhöhten Vitiligoinzidenz:
  - Hyperthyreose, Hypothyreose,
  - atrophische Gastritis mit perniziöser Anämie,
  - Morbus Addison, Diabetes mellitus,
  - Alopecia areata,
  - Uveitis (*Vogt-Koyanagi-Syndrom*),
  - zirkumskripte Sklerodermie,
  - Halo-Naevus,
  - malignes Melanom.
- Untersuchungen: Bei der Erstuntersuchung: T3, T4, Anti-Thyreoidea-Antikörper, Nüchternserumglucose. Ophthalmologische Untersuchung (40% der Vitiligopatienten haben subklinische Pigmentveränderungen der Retina).
- Differentialdiagnose: Lepra

- Therapie: Die Therapie der Vitiligo ist wenig zufriedenstellend. Folgende Maßnahmen kommen in Betracht:
  - Kosmetische Abdeckung (Covermark, Selbstbräunungscremes) an den exponierten Hautarealen.
  - Lichtschutz zum Verhindern einer stärkeren Pigmentierung der normalen Haut.
  - β-Carotin oral zur Gelbfärbung der akralen Vitiligoherde. Kosmetisch nicht völlig befriedigend.
  - Systemisch oder lokal PUVA. Lange Therapiedauer und kosmetisch letztlich unbefriedigende Resultate legen eine Zurückhaltung bei der Indikation dieser Therapie nahe.
  - PAUVA-Therapie: systemische Anwendung von Phenylalanin und zusätzlich UVA-Bestrahlung, akrale Formen sprechen, wie bei den anderen Therapien auch, ungünstig an:
    Dosierung 50 – 100 mg/kg KG, eine Stunde vor der Bestrahlung einnehmen. L-Phenylalanin-Merck Artikel-Nr. 7256 als Pulver einnehmen lassen. Phenylalanin ist stark bitter, daher in Joghurt oder Quark auflösen. Alternative: in Kapseln, à 500 mg rezeptieren. Anschließend UV-A-Bestrahlung, mit jeweils 12 Joule. Bestrahlung 3mal pro Wo. durchführen.
    Kontraindikationen: Schwangerschaft, Phenylketonurie, Niereninsuffizienz.
    Modifikationen:

Nach 2–3 Wo. SUP-Bestrahlung (S. 489) anstelle der UV-A-Bestrahlung.

Tägliche Einnahme der Phenylalanindosis, auch an den bestrahlungsfreien Tagen.

  - Bei ausgedehntem Befall Depigmentierung der restlichen Herde möglich (z. B. Depigman forte); irreversibel, genaue Patientenaufklärung!

Chemisch induzierte Hypopigmentierungen

Beispielsweise durch Hydrochinon ausgelöst.

Braune Hyperpigmentierungen

Chloasma (Melasma)

- Definition: Epidermale und dermale Hyperpigmentierung in Stirn-, Wangen- oder Oberlippenbereich; meist Frauen.
- Ätiologie:
  Chloasma gravidarum: während oder nach der Schwangerschaft.
  Chloasma hormonale: Östrogene, auch östrogenbildende Tumoren.
  Chloasma cosmetogenicum: Bergapten, selten Vaseline.
  Chloasma medicamentosum: z. B. Phenytoin.
- Verlauf: Verschlechterung durch Gravidität, orale Kontrazeptiva, Verstärkung durch Sonnenexposition.
- Therapie: Physikalischer Lichtschutz (UV-Blockade allein reicht nicht aus); chemische Depigmentierung. Absetzen von Kontrazeptiva.

Melanodermitis toxica Riehl

- Definition: Hyperpigmentierungen mit Hyperkeratose im Bereich der lichtexponierten Hautareale bei beruflicher Exposition gegenüber Teer, Öl, Pech oder anderen aromatischen Kohlenwasserstoffen.

Berloque-Dermatitis

- Definition: Epidermale Hyperpigmentierungen durch Kontakt mit Phototoxinen (psoralenhaltige Pflanzen, Parfüms oder ähnliches) nach Lichtexposition.
- Synonym: Phytophotodermatitis.

Cronkhite-Canada-Syndrom

- Definition: Hyperpigmentierungen im Gesicht, am Hals, Areolae, Handrücken sowie Fingerbeugeseiten und multiple Polypen im gesamten Gastrointestinaltrakt mit Diarrhoe und Gewichtsverlust.
- Verlauf: Hyperpigmentierungen treten meist einige Monate nach den abdominellen Beschwerden auf.

Akromelanose

- Definition: Im Kindesalter auftretende braune bis schwarze Hyperpigmentierung an den Streckseiten der Fingerendglieder, die sich meist bis zur Pubertät wieder zurückbildet.

- Allgemeines: Blaue oder graue Hyperpigmentierungen entstehen durch Ablagerung von Melanin oder anderen Pigmenten im Korium.

Erythema dyschromicum perstans

- Definition: Bei jungen Erwachsenen auftretende Dermatose, bei der zunächst rötliche, einige Millimeter bis Zentimeter große Makeln am gesamten Integument entstehen, die sich später blaugrau verfärben.
- Synonym: Ashy gray dermatitis.
- Histologie: Pigmentablagerungen in Melanophagen im oberen Korium.

Ochronose (Alkaptonurie)

- Definition: Verminderte oder fehlende Aktivität der Homogentisinsäure-Oxidase.
- Klinik: Ablagerung von Homogentisinsäure: Blaugraue Verfärbung der Haut an Ohrmuscheln, Nase und über Strecksehnen der Finger. Diffuse blaue Hyperpigmentierung möglich.

Diffuse Melanose bei metastasierendem Melanom

Definition: Graue Hyperpigmentierung des gesamten Integuments durch erhöhte lokale Melaninsynthese und -ablagerung. Nicht durch Metastasen verursacht.

Tabelle **51** Hyperpigmentierungen durch Metalle und deren Salze

Metall/-salz	Krankheitsbild
Goldsalze	Chryiasis
Silbersalze	Argyrose (s.u.)
Eisen	Siderose
Arsen	Arsenmelanose
Quecksilber	Hydrargyrose
Blei	Plumbismus

Argyrose

- Definition: Umschriebene oder generalisierte Silbereinlagerungen in der Haut.
- Pathogenese: Umschriebene Argyrosen entstehen durch lokale Einbringung von Silber in die Haut, oft iatrogen. Systemische Argyrosen entwickeln sich nach chronischer Silberaufnahme (2–4 g Silber zum Entstehen einer Argyrose nötig).
- Derzeit gebräuchliche silberhaltige Präparationen:

  Pharmazeutische Zubereitungen:

Argentum colloidale	Kollargol
Argentum proteinicum	Protargol
Argentum albumino-acetylo-tannatum	Targesin
Argentum nitricum	Silbernitrat als Höllensteinstift
Unguentum nigrum DRF	Salbe mit 1% Silbernitrat
Silberpflaster	zur Wundheilung mit Silberfolie

  Silberverbindungen in Fertigpräparaten:
  Coldargan-Lösung
  Silargetten-Pastillen
  Dermazellon-Gel, -Puder, -Salbe
  Rollkur Goedecke
  Targophagin-Tabletten (Rachentherapeutikum)
  Fissan-Silberpuder
  Globichthol mit Silber-Vaginalkugeln
  Mova Nitrat-Pipette
  Flammazine-Creme
  Micropur-Tabletten, -Puder: zur Trinkwasserdesinfektion
  Antiraucher-Kaugummi.
- Histologie: Silbersulfid an Basalmembran und elastischen Fasern.

Medikamentös bedingte Hyperpigmentierungen

- Amiodaron (Cordarex): Diffuse blaugraue Hyperpigmentierung im Gesicht (Lipofuszinablagerung).
- Minocyclin (Klinomycin): Bei langfristiger Anwendung:
  1. dunkelblaue bis schwarze Makeln in Aknenarben oder über Zysten,
  2. umschriebene hyperpigmentierte Herde in chronisch lichtexponierten Arealen (langsame Rückbildung),
  3. schmutzigbraune Verfärbung der gesamten Haut (muddy skin syndrome).
- Zytostatika:
  1. Generalisierte Hyperpigmentierung
     5-Fluoruracil, Busulfan
  2. Lokalisierte Hyperpigmentierung
     Adriamycin, Cyclophosphamid und andere Alkylanzien, Bleomycin, Mithramycin, Actinomycin D, verschiedene Hormone
  3. Lineare Hyperpigmentierungen
     fast alle Zytostatika: entlang der Venen; Bleomycin (Stamm, Extremitäten) durch postinflammatorische Hyperpigmentierung nach Kratzartefakten bei Bleomycin-Dermatitis
  4. Nagelhyperpigmentierung
     Adriamycin, Cyclophosphamid, Stickstofflost, 5-Fluoruracil, Dacarbacin (DTIC).
- Malariamittel (Quinacrin, Chloroquin, Hydroxychloroquin): Gelbbraune bis graue Pigmentierung prätibial, diffus im Gesicht, Nägel, Übergang vom harten zum weichen Gaumen (Chloroquin hemmt die Phaeomelanin-, nicht aber die Eumelaninsynthese).
- Quecksilber-Derivate (Hydrargyrose): Augensalben, Hautbleich-Cremes: Schiefergraue Verfärbung im Gesicht, an Händen, besonders Handlinien. Histologie: Quecksilbergranula an elastischen Fasern.

Retikuläre Hyperpigmentierungen und Dyschromatosen

Definition

Bei retikulären Hyperpigmentierungen steht ein netzförmiges Bild im Vordergrund.
Dyschromatosen sind durch zahllose Schattierungen von Hyper- und Hypopigmentierungen charakterisiert; im Gegensatz zur Poikilodermie fehlen Atrophie und Teleangiektasien.

Umschriebene retikuläre Hyperpigmentierungen

- Akral: *Acropigmentatio reticularis Kitamura*:
  Autosomal dominant. Hyperpigmentierte, leicht atrophische Makeln, junge Patienten. Palmar pits; unterbrochene Papillarlinien.
- Gelenkbeugen: *Retikuläre Pigmentanomalie der Gelenkbeugen Dowling-Dégos*:
  Retikuläre und makulöse Hyperpigmentierung; schwarze Komedonen; periorale Narbenbildung; junge Patienten.
- Umschrieben: Erythema ab igne (Livedo e calore):
  Durch langdauernde lokale Hitzeeinwirkung (Wärmflaschen, Heizung, Feuerwehrmänner, Silberschmiede). Dermale Melaninablagerungen.

Generalisierte retikuläre Hyperpigmentierungen

- *Naegeli-Franceschetti-Jadassohn-Syndrom*. Palmoplantarkeratoderm, Hypohidrosis, Zahnanomalien, Pigmentinkontinenz.
- *Dermatopathia pigmentosa reticularis*.
- *Papillomatose confluente et réticulée Gougerot-Carteaud*. Pigmentierte Papeln, vordere und hintere Schweißrinne. Amyloidablagerungen?

Dyschromatosen

- *Dyschromatosis symmetrica hereditaria Dohi*: Autosomal dominant. Beginn im Kindesalter; lichtexponierte Areale.
- *Dyschromatosis universalis hereditaria*. Autosomal dominant.

- Anatomie des Nagels

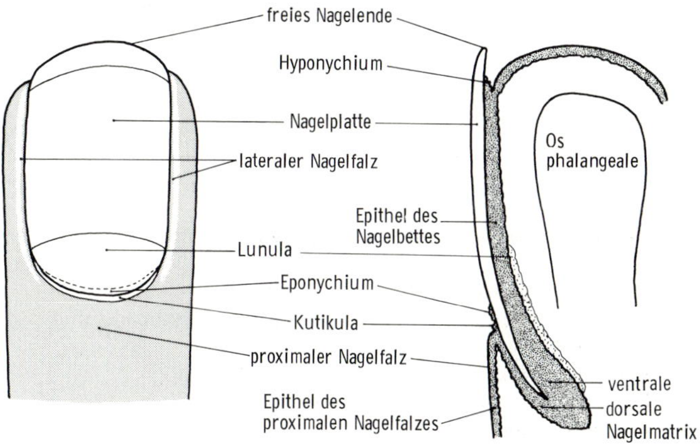

- Abb. **11** Anatomie des Nagelapparates

Epitheliale Komponenten des Nagels

1. *Epidermis des dorsalen Nagelfalzes.*
2. *Nagelmatrix*: Produziert Hornmaterial ohne Stratum granulosum (trichilemmaler Verhornungstyp); die Lunula ist der durch die Nagelplatte sichtbare distale Anteil der Nagelmatrix.
3. *Nagelbett*: Produziert parakeratotische Keratinozyten ohne Stratum granulosum. Nagelplatte und Nagelbett haften durch längsverlaufende Furchen und Wölbungen sehr fest aneinander.
4. *Hyponychium*: Epidermis unterhalb des freien Nagelrandes ohne Papillarleisten.
5. *Haut der Finger- und Zehenbeeren.*
6. *Kutikula (Nagelhäutchen).*

Trachyonychie (Twenty nail dystrophy)

- Definition: Seltene, autosomal dominant vererbte Nageldystrophie.
- Klinik: An allen Nägeln Längsstreifung, Glanzverlust, dünne brüchige Nagelplatte. Manifestation im frühen Kindesalter.
- Assoziierte Veränderungen: Nicht bekannt.
- Therapie: Keine wirksame Therapie bekannt; leichte spontane Besserungstendenz.

Genodermatosen mit Nagelanomalien

Psoriasis vulgaris.
Nichtbullöse kongenitale ichthyosiforme Erythrodermie.
Dyskeratosis follicularis.
Pemphigus familiaris benignus chronicus.
Hidrotische ektodermale Dysplasie.
Fokale dermale Hypoplasie.
Epidermolysis bullosa.
Dyskeratosis congenita.

Nagel-Patella-Syndrom

- Definition: Autosomal dominant vererbte, seltene Nageldystrophie.
- Klinik: Dystrophische Nägel, am stärksten am Daumen ausgeprägt; selten nur der Daumennagel betroffen.
  Kniescheiben kleiner als normal, instabile Knie.
- Therapie: Nicht bekannt.

Weitere angeborene Nagelanomalien

- Allgemeines: Tüpfelnägel, Quer- und Längsrillen können angeboren sein. Die Diagnose wird nach Ausschluß anderer Ursachen und bei positiver Familienanamnese gestellt.

Akute Paronychie

- Definition: Akute Entzündung des Nagelfalzes.
- Pathogenese: Meist bakteriell, seltener viral (Herpes simplex).
- Klinik: Schmerzhafte Schwellung des Nagelfalzes; bei Staphylokokkeninfektion gelegentlich bullös *(Bulla repens)*.
  Akute Paronychien durch Herpes-simplex-Viren zeichnen sich durch initial starke Schmerzhaftigkeit, gruppiert angeordnete Bläschen mit ödematöser Schwellung aus. Häufig medizinisches Pflegepersonal.
- Therapie: Bei Pustel- oder Blasenbildung Inzision. Bei Herpes simplex des Nagelfalzes keine Inzision! Hier lokale antientzündliche Maßnahmen.

Chronische Paronychie

- Definition: Chronische Entzündung des Nagelfalzes; sehr häufiges Krankheitsbild, das meist bei Frauen auftritt.
- Pathogenese: Personen, die mit den Händen in kaltem Wasser arbeiten; überwiegend Daumen und Zeigefinger; häufig zwischen dem 30. und 60. Lebensjahr.
- Klinik: Beginn mit leichter Schwellung am proximalen Nagelfalz, später Verlust der Kutikula und Entleerung von Eiter unterhalb des Nagelfalzes. Durch den Verlust der Kutikula können ständig Fremdmaterial und Erreger eindringen, so daß einer chronischen Entzündung der Weg gebahnt ist.
- Erreger: Fast immer Candida albicans; Sekundärinfektionen mit Staphylococcus aureus und Pseudomonas aeruginosa (Dunkelfärbung des Nagels).
- Therapie: Die Therapie der chronischen Paronychie ist außerordentlich schwierig und bedarf von seiten des Arztes und des Patienten großer Geduld. Folgende Richtlinien müssen bedacht werden:
  1. Ausschaltung aller beruflichen und privaten prädisponierenden Faktoren (Nässe, feuchte Wärme etc.).
  2. Anleitung des Patienten zu Schutzmaßnahmen des Nagelfalzes:
     – Tragen von Baumwollhandschuhen unter kräftigen Gummihandschuhen bei Arbeiten in der Feuchtigkeit.
     – Tragen von feinen Vinylhandschuhen beim Umgang mit Zitrusfrüchten und beim Gemüseputzen.
     – Kein direkter Kontakt mit Chemikalien (Putzmittel, Farben, Lösungsmittel etc.).

- Tragen von Schutzhandschuhen bei schwerer trockener Arbeit.
- Waschen der Hände mit einer milden Seife unter lauwarmem Wasser, gründliches Abwaschen und vorsichtiges Abtrocknen.
- Bei kaltem oder windigem Wetter Tragen von Handschuhen.
- Kein Zurückstreifen des Nagelhäutchens.
- Keine Anwendung von Nagelkosmetika während der Abheilungsphase.

3. Die bakterielle Komponente wird mit gentamycinhaltigen Externa, die mykologische Komponente mit lokalen Breitspektrum-Antimykotika behandelt. 2-4mal/d Anwendung. Gegebenenfalls Therapie nach Antibiogramm.
4. Bei Nichtansprechen der o.g. Maßnahmen systemische Antibiotika (Tetracycline) mit Ketokonazol.

Onychomykose

- Definition: Pilzinfektion des Nagelapparates.
- Erreger: Überwiegend Dermatophyten, seltener Schimmelpilze. Bei Candidainfektionen der Nagelplatte (chronische mukokutane Kandidose): Suche nach Immundefekten.
- Klinik: Abgesehen von der chronischen mukokutanen Kandidose werden drei klinische Bilder unterschieden:
  1. Distale subunguale Onychomykose: Der Pilz dringt vom Hyponychium in die ventrale Nagelplatte ein und führt zu deren bröckeligem Zerfall. Später von hier Befall der gesamten Nagelplatte möglich.
  2. Weiße superfizielle Onychomykose: Der Pilz infiziert lediglich die dorsale Nagelplatte und führt zu einer weißlichen Verfärbung des Nagels.
  3. Proximale subunguale Onychomykose: Der Pilz dringt im Bereich des proximalen Nagelfalzes in die dorsale Nagelplatte ein und gelangt von hier in die Nagelmatrix. Die Folge ist eine schwere Nageldystrophie.
- Inzidenz: Oberhalb des 40. Lebensjahres haben 20-30% der Bevölkerung eine Onychomykose.
- Therapie:
  1. Lokale antimykotische Maßnahmen sind ohne sicheren Wert.
  2. Interne antimykotische Therapie:
     - Griseofulvin: Bei gesicherter Dermatophyteninfektion Beginn mit 500 mg/d, bei Nichtansprechen ggf. Steigerung auf 750 mg oder 1000 mg/d. Therapie bis zur vollständigen Abheilung.
     - Ketokonazol: Bei Unverträglichkeit und Therapieversagen unter Griseofulvintherapie.
  3. Entfernung des Nagels: Chemische Aufweichung des Nagels mit Kalium jodatum (z.B. Onychomal) oder Nagelextraktion und anschließende lokale antimykotische Therapie.

Onychodystrophie

- Definition: Erworbene Veränderung der Nagelplatte; der Begriff wird für Verdickungen und Verdünnungen der Nagelplatte verwendet. Bei derartigen Bildungsstörungen der Nagelplatte finden sich fast immer ein Verlust des Glanzes sowie Grübchen und Rillen.

Leukonychie

- Definition: Weißverfärbung des Nagels. Unterschieden werden striäre, punktförmige oder totale Formen. Ursächlich ist eine veränderte Lichtreflexion durch gestörte Verhornung.
- Leukonychia punctata:
  Sehr häufig, meist als zufälliger Nebenbefund. Überwiegend traumatische Genese (rechts häufiger als links).
- Totale Leukonychie:
  Selten hereditär. Beruflich nach Kontakt mit Salpetersäure.
- *Milchglasnägel*:
  Die Nägel sind trüb-weiß; Milchglasnägel werden bei Leberzirrhose und Colitis ulcerosa beobachtet.
- Leukonychia striata:
  – Querstreifen:
  Meessche Bänder: charakteristisches Symptom bei Schwermetallvergiftungen.
  Gelegentlich ähnliche Querstreifen nach Infektionen.
  Bei Hypalbuminämie Querstreifen, die nicht nach distal auswachsen; Ursache unklar.
  – *Leukonychia striata longitudinalis*:
  Gelegentlich idiopathisch; charakteristisch bei Dyskeratosis follicularis.

Dystrophia unguis mediana canaliformis

- Klinik: In der Nagelmitte kanalförmige oder aufgesplitterte rinnenförmige Verdickung. Gleichzeitig findet sich eine große Lunula. Traumatische Ätiologie?
- Therapie: Nicht erforderlich.

Beausche Querfurchen

- Definition: Querlaufende Rillen in der Nagelplatte.
- Ätiologie: Allgemeinkrankheiten, medikamentöse Einflüsse, lokale Traumen, Hauterkrankungen (Psoriasis).

Erworbene Nagelveränderungen

Onycholyse

- Definition: Ablösung der Nagelplatte vom Nagelbett.
- Ätiologie:
  - Dermatosen: Psoriasis (Ölfleck; S. 287), Pilzinfektionen, Dermatitis.
  - Allgemeinerkrankungen: Durchblutungsstörungen, Schilddrüsenfunktionsstörungen, Hyperhidrose.
  - Trauma.
  - Hereditäre partielle Onycholyse.
  - Medikamente.
  - Idiopathisch.
- *Idiopathische Onycholyse*:
  Fast nur bei Frauen auftretende, schmerzlose Ablösung der Nagelplatte ohne erkennbare Ursache. Meist ist das distale Drittel des Nagels abgelöst. Nach einigen Wochen wird das Nagelbett unter dem abgelösten Bereich dunkel und verdickt.
- Therapie: Kurzschneiden und lokale antimykotische und antibakteriologische Therapie. Weiterhin muß eine Superinfektion verhindert werden, da nur dann innerhalb einiger Wochen oder Monate eine Spontanremission eintritt.

Onychogrypose

- Definition: Stark verdickte, klauenartig wachsende Nägel.
- Klinik: Meist Zehennägel. Stark verdickte und gebogen wachsende Nägel.
- Therapie: Bei jüngeren Patienten mit guter Durchblutung und idiopathischer Onychogrypose Entfernen der Nagelplatte und Verödung der Nagelmatrix. Bei älteren Patienten Abtragung des Nagels.

Unguis incarnatus

- Definition: Einwachsen der Nagelplatte in den lateralen Nagelfalz mit nachfolgender chronischer Entzündungsreaktion.
- Klinik: Meist Großzehe. Stark gebogene Nagelplatte. Ausgesprochene Druckschmerzhaftigkeit des lateralen Nagelfalzes, gelegentlich überschießendes Granulationsgewebe.
- Therapie: Nagelplastik nach Emmert: Exzision des lateralen Nagelfalzes mit dem entzündlich veränderten Gewebe sowie der lateralen Nagelmatrix.

Trommelschlegelfinger

- Definition: Kolbenförmig aufgetriebene Fingerendglieder mit uhrglasförmig darübergezogenen Nägeln. Erstbeschreibung durch Hippokrates.
- Assoziierte Erkrankungen: Chronische Lungenerkrankungen (Karzinome), Herzinsuffizienz, seltener Darmerkrankungen.
- Therapie: Behandlung der Grundkrankheit. Meist keine Rückbildung möglich.

Koilonychie

- Definition: Relativ häufig auftretende, konkave Verformung der Nagelplatte. Selten kongenital.
- Assoziierte Erkrankungen: Fast immer mit hypochromer Anämie vergesellschaftet.
- Therapie: Behandlung der Anämie.

Yellow-nail-Syndrom

- Definition: Bei klassischer Ausprägung Trias mit Gelbverfärbung der Nägel, primärem Lymphödem und Erkrankungen des bronchopulmonalen Systems.
- Klinik: Meist an allen Nägeln gleichzeitig auftretende Verlangsamung des Wachstums und gelblich-bräunliche Verfärbung. Oft einige Monate später Ödem der Beine. Bei 60% Erkrankungen der Atemwegsorgane.
- Therapie: Symptomatisch.

Tumoren im Nagelbereich

Synopsis

- Allgemeines: Zahlreiche Tumoren können im Bereich des Nagels auftreten; große Sorgfalt bei Diagnose und Differentialdiagnose sind zur optimalen Therapie und Erhaltung des Nagels erforderlich.
- Häufige Tumoren im Nagelbereich:
  Warzen,
  Schleimzysten,
  subunguale Exostosen,
  Enchondrome,
  Keratoakanthom,
  Nävuszellnävus,
  Granuloma teleangiectaticum,
  subunguale Epidermoidzysten,
  Fibrome,
  Glomustumoren,
  Plattenepithelkarzinom,
  akrolentiginöses Melanom.

- Definition: Wachstum von Haaren, die dicker, länger oder dichter wachsen, als dies der Lokalisation, dem Alter und Geschlecht sowie der Rasse entspricht.

Hypertrichosis lanuginosa

- Hypertrichosis lanuginosa congenita: Sehr selten; autosomal dominant. Lanugohaare werden nicht von den anderen Haartypen ersetzt. Bei der Geburt ist der gesamte Körper von Lanugohaaren bedeckt, die später zu etwa 10 cm langen, silbrigen feinen Haaren heranwachsen und die gesamte Haut bedecken.
- Hypertrichosis lanuginosa acquisita: Lanugohaare etwas kürzer. Obligat paraneoplastisches Syndrom. Oft Beginn im Gesicht (S. 323).

Nävoide Hypertrichose

Isoliert oder auf pigmentierten Nävi (Nävuszellnävi; Melanosis naeviformis Becker-Siemens).

Symptomatische Hypertrichose

Bei zahlreichen Krankheiten und Therapiemaßnahmen.

- Hereditär: Porphyria cutanea tarda, Porphyria variegata, Speicherkrankheiten, bei vielen Syndromen mit Chromosomenanomalien.
- Endokrin: Erkrankungen von Schilddrüse und Hypophyse.
- Andere: Schwere Mangelernährung (einschließlich Anorexia nervosa). Im Bereich chronischer Traumen.
- Medikamente: Diphenylhydantoin, Diazoxid, Streptomycin, Glucocorticoide, Penicillamin, Psoralene, Minoxidil.

Hirsutismus

Allgemeines

- Definition: Vermehrtes Wachstum von Terminalhaaren bei Frauen in androgenabhängigen Regionen des Körpers (Oberlippe, Kinn, Präaurikularregion, Brust, Abdomen, Vorderseite der Oberschenkel).
- Hirsutismus kann eine Frühmanifestation des *Virilismus* sein, zu dem zusätzlich Vertiefung der Stimme, Akne, Zunahme der Muskulatur, Verkleinerung der Mammae, androgenetische Alopezie und Kliteromegalie gehören.
- Tabelle **52** Ätiologie des Hirsutismus

Endokrin:		
	Funktionell	Neoplastisch
1. Ovariell	polyzystische Ovarien	Hiluszelltumor, Arrhenoblastom, Luteom
2. NNR	kongenitale NNR-Hyperplasie, idiopathischer adrenaler Hyperandrogenismus	NNR-Adenom NNR-Karzinom
3. Hypophyse	–	Morbus Cushing, Akromegalie
Nicht endokrin:		
1. Idiopathisch (heterogen)		
2. Medikamentös: Phenytoin, Diazoxid, Minoxidil, Danazol, Glucocorticoide		
3. Achard-Thiers-Syndrom: Adipositas, Hirsutismus, Hypertonie, Diabetes mellitus		

Diagnostik

- Anamnese: Beginn, Verlauf.
  Ethnischer oder rassischer Hintergrund; familiäre Belastung, Zyklusanamnese.
  Kinderlosigkeit.
  Virilismussymptome? (tiefe Stimme, Zunahme der Muskulatur, Reduktion der Mammae, androgenetische Alopezie).
  Medikamentenanamnese.
  Thrombosen oder Embolien in der Vorgeschichte? (Kontraindikation für die Therapie mit oralen Kontrazeptiva).

- Körperliche Untersuchung: Zeichen des Virilismus?
  Zeichen des Morbus Cushing?
  Akromegale Veränderungen?
  Galaktorrhoe?
  Wenn Therapie mit oralen Kontrazeptiva vorgesehen ist: Mammapalpation, Blutdruck, Vaginalabstrich mit Papanicolaou-Färbung. Palpation des Abdomens (polyzystische Ovarien sind palpabel).
- Laboruntersuchungen: Testosteron, Dehydroepiandrosteronsulfat, freies Testosteron.
- Überweisung der Patientin bei Akromegalie,
  Morbus Cushing,
  ausgeprägten Zyklusstörungen,
  Testosteron über 2 ng/ml (Verdacht auf Ovarialtumor), Dehydroepiandrosteronsulfat über 9000 ng/ml (Verdacht auf Nebennierenrindentumor).

Therapie

- Ursächliche Therapie: Bei endokrinologischen Erkrankungen und Tumoren.
- Symptomatische physikalische Therapie:
  1. Elektrokoagulation oder Diathermiekoagulation der Haarwurzel; nur geschultes Personal (Narbenbildung!). Mehrfache Behandlung jedes einzelnen Haares erforderlich; bei ausgedehntem Hirsutismus praktisch nicht durchführbar.
  2. Nicht indiziert sind ionisierende Strahlen!
  3. Epilation mit Wachsen (heißes Wachs auftragen und nach Erkalten abziehen). Epilationscremes. Rasieren.
  4. Bleichen der Haare mit 10-20%igem Wasserstoffperoxid und Ammoniak (pH 7,5).
- Symptomatische medikamentöse Therapie:
  1. Orale Kontrazeptiva. Verringerung der ovariellen Östrogen- und Androgensynthese; Verringerung der ACTH-Freisetzung und damit der Dehydroepiandrosteronsulfat-Synthese.
  2. Antiandrogene. Antiandrogene können bei Schwangerschaft mit männlichen Feten zu einer Feminisierung führen. Daher nur zusammen mit oralen Kontrazeptiva einsetzen.
     a) Cyproteronacetat. Entweder in fixen Kombinationen (Diane) oder in höherer Dosierung nach dem Schema von Hammerstein (S. 359).
     b) Chlormadinonacetat. Fixe Kombination (Neo-Eunomin).
     c) Spironolacton 50 mg/d; bei 50-60% der Patientinnen gutes Ansprechen. Nebenwirkungen: Spannungsgefühl der Brust (50%), Zyklusstörungen (20%).

Klassifikation der Alopezien

Kongenitale Alopezien

- Diffuse Alopezien:
  1. nicht vernarbend:
     a) Kongenitale Atrichie.
     b) Fehlende Behaarung bei verschiedenen Genodermatosen.
     c) Atrichie mit Keratinzysten.
     d) Kongenitale Hypotrichosen
        – isoliert,
        – bei verschiedenen Genodermatosen.
- Umschriebene Alopezien:
  1. Vernarbend (S. 363–364).
  2. Nicht vernarbend (S. 358–362).

Erworbene Alopezien

- Diffuse Alopezien:
  1. Nicht vernarbend:
     a) Telogenes Effluvium.
     b) Androgenetische Alopezie.
     c) Endokrinbedingte Alopezien:
        – Hypopituitarismus,
        – Hypothyreose, Hyperthyreose.
     d) Chemisch und medikamentös bedingte Alopezien:
        – Schwermetalle: Thallium (Störung der Keratinisierung mit Lufteinschlüssen in der Haarwurzel), Arsen, Blei, Wismut, Gold, Lithium, Quecksilber,
        – Thyreostatika: Thiouracil, Carbamizol,
        – Antikoagulanzien: Cumarin, Heparin, Heparinoide,
        – Vitamin A und Retinoide,
        – Zytostatika und Mitosehemmer,
        – Alkylierende Substanzen, z. B. Cyclophosphamid,
        – Antimetaboliten, z. B. Methotrexat, Alkaloide, z. B. Vincristin.
        – Sonstige: Lipidsenker, Interferon, Betablocker u.a.
  2. Vernarbend:
     a) Graham-Little-Syndrom.
     b) Nichtbullöse ichthyosiforme Erythrodermie.
- Umschriebene Alopezien:
  1. Nicht vernarbend:
     – Alopecia areata,
     – traumatische Alopezie.
  2. Vernarbend (Pseudopelade Brocq).

Kongenitale Alopezien und Hypotrichosen

Definitionen:

- *Hypotrichose*, *Atrichie*: Angeborene Verringerung der Haardichte oder vollständiges Fehlen der Haare.
- *Effluvium*: Rasch einsetzender teilweiser oder vollständiger Haarausfall; bezeichnet den Vorgang.
- *Alopezie*: Erworbener, teilweiser oder vollständiger Verlust der Behaarung; bezeichnet den Zustand.

Totale kongenitale Alopezie

- 1. Isoliert:
  Autosomal rezessiv; bei Geburt normale Haare, später fast vollständiger Verlust des gesamten Haarkleides mit Verkleinerung der Talgdrüsen.
- 2. Mit assoziierten Defekten:
  - bei Progerie,
  - bei hidrotischer ektodermaler Dysplasie (totale Alopezie, Palmoplantarkeratose, verdickte Fingernägel).
- 3. Atrichie mit Keratinzysten:
  Bei Geburt normales Haar; um die Pubertät Ausbildung einer totalen Alopezie.
  Später zahlreiche kleine verhornende Papeln (Histologie: Keratinzysten). Beginn im Gesicht, später generalisiert.

Umschriebene kongenitale Alopezie

- 1. Nävoid.
- 2. Aplasia cutis congenita (vernarbend).
- 3. Pseudopeladeähnliche Veränderungen bei zahlreichen anderen Syndromen (z. B. Incontinentia pigmenti).
- 4. Nichtvernarbende Alopezien (am Wirbel, über Kopfnähten, trianguläre Alopezie).

Kongenitale Hypotrichosen

Eine Hypotrichose wird u. a. bei folgenden Syndromen beobachtet:

- Hidrotische ektodermale Dysplasie (S. 306).
- Anhidrotische ektodermale Dysplasie (S. 306).
- Monilethrix, Pili torti, Netherton-Syndrom, Menkes-Syndrom (S. 277).
- Rothmund-Thomson-Syndrom (S. 263).

Telogenes Effluvium

- Definition: Nicht vernarbender mauserartiger Haarausfall durch gleichzeitigen Eintritt zahlreicher Haarfollikel in die Telogenphase.
- Klinik: Sich rasch entwickelnde diffuse Alopezie oder verstärkte Manifestation einer latent vorhandenen androgenetischen Alopezie. Fast nie totaler Haarausfall.
- Vorausgehende Ereignisse: Hohes Fieber, Infektionen, Schwangerschaft, Operationen, Abmagerungskuren, Streßsituationen.
- Trichogramm: Erhöhung der Telogenrate über 30%; bis auf 80-90% möglich.
- Therapie: Keine Therapie nötig; Aufklärung des Patienten, daß innerhalb von 6 Monaten das normale Haarwachstum wieder einsetzt.

Androgenetische Alopezie

- Definition: Reduktion der Haardichte des Kapillitiums durch Umwandlung der Terminalhaarfollikel zu Vellushaarfollikeln unter Testosteroneinfluß. Physiologischer Prozeß, keine Krankheit; polygene Vererbung mit unterschiedlicher Schwelle bei Männern und Frauen.
- Klinik:
  Typ I: frontotemporal (male pattern),
  Typ II: okzipital (female pattern),
  Typ III: ausgeprägter Typ I oder II,
  Typ IV: Zusammenfließen der Typ-I- und Typ-II-Areale.
- Häufigkeit:
  - Männer:
    Typ I: vor 20. Lebensjahr 5%, über 60. Lebensjahr 80%,
    Typ IV: vor 30. Lebensjahr 1–2%, über 60. Lebensjahr 15%.
  - Frauen:
    Typ I: vor 40. Lebensjahr 25%, nach 50. Lebensjahr 50%.
- Diagnose:
  - Diffuse nichtvernarbende Alopezie.
  - Typische Lokalisation.
  - Trichogramm: okzipital oder triangulär über 30% Telogenhaare.
- Therapie bei Männern:
  1. Östrogenhaltige Externa:
     Cave: Libidoverlust; Gynäkomastie.

2. Minoxidil-Lösung extern:
   z. B. Regain-Lösung, in Deutschland nicht im Handel. Die Therapie sollte über 6 Mon. bei 1–2täglichen Applikationen durchgeführt werden. Etwa 2-5 mg Minoxidil werden hierbei täglich über die Kopfhaut resorbiert.
3. Lokale Antiandrogene: Derzeit in der klinischen Prüfung.
   Rezepturbeispiel:

Spironolacton (Spironolacton-Ratiopharm 200; 5 Op.)	1,0
Aqua dest. q.s.	
Acid. lact.	1,0
Neribas-Creme 1 Op.	30,0
m.f. ung.	

- Therapie bei Frauen:
1. Östrogenhaltige Externa (s.o.): Östrogenreichere Rezepturen als bei Männern sind möglich.
   Rezepturbeispiel:

Progynon-oleosum-Tropfen (Östradiolbenzoat 15,0 mg)	3,0
Isopropanol 70%ig ad	150,0

oder (bei fettem Haar)

Progynova-Tropfen (Östradiolvalerat 10 mg)	10,0
Isopropanol 70% ad	400,0.

2. Antiandrogene (nur bei gleichzeitiger hormoneller Antikonzeption):
   - Chlormadinon (Eunomin, Neo-Eunomin, Gestamestrol, Menova).
   - Cyproteron (S. 509) (Diane).

   Meist sind die hier genannten Antiandrogendosierungen zu niedrig, um eine wirksame Therapie der androgenetischen Alopezie bei Frauen zu ermöglichen. In solchen Fällen läßt sich nach Empfehlungen von Hammerstein mit besserem Erfolg das folgende Therapieschema durchführen:
   - Cyproteron (Androcur) 100-200 mg/d während der ersten 10 Zyklustage und gleichzeitig
   - obligate Antikonzeption mit 40-60 µg/d Äthinylöstradiol 19-21 Tg.

Alopecia areata

- Definition: Rasch auftretender, ohne klinische Entzündungszeichen einhergehender, umschriebener unterschiedlich ausgedehnter Haarausfall ohne Vernarbung.
- Klassifikation:
  1. Vulgäre Alopecia areata (80%):
  Abheilung in maximal 3 J.; Einzelherde heilen innerhalb von 6 Mon. ab. Übergang in Alopecia areata totalis in weniger als 10%.
  2. Alopecia areata bei Atopie (10%):
  Früher Beginn, langandauernder Verlauf. In 75% Alopecia areata totalis.
  3. Alopecia areata bei Autoimmunkrankheiten (5%):
  Beginn meist nach 40. Lebensjahr; langandauernder Verlauf. Alopecia areata totalis bei etwa 10%.
  4. Alopecia areata in Hypertonikerfamilien (5%):
  Junge Erwachsene; Hypertoniefamilie. Meist rascher Verlauf. Bei 40% Übergang in Alopecia areata totalis.
- Klinik: Runde bis ovale alopezische Herde unterschiedlicher Größe. Beginn meist mit einem Herd. Häufig zahlreiche Herde oder Beteiligung größerer Areale der Kopfhaut. Selten Befall der gesamten Kopfhaut oder des gesamten Integuments (Alopecia areata totalis und universalis). Bei Palpation teigiger Tasteindruck der Kopfhaut.
- Assoziierte Veränderungen:
  - Nagelveränderungen: Grübchen, Längsriffelung, unregelmäßige Verdickung.
  - Vitiligo (Vogt-Koyanagi-Syndrom: Alopecia areata, Vitiligo, Uveitis).
- Diagnose:
  - Umschriebene nichtvernarbende Alopezie.
  - „*Ausrufezeichen-Haare*“: 1–2 mm über die Kopfhaut herausragende, abgebrochene Haare, die sich zur Kopfhaut verjüngen; beim Herausziehen ähneln sie durch den nun sichtbaren Haarkolben einem Ausrufezeichen. Meist depigmentiert.
  - Teigige Kopfhaut.

- Diagnostik:
  - Trichogramm: Zunahme der Telogenhaare im Randbereich.
  - Atopieanamnese; Gesamt-IgE.
  - Autoantikörper: antinukleäre Antikörper, antimitochondriale Antikörper, Belegzellen-Antikörper, Antithyreoidea-Antikörper. Insbesondere bei älteren Patienten Ausschluß einer Autoimmunerkrankung.
  - Blutdruckmessung.
  - Syphilisseroreaktionen.
- Therapie: In Abhängigkeit von Ausdehnung und Typ der Alopecia areata.
  - Lokale Glucocorticoide (Tinkturen oder intrafokal als Kristallsuspension; Cave: Extrem selten Erblindung nach Injektion von Glucocorticoid-Kristallsuspensionen in die Kopfhaut).
  - Kontaktsensibilisierung mit *Diphenylcyclopropenon* (Bezug möglich bei Fa. Synopharm, Hamburg). Leider besteht für diese wirksame Therapie eine Rechtsunsicherheit, da keine Zulassung durch das BGA vorliegt; Indikation nach Aufklärung mit dem Patienten stellen.
    1. Sensibilisierung (an der Kopfhaut durchzuführen): 2% Diphenylcyclopropenon auf Testpflaster, 24 Std.
    2. Behandlung (14 Tg. später):
       a) Überprüfung der individuellen Sensibilität. 1mal/Wo. 0,1% auf gesamte Kopfhaut. 3 Wo. durchzuführen.
       b) Anpassung an die individuelle Sensibilität: Erzeugung eines milden Ekzems. Bei mildem Ekzem auf 0,1% weiterbehandeln 1 mal/Wo. Bei starker Reaktion nächste Behandlung mit 0,05%, evtl. noch weiter verdünnen. Bei fehlender Reaktion Weiterbehandlung mit 0,2% oder (bei noch immer fehlender Reaktion) mit 0,5%.
       Therapiekontrolle: Normalisierung der Telogenrate spricht für ein Sistieren der Alopecia areata.

Traumatische Alopezie

- Definition: Meist umschriebene Alopezien durch Ausziehen oder Abbrechen der Haare infolge von Zug, Biegung oder ähnlichen Belastungen.
- *Trichotillomanie*:
  Meist Kinder bis 10 J., gelegentlich bei geistiger Retardierung. Bei Rechtshändern linke Scheitelregion betroffen. Haare unregelmäßig lang, oft verdrillt.
  Bei Kindern über 10 J. oder bei Erwachsenen liegen fast immer psychische Störungen vor. Meist der gesamte Kopf betroffen. In Zweifelsfällen Probebiopsie: Zahlreiche Anagenfollikel ohne Haarschaft. In leeren Haarfollikeln Erythrozyten und schollige Pigmentablagerungen.
- Alopezie bei Lichen simplex chronicus Vidal: Durch Juckreiz bedingt; oft in der Nackenmitte. Meist ältere Frauen.
- *Massage-Alopezie*:
  Durch intensives Einreiben mit Haarwässern.
- *Traktionsalopezie*: Durch spezielle Frisuren (z. B. straff gekämmte Ponyfrisur).
- *Druckalopezie*:
  Durch ständiges Tragen von Helmen, Mützen, Schweißbändern etc.

Klassifikation

● Tabelle **53** Synopsis vernarbender Alopezien

	Umschrieben	Diffus
Entwicklungsdefekte und Genodermatosen:		
Aplasia cutis congenita	+	
Incontinentia pigmenti	+	
Epidermale Nävi	+	
Porokeratosis Mibelli	+	
Keratosis pilaris atrophicans	+	+
Nichtbullöse ichthyosiforme Erythrodermie		+
Morbus Darier		+
Haarfollikelhamartome	+	
Physikalische Traumen:		
Mechanische Verletzungen	+	
Strahlendermatitis	+	+
Infektionen:		
Pilze, Bakterien, Protozoen, Viren	+	
Tumoren:		
Sklerosierend wachsendes Basaliom	+	
Metastasen (Alopecia neoplastica)	+	
Differentialdiagnose: Alopecia areata		
Dermatosen unklarer Ätiologie:		
Lichen ruber	+	+
Lupus erythematodes	+	
Sklerodermie	+	
Necrobiosis lipoidica	+	
Sarkoidose	+	
Schleimhautpemphigoid	+	
Mucinosis follicularis	+	+

Pseudopelade Brocq

- Definition: Morphologisch einheitlicher Endzustand nach verschiedenen bekannten oder unbekannten Schädigungen, die zu vernarbenden alopezischen Arealen an der Kopfhaut führen. Die Pseudopelade Brocq ist ein Symptom und keine Krankheit.
- Auslösende Dermatosen: Diskoider Lupus erythematodes, Lichen ruber, Lichen planopilaris, Sklerodermie, Keratosis pilaris mit nachfolgender Atrophie. Oft keine auslösende Dermatose erkennbar.
- Diagnostik: Histologische Untersuchung, Autoantikörper, exakte Untersuchung des gesamten Integuments.

Folliculitis decalvans

- Definition: Vernarbende Alopezie mit follikulärer Entzündung (bis zur Pustelbildung). Grundsätzlich in allen behaarten Körperregionen möglich.
- Klinik: Um die vernarbten Areale finden sich follikulär gebundene Pusteln; selten kosmetische Beeinträchtigung. Bei Männern nach der Pubertät, bei Frauen zwischen dem 30. und 60. Lebensjahr. Oft Seborrhoe.
- Therapie:
  - Kombination von Antibiotika und Glucocorticoiden lokal.
  - Antibiotika innerlich.

Mucinosis follicularis

- Definition: Muzinansammlungen in der äußeren Haarwurzelscheide mit entzündlichem Infiltrat und Untergang des Haarfollikels.
- Klinik:
  - Akute benigne Form: 2–5 cm große alopezische Plaques mit teigiger Infiltration; meist Kopfbereich (Stirn).
  - Chronische benigne Form: zusätzlich keratotische follikuläre Papeln an den Streckseiten der Extremitäten, seltener am Stamm; aus den Papeln läßt sich eine muzinöse Substanz exprimieren.
  - Chronische Form bei malignen Lymphomen: Entspricht meist einer follikulär betonten Mycosis fungoides.
- Therapie: Die follikulären Papeln lassen sich durch PUVA-Therapie beeinflussen; eine lange Behandlung ist meist erforderlich. Die Mucinosis-follicularis-Plaques sprechen nur schlecht auf PUVA-Therapie an; gelegentlich Röntgentherapie erforderlich.

Glossar

- *Trichoptilosis*: Aufspleißen des Haarendes.
- *Trichoclasis*: Brechen des Haarschaftes unter Ausfransen der Bruchstellen.
- *Trichoschisis*: Brechen des Haarschaftes ohne Ausfransen der Bruchstellen.
- *Trichorrhexis nodosa*: Aufsplittern des Haarkortex in einem umschriebenen Bereich bei intakter Haarmatrix.
- *Trichonodosis*: Knotenbildung im Haarschaft.

Monilethrix

- Definition: Autosomal dominant vererbter Entwicklungsdefekt des Haarschaftes mit gleichmäßig aufeinanderfolgenden Kaliberschwankungen.
- Klinik: Bei Geburt normales Haar; in den ersten Lebensmonaten Einsetzen des pathologischen Wachstums. Die Haare brechen 1-2 cm über der Kopfhaut ab, meist triangulär betont. Im Okzipitalbereich rötliche, kleine follikuläre Hyperkeratosen.
- Therapie: Vermeiden aggressiver kosmetischer Maßnahmen.
- Pseudomonilethrix: Schwankungen im Haarkaliber, die durch eine starke Abflachung des Haarschaftes verursacht werden; zusätzlich sind die Haare um die Längsachse gedreht und zeigen eine starke Brüchigkeit. Autosomal dominant; überwiegend in Südafrika. Manifestation meist im Kindesalter.

Pili torti

- Definition: Abgeplattete Haare, die um die Längsachse gedreht sind.
  Isoliert: Autosomal dominant; Manifestation in den ersten Lebensjahren. Erhöhte Haarbrüchigkeit.
  Menkes-Syndrom (Kinky-hair-Syndrom): Autosomal rezessiv vererbter Defekt der intestinalen Kupferresorption mit multiplen Anomalien, Pili torti und geistiger Retardierung.
  Bjornstad-Syndrom: Pili torti und sensorische Taubheit.
  Crandall-Syndrom: Pili torti, Taubheit und Hypogonadismus.

Glaswollhaar (Wooly hair)

- Definition: Nicht eindeutig definiertes Syndrom. Negroid gekräuselte Haare; hereditär, sporadisch oder nävoid (lokalisiert).

Trichostasis spinulosa

In den seborrhoischen Arealen komedoartige schwarze Papeln (histologisch zahlreiche aufgerollte Vellushaare innerhalb dilatierter Follikel).

Trichorrhexis invaginata (Bambushaar)

Der Haarschaft zeigt eine Einstauchung, die ihm ein bambusartiges Aussehen verleiht. Auftreten beim Netherton-Syndrom (ichthyosiforme Hautveränderungen, Atopie, Trichorrhexis invaginata, S. 178).

Pili anulati

Störung der Haarfarbe. Wechsel von pigmentierten und nichtpigmentierten Arealen. Klinisch Ähnlichkeit zu Pili torti.

Pityriasis capitis

- Definition: Desquamation kleiner Schuppen aus sonst normaler Kopfhaut.
- Klinik: Am häufigsten bei 20- bis 30jährigen. Kinder unter 10 J. extrem selten betroffen.
- Differentialdiagnose: Allergisches Kontaktekzem, Psoriasis capitis.
- Therapie: Teershampoos, 2% Salicylsäure in Creme- oder Salbengrundlagen, Selendisulfid (Selsun). Kadmium (Ichthocadmin), Zinkpyridinethion (Desquaman).

Pityriasis amiantacea

- Definition: Morphologisch einheitliche Reaktion der Kopfhaut auf verschiedene chronische Irritationen, meist Kontaktdermatitiden.
- Klinik: Massive, weißliche, feste Schuppen, dachziegelartige Lagerung. Schuppen hängen fest am Haarschaft.
- Therapie: Bei Infektionen und Ekzemen Therapie der Ursache.

Seborrhoea oleosa

- Definition: Vermehrung der Kopfhaut- und Haarlipide, die zu einem strähnigen, fettig glänzenden und ungepflegt erscheinenden Aussehen der Haare bereits kurze Zeit nach der Haarwäsche führt (Gloor).
- Therapie: Kürzerschneiden der Haare (bei Männern), Alkoholische Haarwässer (Effekt von Isopropylalkohol). Reduktion der mikrobiellen Lipolyse (durch Alkohol und Tenside in Grundlagen von Haarwässern und Shampoos), Steinkohlenteer.
  Cave:
  - Kein Trocknen des Haares mit dem Heißluftfön.
  - Selendisulfid und Zinkpyridinethion sollen an der Kopfhaut die Lipidsynthese steigern.

Hyperhidrosis

- Definition: Vermehrte Schweißsekretion.
- Klassifikation: Nach der zugrundeliegenden Regulationsstörung lassen sich unterscheiden:
  1. *Thermoregulatorische Hyperhidrose*. Meist diffus.
  2. *Psychische Hyperhidrose*. Bevorzugung von Palmae, Axillen, Leisten und Plantae.
  3. *Gustatorisches Schwitzen*
     a) generalisiert,
     b) lokalisiert. Vermehrtes Schwitzen in umschriebenen Arealen unterschiedlicher Lokalisation; oft nach Parotisoperationen.
- Klinik: Die betroffenen Patienten können objektiv und subjektiv durch die Hyperhidrose erheblich leiden. Eine individuelle Therapie ist immer erforderlich.
- Therapie:
  1. *Hyperhidrosis axillaris*:
     a)

$AlCl_3$ $6H_20$ (Aluminiumchloridhexahydrat)	15,0 (20,0)
Methylzellulose (zum Eindicken)	2,0
Aqua dest. ad	100,0

     in Roll-on-Behälter abfüllen.
     Applikation vor dem Schlafengehen.
     An fünf aufeinanderfolgenden Tagen anwenden, dann 1–2mal/Wo. Nebenwirkungen: vorübergehender Juckreiz; selten toxische Dermatitis: Konzentration reduzieren. Cave: nicht anwenden nach Rasur der Achselhaare (1–2 Tg.). Keine wertvolle Nachtwäsche tragen.
     b) Ggf. operative Maßnahmen.
  2. *Hyperhidrosis manuum et pedum*:
     a) 30% wäßrige Aluminiumchloridhexahydrat-Lösung
     10 min vor dem Schlafengehen, an fünf aufeinanderfolgenden Tagen anwenden, dann 2–3mal/Woche.
     b) Bei Versagen: Iontophorese.

Miliaria

- Definition: Exanthematische rötliche, an Schweißdrüsen gebundene Papeln nach Hitzeexposition, meist bei Kindern.
- Pathogenese: Verschluß des intrakornealen Schweißdrüsenausführungsganges durch Hyperhydradation bei Überwärmung (Hitzepöckchen).
- Klinik: Gruppenweises Auftreten kleiner Papeln oder Papulovesikeln, meist Hals, Stamm und Intertrigines. Abklingen nach 2-3 Tagen, oft gleichzeitiges Auftreten neuer Gruppen.
  Am häufigsten während der ersten Lebenswochen, aber im gesamten Kindesalter nicht selten.
- Therapie: Vermeiden der Überwärmung (Kleidung).

Bromhidrose

- Definition: Unangenehmer Schweißgeruch.
- Ätiologie, Pathogenese: Bakterielle und mykotische Infektionen in intertriginösen Arealen, Tragen feuchtigkeitsundurchlässiger Kleidung, mangelnde Hygiene.
- Therapie: Beseitigung der ätiologischen Faktoren; ggf. Rasur der Achselhaare.

Chromhidrose

- Definition: Sekretion eines farbigen Schweißes; verschiedene Ursachen

Fox-Fordyce-Erkrankung

- Definition: Auftreten juckender Papeln in Axillen und Genitoanalregion.
- Klinik: Meist Frauen. Hautfarbene Papeln in Axillen und genitoanal, starker Juckreiz beim Schwitzen.
- Therapie: Äußerst schwierig. Versuch mit lokalen Glucocorticoiden, oralen Kontrazeptiva. Ggf. operative Maßnahmen.

Acne vulgaris

- Definition: Bei Jugendlichen und jungen Erwachsenen auftretende Verhornungsstörung des Haarfollikels mit Retention des Follikelinhaltes (Komedo) und sekundären entzündlichen Veränderungen (Pustel, entzündliche Knoten).
- Pathogenese: Bei der Pathogenese der Acne vulgaris spielen hormonelle Faktoren, insbesondere die Umstellung des Hormonstatus im Verlauf der Pubertät, aber auch hereditäre und exogene Faktoren eine gesicherte Rolle.
- Klinik:

1. *Acne comedonica*: An den Öffnungen der Talgdrüsenfollikel (Follikel mit dünnen Haaren und großen Talgdrüsen, die überwiegend im Gesichtsbereich vorkommen) treten schwärzliche Retentionen auf: Komedonen (Mitesser).

Prädilektionsstellen: Stirn, Nasolabialfalten und Nase, periorale Region.

Die Acne comedonica kommt selten isoliert vor, sondern ist meistens mit entzündlichen Erscheinungen verknüpft.

2. *Acne papulopustulosa*: Follikuläre Pusteln oder follikuläre gerötete entzündliche Papeln beherrschen das Bild. Die Entzündung wird durch in den Follikel einwandernde Granulozyten (Acne pustulosa) oder eine Ruptur des Haarfollikels mit nachfolgender diffuser Entzündungsreaktion (Acne papulosa) ausgelöst.
3. *Acne conglobata*: Leiteffloreszenz dieser schweren Akneform ist der entzündliche Akneknoten. Initial entwickeln sich 1-2 cm große hochentzündliche Knoten, die im Verlauf einschmelzen und sich zu Pseudozysten umwandeln. Prädilektionsstellen sind Gesicht, Brust und Rücken, Nackenregion sowie Axillen und Inguinalbereich (sog. Aknetriade und Aknetetrade).
4. Sonderformen der Acne vulgaris:
   - *Acne tropicalis*: Akut auftretende Acne conglobata nach mehrmonatigem Tropenaufenthalt.
   - *Acne fulminans*: schweres, morphologisch an die Acne conglobata erinnerndes Krankheitsbild mit nekrotisierender Einschmelzung der Knoten, Gelenkbeschwerden und hohem Fieber. Prädilektionsstellen: Gesicht, Brust und Rücken. Therapie: Hochdosiert Glucocorticoide oder DADPS!
   - *Acne mechanica*: durch mechanische Irritation (z. B. Hemdkragen) ausgelöste Akne.

5. *Acne venenata* (Kontaktakne): Durch Kosmetika, Halogene, Berufsstoffe (Teere, Öle, Detergenzien).
6. Komedonenakne durch physikalische Einflüsse: Komedonen bei aktinischer Elastose: *Elastéidose cutanée nodulaire à kystes et à comédones Favre-Racouchot*.

- Verlauf: Der Verlauf der Akne ist nicht vorhersehbar und kann sich über viele Jahre hinziehen. Die entzündlichen Formen können mit Narbenbildung einhergehen. Die Narbenbildung ist individuell unterschiedlich und kann atrophisch, in Form eingesunkener wurmstichartiger Einziehungen im Gesichtsbereich (Atrophodermia vermiculata) oder hypertroph, sogar mit Keloidbildung einhergehen.
- Psychologische Aspekte: Die Acne conglobata stellt, besonders in der Pubertät, für den Betroffenen eine schwere und psychologisch belastende Erkrankung dar. Fast jede Akne läßt sich heute ausgezeichnet und mit gutem kosmetischen Erfolg behandeln, vorausgesetzt, die Therapie wird so lange durchgeführt, bis die Akneaktivität spontan erlischt.
- Therapie:

1. Lokalbehandlung:

a) Allgemeines: Die meisten topischen Präparate in der Aknetherapie werden angewendet, um die Komedonenbildung zu reduzieren oder die kutane Bakterienflora zu verändern. Gewöhnlich wird die Haut zwei oder mehrere Male am Tag mit einer medizinischen Seife gereinigt.

b) Nach der Reinigung folgt die Anwendung der externen Aknetherapeutika Benzoylperoxid oder Vitamin-A-Säure (Tretinoin). Beide Substanzen führen zu einer Hautreizung, die jedoch dosisabhängig ist und entsprechend gesteuert werden kann. Die lokale Applikation von Vitamin-A-Säure hat sich speziell bei der Therapie von Komedonen als wertvoll erwiesen.

c) Antibiotika: Die topische Anwendung von Antibiotika bei der papulösen Akne und der Acne conglobata wirkt günstig: Clindamycin, Erythromycin und Tetracyclin.

2. Systemische Behandlung:
   a) Antibiotika: Die systemische Behandlung der Akne ist besonders erfolgreich. Es werden zumeist Tetracycline verwendet werden, auch Erythromycin und Bactrim werden empfohlen. Tetracyclin kann zunächst täglich 3mal je 250–500 mg über 1–4 Wo. eingenommen, dann auf 2mal täglich bzw. 1mal täglich reduziert werden. Maximale Besserung der Akne kann nach 2–3 Mon. erwartet werden, aber in einzelnen resistenten Fällen muß die Behandlung für ein Jahr oder mehrere Jahre fortgesetzt werden. Da als unerwünschte Wirkung in wenigen Fällen das Auftreten einer pseudomembranösen Kolitis beschrieben wurde, ist entsprechende Vorsicht bei einer Langzeitbehandlung geboten.
   b) Hormone: Östrogene hemmen die Talgproduktion und sind daher bei Frauen mit schwerer Akne indiziert; u.U. in Verbindung mit Antiandrogenen (z.B. Cyproteron).
   c) Retinoide: Isotretinoin wird vor allem bei Acne conglobata angewendet (S. 502).

● Tabelle **54** Einsatz von Aknetherapeutika bei verschiedenen Akneformen

	Acne comedonica	Acne papulopustulosa	Acne conglobata	Acne fulminans
Topisch:				
Benzoylperoxid		+	+	
Antibiotika		+	+	
Vitamin-A-Säure	+	+		
Azelainsäure	+	+		
systemisch:				
Tetracyclin-HCl		+	+	
Östrogen/ Cyproteron		+		
Isotretinoin			+	+
Glucocorticoide				+
DADPS				+

Akneiforme Exantheme

- Definition: Follikuläre Erkrankungen mit morphologischer Ähnlichkeit zur Acne vulgaris, die exogen, meist durch Medikamente, ausgelöst werden.
- Klinik: Bei fast allen akneiformen Eruptionen fehlen die Komedonen.
- Auslösende Medikamente:
  - Halogene (Jod, Brom),
  - INH,
  - Glucocorticoide,
  - Vitamin B_6, Vitamin B_{12} (auch in Hefepräparaten),
  - Hydantoin,
  - Phenobarbiturate.

Rosazea

- Definition: Entzündliche follikuläre Dermatose im Bereich der konvexen Gesichtsareale bei älteren Menschen.
- Ätiologie, Pathogenese: Unbekannt; Immunreaktion gegen follikuläre Milben? (Demodex brevis, Demodex follicularis).
- Klinik:
  1. Papulopustulöse Rosazea:
  Typisch sind follikuläre Papeln mit winzigen Pusteln an Stirn und Wangen. Meist ältere Frauen betroffen.
  2. Teleangiektatische Rosazea:
  Wenige entzündliche Papeln in den Prädilektionsstellen, die mit zahlreichen Teleangiektasien kombiniert auftreten.
  3. Rosazea vom Rhinophymtyp:
  Im Bereich der Nase massive Talgdrüsenhyperplasie bis zu lappigen Knotenbildungen (sog. Säufernase; keine gesicherte Assoziation zu Alkoholabusus). Entzündliche Veränderungen gering.
- Therapie: intern Tetracycline, Erythromycin: 6-8wöchige Therapie mit mittleren Dosierungen führen meist zu einer weitgehenden Abheilung; Rezidive sind möglich. Lokal ebenfalls Antibiotika oder Ichthyol-Schwefel-Zinkpaste (je 2%).
  Beim Rhinophym operative Abtragung.

Periorale Dermatitis

- Definition: Kleine, spitze, entzündliche follikuläre Papeln bei lokalem Steroidabusus.
- Klinik: 1-3 mm große, rötliche, spitze Papeln im gesamten Gesichtsbereich mit Prädilektion der perioralen Region.
  Typisch: 1-2 mm großer freier Randsaum zu den Lippen sowie der periorbitalen Region.
- Therapie: intern Tetracycline oder Erythromycin für 4-6 Wo. Äußerlich wie Rosazea (S. 373). Striktes Absetzen aller Glucocorticoide im Gesichtsbereich. Psychologische Vorbereitung auf die zunächst zu erwartende Exazerbation.

Hautnekrosen durch Antikoagulanzientherapie

- *Cholesterinembolisation.* Pathogenese: Verschleppung von atheromatösem Material in die Endstrombahn und Mikroembolien; die Cholesterinkristalle sind gut in der Retina sichtbar, lebensbedrohlich ist der Nierenbefall. Beginn 3-8 Wo. nach Antikoagulationstherapie.
  An der Haut blaulivide Zehen, retikuläre livide Zeichnung an den Beinen und am Becken; zusätzlich diffuse Muskelschmerzen. Tastbare Fußpulse. Rasch Ausbildung von Nekrosen.
  Therapie: symptomatisch.
- *Cumarin-Nekrose.* Pathogenese: Durch hereditären oder erworbenen Protein-C-Mangel begünstigtes Krankheitsbild. Protein C ist ein Vitamin-K-abhängiges Plasmaprotein, das die aktiven Formen der Gerinnungsfaktoren V und VII hemmt; bei relativem Mangel von Protein C sinkt zu Beginn der Cumarintherapie der Protein-C-Spiegel rascher ab als der der Gerinnungsfaktoren, und es resultiert vorübergehend eine Gerinnungsneigung.
  Klinik: Innerhalb einer Woche nach Therapiebeginn Nekrosen an Oberschenkeln oder am Becken, auch Mammae.
  Initial gelegentlich hämorrhagische Blase. Fast nur Frauen betroffen.
  Therapie: symptomatisch. Absetzen des Cumarin-Präparates.

Lipatrophien

- Generalisierte Lipatrophien
  1. Lipatrophia totalis congenitalis (S. 323).
  2. Lipatrophia totalis acquisita (S. 323).
  3. Lipatrophia cephalothoracalis; erworben oder hereditär. Wie 1. und 2. mit insulinresistentem Diabetes und Hyperlipidämie assoziiert.
- Lokalisierte Lipatrophien
  1. Lokalisierte Lipatrophien bei Autoimmunkrankheiten (LE, Sklerodermie, Lichen sclerosus et atrophicus).
  2. Lipatrophia semicircularis; an Abdomen, Oberschenkeln oder Knöchelregion von Kindern und Jugendlichen bogige Lipatrophien; nicht selten.
  3. Lokalisierte Lipatrophien nach s.c. Injektionen. Besonders häufig nach Insulin, Glucocorticoiden, Eisenpräparaten und Impfpräparationen.

Pannikulitiden

- Definition: Entzündungen des subkutanen Fettgewebes.

Systemische Pannikulitis

- Definition: In zahlreichen Organen auftretende Fettgewebsnekrosen mit nachfolgender Entzündungsreaktion mit Allgemeinsymptomen und Assoziation zu Pankreaserkrankungen.
- Synonyma: Pfeiffer-Weber-Christian-Pannikulitis; Panniculitis nodularis febrilis non suppurativa recidivans.
- Klinik: Rote bis livide, schmerzhafte entzündliche subkutane Knoten (mit Betonung der Beine), die ein bis mehrere Zentimeter messen. Abheilung unter Hinterlassung eingezogener Narben.
- Laborbefunde: BSG-Erhöhung, erhöhte Serumamylase und -lipase. Selten: Mangel von α_1-Proteinase-Inhibitor.
- Differentialdiagnose: Erythema nodosum; Perniones; profunder LE.
- Therapie: Behandlung der zugrundeliegenden Pankreaserkrankung.

Perniones

- Definition: Rötlich-bläuliche, unscharf begrenzte Indurationen der Haut der Beine, meist bei übergewichtigen Frauen, in kälteren Klimazonen.
- Klinik: Nicht schmerzhafte, langsam entstehende, blau-livide Infiltrate mit Betonung der Unterschenkel. Meist Frauen. Häufig mit Übergewicht und stämmigen Beinen assoziiert.
- Therapie: Wechselbäder, Kälteschutz.

Erythema induratum

- Definition: Chronische Pannikulitis mit Ulzerationsneigung in der Wadenregion bei Frauen.
- Synonyma: Morbus Bazin, noduläre Vaskulitis.
- Klinik: Im Bereich der Waden große indurierte Plaques mit Neigung zur zentralen Exulzeration. Überwiegend Frauen im mittleren Alter.
- Histologie: Tuberkuloide Granulome, deshalb früher zu den Tuberkuliden (S. 65) gezählt.
- Therapie: Kompressionsverbände oder Kompressionsstrümpfe.

Allgemeines

Die Venen der Extremitäten gliedern sich in drei Systeme:

- 1. Oberflächliche, subkutan extrafaszial gelegene Venen;
- 2. tiefe, intrafaszial gelegene Venen. Beide Systeme sind untereinander durch die
- 3. Vv. communicantes sive perforantes verbunden.

Alle drei Systeme enthalten in unterschiedlicher Zahl Klappen, durch die der Blutstrom herzwärts gerichtet wird.

Oberflächliches epifasziales Venensystem

Es besteht aus den zwei Stammvenen V. saphena magna und V. saphena parva sowie Seitenastvenen.
Die *V. saphena magna* verläuft prämalleolär an der Medialseite der Beine und mündet in der Leistenregion in die Vena femoralis (Abb. 12). Die *V. saphena parva* verläuft von der Knöchelregion über die Unterschenkelbeugeseite zur Kniekehlenregion. Sie mündet dort in variabler Höhe in die *V. poplitea* ein (Abb. 12). Beide Mündungsregionen werden auch *Crossen* genannt.
Von den kleineren extrafaszialen Venen ist die *hintere Bogenvene (Arcus posterior)* bedeutsam. Sie verläuft retromalleolär medialseits und mündet in Höhe der Kniekehle in die Vena saphena magna. Die hintere Bogenvene hat Verbindungsvenen zur intrafaszial gelegenen Vena tibialis posterior: sogenannte *Cockettsche Perforansvenen*. Hier werden häufig Klappeninsuffizienzen beobachtet, die bedeutsam sind für die Entstehung von venösen Unterschenkelgeschwüren.

Tiefes intrafasziales Venensystem

Die tiefen Leitvenen der Unterschenkel sind paarig angelegt und folgen dem entsprechenden Arterienverlauf. Es sind die *Vv. tibiales anteriores*, *Vv. tibiales posteriores* und *Vv. fibulares s. peroneae*.
Im Knie- und Oberschenkelbereich verlaufen die *V. poplitea* und *V. femoralis*. Auch hier treten gelegentlich doppelläufige Varianten auf.

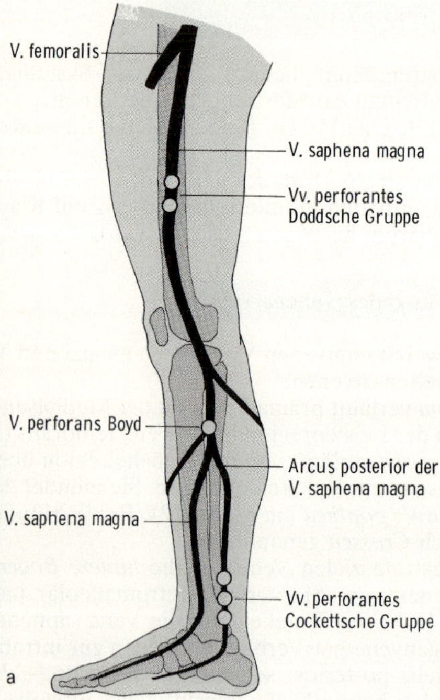

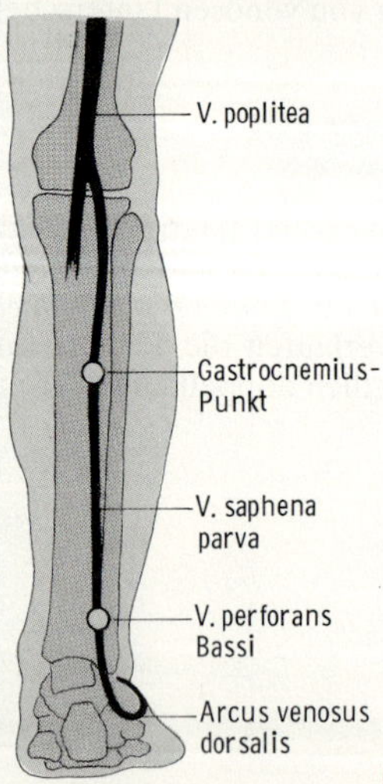

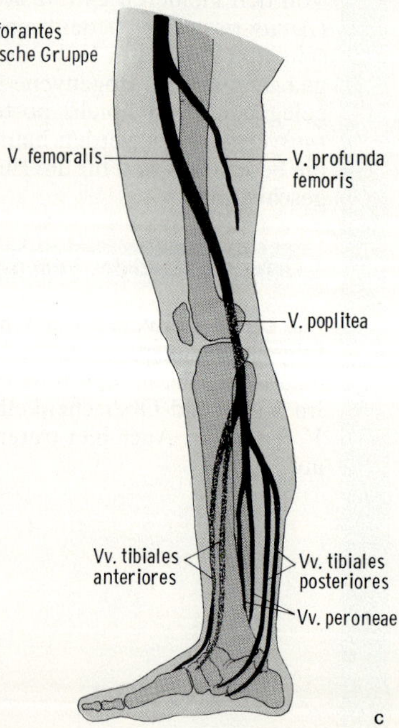

Abb. **12** Graphische Darstellung des Beinvenensystems. a) Epifasziale Vena saphena magna und ihre wichtigsten Vv. perforantes. b) Epifasziale V. saphena parva und ihre wichtigsten Vv. perforantes. c) Tiefe (subfasziale) Venen

Funktion der Beinvenen

Muskelpumpe: Eine wesentliche Funktion für den Blutfluß kommt der Pumpwirkung durch die Muskeltätigkeit zu. Bei der Muskelkontraktion werden die Venen ausgepreßt; die Venenklappen sind so angelegt, daß sie durch Klappenschluß einen Reflux in distale Segmente und in die oberflächlichen Venen verhindern und so ein herzwärts gerichteter Blutabfluß gewährleistet ist. Eine ausreichende Muskelkontraktion im Bereich der Unterschenkel ist insbesondere abhängig von einer vollen Beweglichkeit der Sprunggelenke.

- Störungen des venösen Rückflusses verschiedener Genese werden unter dem Begriff *chronisch venöse Insuffizienz (CVI)* zusammengefaßt.

Allgemeines

Varizen sind sackförmig erweiterte, oberflächliche Venen; die deutsche Bezeichnung Krampfader (ursprünglich Krummader) beschreibt die Schlängelung der Varize und hat nichts mit Wadenkrämpfen zu tun.
Wir unterscheiden eine primäre und eine sekundäre Varikosis.

Primäre Varikosis

- Definition: Entstehung einer Varikosis ohne faßbare Ursache.
- Pathogenese: Als Folge einer Wandüberdehnung kommt es zur Insuffizienz der Klappen und hierdurch zu Refluxen und verstärkter venöser Stase, die eine weitere Progredienz der Varikosis fördern.
- Vorkommen und Häufigkeit: Frauen sind häufiger befallen als Männer. Beginn meist zwischen dem 20. und 30. Lebensjahr. Die Erkrankungshäufigkeit ist stark vom Lebensalter abhängig. Mit 50 Jahren sind nach der Baseler Studie 68% der Frauen und 57% der Männer erkrankt. Bei 70% sind beide Extremitäten befallen. Andere Risikofaktoren wie Geburtenzahl und stehende Arbeitsweise haben geringere Bedeutung. Zwischen Adipositas und Auftreten der Varikosis gibt es keine gesicherte Beziehung.
- Klinische Formen:
  1. *Besenreiser-Varizen*: Kutane Mikrovarizen bevorzugt an der Innenseite der Unterschenkel und Dorsalseite der Oberschenkel. An den Fußrändern Manifestation als Corona phlebectatica paraplantaris. Keine hämodynamische Wirkung.
  2. *Seitenast-Varikosis*: Varikosis einzelner oder mehrerer Nebenäste ohne Erkrankung der Hauptstämme. Häufig asymptomatisch.
  3. *Stammvarikosis*: Varikosis der V. saphena magna und/oder V. saphena parva mit oder ohne Insuffizienz der Mündungsklappen. Bei 70% gleichzeitig Insuffizienz von Vv. perforantes.

Sekundäre Varikosis

- Definition: Entstehung einer Varikosis mit bekannter Ursache.
- Pathogenese: Am häufigsten ist die postthrombotische Entstehung. Seltene Ursachen sind Angiodysplasien oder andere Grunderkrankungen. Bei der sekundären Varikosis nach Thrombose kommt es in Folge der abgelaufenen Thrombose zu Klappenschädigungen und somit zur Klappeninsuffizienz. Es kommt im Laufe der Jahre zur Insuffizienz von Kollateralvenen insbesondere der Epifaszialvenen und der kommunizierenden Venen. Bei primärer und sekundärer Varikosis ist die Zahl der insuffizienten Vv. perforantes für das Maß der hämodynamischen Störung besonders bedeutsam.

Komplikationen der Varikosis

- 1. Varikophlebitis,
- 2. Ruptur von varikösen Venen durch Bagatelltraumen,
- 3. Stasisdermatitis, allergische Kontaktdermatitis,
- 4. subkutane Knochenmetaplasie,
- 5. Spitzfußbildung (schmerzbedingte Bewegungseinschränkung im Sprunggelenk),
- 6. Ulcus cruris.

Therapie der Varikosis

In Abhängigkeit von Untersuchungsbefunden kann folgendes Behandlungsschema angewandt werden (nach Schultz-Ehrenburg):

- 1. Kein tiefer Reflux, Varikosis, nach Lichtreflexionsrheographie (LRR, S. 36) besserbare chronisch venöse Insuffizienz: Komplette Varizenbeseitigung erforderlich:
  - Stripping (ggf. Sklerosierung) der Stammvarikosis,
  - Sklerosierung der Restvarizen.

Heilung möglich; bei Rezidiv ggf. lebenslange Kompressionsbehandlung.

- 2. Tiefer Reflux, Varikosis, nach LRR besserbare chronisch venöse Insuffizienz:

Komplette Varizenbeseitigung wie bei 1; lebenslange Kompression obligat.

- 3. Tiefer Reflux, Varikosis (u.U. fehlend), nach LRR keine besserbare chronisch venöse Insuffizienz:
  - Begrenzte Sklerosierung von insuffizienten Venae perforantes und Varizenpolstern in Ulkusnähe. Lebenslange Kompressionsbehandlung obligat.
- 4. Keine tiefen Refluxe, Varikosis, nach LRR keine besserbare chronisch venöse Insuffizienz:

Diese Befundkonstellation ergibt sich bei Vorliegen zahlreicher insuffizienter Perforansvenen.

  - Komplette Varizenbeseitigung,
  - Sklerosierung bevorzugt,
  - Beginn in Ulkusumgebung.

Weitere Kompressionsbehandlung nach Maßgabe der Therapiekontrolle oder bei nachfolgendem Rezidiv.

Entzündungen der Venen

Oberflächliche Thrombophlebitis

- Pathogenese: Die Virchowsche Trias: Gefäßwandschädigung, erhöhte Gerinnungsbereitschaft des Blutes und Verlangsamung oder Stagnation des Blutstroms sind Grundlagen für die Entstehung des thrombotischen Geschehens. Strömungsverlangsamung und Wandschädigung sind für die Entstehung der Thrombophlebitis bedeutsam, während die tiefe Phlebothrombose eher durch Strömungsverlangsamung und erhöhte Gerinnungsbereitschaft des Blutes ausgelöst wird.
- Klinik: Geröteter, überwärmter und druckdolenter Strang ohne Allgemeinsymptome, häufigstes Auftreten im Bereich der Unterschenkel.
- Therapie: Kompressionsbehandlung durch Anlegen von Kurzzugbinden, keine Bettruhe, Stichinzision bei größeren Varixknoten. Antiphlogistika können verabreicht werden.

Varikophlebitis

- Definition: Umschriebene Phlebitis variköser Venen. Komplikationen: Bei Befall der V. saphena magna im Oberschenkelbereich, selten Übergreifen auf das tiefe Venensystem. Lungenembolien treten sehr selten auf.

Thrombophlebitis saltans

- Definition: Meist an den Beinen, selten an Armen rezidivierend auftretende segmentale multifokale Phlebitis nichtvarikös veränderter Venen.
- Klinik: Am häufigsten erkranken junge Männer. Die Erkrankung ist oft Symptom einer entzündlichen Angiopathie (Thrombangitis obliterans).
- Therapie: Acetylsalicylsäure 1,5–3 g/d. Bei schwerem Verlauf ist die Gabe von Glucocorticoiden und Immunsuppressiva intern erforderlich.

Phlebitis Mondor

- Definition: Phlebitis der V. thoracicoepigastrica.
- Ätiologie: unbekannt.
- Klinik: Strangförmige, eisenharte, bis 20 cm lange Resistenz an der lateralen Thoraxwand.
- Therapie: Nicht erforderlich. Abheilung erfolgt spontan.

Armvenenthrombosen

- Klassifikation:
  1. Subklavia-Axilla-Venenthrombose.
  Synonym: Effort-Thrombose: Tritt bei jüngeren meist männlichen Patienten auf. Die häufigste Ursache ist das Schultergürtelkompressionssyndrom.
  2. Thrombose als Komplikation bei Kathetern.
  3. Thrombose bei verschiedenen Grunderkrankungen.
- Komplikationen: Lungenembolie (10%); nur selten lebensbedrohlicher Verlauf. Die von den unteren Extremitäten bekannten Spätkomplikationen in Form des postthrombotischen Syndroms treten bei der oberen Extremität nicht auf.
- Therapie: Heparinisierung und bei 1 gegebenenfalls nach 6–12 Mon. transaxilläre Resektion der ersten Rippe.

Tiefe Beinvenenthrombose (Phlebothrombose)

- Risikofaktoren: Trauma, körperliche Inaktivität (insbesondere absolute Bettruhe). Erhöhte Gerinnungbereitschaft, z. B. postoperativ, maligne Tumoren, und unter Einnahme von Kontrazeptiva.
- Klinik:
  1. Akutes Auftreten meist bei ambulanten Patienten.
  2. Allmähliches Auftreten bei bettlägerigen Patienten, hier oft nicht diagnostiziert. Insgesamt lassen sich nur 50–70% der Thrombosen klinisch erfassen.
  3. Beginn mit Lungenembolie.
  4. Phlegmasia coerulea dolens.
  Bei unklaren Wadenschmerzen, Beinödemen und praller Palpation der Muskulatur und Druckdolenz muß differentialdiagnostisch an Phlebothrombose gedacht werden. Häufig tritt auch eine livide Verfärbung der Haut am betroffenen Bein auf sowie subfebrile Temperaturen und Tachykardie.
- Diagnostik: Die klinischen Tests sind sehr unzuverlässig. Bei Verdacht auf Phlebothrombose sollten spezifische Untersuchungen, wie z. B. dopplersonographische Untersuchungen, veranlaßt werden. Bei bestätigtem Verdacht soll eine aszendierende Phlebographie durchgeführt werden.
- Therapie: Bei Früherkennung einer Thrombose, Thrombolyse oder Thrombektomie, insbesondere bei jungen Patienten. Ansonsten Heparinisierung durch Dauerinfusion und Behandlung mit Cumarinderivaten (Quick 15–30%) für 3–6 Monate. Mitbetreuung durch andere Fachdisziplinen erforderlich.

- Komplikationen:
  1. Lungenembolie. Je zentraler die Thrombose, desto gefährlicher die Embolie. Mögliche Leitsymptome: Akuter pleuritischer Schmerz, oft Hämoptoe; zur weiteren Diagnostik dienen Röntgenthorax, EKG, Lungenszintigraphie.
  2. Entwicklung der sekundären Varikosis bzw. postthrombotisches Syndrom.

Postthrombotisches Syndrom

- Definition: Chronisch venöse Insuffizienz der unteren Extremität nach Phlebothrombose.
- Pathogenese: Nach postthrombotischer Rekanalisation mit Klappendefekt kommt es nach symptomarmen Jahren zur Entwicklung insuffizienter Vv. perforantes und einer sekundären Varikosis. Die chronisch venöse Insuffizienz führt zu Mikrozirkulationsstörungen und Gewebsschäden bis zur Ulzeration, zu obliterierender Lymphangiopathie und Endarteriolitis.
- Klinik: Anfangs weiche Ödeme, später Induration. Kurzstreckige Varizen und zahlreiche „blow outs" als Zeichen insuffizienter Vv. perforantes. Zusätzlich können sich an der Haut alle Zeichen der chronisch venösen Stase manifestieren; am häufigsten sind Purpura jaune d'ocre (gelbliche Purpura in der Knöchelregion) und atrophie blanche (weißliche atrophische Areale).
- Diagnostik: S. 33 ff.
- Therapie: Lebenslange Kompressionsbehandlung durch Kurzzugbinden oder Kompressionsstrümpfe Klasse 2–3.

Lippenekzeme

- Allergisches Lippenekzem:
  Klinik und Therapie entspricht der anderer Lokalisationen; manchmal stark impetiginisiert. Häufigstes Allergen: Tromantadin (zur Behandlung eines Herpes simplex eingesetzt).
- Irritatives Lippenekzem.
  Durch UV-Licht, Kälte oder trockene Luft.
- Atopisches Lippenekzem.
  Atopiker entwickeln häufig Lippenekzeme, die sich klinisch als weißlich-schuppende Lippen mit Trockenheitsgefühl, aber auch mit median gelegenen Unterlippenrhagaden manifestieren. Durch häufiges Befeuchten der Lippen entsteht eine irritative Dermatitis: Leckekzem.
  Häufung in den Wintermonaten. Therapie und Prophylaxe durch reichliches Einfetten der Lippen.

Lingua geographica

- Definition: Bogig begrenzte Areale mit Verlust des Zungenprofils ohne Krankheitswert; Ätiologie unbekannt.
- Synonyma: *Exfoliatio linguae areata*, *Glossitis migrans*.
- Klinik: Wechselnd große Bezirke auf der Zungenoberfläche, in denen die Papillen verlorengegangen sind. Histologisch intraepidermale Pusteln. Kein Krankheitsgefühl.
- Keine Therapie erforderlich; cave: iatrogene Irritation.

Lingua villosa nigra

- Verhornungsstörung des Zungenepithels mit Schwarzfärbung und Verlängerung der Papillae filiformes.
- Synonyma: Lingua pilosa nigra, *schwarze Haarzunge*.
- Klinik: Meist im mittleren und hinteren Zungendrittel lokalisierte lange schwarze Papillae filiformes; pappiges Gefühl.
- Ursachen: Nikotinabusus, Antibiotikatherapie, parenterale Ernährung, orale Candidainfektion.
- Therapie: Beseitigung der auslösenden Ursache; regelmäßiges Reinigen der Zunge mit einer harten Zahnbürste, u.U. nach vorherigem Einweichen mit 20%igen Urea-Lösungen.

Glossodynie

- Definition: Als extrem unangenehm empfundenes Brennen der Zunge oder der Lippen ohne organische Veränderungen.
- Klinik: Meist sind die Patienten über 40 Jahre alt, Frauen sind bevorzugt betroffen; auffallend ist der Typus der Patienten, der als „sauber und ordentlich" charakterisiert werden kann.
- Diagnostik: Ausschluß organischer Ursachen; Candidaabklatschkultur der Zunge und Candidakultur vom Stuhl, Blutbild (Vitamin-B_{12}-Mangel), Eisen und Eisenbindungskapazität. Ggf. neurologisch/psychiatrische Untersuchung (larvierte Depressionen?).
- Therapie: Lokalmaßnahmen wie Kamillespülungen, Myrrhetinktur u.ä.; bei längerem Bestehen und großem Leidensdruck können trizyklische Antidepressiva (z.B. Lexotanil 1/4, 1/4, 1/2 Tbl./d) oft mit Erfolg eingesetzt werden.

Definition

Leukoplakien (im engeren Sinne) sind weiße, nicht abwischbare, keiner anderen definierten Krankheit zuzuordnenden Schleimhautbezirke (WHO-Definition).

Klassifikation

Leukoplakien (im weiteren Sinne) können nach verschiedenen Kriterien klassifiziert werden:

- sekundär (durch andere Krankheiten bedingt); durch Noxen bedingt (noxigen);
- erblich, erworben;
- benigne, prämaligne oder maligne.

Häufigste Noxen sind Nikotinabusus, aber auch Alkoholabusus und schlechte Mundhygiene.

Klinik

Klinisch sind Leukoplakien im engeren Sinne scharf begrenzte, homogen weißverfärbte Areale ohne subjektive Beschwerden, die meist zufällig entdeckt werden (*Leukoplakia simplex*).
Später verruköse Oberfläche (*Leukoplakia verrucosa*) und im Rahmen einer prämalignen oder malignen Transformation rötlich erosive Anteile (*Leukoplakia erosiva*, *Erythroplakie*).

Diagnostik

Bildet sich eine Leukoplakie, nachdem die möglichen auslösenden Faktoren beseitigt wurden, nicht innerhalb eines Monats zurück, sind histologische Untersuchungen angezeigt. Diese sind bevorzugt aus verrukösen oder erosiven Arealen zu entnehmen.

Therapie

Ziel ist die vollständige Entfernung der Leukoplakie; bei sehr großen Herden kommt neben der Exzision die Entfernung mit dem Laser in Betracht.

Weißer Schleimhautnävus

- Definition: Autosomal dominant vererbte umschriebene Verhornungsstörung.
- Synonym: White sponge nevus.
- Klinik: Grauweiße, scharf begrenzte, wellenförmig gefaltete Plaques an Mund- und Nasenschleimhaut, seltener Vagina oder Analschleimhaut; keine Änderung während des Lebens.
- Therapie: Keine wirksame Therapie bekannt; nur selten subjektive Beschwerden.

Gutartige Tumoren

- Virusbedingte Schleimhautpapillome
  Schleimhautwarzen (HPV 2 und 4) und *Condylomata acuminata* (HPV 6 und 11) entsprechen klinisch ihren Pendants in anderen Lokalisationen.
  Die *fokale epitheliale Hyperplasie* Heck (HPV 13, 32) tritt überwiegend bei Eskimos und Indianern, seltener bei Türken auf; man findet an Lippen und im Vestibulum oris rötliche Papeln, die von weißlichem Epithel bedeckt sind.
  Die Therapie virusbedingter Schleimhautpapillome besteht in Abtragung und sorgfältiger Blutstillung; Nachkontrolle!
- Epulis sind vom Zahnfleisch ausgehende Tumoren.
  Die *Epulis connata*, überwiegend bei Jungen auftretend, ist meist am Oberkiefer lokalisiert.
  Die *Epulis fissurata* ist meist traumatisch bedingt, oft am Rand von Prothesen lokalisiert, mit Blutungsneigung und Schmerzhaftigkeit.
  Die *Epulis granulomatosa* entspricht wahrscheinlich einem Granuloma teleangiectaticum (S. 417) der Mundschleimhaut; Entstehung nach Zahnextraktion oder Verletzung.
  Therapie: Entfernung der Epulis; ggf. Beseitigung der Ursache.

In-situ-Karzinom: Cheilitis actinica

- Definition: Carcinoma in situ des Lippenrots durch chronische UV-Exposition; sehr häufig.
- Klinik: Fast nur Unterlippe betroffen. Weißliche Verfärbung, gelegentlich auch Krustenbildung oder Erosionen (erosive Cheilitis actinica). Bei Induration Verdacht auf Spinaliom!

  Therapie: Exzision des Lippenrots (Vermillionektomie), Defektdeckung durch mobilisierte Mundschleimhaut (nach *Langenbeck*). Prophylaxe durch UV-absorbierenden Lippenstift.

Hämorrhoiden

- Definition: Hämorrhoiden sind physiologische Schleimhautpolster der distalen Rektumschleimhaut; bei ihrer Vergrößerung und entsprechenden Folgebeschwerden: *Hämorrhoidalleiden*.
- Ätiologie: genetische Disposition; Bewegungsmangel; ballastarme Ernährung.
- Klinik:
  - *Blutauflagerungen* bei der Defäkation,
  - Brennen und Juckreiz perianal,
  - vermehrte Sekretion mit nachfolgender Mazeration und Entwicklung eines *Analekzems*; besonders bei anatomischer Prädisposition (Trichteranus),
  - assoziierte Anorektalerkrankungen: Analvenenthrombose, Analfissur.
- Diagnostik:
  - Inspektion der Analregion.
  - Palpation: Hämorrhoiden sind weich und nicht palpabel!
  - Proktoskopie mit dem Analspekulum sowie dem *Blontschen Proktoskop* (konisches Rohr mit seitlicher Öffnung, in die größere Hämorrhoiden prolabieren).
- Gradeinteilung der Hämorrhoiden:
  Grad I: vergrößerte Hämorrhoidalknoten, proktoskopisch sichtbar,
  Grad II: Knoten prolabieren zeitweilig aus dem Analkanal,
  Grad III: Knoten prolabieren permanent aus dem Analkanal,
  Grad IV: Rektumprolaps.
- Therapie:
  - Änderung der Lebensgewohnheiten; warm-kalte Wechselduschen der Analregion; „Analgymnastik“ (mehrfache Kontraktion des Analsphinkters, häufiger am Tag wiederholen),
  - Sklerosierungsbehandlung, Ligatur mit einem Gummiring oder operative Sanierung je nach Grad der Ausprägung.

Analekzem

- Definition: Dermatitis im Analbereich, klinisch durch ausgeprägten und quälenden Juckreiz charakterisiert.
- Ätiologie und Pathogenese: Am häufigsten als Sekundärfolge eines Hämorrhoidalleidens; weiter allergisch oder irritativ (mangelnde oder übertriebene Hygiene).
- Klinik: Mazerierte, von feinen Fissuren durchzogene Analhaut mit Kratzartefakten; Juckreiz besonders nachts, daher Schlafstörungen und entsprechender Leidensdruck.
- Differentialdiagnose: Psoriasis intertriginosa; atopische Dermatitis; Candidainfektion.

- Therapie:
  Ausschalten der auslösenden Ursache. Kurzfristig Applikation von weicher Zinkpaste mit Klasse-II-Glucocorticoiden. Hygieneberatung.

Analvenenthrombose

- Definition: Akut-schmerzhaftes Krankheitsbild durch Thrombosierung einer Analvene.
- Klinik: Plötzlich auftretende Analschmerzen, bei Defäkation verschlimmert. Bei der Untersuchung sieht man einen bläulichen, druckempfindlichen Knoten mit glänzender Oberfläche am Analring.
- Therapie: Stichinzision mit dem Skalpell; keine Lokalanästhesie (stark schmerzhaft; Inzision wird kaum bemerkt).
  Häufig bleiben als Folge einer Analvenenthrombose Schleimhautfalten am Anus zurück: *Marisken*.

Analfissur

- Definition: Hochschmerzhafte Fissur mit radiärem Verlauf durch den Analkanal; meist Komplikation eines Hämorrhoidalleidens.
- Ausgeprägte Schmerzsymptomatik besonders nach Defäkation; wegen der Schmerzen Angst vor der Defäkation und Obstipation. Fibrinös belegte Fissur, einige Millimeter breit, mit rötlich-entzündlicher Umgebungsreaktion.
- Therapie: Unterspritzung mit Lokalanästhetika vor der Untersuchung! Bei akuten Fissuren konservative Maßnahmen (Lokalanästhetika; Betupfen mit Silbernitrat u.ä.); chronische Fissuren müssen operativ saniert werden.

Epidermale Zyste

- Definition: Retentionszyste des Haarfollikels mit Ausführungsgang; Zyste entsteht oberhalb der Einmündung der Talgdrüse in den Haarkanal.
- Synonyma: Atherom, Grützbeutel.
- Klinik: Langsam wachsende, runde, erhabene subkutan gelegene, 1-5 cm große Zysten. Hauptsächlich im Kopfbereich, seltener Rükken. Zysteninhalt von weißlich-breiiger Konsistenz, fötider Geruch.
- Histologie: Zystenwand gleicht histologisch in ihrem Aufbau der Epidermis.
- Therapie: Exzision nach Danna: Nach Lokalanästhesie im Zentrum des Atheroms mit dem Kauter eine 2-3 mm große Öffnung schaffen und den Zysteninhalt exprimieren. Anschließend mit der Klemme die epitheliale Zystenwand greifen und herausziehen. Mit dem Kauter abtrennen. Druckverband. Gute kosmetische Resultate.

Milie

- Definition: Epidermale Zyste, die sich vom Atherom nur durch die Größe unterscheidet.
- Klassifikation:
  1. Primäre Milien: Verhornende Zysten der Vellus-Haarfollikel, seltener der Ausführungsgänge ekkriner Drüsen.
  2. Sekundäre Milien: Verhornende Zysten durch versprengtes Epithel nach Traumen.
- Klinik: 1-2 mm große, derbe, kugelige weiße Papeln im Korium. Meist Gesichtsbereich.
- Histologie: Die Zystenwand zeigt histologisch wie die Epidermis ein Stratum granulosum.
- Therapie: Einritzen der darüberliegenden Epidermis und Exprimieren des Zysteninhalts.

Dermoidzyste

- Definition: Epitheliale Zyste durch Störung beim Schluß der embryonalen Spalten.
- Klinik: 1-4 cm große Zysten im Gesichts- und Halsbereich; bereits bei Geburt vorhanden.
- Histologie: Zystenwand: Epidermis mit Adnexen.
- Therapie: Exzision.

Seborrhoische Keratose

- Definition: Gutartiger, oft pigmentierter Tumor, meist ab 40. Lebensjahr. Sehr häufig.
- Synonyma: Seborrhoische Warze; Alterswarze.
- Klinik:
  1. *Flacher Typ*:
  Meist am Stamm; flache, 0,5 bis mehrere cm große hell- bis dunkelbraune Papeln oder Plaques mit wachsartiger und gepunzter Oberfläche.
  2. *Akanthotische seborrhoische Keratose*:
  Breitbasig aufsitzend meist stärker pigmentierte, halbkugelige, meist solitäre Tumoren. Glatte Oberfläche mit einzelnen gelblichbraunen Hornperlen.
  3. *Verruköse (hyperkeratotische) seborrhoische Keratose*:
  Hellgraue, 0,5-1,5 cm große Tumoren mit verruköser Oberfläche, aber ohne die für Viruswarzen typischen Einblutungen in die Hornschicht.
  4. *Gestielte seborrhoische Keratosen*:
  Häufig im periorbikulären Bereich sowie in den Körperfalten.
  5. *Stukkokeratosen*:
  Flache, nicht pigmentierte seborrhoische Keratosen an den Hand-und Fußrücken und Unterarmen.
  6. *Dermatosis papulosa nigra*:
  Stark pigmentierte 0,5-1 cm große Papeln im Gesicht bei negroiden Rassen.
- Histologie: Gemeinsam ist allen seborrhoischen Keratosen die Hyperkeratose mit follikulärer Betonung und Ausbildung von Pseudohornzysten. Die Epidermis wächst nicht in den Papillarkörper vor, sondern verdickt sich exophytisch. Kern- und Zellatypien fehlen.
- Therapie: Entfernung mit scharfem Löffel oder Kürette. Anschließende Elektrokoagulation unnötig (Narbenbildung)!

Klarzellakanthom

- Definition: Seltener gutartiger Epidermistumor.
- Synonyma: Dégos-Akanthom; Acanthome à cellules claires.
- Klinik: Schuppende Plaque oder Knoten an Unterschenkeln. Meist solitär. Keine Spontanheilungstendenz. Selten; ältere Menschen.
- Histologie: Innerhalb der Epidermis charakteristische Vermehrung von hellen, glykogenhaltigen Zellen.
- Therapie: Exzision.

Aktinische Keratose

- Definition: UV-B – induziertes intraepidermales Karzinom.
- Synonyma: Solar keratosis, Keratosis senilis.
- Klinik: 0,5-1 cm große, scharf und unregelmäßig begrenzte rötliche Papeln mit festhaftender Hyperkeratose. Chronisch lichtexponierte Haut hellhäutiger Menschen. Meist multipel. Initial 1-2 mm große Zone mit feinen Teleangiektasien; die Hyperkeratose entsteht erst später. Invasives Wachstum selten.
- Histologie: Scharfe Abgrenzung zur gesunden Haut. Im Stratum corneum charakteristischer Wechsel von Orthokeratose (rosa) und Parakeratose (blau) (Ackerman: pink-blue-pink). Die Epidermis ist meist atrophisch, verbunden mit einem Verlust der normalen Schichtung und Kern- und Zellatypien.
- Therapie:
  - Betupfen mit flüssigem Stickstoff (10-30 Sek.) oder Phenolum liquefactum 20% (DRF).
  - Kurettage mit anschließender Elektrokoagulation.
  - Exzision bei erhabenen aktinischen Keratosen (Karzinom?).
  - Bei multiplen aktinischen lokale Applikation von Tretinoin (0,1 – 0,5%, siehe S. 482) möglich. Lichtschutz!

Morbus Bowen und Erythroplasie Queyrat

- Definition: Intraepitheliale Karzinome mit häufigem Übergang in Karzinome. Arsenätiologie. Morbus Bowen und Morbus Queyrat unterscheiden sich nur hinsichtlich der Lokalisation.
- Klinik:

  Morbus Bowen:
  - Ein bis mehrere cm große, leicht erhabene, scharf begrenzte, hellbraun bis braunrote Hautveränderung mit variabler Schuppung.
  - Keine Prädilektionsstelle.
  - Differentialdiagnose: Chronische Dermatitis; Psoriasis; Tinea.

  Erythroplasie Queyrat:
  - Rötliche glänzende samtartige Oberfläche.
  - Lokalisation: Genitalschleimhaut. Histologie: Akanthotische Epidermis mit Hyperparakeratose, scharfe Abgrenzung zur gesunden Epidermis. Ausgeprägte Kern- und Zellpolymorphie, Eulenaugenzellen, Dyskeratosen, atypische Mitosen in allen Lagen der Epidermis. Bandförmiges Rundzellinfiltrat im Papillarkörper. Bei der Erythroplasie zusätzlich intraepidermale Neutrophile.
- Therapie: Exzision.

Maligne Tumoren der Epidermis

Basaliom

- Definition: Epithelialer Tumor in chronisch lichtexponierter Haut, der lokal invasives Wachstum, aber keine Metastasierungstendenz aufweist.
- Ätiologie: Chronische Lichtexposition. Chemische Kanzerogene (Arsen!). Familiäre Belastung (Nävobasaliomatose).
- Klinik: Meist ältere Patienten; Hauptlokalisation: Gesicht und Stirn. Bei multiplen Basaliomen Stamm.

1. *Knotiges Basaliom*:
   Unterschiedlich große halbkugelig erhabene, glatt-glänzende, teleangiektatische Knoten, breitbasig aufsitzend. Am Rand oft feine Papeln (perlschnurartig). Gelegentlich zentral exulzeriert. Histologisch solides, keratotisches (verhornendes), adenoides oder zystisches Basaliom.
2. *Oberflächliches Basaliom*:
   Flache, oft hellbraune, leicht schuppende Plaque mit feinknotigem (perlschnurartigem) Randsaum. Oft leichte Schuppung. Meist am Stamm lokalisiert: Rumpfhautbasaliom. Bei multiplem Auftreten: Arsenanamnese!
3. *Pigmentiertes Basaliom*:
   Das knotige und das oberflächliche Basaliom können stark pigmentiert sein. Differentialdiagnose: Malignes Melanom.
4. *Ulcus rodens*:
   Leicht erhabenes, ulzeriertes, plaqueförmiges Basaliom. Meist Stirn oder Kapillitium.
5. *Ulcus terebrans*:
   Ulzerierende und in die tiefergelegenen Gewebsschichten einwachsendes Basaliom; rasches Wachstum; oft extreme Ausdehnung. Therapie immer schwierig. Oft Exitus letalis durch Zerstörung tieferliegender Strukturen.
6. *Sklerosierend wachsendes Basaliom* (Synonyma: Sklerodermiformes Basaliom; vernarbendes Basaliom):
   Atrophische, an Narbenplatten erinnernde Herde, oft ohne epidermale Beteiligung, mit horizontaler Wachstumstendenz im Korium. Histologisch weit über den klinisch sichtbaren Rand hinausreichend.

- Histologie: Das Basaliom kann als Tumor des embryonalen Haarkeims aufgefaßt werden. Analog zu den Differenzierungsmöglichkeiten des Haarkeims (Haarwurzel, Talgdrüse und apokrinen Drüse) zeigt das Basaliom verschiedene histologische Differenzierungsformen:
  - Keratotisches (verhornendes) Basaliom: Haarfollikelartige Differenzierung mit Verhornung.
  - Adenoides Basaliom: Differenzierung mit Ähnlichkeit zu apokrinen Drüsenstrukturen.
  - Zystisches Basaliom: Talgdrüsenartige Strukturen mit zystischer Erweichung.
  - Solides Basaliom: Basophile Tumorzellverbände ohne weitere Differenzierung.
  - Sklerosierendes Basaliom: Schmale Tumorstränge im ganzen Korium.
- Verlauf: Basaliome metastasieren nicht. Vitale Gefährdung durch invasives und lokal destruierendes Wachstum im Kopfbereich möglich.
- Therapie: Das Ziel sind Heilung und gutes kosmetisches Ergebnis.
  1. Therapie der Wahl: Exzision; histologische Randkontrolle.
  2. Therapeutische Alternativen:
     - Röntgentherapie: Bei älteren Patienten mit ausgedehnten oberflächlichen Basaliomen.
     - Chemotherapie: bei inoperablen Basaliomen: Cisplatin 75 mg/m^2 (Infusion über 1h) plus Doxorubicin $50mg/m^2$ (Infusion über 5 min). 12 Std. vor Beginn der Chemotherapie reichliche Flüssigkeitszufuhr; unmittelbar vor der Cisplatin-Infusion werden 12,5 g Mannitol infundiert. Wiederholung alle drei Wo.
- Regelmäßige Nachkontrollen: Lokalrezidiv? Neue Basaliome?

Basalzellnävussyndrom

- Definition: Autosomal dominant vererbtes Syndrom mit Auftreten zahlreicher Basaliome und multiplen Fehlbildungen.
- Synonyma: Gorlin-Goltz-Syndrom; Nävobasaliomatose.
- Klinik:
  1. Haut: Multiple Basaliome, besonders im Gesichtsbereich, Milien, Atherome, Lipome, keratotische Papeln an Handtellern und Fußsohlen (palmar pits).
  2. Knochen: Mandibulazysten, Zahnfehlbildungen, Rippenzysten, Spina bifida, Skoliose, Stirnhöcker, verkürzte Metakarpalia (meist IV. und/oder V. Strahl).
  3. ZNS: Verkalkungen der Falx cerebri, EEG-Veränderungen, Katarakt, angeborene Amaurose, Dystopia canthi, fakultativ mentale Retardierung, Schizophrenie.

4. Sonstiges: Ovarialfibrome, mesenteriale Lymphzysten, bei männlichen Patienten Hypogonadismus.

- Therapie: Genaue Kontrolle und frühzeitige Exzision der Basaliome.

Verruköses Karzinom Ackerman

Definition: Hochdifferenziertes Plattenepithelkarzinom mit verruköser Oberfläche, invasivem Wachstum und geringer Metastasierungsfrequenz.

- Klinik: Drei klinische Formen werden unterschieden:
  1. *Floride orale Papillomatose*: Rasch wachsende papillomatöse Plaques in der Mundschleimhaut.
  2. Sog. *Riesenkondylome Buschke-Löwenstein*: Verruköse Plaques am Skrotum oder Penisschaft mit klinischer Ähnlichkeit zu großen Condylomata-acuminata-Herden, jedoch mit invasivem Wachstum.
  3. *Epithelioma cuniculatum*: Meist an distalen Extremitäten auftretende Karzinome mit gangartigen Fisteln.
- Therapie: Komplette Exzision.

Merkel-Zell-Tumor

- Definition: Epithelialer Tumor, der in seiner Differenzierung Merkel-Zellen ähnelt; Merkel-Zellen sind neuroektodermale Zellen, die in der Epidermis und in der äußeren Haarwurzelscheide vorkommen.
- Klinik: überwiegend ältere Menschen betroffen. Rasch wachsende blaurote Knoten mit Teleangiektasien. Meist im Gesicht.
- Histologie: Im Korium gelegene Infiltrate aus monomorphen großen basophilen Zellen; zahlreiche Mitosen, oft kohäsives Wachstum. Neuronspezifische Enolase positiv; im Gegensatz zu Metastasen eines kleinzelligen Bronchialkarzinoms (histologisch identisch) exprimieren Merkel-Zell-Tumoren Zytokeratin 20.
- Therapie: Exzision mit Sicherheitsabstand.
- Verlauf: bei 30-50% Metastasen; bei 10% tödlicher Verlauf.

Plattenepithelkarzinom

- Definition: Maligner Tumor der Epidermis mit Kern- und Zellatypien, rascher Proliferation und Invasion in die Nachbargewebe.
- Synonyma: Spinaliom, Squamous cell carcinoma.
- Ätiologie: Chronische Lichtexposition (aus aktinischen Keratosen); Röntgenbestrahlungen; Chemokanzerogene (Arsen, Teer).
- Klinik: Das klinische Bild ist variabel. Meist finden sich rötliche, unscharf begrenzte, zentral schuppende oder exulzerierende und mit Krusten bedeckte Plaques oder Tumoren. Ihr Wachstumsverhalten variiert ebenfalls erheblich; manche Plattenepithelkarzinome wachsen innerhalb weniger Wochen zu großen Knoten heran, während andere sich über Jahre entwickeln.
- Tabelle **55** Metastasierungsrisiko

Form des Plattenepithelkarzinoms	Metastasierungshäufigkeit (%)
auf aktinischer Keratose	0,1
auf Morbus Bowen	2–10
auf Erythroplasie Queyrat	20–40
Karzinom ohne Präkanzerose	50

- Histologie: Die Tumorzellen entsprechen in ihrer Anfärbbarkeit mit basischen Farbstoffen und Eosin den Keratinozyten des Stratum spinosum. Man erkennt unregelmäßig groß zu Verhornung neigende Stränge und Areale aus Tumorzellen mit deutlichen Kern- und Zellatypien.
- Differentialdiagnose: Keratoakanthom, irritierte seborrhoische Keratose, Basaliom, Verruca vulgaris.
- Therapie: Exzision und histologische Kontrolle des Exzisionsrandes sowie des Wundgrundes. Nur in Ausnahmefällen Röntgenbestrahlung.
  Bei inoperablen Plattenepithelkarzinomen Chemotherapie (s. Basaliom, S. 395).

Ekkrines Hidrokystom

- Definition: Zyste des dermalen Ausführungsganges ekkriner Drüsen.
- Klinik: 1–3 cm große, durchsichtige gelbe oder hellblaue derbe Zysten. Meist solitär im Gesicht. Selten in Gruppen disseminiert.
- Therapie: Exzision.

Ekkrines Porom

- Definition: Gutartiger Tumor des intraepidermalen Schweißdrüsenausführungsganges.
- Klinik: Hautfarbener oder rötlicher, glatter, 1–3 cm großer, derber solitärer Knoten. Manifestationsalter 30–60 J.
- Lokalisation: 60% Fußsohle und Fußkante, 20% Hände.
- Therapie: Exzision. Selten maligne Entartung.

Syringom

- Definition: Proliferation des dermalen Schweißdrüsenausführungsganges mit Ausbildung von Gangstrukturen.
- Klinik:
  Solitäres Syringom: 1–3 mm große hautfarbene oder gelbliche feste, meist gruppierte Papeln.
  Lokalisation: Augenlider, Axillen, Bauchnabel, Genitalregion.
  Frauen häufiger betroffen; Beginn meist in Pubertät.
  Eruptive Syringome: Zahlreiche Syringome am Hals und oberen Thorax. Rasches Auftreten; überwiegend 2. Lebensdekade. Rückbildung möglich.
- Therapie: Entfernung einzelner Syringome durch Elektrokoagulation oder Exzision. Bei multiplen Syringomen Dermabrasio möglich.

Chondroides Syringom

- Definition: Gutartiger Adnextumor, feingeweblich mit chondroiden Zügen; oft neben ekkriner auch apokrine Differenzierung.
- Klinik: derbe, kutan-subkutane Knoten, 0,5–3 cm Durchmesser.
- Histologie: neben tubulären und zystischen Anteilen amorphes Material, das an Knorpel erinnert.
- Therapie: Exzision; extrem selten maligne Entartung möglich (*malignes chondroides Syringom*).

Ekkrines Spiradenom

- Definition: Adenom des sekretorischen Anteils der ekkrinen Drüsen.
- Synonym: Noduläres Hidradenom.
- Klinik: 0,3–5 cm großer, intradermaler solitärer Knoten. Leicht erhaben, fest, von normaler Haut bedeckt. Überwiegend junge Erwachsene. Keine Prädilektionsstellen, manchmal schmerzhaft.
- Histologie: Dichtgepackte Nester aus epithelialen basophilen Zellen (blue balls) im Korium, die sich sowohl ausführungsgangartig als auch endstückartig differenzieren.
- Therapie: Exzision.

Klarzellhidradenom

- Definition: Histologische Variante des ekkrinen Spiradenoms.
- Synonyma: Klarzellmyoepitheliom, papilläres Klarzellkarzinom.
- Klinik: 0,5–2 cm große, feste, solitäre kutane, langsam wachsende Tumoren. Keine Prädilektionsstelle.
- Histologie: Wie ekkrines Spiradenom, zusätzlich helle große Zellen.
- Verlauf: Selten maligne Entartung mit Metastasierung.

Mikrozystisches Adnexkarzinom

- Definition: Karzinom der ekkrinen Schweißdrüsenausführungsgänge; charakteristische Differenzierung in kleine Zysten.
- Klinik:
  - zentrofaziale Lokalisation,
  - Befund wie sklerosierend wachsendes Basaliom.
- Therapie: mikroskopisch kontrollierte Exzision.

Schweißdrüsenkarzinom

- Definition: Maligner Tumor der ekkrinen Drüsen; meist im Kopfbereich lokalisiert.
- Verlauf: bei 30% Metastasierung.

Apokrines Hidrokystom

- Definition: Zyste des dermalen Ausführungsganges apokriner Drüsen.
- Klinik: Solitäre, durchsichtige blauschwarze Papel oder Zyste; 2–10 mm groß. Meist periorbital.
- Differentialdiagnose: blauer Nävus; thrombosiertes Hämangiom.
- Therapie: Exzision.

Hidradenoma papilliferum

- Definition: Papillomatöses Adenom mit apokriner Differenzierung.
- Klinik: Kleiner dermaler Knoten im Genitoanalbereich.
  Nur bei Frauen nach der Pubertät. Asymptomatisch; meist zufällig entdeckt.
- Therapie: Exzision.

Syringocystadenoma papilliferum

- Definition: Zysten des dermalen Ausführungsganges apokriner Drüsen mit in das Lumen hineinragenden Proliferationen.
- Klinik: Kleine solitäre oder linear angeordnete Papeln, selten auch kleine Plaques. 70% im Kopfbereich. Manifestation in ersten Lebensjahren, oft schon bei Geburt vorhanden; während der Pubertät Vergrößerung. In 30% gleichzeitig Naevus sebaceus.
- Therapie: Exzision.
- Verlauf: Selten Entstehung eines Basalioms.

Erosive Adenomatose der Mamille

- Definition: Adenom der Milchdrüsenausführungsgänge, das häufig zur Erosion der Mamillenoberfläche führt.
- Synonyma: Floride Papillomatose der Milchdrüsengänge; Mamillenadenom; papilläres Mamillenadenom; Papillomatose der subareolären Ausführungsgänge.
- Klinik: Erosionen und Krustenbildung im Mamillenbereich. Relativ selten; meist Frauen im mittleren Alter.
- Differentialdiagnose: Morbus Paget. Später Papel oder Knoten.
- Histologie: Subepidermal Proliferation von Ausführungsgängen und drüsenartigen Strukturen.
- Therapie: Exzision.

Zylindrom

- Definition: Adenom der apokrinen Drüsen.
- Klinik: zwei Manifestationsformen müssen unterschieden werden:
  Solitäres Zylindrom:
  - Keine Familienanamnese.
  - Bei Erwachsenen einzelne hautfarbene, kirsch- bis pflaumengroße Tumoren am behaarten Kopf oder im Gesicht.
  - Maligne Entartung extrem selten.
  - Therapie: Exzision.

  Multiple Zylindrome:
  - Autosomal dominant vererbt.
  - Zahllose Papeln und Knoten, halbkugelig, hautfarben bis rot am behaarten Kopf, selten auch im Gesicht. Makroskopisch lobulärer Aufbau erkennbar. Manchmal bedecken multiple Zylindrome turbanartig den ganzen Kopf: Turbantumoren Spiegler. Oft assoziiert mit multiplen Trichoepitheliomen. Dabei gelegentlich histologische Übergänge.
  - Therapie: Plastisch-operatives Vorgehen erforderlich.

Morbus Paget der Mamille

- Definition: Ekzemartige Mamillenveränderungen durch intraepidermale Mikrometastasierung eines darunterliegenden Milchgangkarzinoms.
- Klinik: Unscharf begrenzte, verkrustete oder rötlich-schuppende Areale im Mamillenbereich.
- Diagnostik: Probebiopsie.
- Diffentialdiagnose: Mamillenekzem. Erosive Adenomatose.
- Therapie: Exzision des darunterliegenden Karzinoms.

Extramammärer Morbus Paget

- Definition: Morbus Paget außerhalb der Mamillenregion, ebenfalls durch intraepidermale Mikrometastasierung eines daruntergelegenen Karzinoms apokriner Drüsen verursacht.
- Lokalisation: Genitalregion; seltener periumbilikal.

Adnextumoren mit haarfollikelartiger Differenzierung

Trichofollikulom

- Definition: Organoider Haarfollikeltumor.
- Klinik: Solitärer, kleiner, halbkugeliger, hautfarbener Knoten, meist Gesicht, selten Hals- oder Kopfhaut. Zentraler Porus, aus dem ein Büschel feiner Haare herausragt.
- Histologie: große Haarfollikel, von dem zahlreiche kleine Haarfollikel radiär ausstrahlen.
- Therapie: Exzision.

Trichoepitheliom

- Definition: Adenom des Haarfollikels.
- Klinik:
  Solitäres Trichoepitheliom:
  – Befund: Derbe hautfarbene Papel; meist im Gesicht bei Erwachsenen.
  – Histologie: Unregelmäßige Züge aus teils basaloiden, teils spindeligen Zellen im gesamten Korium mit Hornzystenbildung vom trichilemmalen Typ (S. 402).
  Multiple Trichoepitheliome:
  – Synonym: *Epithelioma adenoides cysticum*.
  – Meist autosomal dominant vererbt.
  – Beginn in der Pubertät.
  – Lokalisation: Überwiegend Nasolabialbereich, aber auch Kopfhaut, Hals und oberer Stamm.
  – Manchmal mit Zylindromen assoziiert.
  – Keine maligne Entartung, keine Ulzeration.
  – Differentialdiagnose: Angiofibrome (S. 407).
- Therapie: Exzision.

Trichoadenom

- Definition: Seltener, aus kleinen trichilemmalen Zysten zusammengesetzter gutartiger Tumor.

Fibrofollikulom

- Definition: Organoider Haarfollikeltumor.
- Klinik: 2–4 mm große, hautfarbene, weiche Papeln, meist Gesicht oder Hals. Selten.
- Histologie: Kleiner Haarfollikel, der von einer dicken Scheide aus feinem muzinreichem Bindegewebe umgeben ist.
- *Birt-Hogg-Dubé-Syndrom*: autosomal dominant vererbtes Auftreten multipler Fibrofollikulome, Trichodiskome und weicher Fibrome; keine weiteren assoziierten Veränderungen.
- Therapie: Entfernung mit Elektrokauter.

Trichodiskom

- Definition: Hamartomatöser Tumor der Haarscheibe.
- Kleine hautfarbene Papeln.
- Histologie: feinfibrilläres Bindegewebe mit dickwandigen Gefäßen.
- Therapie: Exzision.

Keratoakanthom

- Definition: Häufiger gutartiger Hauttumor, der vom Akroinfundibulum des Haarfollikels ausgeht. Das Keratoakanthom läßt sich als Tumor verstehen, der foudroyant den ganzen Haarzyklus durchläuft und nach einigen Monaten in das Telogenstadium eintritt und spontan abheilt. Meist solitär, selten multipel.
- Ätiologie: In einzelnen Keratoakanthomen wurde DNA von HPV 25 nachgewiesen (S. 46).
- Klinik: Auftreten im mittleren und höheren Alter, meist lichtexponierte Areale bei hellhäutigen Personen.
  Beginn wie Molluscum contagiosum oder Verruca vulgaris. Innerhalb von 1–2 Monaten rasches Wachstum bis zur endgültigen Größe von 1–3 cm. Im Zentrum Hornpfropf; dieser kann wie ein Cornu cutaneum aus dem Tumor herausragen oder erweichen und zerfallen. Die umgebende Haut ist nie infiltriert.
- Verlauf: Unbehandelt heilt das Keratoakanthom innerhalb einiger Monate ab, allerdings manchmal unter Narbenbildung.
- Differentialdiagnose: Plattenepithelkarzinom; meist langsameres Wachstum, Umgebung infiltriert. Deshalb abwartendes Verhalten problematisch. Hypertrophe aktinische Keratose.
  Histologisch kann die Diagnose nur bei Vorliegen des gesamten Keratoakanthoms sicher gestellt werden. Bei differentialdiagnostischen Schwierigkeiten immer Totalexzision.
- Therapie:
  - Exzision.
  - Zur Verkürzung der Abheilungszeit Röntgentherapie (20 Gy, nach Ansicht anderer Autoren 6–10 Gy ausreichend).
  - Bei Lokalisation im Augenlidbereich, wo die bisher genannten Verfahrensweisen problematisch sind, kann Methotrexat oral als Einmaldosis von 0,5 mg/kg gegeben werden.
  - Etretinat 1 mg/kg/d, für 4 Wo.

Multiple Keratoakanthome

1. *Multiple selbstheilende Epitheliome Ferguson-Smith:* Größere exulzerierte Knoten und Plaques. Spontanheilung.
2. *Eruptive Keratoakanthome Gryzbowski:*
Multiple 1–3 mm große Keratoakanthome am gesamten Integument; Ektropionbildung. Immundefekt?

3. *Multiple Keratoakanthome Witten und Zak:* Kombination der Typen Ferguson-Smith und Gryzbowski.
4. *Riesenkeratoakanthome:*

Trichilemmale Zyste

- Definition: Retentionszyste des Haarfollikels; Zyste entsteht unterhalb der Einmündung der Talgdrüse in den Haarkanal.
- Synonym: Pilarzyste.
- Klinik: wie Epidermale Zyste (S. 391); 90% am Kapillitium.
- Histologie: Die Zystenwand zeigt den Verhornungstyp der äußeren Haarwurzelscheide unterhalb der Talgdrüseneinmündung (Trichilemm). Der Zysteninhalt besteht aus homogen-eosinophilem Hornmaterial.
- Therapie: Ausschälen der Zyste nach spindelförmiger Exzision der darüberliegenden Haut.

Pilomatrixom

- Definition: Gutartiger Tumor der Haarmatrix.
- Synonym: (*Epithelioma calcificans* Malherbe).
- Klinik: 0,5–5 cm großer, derber, dermal gelegener Knoten. Selten im oberen Korium: dann blaurote Farbe. Prädilektionsstelle Gesicht und obere Extremitäten. Am häufigsten bei Kindern.
- Histologie: Gut abgegrenzter Tumor; basophile Zellen und Schattenzellen (schlecht anfärbbare Hornzellen im Tumorzentrum).
- Therapie: Exzision.

Trichilemmom

- Definition: Relativ häufiger Tumor der äußeren Haarwurzelscheide.
- Klinik: Solitäre, hautfarbene, 3–8 mm große Papeln im Gesicht.
- *Cowden-Syndrom*: Multiple Trichilemmome mit internen Malignomen (S. 320). Verdachtsdiagnose bei zwei und mehr histologisch gesicherten Trichilemmomen.

Proliferierende Trichilemmalzyste

- Definition: Von Trichilemmalzysten ausgehender Tumor.
- Synonym: *Pilartumor*.
- Klinik: Solitärer großer Knoten; Ulzeration möglich. Fast nur an der Kopfhaut älterer Frauen. Oft gleichzeitig Trichilemmalzysten.
- Histologie: Scharf abgegrenzter Tumor aus Strängen und Läppchen von atypischen epithelialen Zellen.
- Therapie: Exzision.

Adnextumoren mit talgdrüsenartiger Differenzierung

Naevus sebaceus

- Definition: Durch nävoide Fehlbildung entstandene Plaque mit Vermehrung aller epithelialen Komponenten der Haut, besonders der Talgdrüsen.
- Synonyma: Talgdrüsennävus; organoider Nävus.
- Klinik: Bei Geburt vorhandene, scharf begrenzte, leicht erhabene haarlose orangegelbe Plaque. Lokalisation überwiegend im Kapillitium, seltener im Gesicht.
  Während der Pubertät verruköse oder knotige Umwandlung.
- Histologie: In der Kindheit zahlreiche kleine Talgdrüsenfollikel ohne Haare.
  Nach der Pubertät entstehen ausgereifte Talgdrüsen. Die Haarfollikel bleiben klein. Die Epidermis ist papillomatös. Die apokrinen Drüsen sind hyperplastisch oder zystisch.
- Verlauf: Entwicklung verschiedener Tumoren, besonders Basaliome.
- Therapie: Exzision bis zum 15. Lebensjahr.

Schimmelpenning-Feuerstein-Mims-Syndrom

- Definition: Phakomatose mit generalisiertem streifenförmigem Naevus sebaceus und multiplen weiteren Mißbildungen.
- Hautveränderungen:
  - Streifenförmig angeordneter (Blaschko-Linien), kopfbetonter Naevus sebaceus; meist einseitig.
  - Hyperpigmentierungen: Lentigines, Café-au-lait-Flecken.
- Weitere Symptome: Schädelmißbildungen, Minderwuchs, Epilepsie.
- Therapie: Versuch mit Isotretinoin.

Steatokystom

- Definition: Epitheliale Zyste, in deren Wandung kleine Nester aus Sebozyten eingelassen sind.
- Synonyma: Ölzyste; Sebaceous cyst, Talgdrüsenzyste.
- Klinik: Steatokystome treten solitär, multipel und beim Gardner-Syndrom auf:
  Solitäres Steatokystom:
  Befund wie Epidermale Zyste (S. 391).
  Steatocystoma multiplex: (Synonym: *Sebokystomatose Günter*)
  Multiple 1–3 cm große intrakutane Zysten, die nach der Pubertät in Axillen, Hals-, Skrotalregion und am vorderen Thorax auftreten.

3. *Gardner-Syndrom:*
   Multiple epidermale Zysten und Steatokystome assoziiert mit internen Malignomen (S. 320).

- Therapie: Exzision (Zysteninhalt: gelbliche Flüssigkeit); bei multiplen Steatokystomen Ausschluß eines Gardner-Syndroms.

Talgdrüsenadenom

- Definition: Gutartiger Tumor aus differenzierten Sebozyten.
- Klinik: Glatter, runder, derber und erhabener Knoten im Gesichts- oder Haarbereich, meist kleiner als 1 cm; selten.
- *Torre-Muir-Syndrom*: Multiple Talgdrüsenadenome oder -karzinome assoziiert mit internen Malignomen (S. 322).

Talgdrüsenepitheliom

- Definition: Semimaligner Tumor aus atypischen Sebozyten.
- Klinik: Solitäre, manchmal multiple oder Plaques im Gesicht älterer Menschen. Gelegentlich perlschnurartiger Randsaum und Ähnlichkeiten zum Basaliom. Gelbliche Farbe.
- Histologie: Reife und unreife Sebozyten im gesamten Korium mit Palisadenstellung der peripheren Zellen und zentrale Zystenbildung. Übergänge zum zystischen Basaliom.
- Therapie: Exzision.

Bindegewebsnävus (Pflastersteinnävus)

- Definition: Nävoide kollagenreiche Verdickung des Koriums.
- Klinik: Manifestation bei Geburt oder innerhalb der ersten Lebensjahre. Meist in Sakralregion lokalisiert. Derbe, 5–10 mm große hautfarbene Knoten, meist in Gruppen angeordnet.

Solitäre Angiofibrome

- Definition: Gutartige gefäßreiche Fibrome, die je nach ihrer Lokalisation verschiedene Namen tragen, histologisch aber das gleiche Bild zeigen.
- Klinik:
  Solitäre Angiofibrome
  1–3 mm große rötliche Papeln auf der Nase und den angrenzenden Wangenpartien. Verteilung wie bei der tuberösen Sklerose, jedoch keine assoziierten Symptome. Nicht selten.
  Angiofibrome bei tuberöser Sklerose („Adenoma sebaceum“). (S. 319).
  Fibröse Nasenpapel
  5–10 mm großer, weicher hautfarbener Tumor auf der Nase.
  Pearly penile papules
  Kleine Papeln im Sulcus coronarius.
  Digitales Fibrokeratom
  Solitäre länglich-erhabene Papel in der Nähe der distalen Interphalangealgelenke der Finger.
- Therapie: Exzision, oberflächliche Abtragung. Bei multiplen Läsionen auch Dermabrasio. Rezidive möglich.

Perifollikuläre Fibrome

- Definition: Winzige perifollikuläre Papeln durch Proliferation von Fibroblasten mit Kollagensynthese um die Haarfollikel.
- Klinik: Gänsehautartiges Aussehen des Rückens und der Arme. Familiäre Häufung.
- Therapie: Nicht möglich.

Weiche Fibrome

- Definition: Ausstülpung von Korium und Epidermis in Form eines kleinen Hautanhängsels.
- Synonyma: Akrochordon; Hautsäckchen; fibroepithelialer Polyp.

Klinik: Nach ihrer Größe werden drei Typen unterschieden:
1. Kleine weiche Fibrome: 1–2 mm große hautfarbene, meist flache gestielte Papeln. Augenlider, Hals, Axillen. Zahlreich.
2. Mittelgroße weiche Fibrome: Erbsengroße gestielte hautfarbene Papeln. Meist mehrere bei einem Patienten, keine Prädilektionsstellen.
3. Großes weiches Fibrom: Solitärer, 1–5 cm großer, gestielter, weicher hautfarbener Tumor. Keine Prädilektionsstelle.

- Histologie: Epidermis unauffällig oder mit Akanthose und follikulärer Hyperkeratose. Im Korium teils lockeres, teils vergröbertes Kollagen und zahlreiche dilatierte Kapillaren. Differentialdiagnose: Gestielte dermale Nävuszellnävi, gestielte seborrhoische Keratosen, Neurofibrome.
- Therapie: Mittlere und große weiche Fibrome: Abtrennung durch Scherenschlag mit Lokalanästhesie des Stiels. Kleine weiche Fibrome können mit der Pinzette gefaßt und abgezogen werden.

Hypertrophe Narben und Keloide

- Definition: Unkontrollierte Proliferationen des Bindegewebes nach einer Hautverletzung. Die hypertrophe Narbe bleibt auf den Ort der Schädigung begrenzt, während das Keloid die umgebende Haut infiltriert.
- Prädisponierende Faktoren: Lokalisation der Verletzung: Schultern, Thoraxregion. Dunkelhäutige und negroide Rassen entwikkeln häufiger Keloide im Gesicht. Bei Blutgruppe A häufiger Keloide. Wachstum während Schwangerschaft möglich.
- Klinik: Mäßig derbe, teleangiektatische, haut- oder fleischfarbene Plaques und Knoten. Hypertrophe Narben entstehen oft nach Verbrennungen; dadurch kosmetische Beeinträchtigung, auch Kontrakturen möglich. Keloide oft schmerzhaft und druckempfindlich. Manchmal Juckreiz.
- Histologie:
  - Normale frische Narbe: Fibroblasten im lockeren myxoiden Stroma parallel zur Epidermis. Bei Reifung Produktion von normalem Kollagen parallel zur Epidermis.
  - Hypertrophe Narbe: Wirbel aus Fibrozyten und Fibroblasten in irregulärer Anordnung unter Verbreiterung der Epidermis. Reife Kollagenfasern und myxoides Stroma gemischt.
  - Keloid: Wie hypertrophe Narbe, aber zusätzlich dicke eosinophile zellfreie Kollagenbündel.

- Therapie:
  – *Kleine Keloide*: Intraläsionale Injektion von Glucocorticoid-Kristallsuspension in monatlichen Abständen, 6mal. Nebenwirkungen siehe Glucocorticoide S. 485.
  – *Große Keloide*: Alle zur Verfügung stehenden Möglichkeiten sind problematisch. Ein sicheres Therapieergebnis sollte nie vorausgesagt werden.
  1. Exzision; Infiltration der Exzisionsränder mit Glucocorticoid-Kristallsuspension und plastischer Deckung des exzidierten Areals. Druckverband. Die Entnahmestelle für das Transplantat soll so gewählt werden, daß auch dort ein Druckverband angelegt werden kann.
  2. Anlegen von Druckverbänden (über 24 mm Hg): bei Verbrennungsnarben kann versucht werden, eine hypertrophe Narbenbildung zu verhindern.
  3. Intraläsionale Injektionen von Glucocorticoid-Kristallsuspensionen: wo keine Druckverbände möglich sind. Möglichst frühzeitig!
  4. Lokale Applikation von 0,5% Tretinoin (S. 482) über Monate.
  5. Keine Röntgentherapie; Spätschäden!

Ganglion

- Definition: Im juxtaartikulären Bindegewebe entstehender zystischer Tumor.
- Synonyma: Überbein; Ganglionzyste.
- Klinik: Haselnußgroßer derber subkutaner Knoten mit zystischem Inhalt.
- Therapie: Exzision.

Elastofibroma dorsi

- Definition: Gutartiger elastikareicher Bindegewebstumor.
- Klinik: Langsam wachsender, derber, unscharf abgegrenzter Knoten aus fibroelastischem Fasermaterial. Zwischen Unterrand der Skapula und Thoraxwand bei älteren Menschen. Häufig übersehen, da asymptomatisch.

Buschke-Ollendorf-Syndrom

- Definition: Assoziation von Osteopoikilose mit verschiedenartigen Bindegewebstumoren der Haut (juveniles Elastom oder ausgedehnte noduläre kutane Fibrome). Autosomal dominant?
- Klinik:
  1. *Skelettveränderungen*: Nur radiologisch nachweisbar. Fleckförmige Aufhellungen in den Epiphysen und Metaphysen der langen Röhrenknochen.

2. *Hautveränderungen:* Beginn meist in der Kindheit. Etwa 5 mm große derbe Knoten mit asymmetrischer Verteilung: *Dermatofibrosis lenticularis*. Gelegentlich gruppiert. Hautfarben oder gelblich, dann an Pseudoxanthoma elasticum erinnernd.

- Therapie: Nicht bekannt.

Dermatofibrom

- Definition: Wahrscheinlich reaktive Vermehrung von dermalen Histiozyten und Fibroblasten.
- Synonyma: Histiozytom; Fibroma durum.
- Ätiologie: Abnorme Bindegewebsreaktionen nach Insektenstichen oder rupturierten Epithelzysten.
- Klinik: 5–10 mm großer, derber, kutaner Tumor; meist an Extremitäten. Farbe wechselt von hautfarben über rosa bis dunkelbraun. Kaum subjektive Beschwerden. Komprimiert man das Dermatofibrom von den Seiten her, dann entsteht zentral eine Einsenkung (Dimple-Phänomen).
- Histologie: Makroskopische Betrachtung des Schnittes: basophiler unscharf begrenzter Herd im Korium. Dieser besteht aus einer Zunahme von Fibrozyten und Fibroblasten, die ein vergröbertes Kollagen synthetisieren.
- Therapie: Meist nicht erforderlich. Exzision.

Dermatofibrosarcoma protuberans

- Definition: Lokal invasiv wachsender, rezidivfreudiger Bindegewebstumor mit geringer Metastasierungstendenz.
- Klinik: Derbe plattenartige Infiltration des Koriums mit mehreren Zentimeter Durchmesser, in der sich hautfarbene oder pigmentierte derbe, bizarre Knoten entwickeln, die an Keloide erinnern. Meist am Stamm, seltener proximale Extremitäten.
- Histologie: Bündel aus länglichen Fibrozyten und Fibroblasten, die einander durchflechten (storiform pattern) oder radiär angeordnet sind (speichenradartiges Aussehen). Oft Infiltration des subkutanen Fettgewebes. Mitosen sind selten.
- Therapie: Weite und tiefe Exzision einschließlich der Faszie mit histologischer Randkontrolle. Genaue Nachbeobachtung.

Atypisches Fibroxanthom

- Definition: Dermal lokalisierter Tumor mit pseudomalignem histologischem Bild, wahrscheinlich von Histiozyten ausgehend. Bei subkutaner Lage: *malignes fibröses Histiozytom*.
- Klinik:
  1. Häufig: bei hellhäutigen älteren Menschen im lichtexponierten Bereich, bis 1 cm groß, rosa, asymptomatisch.
     Differentialdiagnose: Noduläres Basaliom, Granuloma teleangiectaticum.
  2. Seltener: nicht lichtexponierte Areale bei jungen Erwachsenen. Langsameres Wachstum, größerer Enddurchmesser.
- Histologie: Zellreiche Mischung von bizarren Epitheloidzellen, Spindelzellen und Riesenzellen. Differentialdiagnose: desmoplastisches Melanom, Plattenepithelkarzinom.
- Therapie: Exzision im Gesunden. Nachkontrolle.

Noduläre Fasziitis

- Definition: Gutartiger, rasch wachsender Bindegewebstumor zwischen Korium und Faszie bei jüngeren Erwachsenen.
- Klinik: Besonders am Unterarm lokalisiert; innerhalb von 4–6 Wochen Wachstum bis zu 3 cm Durchmesser. Derb. Nicht mit der Faszie verbacken. Spontanremission meist innerhalb von 2 J.
- Histologie: Zonen aus wirbelförmig angeordneten Fibroblasten wechseln mit Arealen von myxoidem Stroma.
- Therapie: Immer Exzision (DD: Sarkom). Bei unvollständiger Exzision nur selten Rezidiv; deshalb nach Diagnosestellung Beobachtung ohne Nachexzision möglich.

Epitheloidsarkom

- Definition: Hochmaligner Bindegewebstumor.
- Klinik: Überwiegend junge Erwachsene; häufigste Lokalisation Unterarm und Handfläche, Unterschenkel und Kopfhaut. Derbe, subkutane und intrakutane Knoten mit relativ langsamem Wachstum und oft ringförmiger Anordnung. Sekundär Ulzerationen möglich.
- Therapie: Heilung durch Amputation möglich. Multidisziplinäre Zusammenarbeit.

Fibromatosen

- Definition: Gruppe von gutartigen zellarmen Bindegewebsproliferationen mit invasivem Wachstum und Rezidivneigung.
- Klassifikation (nach Enzinger und Weiss):
  1. *Oberflächliche Fibromatosen*: von Faszien ausgehend, langsames Wachstum, geringe Größe:
     a) Palmarfibromatose (*Dupuytrensche Kontraktur*).
     b) Plantarfibromatose (Ledderhose).
     c) Penisfibromatose (*Induratio penis plastica* Peyronie).
     d) Infantile digitale Fibromatose (knuckle pads, Fingerknöchelpolster).
  2. *Tiefe Fibromatosen*: von Muskelaponeurosen ausgehend, rasches Wachstum, große Ausdehnung (*Desmoidtumoren*):
     a) Extraabdominelle Fibromatose (extraabdominelles Desmoid). Oft Unterbauch.
     b) Abdominelle Fibromatose (abdominelles Desmoid).
     c) Intraabdominelle Fibromatose (intraabdominelles Desmoid):
        – Beckenfibromatose,
        – Mesenterialfibromatose,
        – Desmoid bei Gardner-Syndrom (S. 320).

Tumoren der glatten Muskelfasern

Allgemeines

- Definition: Leiomyome sind gutartige Tumoren der glatten Muskulatur.
- Tabelle **56** Klassifikation der Leiomyome der Haut

Leiomyomtyp	Ausgangsstruktur
Piloleiomyom (60%)	Musculus arrector pili
Genitales Leiomyom (20%)	Zona muscularis im Bereich des Skrotum (Tunica dartos), des Penisschaftes, der großen Labien und der Mamillen
Angioleiomyom (20%)	Gefäßwandmuskeln

Piloleiomyom

- Klinik: Langsam wachsende, 1–2 cm große hautfarbene Papeln, die meist multipel auftreten.
- Prädilektionsstellen: Streckseiten der Extremitäten. Beginn häufig in der Pubertät. Gelegentlich außerordentlich schmerzhaft.
- Histologie: Sich durchflechtende Bündel aus glatten Muskelfasern; Nachweis mit Masson-Trichrom-Färbung.
- Therapie: Bei multiplen Piloleiomyomen problematisch, da häufig Rezidive auftreten. Bei starken Schmerzen Einstellung mit Phenoxybenzamin (3- bis 6mal 10 mg/d) in Kombination mit Nifedipin (3mal 10 mg/d).

Genitales Leiomyom

- Klinik: Flache Plaques, selten größer als 2 cm.
- Histologie wie Piloleiomyom.
- Therapie: Exzision.

Angioleiomyom

- Klinik: 1–2 cm große subkutane Knoten. Bei 50% Schmerzen. Überwiegend Frauen zwischen dem 40. und 60. Lebensjahr. Fast immer an den Beinen.
- Histologie: Gut abgegrenzter Tumor mit zahlreichen dickwandigen Gefäßen.
- Therapie: Exzision; fast nie Rezidiv.

Naevus lipomatosus superficialis

- Definition: Nävoide Fettgewebsinseln im Korium.
- Synonym: Naevus lipomatosus Hoffmann-Zurhelle.
- Klinik: Flache, aggregierte, gelbliche Papeln; meist im Lumbalbereich lokalisiert.
- Therapie: meist nicht erforderlich; Exzision bei kleinen Herden.

Lipom

- Definition: Gutartiger Tumor aus reifem Fettgewebe.
- Klinik: Weicher, subkutaner, lappiger Tumor von runder oder ovalärer Form. Subjektive Symptome selten. Sehr häufig; Manifestation meist ab dem 3. Lebensjahrzehnt.
- Histologie: Reifes Fettgewebe, das von einer zarten bindegewebigen Kapsel umgeben ist.
- Sonderform: *Angiolipom*; im Fettgewebe zahlreiche Kapillaren. Angiolipome sind oft schmerzhaft.
- Therapie: Inzision der darüberliegenden Haut und Ausschälen des Lipoms.

Multiple Lipome

- Klassifikation:
  1. Familiäre multiple Lipome.
  2. *Adipositas dolorosa* Dercum: multiple Lipome mit starker Druckschmerzhaftigkeit.

Lipomatosen

- Klassifikation:
  1. Diffuse Lipomatose.
  2. Zervikale (symmetrische) Lipomatose Madelung.
  3. Beckenlipomatose Engels.

Hibernom

- Definition: Seltener gutartiger Tumor des embryonalen braunen Fetts.
- Klinik: Meist junge Erwachsene. Langsam wachsende, schmerzlose Tumoren von 5–10 cm Durchmesser. Meist Stammlokalisation.
- Histologie: Fettzellen haben ein typisches granuläres Zytoplasma.
- Therapie: Exzision.

Klassifikation

Hämangiome lassen sich nach verschiedenen Gesichtspunkten klassifizieren; im folgenden wird eine auf der pathologischen Anatomie beruhende Klassifikation (L. From) dargestellt, die sich auch für die klinische Beurteilung verwenden läßt.

- Benigne Gefäßtumoren:
  1. Kapilläre Hämangiome:
     - kapilläres Hämangiom der Säuglinge („kavernöses Hämangiom"),
     - seniles Hämangiom,
     - Granuloma teleangiectaticum,
     - angiolymphoide Hyperplasie mit Eosinophilie.
  2. Kavernöse Hämangiome:
     - kavernöses Hämangiom,
     - Gefäßhamartom (Elephantiasis angiomatosa),
     - Blue-rubber-bleb-Nävus,
     - Maffucci-Syndrom,
     - arteriovenöses Hämangiom.
  3. „Hämangiome" mit ausschließlicher Gefäßerweiterung:
     - Naevus flammeus,
     - Angiokeratome,
     - hereditäre hämorrhagische Teleangiektasien Osler,
     - Varixknoten,
     - kongenitale Phlebektasie,
     - Spider-Nävus.
  4. Gefäßassoziierte Tumoren:
     - Glomustumor,
     - Hämangioperizytom.
  5. Lymphangiome.
- Maligne Gefäßtumoren:
  1. Angiosarkom (einschließlich Lymphangiosarkom).
  2. Kaposi-Sarkom.
  3. Malignes endovaskuläres papilläres Angioendotheliom.
  4. Proliferierende Angioendotheliomatose.

Kapilläres Hämangiom des Kindesalters

- Definition: Gutartiger kapillärer Gefäßtumor aus nicht dilatierten Kapillaren, die sich bei Geburt oder kurz danach manifestiert.
- Synonym: kavernöses Hämangiom.
- Klinik: Erhabene, hellrote bis dunkelrote weiche Knoten, die teilweise eine erhebliche Ausdehnung erreichen können. Lokalisation meist am Kopf.
  Die Tumoren sind weich, komprimierbar, lassen sich jedoch nur selten komplett exprimieren.
- Komplikationen: leichte Verletzlichkeit mit Blutungen; Kasabach-Merritt-Syndrom: Thrombozytopenie durch Hängenbleiben von Thrombozyten im Hämangiom; gleichzeitig durch Fibrinbindung im Hämangiom disseminierte Verbrauchskoagulopathie mit Purpura und Blutungsneigung.
- Verlauf: In den ersten Lebenswochen und -monaten kann das kapilläre Hämangiom noch rasch weiterwachsen.
  Im Verlauf der ersten 5–10 Lebensjahre fast immer weitgehende Rückbildung. Schließlich finden sich noch weiche, prolabierende Bindegewebsmassen, die von einer gefältelten Haut bedeckt sind.
- Therapie: Abwarten der Spontanregression! Etwa ab dem 7. Lebensjahr keine weitere Regression mehr zu erwarten. Die Residuen können dann kosmetisch-operativ beseitigt werden. Interdisziplinäre Zusammenarbeit.
  Bei rasch wachsenden, sich großflächig ausdehnenden kapillären Hämangiomen oder bei schweren Komplikationen (Blutung, Kasabach-Merritt-Syndrom): Glucocorticoidtherapie (2–3 Wo. 20–40 mg Prednisolon/d, anschließend langsame Reduzierung).
  Alle anderen Maßnahmen (Röntgentherapie, Kryotherapie, Sklerosierung oder frühzeitige Exzision) sind kontraindiziert.

Seniles Hämangiom

- Definition: Im höheren Lebensalter auftretendene kapilläre Hämangiome.
- Klinik: Kleine, hell- bis dunkelrote, leicht erhabene Papeln, die bevorzugt am Stamm lokalisiert sind. Oft sehr zahlreich.
- Therapie: Meist nicht erforderlich; bei kosmetischer Beeinträchtigung Verkochung mit dem Elektrokauter.

Granuloma teleangiectaticum

- Definition: Hämangiom des Granulationsgewebes; Entwicklung meist nach geringfügigen Traumen.
- Synonym: *Granuloma pyogenicum*.
- Klinik: Innerhalb weniger Wochen Erbsen- bis Kirschgröße erreichende, nässende, erodierte hellrote bis dunkelrote Tumoren. Häufig akrale Lokalisation.
- Sonderformen: Riesen-Granuloma teleangiectaticum mit Satelliten. Oft im Gesicht, gehäuft während der Schwangerschaft. Behandlung mit Kryotherapie.
- Differentialdiagnose: Amelanotisches Melanom, kutane Metastasen, Kaposi-Sarkom.
- Therapie: Exzision.

Angiolymphoide Hyperplasie mit Eosinophilie

- Definition: Kapillärer Gefäßtumor mit prominentem Begleitinfiltrat aus Lymphozyten und Eosinophilen.
- Klinik: Solitäre, selten multiple orangerote Knoten, die insbesondere im Kopfbereich auftreten. Feingeweblich finden sich proliferierende Kapillaren, die von dichten lymphozytären Infiltraten und eosinophilen Granulozyten umgeben sind.
- *Morbus Kimura*: gleichzeitig Bluteosinophilie und Lymphadenopathie.
- Differentialdiagnose: Granuloma faciale; Kaposi-Sarkom, Pseudolymphome.
- Therapie: Exzision.

Kavernöses Hämangiom

- Definition: Meist bei Geburt vorhandene oder im Kleinkindesalter auftretende Tumoren aus dilatierten (kavernösen) Kapillaren.
- Klinik: Im Korium und im subkutanen Fettgewebe lokalisierte, in ihrer Größe stark variierende Knoten. Je nach Lage ist die bedekkende Haut hautfarben oder hat einen bläulichen oder rötlichen Schimmer.
  Meist größer und unschärfer begrenzt als kapilläre Hämangiome.
- Therapie: Im Gegensatz zu den kapillären Hämangiomen wegen der geringen Rückbildungstendenz frühzeitig chirurgische Therapie indiziert.

Blue-rubber-bleb-Nävus-Syndrom

- Definition: Multiple kavernöse Hämangiome an der Haut und im Gastrointestinaltrakt.
- Genetik: Autosomal dominant.
- Klinik: Komprimierbare, weiche blaue Knoten in der Haut. Meist Extremitäten. Entstehung meist im Kindesalter.
- Komplikation: gastrointestinale Blutungen.
- Therapie: Symptomatisch.

Maffucci-Syndrom

- Definition: Assoziation von Dyschondroplasie und kavernösen Hämangiomen.

Naevus flammeus

- Definition: Umschriebene nävoide Gefäßfehlbildung aus dilatierten Kapillaren. Zwei Formen.
- Klassifikation:
  1. Median lokalisierte Naevi flammei.
  2. Halbseitig lokalisierte Naevi flammei (dem Ausbreitungsgebiet peripherer Nerven folgend).
- Klinik: Umschriebene Gefäßfehlbildungen, nicht erhaben, rosa oder burgunderfarben. Manifestation bei Geburt. Geringe Wachstums- oder Regressionstendenz.
- Assoziierte Fehlbildungen:
  1. Median gelegene Naevi flammei, wie an der Stirn oder im Nakken (*Erythema nuchae* Unna; Storchenbiß), sind nicht mit weiteren Fehlbildungen assoziiert.
  2. Halbseitig lokalisierte Naevi flammei: häufig assoziierte Fehlbildungen.
- Therapie: Kosmetisch abdeckende Maßnahmen (Covermark). Verödung der ektatischen Kapillaren mit dem Argon-Laser; am besten im Erwachsenenalter, da dunkelrot besser als hellrot absorbiert.
  Bei Entwicklung von erhabenen Angiomen im Bereich eines Naevus flammeus Therapie mit Infrarotkoagulator oder CO_2-Laser.

Sturge-Weber-Syndrom

- Definition: Naevus flammeus im Bereich des ersten Trigeminusastes mit Gefäßfehlbildungen der ipsilateralen Meningen und des Kortex.
- Weitere Symptome: kontralaterale Hemiparese (30%) mit muskulärer Hemiatrophie, Epilepsie (80%), mentale Retardierung (60%), Glaukom. Die intrakraniellen Angiome können verkalken.
- Untersuchungen: Regelmäßige augenärztliche Untersuchungen zur Früherkennung eines Glaukoms erforderlich.

Klippel-Trenaunay-Syndrom

- Definition: Naevus flammeus im Bereich einer Extremität mit Vergrößerung der betreffenden Extremität.

Angiokeratom

- Definition: Dilatierte Kapillaren im oberen und mittleren Korium, die von einer hyperkeratotischen Epidermis bedeckt sind.
- Klinik: Sechs klinische Formen:
  1. *Solitäres Angiokeratom*
     Schwärzlicher hyperkeratotischer, etwa münzgroßer flacher Knoten. Meist an den unteren Extremitäten von Jugendlichen. DD: Malignes Melanom.
  2. *Angiokeratoma circumscriptum*
     Verruköse plaqueförmige blaue Hautveränderungen. Meist an den Extremitäten.
  3. *Angiokeratoma Mibelli*
     Bei Jugendlichen mit Akrozyanose. Winzige blauschwarze keratotische Papeln an den Fingern und Zehen. DD: Verrucae vulgares.
  4. *Angiokeratoma Fordyce*
     Kleine, violette Papeln am Skrotum, seltener Penisschaft, Vulva und unteren Abdomen.
  5. *Angiokeratoma corporis diffusum Fabry*
     α-Galaktosidase-A-(Ceramid-Trihexosidase-)Defekt mit multiplen kleinen Angiokeratomen; akrale Schmerzen und Parästhesien, Paralysen, Hypohidrose, Hypotrichie. X-chromosomal rezessiv.
  6. *Fukosidase*
     L-Fukosidase-Defekt. Multiple Angiokeratome in der frühen Kindheit; meist schwere mentale Retardierung, Minderwuchs und spastische Lähmungen. Autosomal rezessiv.
- Therapie: Abhängig von der klinischen Form.

Naevus araneus

- Definition: Erworbene Gefäßveränderung, die aus einer zentralen dilatierten Arteriole und sternförmig von ihr ausgehenden Kapillaren besteht.
- Synonyma: Sternchenangiom; Spider-Nävus.
- Klinik: 1–2 cm große Veränderung, bei der von einer zentralen kleinen roten Papel radiäre Teleangiektasien ausstrahlen. Meist Gesicht.
- Assoziierte Befunde: Multiple Spider-Nävi können während der Schwangerschaft auftreten. Beziehung zu Lebererkrankungen umstritten.
- Therapie: Elektrokoagulation der zentralen Arteriole.

Kongenitale Phlebektasie

- Definition: Bei Geburt vorhandene Cutis-marmorata-artige Hautveränderungen, Phlebektasien, Spider-Nävi sowie Ulzerationen.
- Synonym: *Cutis marmorata teleangiectatica congenitalis*.
- Hautveränderungen:
  - bei Geburt oder in ersten Lebenswochen manifest,
  - meist generalisiert,
  - dilatierte Venen und Kapillaren,
  - meist Besserung im Kindesalter.
- Assoziierte Symptome: Ulzera (Aplasia cutis congenita), Varizen, kongenitales Glaukom, mentale Retardierung, Kiemengangszysten.

Teleangiektasien

- Definition: Irreversible, klinisch sichtbare Dilatation von Hautkapillaren.
- Klassifikation:
  1. *Primäre Teleangiektasien* (ohne assoziierte Erkrankungen):
     - generalisierte essentielle Teleangiektasien; meist Frauen, Beginn im mittleren Lebensjahr. Vorwiegend kosmetische Bedeutung;
     - unilaterales nävoides teleangiektatisches Syndrom (S. 421).

2. *Symptomatische Teleangiektasien:*
   - großfleckige Parapsoriasis en plaques,
   - Dermatomyositis,
   - kongenitale Poikilodermien,
   - Ataxia teleangiectatica Louis-Bar,
   - Xeroderma pigmentosum,
   - Sklerodermie und Lupus erythematodes,
   - Hereditäre hämorrhagische Teleangiektasien Osler-Weber-Rendu,
   - metastasierendes Karzinoid,
   - Angiokeratoma corporis diffusum,
   - Teleangiectasia macularis eruptiva perstans Weber (S. 443),
   - portale Hypertension bei Leberzirrhose,
   - Livedo reticularis,
   - Erythema ab igne, Erythema e calore.

Unilaterales nävoides teleangiektatisches Syndrom

- Definition: Einseitige Spider-Nävi mit anämischen Halo.
- Lokalisation: Unregelmäßig verteilt. Meist Beginn im Schulter-Arm-Bereich.
- Klassifikation:
  1. angeboren,
  2. erworben. Meist Frauen; Beziehung zu erhöhten Serum-Östrogen-Spiegeln (Gravidität, Kontrazeptiva).
- Therapie: in der Postmenopause mit Antiöstrogenen (Tamoxifen).

Hereditäre hämorrhagische Teleangiektasien

- Definition: Hereditäre Teleangiektasien an Haut und Gastrointestinaltrakt mit Blutungsneigung.
- Synonym: *Morbus Osler*.
- Genetik: Autosomal dominant.
- Klinik: Bereits im Kindesalter häufig Nasenbluten. Während der Pubertät Entwicklung von einige Millimeter großen Makeln oder Papeln, die aus teleangiektatischen Gefäßen bestehen.
- Lokalisation: Mund- und Nasenschleimhaut, seltener Gesicht, Hände. Innere Organe oft mitbefallen (Darm, Lunge, Urogenitaltrakt).
- Komplikation: Innere Blutungen.

Ataxia teleangiectatica Louis-Bar

- Definition: Syndrom mit generalisierten Teleangiektasien, progressiver zerebellarer Ataxie und kombiniertem Immundefekt.
- Genetik: Autosomal rezessiv; Häufigkeit 1:40000. Gen: 11q22–23.
- Klinik:
  1. *Progressive zerebellare Ataxie*
     Degeneration der Purkinje-Zellen. Beginn: frühe Kindheit; zur Pubertät selbständiges Laufen nicht mehr möglich.
  2. *Okulokutane Teleangiektasien*
     Ab 3. Lebensjahr Teleangiektasien an Konjunktiven, Nasenrükken, Jochbeinbereich, später auch Brust, Ellenbeugen und Kniekehlen.
  3. *Weitere Hautveränderungen*
     Café-au-lait-Flecken, Grauwerden der Haare, sklerodermieartige Veränderungen.
  4. *Kombinierter Immundefekt*
     Thymushypoplasie sowie IgG2, IgA- und IgE-Mangel mit rezidivierenden Atemwegsinfektionen, etwa 100fach erhöhtes Krebsrisiko, besonders Entwicklung von malignen Lymphomen.
  5. *Endokrine Störungen*
     Z.B. Insulinresistenter Diabetes.
- Verlauf: Meist während der Kindheit Exitus letalis durch schwere pulmonale Infektionen oder Lungeninsuffizienz.

Glomustumor

- Definition: Gutartige Tumoren, die von dermalen arteriovenösen Shunts (Sucquet-Hoyer-Kanal) ausgehen.
- Klinik: Bei Frauen häufig subungual; stark schmerzend. Insgesamt bei Männern häufiger. Meist solitäre, kleine, bläulich bis rötliche Knoten. Selten multipel.
- Therapie: Exzision.

Angiosarkom (malignes Angioendotheliom)

- Definition: Maligner Weichteiltumor mit vaskulärer Differenzierung. Die Unterscheidung von Hämangio- und Lymphangiosarkomen ist histologisch oft unscharf und klinisch irrelevant.
- Klinik:
  1. *Angiosarkome ohne assoziiertes Lymphödem:* Typisch im Gesicht oder am Kapillitium älterer Menschen. Plaques und Knoten, blaurötlich, oft ulzeriert.

2. *Angiosarkome bei chronischen Lymphödemen* im Armbereich nach Mastektomie: *Stewart-Treves-Syndrom*.

- Therapie: Nur in spezialisierten Zentren. Oft infauste Prognose.

Kaposi-Sarkom

- Definition: Von venösen Kapillarendothelien ausgehender braunroter Gefäßtumor mit multifokaler Entstehung, der sich in verschiedenen klinischen Formen mit unterschiedlichem Malignitätsgrad manifestiert.
- Klinische Formen:

1. *Lokalisiertes noduläres Kaposi-Sarkom* (klassische Form)
   - Weniger als 15 kutane Knoten oder
   - Begrenzung der Hautveränderungen auf eine anatomische Region (z.B. beide Unterschenkel).

   Allenfalls einzelne Gastrointestinalherde. Häufig bei osteuropäischen Juden und Italienern. Geringer Malignitätsgrad, jahrzehntelanger Verlauf.
2. *Lokalisiertes aggressives kutanes Kaposi-Sarkom*
   Infiltrierend oder exophytisch wachsende Kaposi-Sarkom-Herde. Gewöhnlich distale Extremitäten; Infiltration der Knochen. In Zentralafrika häufig. Bei aggressiver Therapie gute Heilungschancen.
3. *Lokalisiertes viszerales Kaposi-Sarkom*
   Z.B. solitärer Lymphkoten- oder Herzbefall. Oftmals Zufallsbefund bei immunsupprimierten Patienten (Nierentransplantation; Lymphome) bei der Autopsie.
4. *Generalisiertes lymphadenopathisches Kaposi-Sarkom*
   Rasch wachsendes multifokales Kaposi-Sarkom in den Lymphknoten mit massiver Lymphadenopathie. Gelegentlich Hautbeteiligung, jedoch kein Befall innerer Organe. Infauste Prognose. Bei jungen Afrikanern (Kinder), seltener bei AIDS.
5. *Disseminiertes Kaposi-Sarkom*
   Befall zahlreicher Organe: Haut, Magen-Darm-Trakt (Blutungen), Lymphknoten. Auftreten bei Immundefekten (Immunsuppression, AIDS). Typischer Hautbefund: hellbraune oder rötliche, längliche, entlang der Hautspaltlinien angeordnete Papeln.

- Diagnostik:
  - Komplette körperliche Untersuchung.
  - Routine-Blutuntersuchungen.
  - Röntgenaufnahme des Thorax, CT-Untersuchungen klinisch auffälliger Regionen.
  - indirekte Laryngoskopie, Magen- und Dünndarmspiegelung, Koloskopie.
  - Biopsie von kutanen und extrakutanen Herden einschließlich vergößerter Lymphknoten.
  - HLA-Typisierung (80%: HLA DR5).

- Alkalische Phosphatase (Knochenbefall).
- Bestimmung von Virustitern und Anlegen von Viruskulturen aus Blut, Urin und Biopsaten.
- Recall-Antigene (bei Immundefekten Anergie).
- Spezielle immunologische Untersuchungen.

- Therapie:
  - Typ 1 und 2: Lokale Radiotherapie, intraläsionale Vinblastin-Injektionen, systemische und/oder intraarterielle Vinblastin-Therapie.
  - Typ 3 und 4: Vinblastin i.v.; Polychemotherapie. VP 16 (Vepesid) 150 mg/m^2 3mal/d für 28 Tg.
  - Siehe auch HIV-Infektion (S. 139).

Lymphangiome

- Definition: Fehlbildungen der Lymphgefäße.
- Klinische Typen:

1. *Lymphangiektasien (dilatierte Lymphkapillaren)*
   Zahlreiche Ursachen; oft nach sekundärem Lymphverschluß.
2. *Lymphangioma circumscriptum*
   Manifestation meist bei der Geburt oder während der Kindheit. Axillen, Schultern, Hals, distale Extremitäten. Klinisch klare aggregierte Blasen (wie Froschlaich). Therapie: Exzision (oft Rezidiv, da Lymphgefäße auch in der Tiefe fehlgebildet).
3. *Zystisches Hygrom*
   Große unilokuläre Lymphzysten (Hals, Axillen, Perineum). Meist kongenital.
4. *Kongenitale Lymphödeme.*

Solitäres Neurofibrom

- Definition: Neurofibrom bei einem Patienten, der nicht an Morbus Recklinghausen (S. 315) leidet.
- Klinik: Häufig. Auftreten meist zwischen dem 20. und 40. Lebensjahr. Weiche, hautfarbene schmerzlose Knoten. Keine Prädilektionsstellen.

Nervenscheidenmyxom

- Definition: Seltener gutartiger schleimbildender Tumor der Nervenscheiden.
- Synonyma: Neurothekeom, bizarres Neurofibrom, Pacini-Neurofibrom.
- Klinik: Unscharf abgegrenzter Tumor im Korium.
- Therapie: Exzision. Lokalrezidiv sehr selten.

Traumatisches Neurom

- Definition: Echte Neurome, die im Bereich von Verletzungen oder Operationsnarben entstehen.
- Klinik: Im Korium gelegene asymptomatische, gelegentlich auch sehr schmerzhafte Knoten.
- Histologie: Sich durchflechtende Bündel aus Nervenfaszikeln, die in einem fibrösen Narbengewebe gelegen sind.

Nasale Gliome

- Definition: Embryologische Hernienbildung des ZNS.
- Klinik: Bei der Geburt vorhanden. Meist an Nasenwurzel.
- Therapie: Bei Exzision auf Möglichkeit einer Kommunikation mit dem ZNS achten.

Neurilemmom (Schwannom)

- Definition: Tumor der Nervenscheiden (Schwann-Zellen).
- Klinik: Neben der häufigsten Lokalisation im N. acusticus treten Neurilemmome entlang der größeren Nerven an den Extremitäten, meist über den Streckseiten der Gelenke auf. Man findet variabel große bis 5 cm betragende, meist derbe Tumoren. Dermale oder subkutane Lokalisation.
- Differentialdiagnose: Glomustumor (bei Schmerzen), Lipom, Atherom, Ganglion, juxtaartikuläre Knötchen oder Neurofibrom.
- Therapie: Exzision; cave: Verletzung des Nervs.

Granularzell-Myoblastom Abrikossoff

- Definition: Vom Nervengewebe ausgehender Tumor mit typischem granulierten Zytoplasma der Tumorzellen.
- Klinik: Selten. Dermale 1–2 cm große Knoten meist an der Zunge; an der Haut keine Prädilektionsstellen.

Kutane Meningeome

- Definition: Gutartige Tumoren der Meningen.
- Primär kutane Meningeome:
  - Klinik: Bei der Geburt vorhanden. An Kopfhaut, Stirn oder paravertebral lokalisiert.
  - Verlauf: Gute Prognose.
- Sekundär kutane Meningeome:
  - Klinik: Ausdehnung eines Meningeoms des ZNS durch Erosion der Kalotte und Eindringen in die Kopfhaut.
- Periphere Meningeome:
  - Klinik: Versprengtes Gewebe entlang der Nervenscheiden von Gehirnnerven oder peripheren Nerven. Meist Erwachsene. Am häufigsten Kopfhaut, perinasal, periaurikulär und periorbital.
  - Verlauf: Gefürchtet wegen der Kompression oder Zerstörung der umgebenden Strukturen.

Subkutanes sakrokokzygeales Ependymom

- Definition: Maligner Tumor der Haut und des subkutanen Fettgewebes in der sakrokokzygealen Region. Keine Verbindung zum Rückenmark.
- Klinik: Meist bis zum 20. Lebensjahr Manifestation.
- Histologie: Gekapselt. Typischer papillärer Aufbau.
- Verlauf: in 20% Metastasen.

Klassifikation

- Hyperplasien (epidermal; makulös):
  Epheliden,
  Lentigines,
  Café-au-lait-Fleck (Naevus pigmentosus),
  Melanosis naeviformis,
  Naevus spilus.
- Epidermokoriale melanozytäre Tumoren:
  Kongenitale melanozytäre Nävi,
  erworbene melanozytäre Nävi,
  Halonävus,
  Spitznaevus (juveniles „Melanom"),
  Pigmentierter Spindelzelltumor (Reed).
- Dermale melanozytäre Hyperplasien und Tumoren:
  Mongolenfleck,
  Naevus Ota (Naevus fuscocaeruleus ophthalmomaxillaris),
  Naevus Ito (Naevus fuscocaeruleus deltoideoacromialis),
  blauer Nävus (Naevus caeruleus).

Epheliden (Sommersprossen)

- Definition: Durch verstärkte Aktivität der Melanozyten verursachte umschriebene Hyperpigmentierungen.
- Klinik: An den chronisch lichtexponierten Hautarealen, schon im Kindesalter auftretende hell- bis dunkelbraune Makeln. Oft sehr zahlreich. Besonders bei Hauttyp I und II (S. 16).
- Histologie: Basale Hyperpigmentierung durch vermehrte Melaninsynthese; Melanozytenzahl normal oder vermindert.
- Therapie: Prophylaxe durch Lichtschutz möglich.

Lentigo simplex

- Definition: Umschriebene Hyperpigmentierung durch Hyperplasie von Epidermis und Melanozyten.
- Klinik: Hell- bis dunkelbraune, regelmäßig begrenzte 1–3 mm große Makeln. Keine Prädilektionsstellen. Sehr häufig. Lichtexposition ohne Beziehung zum Auftreten von Lentigines.
- Histologie: Verlängerte Reteleisten mit ausgeprägter basaler Hyperpigmentierung; Melanozyten dort vermehrt.
  Lentigines zeigen histologisch meist Übergänge zum Nävuszellnävus: nävoide Lentigo.

Lentigo senilis

- Klinik: Unregelmäßig begrenzte, hellbraune Makeln, die in der chronisch lichtexponierten Haut älterer Personen auftreten. Kosmetisch störend.
- Therapie: Bei Lentigo senilis Betupfen mit flüssigem Stickstoff ist möglich (8–10 Sek.); sonst Versuch mit Tretinoin 0,1 – 0,5%.

Syndrome mit Lentigines

- Synopsis:
  Lentiginosis perigenito-axillaris,
  lentiginöser Mosaizismus,
  zentrofaziale Lentiginose Touraine,
  zentrofaziale Lentiginose Greither,
  Neurofibromatose von Recklinghausen,
  Schimmelpenning-Feuerstein-Mims-Syndrom,
  periorifizielle Lentiginose Peutz-Jeghers (S. 321),
  NAME-Syndrom,
  LEOPARD-Syndrom.
- *Perigenitoaxilläre Lentigines*
  Symptom bei Neurofibromatose und Watson-Syndrom; häufig sporadisch ohne assoziierte Symptome.
- *NAME-Syndrom*
  Nävi (Lentigines, Nävuszellnävi, blaue Nävi), **a**triale Myxome, **my**xomatöse Tumoren der Haut, **E**pheliden und endokrine Tumoren.
- *LEOPARD-Syndrom*
  Lentigines, **E**KG-Ableitungsstörungen, **o**kulärer Hypertelorismus, **P**ulmonalstenose, **a**bnormale Genitalien, **R**etardierung des Wachstums, Defekt des Hörvermögens.
  Selten alle Symptome bei einem Patienten nachweisbar; bei Wachstumsverzögerung, genitaler Hypoplasie und generalisierten Lentigines spricht man von *Moynahan-Syndrom*.

Café-au-lait-Fleck (Naevus pigmentosus)

- Definition: Umschriebene, meist bei Geburt vorhandene Hyperpigmentierung.

- Klinik: Hellbraune, unregelmäßig und scharf begrenzte, ein bis viele Zentimeter große gleichmäßige schmutzigbraune Hyperpigmentierungen. Mehr als 5 Café-au-lait-Flecken sind verdächtig auf das Vorliegen einer Neurofibromatose (S. 315).
- Histologie: Hyperpigmentierung des Stratum basale; Melanozytenzahl vermehrt. Riesenmelanosomen.

Syndrome mit Café-au-lait-Flecken

- Neurofibromatosen (S. 315).
- Albright-Syndrom (sporadisch; polyostotische fibröse Dysplasie, Pubertas praecox, Café-au-lait-Flecken).
- Watson-Syndrom (autosomal dominant; axilläre Lentigines, Café-au-lait-Flecke, mentale Retardierung, Pulmonalstenose).
- Verner-Syndrom (autosomal dominant; temporale Dysrhythmien).
- Schimmelpenning-Feuerstein-Mims-Syndrom (S. 405).
- Ataxia teleangiectatica Louis-Bar (S. 422).
- Bloom-Syndrom (S. 262).

Melanosis naeviformis Becker

- Definition: Relativ häufiges, einseitiges, hyperpigmentiertes und behaartes Hamartom.
- Klinik: Manifestation im 2. Lebensjahrzehnt; überwiegend männliche Patienten. Einseitige, hyperpigmentierte, unregelmäßig begrenzte, behaarte Region, meist im Bereich des oberen Stammes. Leichte Verdickung der Haut ist häufig
- Pathogenese: Wahrscheinlich Vermehrung von Androgenrezeptoren. Damit erklärt sich der Zeitpunkt der Manifestation und die Geschlechtsverteilung.
- Therapie: Nur kosmetische Maßnahmen möglich.

Naevus spilus

- Definition: Unregelmäßig pigmentierter Pigmentnävus.
- Synonym: Kiebitzeinävus.
- Klinik: Unregelmäßig, aber scharf begrenzte, meist mehrere Zentimeter große hellbraune Flecken, in denen sich eingesprenkelt kleine Nävuszellnävi oder Lentigines finden.
- Histologie: Wie Café-au-lait-Fleck, dazwischen kleine Nävuszellnävi.
- Therapie: Nur kosmetische Maßnahmen möglich.

Kongenitaler melanozytärer Nävus

- Definition: Melanozytäre Nävi, die bei Geburt vorhanden sind.
- Klinik: Einteilung nach Größe:
  klein: < 1,5 cm Durchmesser
  mittel: 1,5–20 cm Durchmesser
  groß: > 20 cm Durchmesser.
  Rauhe papillomatöse Oberfläche, variable Pigmentierung und meist Hypertrichose. Scharfe Begrenzung.
- Histologie: Bandförmige Ansammlungen von Nävuszellen im oberen Korium; Nävuszellen dringen entlang den epithelialen Strukturen ins tiefe Korium vor und liegen oft um Blutgefäße und Nerven.
- Therapie: Kleine und mittelgroße kongenitale Nävi lassen sich meist ohne Schwierigkeiten exzidieren; bei großen Nävi über 20 cm Durchmesser kann versucht werden, in den ersten Wochen nach der Geburt eine Dermabrasio durchzuführen (Spezialzentren: Fachklinik Hornheide bei Münster; Hautklinik Kassel).
- Komplikationen: Bei 5–20% der großen kongenitalen melanozytären Nävi entstehen Melanome! Jährliche Kontrolluntersuchungen. Am häufigsten während der ersten Lebensjahre. Aufklärung der Eltern und Anleitung zur Selbstuntersuchung.

Erworbener melanozytärer Nävus (Nävuszellnävus)

- Definition: Gutartiger Tumor der epidermalen Melanozyten.
- Klinik: Zunächst homogen pigmentierte Makeln, die fast nie breiter als 6 mm werden (DD: Melanom). Später durch Zunahme der Tumormasse Umwandlung zur Papel.
  Die Farbe der melanozytären Nävi variiert von Patient zu Patient, auch bei einem Patienten, und schwankt von dunkelbraun bis hautfarben. Als Faustregel gilt, daß die Braunfärbung bei erst kurze Zeit bestehenden Nävuszellnävi am stärksten ist und mit der weiteren Entwicklung abnimmt, bis sie schließlich bei dermalen Nävuszellnävi ganz verschwinden kann.
  Keine Prädilektionsstellen.
  Innerhalb von melanozytären Nävi oft dunkel pigmentierte Terminalhaare: *Naevus pigmentosus et pilosus*.
  Eine klinisch ebenfalls zu differenzierende Sonderform ist der papillomatöse Nävuszellnävus, der durch zunehmende Ausdehnung des Papillarkörpers mit sich verlängernden und sich vernetzenden Reteleisten entsteht.

- Epidemiologie: Nävuszellnävi entwickeln sich bei jedem Menschen. Maximale Zahl meist im 2. Lebensjahrzehnt, danach allmähliche Rückbildung.
- Histologie: Drei Wachstumsphasen:
  - Intraepidermaler Nävuszellnävus. Nestförmige Ansammlungen aus epitheloidzelligen Melanozyten innerhalb der Epidermis; die Nester sind rund bis oval und gleich groß.
  - Epidermokorialer Nävuszellnävus (Compound-Nävus). Zu den intraepidermalen Nestern treten herdförmige Ansammlungen im Papillarkörper und im oberen Korium. Auch die Nester im oberen Korium sind von ungefähr gleicher Größe. Zusätzlich liegen zwischen den Nävuszellnestern pigmentgefüllte Melanophagen.
  - Dermaler (korialer) Nävuszellnävus. Die epidermale Komponente fehlt vollständig. Innerhalb des oberen und mittleren Korium liegen teils nestförmige, teils diffuse Ansammlungen aus Nävuszellen. Nach vielen Jahren können sich auch strangförmige, an Nerven erinnernde Formationen entwickeln (neuroide Umwandlung). Gelegentlich treten innerhalb der Nävuszellen Fettzellen auf, die dem Nävus klinisch einen gelblichen Farbton verleihen.
- Therapie: Alle erworbenen melanozytären Naevi können aufgrund ihrer geringen Größe problemlos exzidiert werden. Dies ist natürlich nicht in jedem Fall erforderlich. Insbesondere solche Nävi, die klinisch eine Ähnlichkeit zum malignen Melanom aufweisen oder die die Patienten kosmetisch, mechanisch oder aufgrund subjektiver Symptome wie etwa Juckreiz stören.
  Auch empfiehlt es sich, melanozytäre Nävi zu exzidieren, die von Patienten mit der Besorgnis, es könnte sich um einen bösartigen Tumor handeln, gezeigt werden.

Halo-Nävus (Sutton-Nävus)

- Definition: Nävuszellnävus mit umgebender Depigmentierung.
- Klinik: Am häufigsten im 2. Lebensjahrzehnt. Meist dermoepidermale Nävuszellnävi, die von einer depigmentierten Zone umgeben sind.
- Histologie: Dichtes lymphozytäres Infiltrat unterhalb des Nävus und im Randbereich.

Spitz-Nävus

- Definition: Gutartiger Tumor der epidermalen Melanozyten mit typischem klinischem Bild und histologischen Kern- und Zellatypien. Benannt nach der amerikanischen Pädiaterin Sophie Spitz.
- Synonyma: Juveniles Melanom; Spindel- und/oder Epitheloidzellnävus.
- Klinik: 1–2 cm große hellrote, halbkugelige Tumoren. Meist Kinder oder Jugendliche; häufig Gesicht.
- Histologie: Kern- und Zellatypien; häufig Mitosen. Symmetrischer Aufbau; Reifung der Nävuszellen zur Tiefe; geringe Einzelzellausbreitung innerhalb der Epidermis; zusammenfließende eosinophile Körperchen (Camino-bodies) an der dermoepidermalen Junktion.
- Therapie: Exzision.

Pigmentierter Spindel-Zelltumor (Reed)

- Definition: Pigmentierte Variante des Spitz-Nävus.
- Klinik: Erhabener, stark pigmentierter Knoten.
- Differentialdiagnose: Malignes Melanom.
- Therapie: Exzision.

Mongolenfleck

- Definition: Nävoide Ansammlung von Melanozyten im Korium der Lumbalregion.
- Klinik: In der Lumbalregion lokalisierte bläuliche Verfärbung, ein bis mehrere Handteller groß. Bei fast allen Mongolen bei Geburt vorhanden; bei Hellhäutigen selten. Später Rückbildung.
- Histologie: Spindelförmige Melanozyten verstreut im Korium.

Nävus Ota (Naevus fuscocaeruleus ophthalmomaxillaris)

- Allgemeines: Meist Japaner, 80% Frauen.
- Klinik: Unilaterale, flache, blaue oder graubraune Makel im Bereich des Auges und der umgebenden Gesichtshaut (Versorgungsgebiet von Trigeminus I und II). Meist kongenital.
- Verlauf: Melanomentstehung möglich.

Nävus Ito (Naevus fuscocaeruleus deltoideoacromialis)

- Definition: Pendant des Nävus Ota im Schulterbereich.

Blauer Nävus

- Definition: Umschriebene Ansammlung von Melanozyten im Korium.
- Synonym: Naevus caeruleus.
- Klinik: Tiefblauer bis blauschwarzer, meist flacher, linsengroßer Knoten ohne Prädilektionsstellen.
- Histologie:
  1. *Blaue Nävi vom gewöhnlichen Typ*: Im Korium spindelförmige, leicht pigmentierte Zellen, meist parallel zur Oberfläche angeordnet. Zahlreiche Melanophagen.
  2. *Zellreicher blauer Nävus*: Epitheloidzellige, schwach pigmentierte Melanozyten.
  3. *Kombinierter Nävus*: Kombination eines erworbenen melanozytären Nävus (Nävuszellnävus) mit einem blauen Nävus.
- Differentialdiagnose: Melanom; apokrines Hydrokystom; pigmentiertes Dermatofibrom.
- Therapie: Exzision.
- Prognose: maligne Entartung möglich, aber sehr selten.

Allgemeines

- Definition: Melanozytäre Nävi mit Kern- und Zellatypien (in Analogie z. B. zur Zervixdysplasie).
- Genetik: Sporadisches oder hereditäres Auftreten; während die Gesamtzahl dysplastischer Nävi wohl durch mehrere Gene beeinflußt wird (polygener Erbgang), wird das Syndrom familiär gehäufter multipler dysplastischer Nävi und maligner Melanome wahrscheinlich autosomal dominant übertragen: *Nävusdysplasiesyndrom* (Synonyma: B-K-mole-Syndrome; Syndrome der familiären malignen Melanome, FAMM-Syndrom).
- Vorkommen: 2–8% der weißhäutigen Bevölkerung. Dysplastische Nävi entstehen ab der zweiten Lebensdekade; Entwicklung neuer Nävi während des ganzen Lebens. Normale melanozytäre Nävi entstehen nach dem 35. Lebensjahr nicht mehr.
- Dysplastische Nävi als Marker für Melanomgefährdung:
  Bei normalen hellhäutigen Menschen beträgt das Risiko, ein Melanom zu entwickeln, etwa 0,5%.
  Bei Patienten mit Nävusdysplasiesyndrom liegt das errechnete Risiko bei 8–10%. Die Melanome können auf unveränderter Haut entstehen oder sich aus einem dysplastischen Nävus entwickeln. Das Risiko erreicht 100% bei Patienten, die multiple dysplastische Nävi aufweisen und aus Familien mit familiärem Melanom kommen (Familien, bei denen zwei oder mehr Verwandte ersten Grades Melanome entwickelt haben).

Klinik

Morphologie der dysplastischen Nävi: Dysplastische Nävi unterscheiden sich morphologisch in mehreren Punkten von normalen erworbenen Nävi. Typischerweise zeigen dysplastische Nävi folgende Charakteristika:

- 5–12 mm Durchmesser (größer als normale erworbene Nävi),
- ovaläre Form,
- unregelmäßige und unscharfe Begrenzung,
- im Zentrum erhaben, in der Peripherie flach (Spiegelei). Wenn dysplastische Nävi rein makulös sind, ist eine Abgrenzung zum initialen Melanom schwer oder unmöglich;
- unterschiedliche Pigmentierung; meist hell- bis mittelbraun, gelegentlich rosafarben. Schwarze Herde innerhalb dysplastischer Nävi sind suspekt auf ein initiales malignes Melanom.

- Lokalisation und Anzahl der dysplastischen Naevi:
  - oft über 100 Nävi,
  - am häufigsten Stamm, ventral oder dorsal.
  - bei Frauen Brüste häufig betroffen,
  - Patienten mit dysplastischen Nävi haben mehr normale melanozytäre Nävi als Patienten ohne dysplastische Nävi;
  - dysplastische Nävi können auch vereinzelt auftreten, 2–3 bei einem Patienten.

Histologie

- Zunahme von Melanozyten in der Basalzellschicht.
- Ein Teil der Melanozyten zeigt zytologische Atypien.
- Melanozyten sind oft spindelzellig und parallel zur Epidermis angeordnet; sie können zu großen Nestern zusammenfließen, die mehrere Reteleisten überbrücken.
- Fibrose um die Reteleisten.
- Lymphozytäres Infiltrat im oberen Korium.

Vorgehen bei Patienten mit dysplastischen Nävi

- Sicherung der Diagnose:
  - Sorgfältige dermatologische Untersuchung.
  - Histologische Untersuchung.
  - Familienanamnese (Melanome?).
- Exzision aller suspekten Nävi.
- Familienuntersuchung:
  - Dermatologische Untersuchung aller Verwandten ersten Grades.
- Kontrolluntersuchungen:
  - bei familiären Melanomen:

  Ganzkörperphotographie; alle 3–6 Mon. klinische Untersuchung und Vergleich der Photos; Exzision aller veränderten Nävi;
  - keine familiären Melanome:

  Kontrolluntersuchungen alle 6–12 Mon.; Exzision suspekter Nävi.
- Patienteninformation:
  - Selbstuntersuchung (Kriterien für die Früherkennung des malignen Melanoms S. 437).
  - Meiden intensiver Sonnenexposition; Verwendung von Lichtschutzmitteln.

Allgemeines

- Definition: Maligner Tumor der epidermalen Melanozyten.
- Epidemiologie: Das maligne Melanom der Haut nimmt bei Hellhäutigen weltweit besorgniserregend zu. In den Südstaaten von Australien beispielsweise ist die Inzidenz von 5/100000/Jahr (1960) auf über 40/100000/Jahr (1984) angestiegen.
- Ursachen sind in erster Linie die veränderten Freizeitgewohnheiten mit verstärkter Sonnenexposition. Weitere pathogenetische Faktoren treten gegenüber der Sonnenexposition zurück.
- Prophylaxe und Früherkennung:
  Folgende Ziele sind vorrangig:
  - Weitere Breitenaufklärung der Bevölkerung über Ursache der Melanomzunahme und Selbstdiagnose der frühen Melanome.
  - Genaue Kenntnisse über die Morphologie des frühen Melanoms als Basiswissen bei jedem Arzt.
- Biologie: Das maligne Melanom wächst in zwei Phasen:
  1. *Horizontale Wachstumsphase*:
     Beginn in der Epidermis mit einer Vermehrung der Melanozyten in der Basalzellschicht, die zunehmend Kern- und Zellatypien aufweisen. Allmählich durchsetzen die atypischen Melanozyten auch die oberen Schichten der Epidermis; gleichzeitig dehnt sich der Prozeß horizontal innerhalb der Epidermis aus, wobei sich immer mehr Einzelklone mit verschiedenartiger Wachstumsgeschwindigkeit und Pigmentierung etablieren.
  2. *Vertikale Wachstumsphase*:
     Erst zu einem nicht vorhersehbaren Zeitpunkt dringt ein Klon in das Korium ein (in Analogie zum melanozytären Nävus) und dehnt sich dort nach allen Richtungen gleichzeitig aus. Das biologisch aggressive Verhalten des malignen Melanoms ist fast ausschließlich mit dem vertikalen Wachstum assoziiert.

Klinik des malignen Melanoms

Vier klinische Typen des malignen Melanoms werden unterschieden:

- 1. *Superfiziell spreitendes Melanom (SSM)*: ca. 65%.
  Langdauernde horizontale Wachstumsphase, oft über mehrere Jahre. Unregelmäßig pigmentierte, unscharf und polyzyklisch begrenzte, große (> 6 mm) Makel oder Plaques. Bei längerem Bestehen Ausbildung von depigmentierten Arealen innerhalb des SSM: Regressionszonen; schlechtere Prognose.

Lokalisation: Typisch bei Frauen an den Unterschenkeln. Nach unterschiedlicher Zeitdauer Einbruch in das Korium mit vertikalem Tumorwachstum: sekundär knotiges SSM.

- 2. *Noduläres Melanom (NM)*: ca. 20%.
  Nach kurzer Zeitdauer Ausbildung eines Klons, der in das Korium eindringt. Meist dunkelbraune Papeln oder Knoten mit pigmentiertem, unscharf begrenztem Randsaum; selten amelanotisch. Oberfläche häufig erodiert. Schlechte Prognose.
- 3. *Lentigo-maligna-Melanom (LMM)*: ca. 10%.
  Im Gesicht bei älteren Menschen (chronische Lichtexposition). Große, unregelmäßig pigmentierte, unscharf begrenzte Makeln, die lange auf die Epidermis begrenzt bleiben. Diese horizontale Wachstumsphase wird klinisch als *Lentigo maligna* bezeichnet. Nach vielen Jahren Eindringen ins Korium: Lentigo-maligna-Melanom. Relativ gute Prognose.
- 4. *Akral-lentiginöses Melanom (ALM)*: ca. 5%.
  Melanom mit Lokalisation an Hautarealen ohne Haarfollikel. Klinisch vom Typ des superfiziell spreitenden oder nodulären Melanoms. Insgesamt ungünstige Prognose.
- Besondere Formen:
  - Malignes Melanom (MM) ohne bekannten Primärtumor (3–9% aller metastasierenden MM),
  - Schleimhautmelanome (sehr selten).

Frühdiagnose des In-situ-Melanoms

- Fleck größer als 6 mm bei der ersten Arztvorstellung (melanozytäre Nävi sind bei einer Breite von 6 mm immer erhaben),
- unterschiedliche Pigmentierung (verschiedene Klone),
- unregelmäßiger, polyzyklischer Rand (unterschiedliche Wachstumsgeschwindigkeit der einzelnen Klone),
- unscharfe Begrenzung (intraepidermale Einzelzellausbreitung).

Histologie

Folgende Kriterien sind für die histologische Melanomdiagnose von Bedeutung:

1. Breite melanozytäre Veränderung,
2. atypische Melanozyten in allen Lagen der Epidermis,
3. mehr einzelne Melanozyten als Nester aus Melanozyten,
4. atypische Melanozyten im Korium,
5. atypische Mitosen,
6. Melanozyten werden zur Tiefe hin nicht kleiner.

Prognostische Parameter

Prognostische Parameter helfen bei der Wahl der entsprechenden Therapieformen und den Intervallen von Nachkontrollen.

- 1. Klinische Parameter:
  - Geschlecht: Männer haben insgesamt schlechtere Prognose als Frauen.
  - Lokalisation: In der BANS-Region prognostisch ungünstig (**b**ack, **a**rms, **n**eck, **s**houlder).
  - Ulzeration: Prognostisch ungünstig.
  - Melanomtyp: Lentigo-maligna-Melanom (5-Jahres-Überlebensrate 80%), superfiziell spreitendes Melanom (5-Jahres-Überlebensrate 70%), noduläres Melanom (5-Jahres-Überlebensrate 60%).
- 2. Histologische Parameter:
  - Eindringtiefe des Melanoms in die Haut (Level nach Clark; Abb. 13).
  - maximale Melanomdicke (nach Breslow; Abb. 14). Bessere prognostische Korrelation als die Level-Einteilung.
  - Zahl der Mitosen pro High-power-Gesichtsfeld (nach Schmoekel): Prognose mit zunehmender Mitosenzahl ungünstig.
- 3. Melanomstadium: siehe Tab. 58, S. 441.

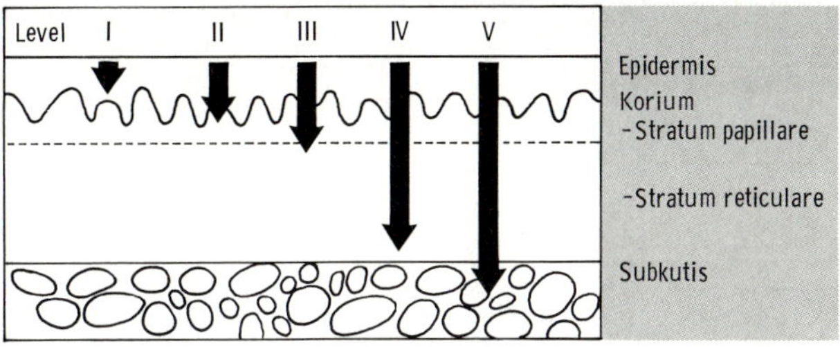

Abb. **13** Einteilung der Melanomeindringtiefe in Level I – V nach Clark

● Tabelle **57 a** Eindringtiefe (Level) des malignen Melanoms und prognostische Bedeutung

Level	Definition	5-Jahres-Überlebens-rate (%)	10-Jahres-Überlebens-rate (%)
I	intraepidermal	100	100
II	Melanom im Papillarkörper	90	85
III	Melanom im Stratum reticulare	85	65
IV	Melanom im tiefen Korium	65	50
V	Melanom ins Fettgewebe eingedrungen	20-40	30

Diagnostik

1. Sicherung der Diagnose
   - anhand der Klinik: Stationäre Aufnahme und Exzision nach den Richtlinien der Tumorchirurgie;
   - bei unklarer Klinik: Exzision einfach im Gesunden und beschleunigte histologische Untersuchung (innerhalb 5 Tg. Ergebnis).
2. Klinische und ggf. histologische Untersuchung suspekter regionärer und anderer Lymphknotenstationen. Wenn möglich: Lymphknotensonographie.
3. Obligate Untersuchungen (außer Melanoma in situ):
   a) Röntgenaufnahme des Thorax,
   b) Abdomensonographie.
4. Fakultative Untersuchungen bei klinischem Verdacht:
   a) Hirn-CT,
   b) Knochenszintigraphie,
   c) weitere Untersuchungen (z. B. MRT).

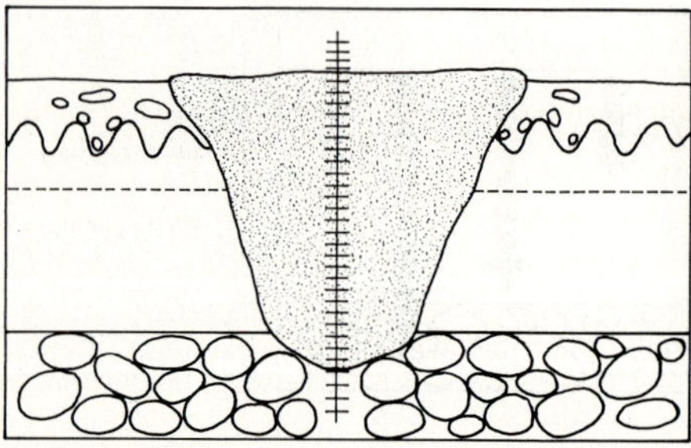

Abb. **14** Messung der maximalen Tumordicke mit dem Okularmikrometer nach Breslow

- Tabelle **57b** Tumordicke des malignen Melanoms und prognostische Bedeutung

Tumordicke	5-Jahres-Überlebensrate (%)	10-Jahres-Überlebensrate (%)
kleiner als 0,75 mm	99	99
0,75–1,5 mm	75–90	80
1,5 –3,0 mm	50–70	55
größer als 3,0 mm	20–40	30

Nachuntersuchungen

- Stadium I, Tumordicke < 1,5 mm:
  bis 2. J. alle 6 Monate, danach alle 16 Mon.
- Stadium I, Tumordicke > 1,5 mm:
  bis 2. J. alle 3 Mon., danach bis zum 5. J. alle 6 Mon. Anschließend jährlich.
- Stadium II:
  bis 3. J. alle 3 Mon. Anschließend alle 6 Mon. bis 5. J. Danach jährlich.
- Stadium III: je nach Klinik.

Tabelle **58** Stadieneinteilungen, 5-Jahres-Überlebensraten und Therapiemöglichkeiten beim malignen Melanom

Klinisches Stadium (EORTC)	UICC-Stadium	Melanomdicke nach Breslow	pTNM-Klassifikation	5-Jahres-Überlebensrate	Therapie(möglichkeiten)
MM in situ			pTis	100%	Exzision mit 1 cm Sicherheitsabstand
I: Primärtumor	I: low risk	< 0,75 mm 0,75–1,5 mm	pT1 pT2	90% 70–80%	Exzision mit 2–3 cm Sicherheitsabstand
	II: high risk	> 1,50–3,0 mm > 3,0 mm mit Satelliten-metastasen	pT3 pT3/4 pT4b	50–70% 30–50% 20–30%	Exzision mit 3 cm Sicherheitsabstand; Vorteil durch prophylaktische Lymphadenektomie *nicht* gesichert; Chemotherapie: keine Vorteile; Zytokintherapie im Rahmen klinischer Studien.
IIa: In-transit-Metastasen	III	entfällt	unabhängig	ca. 20%	Exzision; evtl. intraläsional Interferon-α/β. An den Extremitäten ggf. hyptertherme Zytostatika. Extremitätenperfusion.
IIb: Lymphknotenmetastasen		entfällt	N1–N2 a-b-c	ca. 10%	Lymphadenektomie (radikal). Bei Inoperabilität: Radiatio (2x30 Gy) oder intraläsional IFNα/β
III: Fernmetastasen	IV	entfällt	M1/2	0%	Palliative Maßnahmen: 1. Chemotherapie (wirksamste Substanzen: Dacarbazin, Fotemustine). 2. Zytokintherapie (IFN, IL2, LAK, TIL, TNF, ...). 3. Kombinierte Chemo-Zytokin-Therapie; Informationen über Studienprotokolle bei Prof. Tilgen, Heidelberg; Prof. Petres, Kassel. 4. Bei Hirn- und Knochenmetastasen: Radiatio. 5. Bei solitären Fernmetastasen stets Op-Indikation überprüfen.

Klassifikation

- 1. *Kutane Mastozytose*:
  a) lokalisiert: solitäres Mastozytom,
  b) generalisiert:
    – Urticaria pigmentosa,
    – Teleangiectasia macularis eruptiva perstans Weber,
    – Erythrodermatische (diffuse) Mastozytose.
- 2. *Systemische Mastozytose*:
  Zusätzlich Infiltration verschiedener innerer Organe, mit oder ohne Beteiligung der Haut, jedoch ohne Nachweis von Mastzellen im peripheren Blut.
- 3. *Maligne Mastozytose*:
  Mastzellenleukämie.

Solitäres Mastozytom

- Definition: Umschriebene knotenförmige Mastzellproliferation aus unreifen Mastzellen.
- Vorkommen: Bei der Geburt vorhanden oder Entwicklung in den ersten Lebenswochen. Spontane Rückbildung.
- Klinik: Rötlich-bräunliche, meist rundliche Plaque oder Knoten. Selten Blasenbildung.
- Histologie: Monomorphe, sehr unreife epitheloidzellige Mastzellen. Ohne Spezialfärbungen (Giemsa, Toluidinblau, Chloracetatesterase) Verwechslung mit dermalem Nävuszellnävus möglich. Therapie nicht erforderlich; spontane Rückbildung.

Urticaria pigmentosa

- Definition: Generalisierte herdförmige Mastzellvermehrung in der Haut; auch als Teilsymptom bei systemischer Mastozytose möglich.
- Klinik: Bräunliche, meist 1–5 mm große Makel oder Papeln, die disseminiert am ganzen Integument auftreten. Die Schwere und Ausbildung des Befalls variiert erheblich.
  Auch bei kutaner Mastozytose kann es durch Histaminfreisetzung, z. B. bei einem heißen Bad, zu kardiovaskulären Symptomen kommen: Blutdruckabfall mit Schwächegefühl, Schwindelgefühl, Tachykardie, Kopfschmerzen.
- Diagnose: Nach kräftigem Reiben urtikarielle Umwandlung: Dariersches Zeichen.

- Verlauf: Bei Kindern unter 10 J. besteht die Möglichkeit der spontanen Abheilung; bei Manifestation im späteren Alter häufig Persistenz.
- Therapie: Versuch mit PUVA; Erhaltungstherapie nötig; Risikoabwägung. Antihistaminika.

Teleangiectasia macularis perstans Weber

- Definition: Klinische Sonderform der Urticaria pigmentosa mit prominenten Teleangiektasien (wie Spider-Nävi).

Systemische Mastozytose

- Definition: Mastzellproliferation in mehreren Organsystemen.
- Symptomatik und Diagnostik:
  Bei Vorliegen von histamin- oder heparinbedingten Symptomen oder bei Auftreten einer kutanen Mastozytose im Erwachsenenalter Untersuchung der am häufigsten bei Mastozytose infiltrierten Organe:
  - Gastrointestinaltrakt: Übelkeit, Erbrechen, Diarrhoen, Duodenalulkus. Untersuchung durch Magen-Darm-Passage.
  - Knocheninfiltration, Knochenmarksinfiltrationen: Knochenschmerzen, diffuse Osteoporose oder Osteosklerose. Peripheres Blut: Eosinophile. Untersuchung durch Beckenkammbiopsie.
  - Hepatomegalie, Splenomegalie oder Lymphadenopathie.

Juveniles Xanthogranulom

- Vorkommen: Nicht selten. Beginn in den ersten 6 Lebensmonaten.
- Klinik: Rasche Umwandlung von kleinen roten Papeln in 2–8 mm große orangefarbene bis goldene oder braune Papeln ohne subjektive Symptome. Anzahl extrem variabel.
- Prädilektionsstellen Kopf und Stamm. Selten Übergangsschleimhaut.
- Verlauf: Wachstum bis zur Mitte des 2. Lebensjahres, danach bis etwa zum 5. Lebensjahr vollständige Rückbildung. Gelegentlich geringe Narbenbildung.
- Histologie: wie Xanthom.
- Differentialdiagnose:
  – Familiäre Hypercholesterinämie mit Xanthomen (andere Lokalisation).
  – Histiozytosis X.
  – Akute myelomonozytäre Leukämie.
- Zusatzuntersuchungen:
  – Suche nach Symptomen der Neurofibromatose (sehr häufig Assoziation).
  – Blutbild (isomorphe Hautveränderungen bei der akuten myelomonozytären Leukämie).
  – Blutfette.
- Therapie: nicht erforderlich.

Xanthoma disseminatum

S. 276.

Multizentrische Retikulohistiozytose

- Vorkommen: Überwiegend Frauen in mittlerem Alter.
- Klinik:
  1. Hautfarbene, ein bis mehrere Zentimeter große Knoten mit Betonung über den Gelenken, insbesondere den Händen.
  2. Papeln an Mund- und Nasenschleimhaut.
  3. Arthritische Beschwerden durch Beteiligung der Synovia mit Arrosion von Knorpel und Knochen.

4. Allgemeinsymptome: Fieber, Gewichtsabnahme, Pleuritis. BSG erhöht, Rheumafaktor negativ.

- Histologie: Lipidhaltige, in der HE-Färbung an Milchglas erinnernde große Histiozyten.
- Verlauf: Nach mehreren Jahren eines schubweisen Verlaufes spontanes Abklingen der Krankheitserscheinungen. Restzustand: schwere Gelenkdestruktionen, Facies leonina.
- Therapie: Keine gesicherte Therapie. Tuberkulostatika?

Generalisierte eruptive Histiozytome Winkelmann und Muller

- Allgemeines: Disseminierte, hautfarbene, 2-6 mm große Papeln am gesamten Integument. Keine interne Beteiligung.

Histiozytosis X

- Allgemeines: Von Lichtenstein vorgeschlagene Sammelbezeichnung für 3 Krankheitsbilder mit histologischen Gemeinsamkeiten, aber unterschiedlichem Verlauf, Lokalisation und Lebensalter.
- Einteilung:
  - Akute disseminierte Histiozytosis X (Morbus Abt-Letterer-Siwe),
  - chronische disseminierte Histiozytosis X (Morbus Hand-Schüller-Christian),
  - eosinophiles Granulom: unifokal, multifokal.

Akute disseminierte Histiozytosis X (Morbus Abt-Letterer-Siwe)

- Vorkommen: Hochmaligne verlaufendes, überwiegend bei Kleinkindern auftretendes Syndrom.
- Klinik: Infiltration von Leber, Milz, Lymphknoten, Haut, Lunge und Knochen durch Makrophagen vom Typ der Langerhans-Zellen.
- Hautveränderungen: schuppende, braun-rötliche, ekzematöse großflächige Herde; besonders Betonung der Kopfhaut und der seborrhoischen Areale.

Chronische disseminierte Histiozytosis X (Morbus Hand-Schüller-Christian)

- Allgemeines: Besondere Variante des multifokalen eosinophilen Granuloms.
- Vorkommen: Überwiegend Kinder; in jedem Alter möglich.

- Klinik:
  Typische Symptomentrias:
  – Lytische Herde in der Schädeldecke,
  – Exophthalmus durch Infiltration der Orbita,
  – Diabetes insipidus.
  Weitere Symptome:
  – Beteiligung der Gesichtsknochen mit Zahnfleischentzündungen und Verlust der Zähne,
  – Ulzera im Vulvabereich mit darunterliegenden Knochenherden,
  – Lungenbefall,
  – Haut: papulosquamöse oder ekzematöse Veränderungen in den seborrhoischen Arealen.
- Verlauf: Insgesamt günstige Prognose. Multidisziplinäre Therapie.

Eosinophiles Granulom (unifokal, multifokal)

- Unifokal: nur auf Knochen beschränkt.
  Kinder oder junge Erwachsene. Einzelne oder multiple lytische Knochenherde durch Langerhans-Zellen, Lymphozyten und reichlich eosinophile Granulozyten. Keine Allgemeinsymptome.
  Therapie: Kürettage und nachfolgende Bestrahlung.
- Multifokal: mehrere Organsysteme.
  Meist junge Männer mit chronischem Husten, Pneumothorax und leichten Allgemeinsymptomen.
  Thoraxröntgenaufnahme: kleinknotige und interstitielle Infiltrate. Kleine Zysten (honigwabenartiges Aussehen).
  Häufige Spontanremission, selten Ausbreitung in andere Organsysteme mit ungünstiger Prognose.
  Weitere Lokalisationen des eosinophilen Granuloms: Parotis, Haut, Thymus, Gastrointestinaltrakt.

Seltene histiozytäre Tumoren und Proliferationen

„Retikulohistiozytom" Crosti: niedrigmalignes Keimzentrumslymphom; S. 453.

- *Familiäre Histiozytose mit Eosinophilie und primärem Immundefekt*:
  Hochmalignes Krankheitsbild bei Säuglingen.
- *Kongenitale selbstheilende Retikulose Hashimoto-Pritzker*:
  Kongenitale oder perinatale, multiple dermale bräunliche Knoten; große histiozytäre Zellen mit Langerhans-Zell-Granula; Eosinophilie; Selbstheilungstendenz.

Lymphocytic infiltration

- Definition: Relativ häufige, umschriebene Lymphozyteninfiltrate mit typischer Klinik.
- Ätiologie: Arzneimittel? Borrelieninfektion?
- Klinik: Kissenartige rötliche Plaques an Wangen und Stirn.
- Differentialdiagnose: Tinea, LE, polymorphe Lichtdermatose.
- Histologie: Dichte perivaskuläre Lymphozyteninfiltrate.
- Diagnostik: Klinik, Biopsie; Immunphänotyp; Borrelia-burgdorferi-Titer; Arzneimittelanamnese.
- Immunphänotyp: Überwiegend Helfer-T-Zellen, gelegentlich B-Zell-Nester.
- Therapie: Lokal Steroide. Ggf. kausal. Resochin.

Lymphadenosis cutis benigna

- Definition: Lokalisierte B-Zell-Infiltrate bei Infektion mit Borrelia burgdorferi, Stadium II (S. 63).
- Synonyma: Lymphozytom, Lymphadenosis cutis benigna Bäfverstedt.
- Klinik: Knotenförmige, blaulivide Infiltrate an akraler Lokalisation (Ohrläppchen, Nase, Mamillen).
- Differentialdiagnose: Persistierende Insektenstichreaktionen, spezifische Infiltrate bei Leukämien.
- Histologie: Regelrecht gebaute Keimzentren; Immunphänotyp: B-Zellen und dendritische Retikulumzellen; darum herum $CD4^+$-T-Zellen.
- Diagnostik: Biopsie; Immunphänotyp; Borrelien-Titer; Blutbild.
- Therapie: wie Borreliose, Stadium II (S. 64).

Angiolymphoide Hyperplasie mit Eosinophilie

S. 417.

Aktinisches Retikuloid

- Definition: Chronische photoallergiscche Kontaktdermatitis, wahrscheinlich mit Allergenpersistenz.
- Klinik: Chronische Dermatitis, zunächst in lichtexponierten Arealen, später generalisiert. Meist ältere Männer. Extreme Lichtprovozierbarkeit.
- Histologie: Atypische Lymphozyten im dermalen Infiltrat und peripheren Blut ($CD8^+$-T-Zellen).
- Differentialdiagnose: Sézary-Syndrom (CD^4+-T-Zellen; S. 452); andere Erythrodermien.
- Diagnostik: Photoallergenanamnese: halogenierte Salicylanilide, Phytophotoallergene; Histologie.
- Therapie: Lichtschutz! Vorsichtige PUVA-Therapie. Methotrexat.

Lymphomatoide Papulose

- Definition: Multifokale lymphoproliferative Erkrankung der Haut mit chronischen, meist benignem Verlauf.
- Klinik: Periodisch auftretende, z.T. ulzerierende Knoten mit Spontanheilung. Größe: 3–20 mm, meist nicht mehr als 20 Knoten gleichzeitig.
- Differentialdiagnose: Pityriasis lichenoides.
- Histologie: Perivaskulär betonte Infiltrate mit atypischen lymphoiden Zellen und Mitosen.
  Immunphänotyp: T-Helfer-Phänotyp: $CD4^+$; Expression des Ki1-Antigens auf einem variablem Prozentsatz der Zellen.
- T-Zell-Rezeptor-Genrearrangement: Klonale T-Zell-Proliferation; in jedem Knoten ein anderer Klon.
- Diagnostik: Anamnese; Histologie; Immunphänotyp, T-Zell-Rezeptor-Genrearrangement.
- Verlauf: Chronisch. In 10% Entwicklung einer Mycosis fungoides oder eines Morbus Hodgkin.
- Therapie: PUVA.

Pagetoide Retikulose

- Definition: 2 Krankheitsbilder mit gleichartigem histologischen Bild.
- Lokalisierte pagetoide Retikulose (Woringer-Kolopp-Typ): akral lokalisierte persistierende rote Plaques.
- Disseminierte pagetoide Retikulose (Ketron-Goodman-Typ): zahlreiche Plaques, häufig Übergang in T-Zell-Lymphom.
- Histologie: Intraepidermale, große atypische Lymphozyten (erinnert an Morbus Paget).
- Therapie: Röntgen-(lokalisiert) oder PUVA-(disseminiert)Therapie.

Die nachfolgende Klassifikation lehnt sich eng an die revidierte Kiel-Klassifikation (1987, 1988) an.

Primäre T-Zell-Lymphome der Haut

- Mycosis fungoides.
- Sézary-Syndrom.
- Pagetoide Retikulose:
  - lokalisierte Variante (Woringer-Kolopp-Typ)
  - disseminierte Variante (Ketron-Goodman-Typ)
- Pleomorphes T-Zell-Lymphom (HTLV-1)
  - Pleomorphes T-Zell-Lymphom, klein- bis mittelzellig,
  - pleomorphes T-Zell-Lymphom, mittel- bis großzellig.
- Großzellig anaplastisches (CD30+) T-Zell-Lymphom.
- T-immunoblastisches Lymphom.
- Lennert-Lymphom.
- T-Zell-Lymphom vom Typ der angioimmunoblastischen Lymphadenopathie (AILD)/Lymphogranulomatosis X und T-Zonen-Lymphom.
- Angiozentrische T-Zell-Lymphome und angiozentrische immunoproliferative Krankheitsbilder:
  - Lymphomatoide Granulomatose,
  - Midline-Granulom.
- T-Zell-Lymphome mit Beziehung zum Morbus Hodgkin:
  - Kutaner Morbus Hodgkin
  - Granulomatous slack skin.
- CD8-positive kutane T-Zell-Lymphome:
  - progressiver Subtyp,
  - chronischer Subtyp.

Sekundäre T-Zell-Lymphome

T-Zell-Lymphome anderer Primärlokalisationen, die sekundär die Haut infiltrieren.

Kutane B-Zell-Lymphome

- Keimzentrumslymphome (S. 453).
- Immunglobulinproduzierende und -sezernierende Lymphome:
  - Immunozytom,
  - Plasmozytom.
- Maligne Angioendotheliomatose.
- B-immunoblastisches Lymphom.

Kutane maligne Lymphome

Mycosis fungoides

- Definition: Häufigstes kutanes Lymphom, das von Helfer-T-Zellen ausgeht. Die Diagnose sollte der klassischen Alibert-Bazin-Form vorbehalten bleiben, die an der Haut in drei Stadien verläuft und einen sehr niedrigen Malignitätsgrad aufweist. T-Zell-Lymphome der Haut, die von diesem Bild klinisch (z. B. sog. D'emblée-Form der Mf) oder histologisch („nichtepidermotrope Mf") abweichen, zeigen zytologisch nicht die typischen kleinen zerebriformen Tumorzellen, und werden daher anders klassifiziert.
- Vorkommen: Weltweites Vorkommen, meist ältere Patienten, Männer häufiger als Frauen betroffen (2:1).
- Pathogenese: Pathogenese und Ätiologie ungeklärt; bislang kein Virusnachweis.
- Verlauf: Die Mycosis fungoides verläuft unbehandelt über 10–15 J.
- Hautveränderungen: drei aufeinanderfolgende Stadien:
  1. *Ekzemstadium*: Initial bestehen leicht atrophische, gering schuppende großfleckige, an Ekzeme erinnernde Herde. Eine sichere Diagnose läßt sich in diesem Stadium nicht immer stellen; eine kurative Therapie ist zu diesem Zeitpunkt möglich.
  2. *Plaquestadium*: Nach längerer Zeit kommt es zu einer zunehmenden Infiltrierung der ekzematösen Areale mit Ausbildung von Plaques. Typische Histologie mit Ansammlungen von Lymphozyten mit zerebriformem Kern in der Epidermis (Pautriersche Mikroabszesse) sowie bandförmiges, gemischtes Infiltrat (Lymphozyten, Makrophagen, Eosinophile, Plasmazellen) im oberen Korium.
  3. *Tumorstadium*: Nach vielen Jahren rasch wachsende exulzerierende („fungoide") Tumoren, die dem Übergang in ein High-grade-Lymphom entsprechen.
- Beteiligung von Lymphknoten und inneren Organen: Wegen der Fähigkeit der Mycosis-fungoides-Lymphozyten zur Rezirkulation ist von Beginn an eine minimale Lymphknoten- und Blutbeteiligung nachweisbar. Klinisch manifeste Lymphknotenschwellung und Befall innerer Organe erst relativ spät.
- Diagnostik: S. 454.
- Therapie: Die Mycosis fungoides ist niedriggradig maligne und tritt vorwiegend im höheren Alter auf; eine Lebensverlängerung durch aggressive Therapiemaßnahmen ist nicht möglich.
  - PUVA-Therapie.
  - Lokale Steroide.
  - Röntgenbestrahlung einzelner Regionen.

Tabelle **59** TNM-Klassifikation der Mycosis fungoides

Kategorie	Definition
T : Haut	
T0	Klinisch und/oder histologisch verdächtige Veränderungen
T1	Ekzematöse Herde, Plaques: < 10% Körperoberfläche
T2	Ekzematöse Herde, Plaques: > 10% Körperoberfläche
T3	Tumoren (mehr als einer)
T4	Erythrodermie
N : Lymphknoten	
N0	Klinisch keine Lymphknoten palpabel; histologisch kein Anhalt für Mycosis fungoides
N1	Palpable Lymphknoten; histologisch kein Anhalt für Mycosis fungoides
N2	Klinisch keine palpable Lymphknoten; histologisch Mycosis fungoides
N3	Palpable Lymphknoten, histologisch Mycosis fungoides
B : Peripheres Blut	
B0	Keine atypischen Lymphozyten im peripheren Blut (< 5%)
B1	Atypische Lymphozyten im peripheren Blut (> 5%)
M : Viszerale Organe	
M0	Keine Beteiligung viszeraler Organe
M1	Histologisch gesicherte viszerale Beteiligung

Tabelle **60** Stadieneinteilung der Mycosis fungoides

Stadium	Befunde für T	N	M
IA	1	0	0
IB	2	0	0
IIA	1/2	1	1
IIB	3	0/1	0
III	4	0/1	0
IVA	1–4	2/3	0
IVB	1–4	0–3	1

Pleomorphes T-Zell-Lymphom

- Allgemeines: Pleomorphe T-Zell-Lymphome, die primär in der Haut entstehen, können von niedriger (klein- bis mittelzelliger Typ) oder hoher (großzelliger) Malignität sein.
- Klinisch lassen sie sich von der Mycosis fungoides in der Regel unterscheiden, da sie keine ekzematösen Hautveränderungen aufweisen.
- Therapie: Hochdosiert Retinoide plus PUVA; Interferon 2a plus PUVA; interdisziplinäre Zusammenarbeit.

Sézary-Syndrom

- Definition: Helfer-T-Zell-Leukämie mit obligater Erythrodermie und generalisierter Lymphknotenschwellung.
- Hautbefund: Exfoliative (stark schuppende) Erythrodermie, fakultativ Nagelverlust, Alopezie, Palmoplantarkeratosen.
  Histologisch typische Pautriersche Mikroabszesse und bandförmiges subepidermales Infiltrat.
- Blutbefund: 10 000–100 000 Leukozyten/mm^3. Lymphozyten zeigen zerebriformen Kern (Elektronenmikroskopie) und PAS-positive Granula. Helfer-T-Zell-Phänotyp ($CD3^+CD4^+$).
- Verlauf: Unbehandelt Verlauf zwischen 1 und 5 J.
- Therapie:
  - PUVA oder Röntgentherapie allein nicht ausreichend, da der Blut- und Lymphknotenpool nicht erfaßt wird.
  - Leukapherese. Langdauernde Remissionen möglich.
  - Niedrigdosierte Chemotherapie nach Winkelmann: Prednisolon 20 mg/d plus Chlorambucil 2–6 mg/d.

Adult T-cell-Lymphoma/Leukemia

- Definition: T-Zell-Lymphom mit geographischer Häufung (Japan, Karibik) und typischem klinischen Verlauf.
- Ätiologie: Infektion mit **h**umanem **T-l**ymphotropem **V**irus I (HTLV- I).
- Klinik: Beginn meistens in 6. Lebensdekade, Männer häufiger als Frauen betroffen (3:2).
  Lymphadenopathie (90%), Hautinfiltrate (50%), Hepatomegalie (50%), Splenomegalie (25%), 10 000–100 000 Leukozyten/mm^3: große gelappte Kerne, Knochenbefall mit Hyperkalzämie (50%).
- Verlauf: Überlebenszeit oft weniger als 12 Mon.
- Therapie: Schlechtes Ansprechen auf Chemotherapie.

B-Zell-Lymphome

- Allgemeines: Sämtliche B-Zell-Lymphome (mit Ausnahme des immunoblastischen) haben eine relativ gute Prognose.
- *Keimzentrumslymphome* (zentrozytische, zentroblastisch-zentrozytische und zentroblastische) haben einen niedrigmalignen Verlauf, wenn sie primär an der Haut auftreten. Bevorzugte Lokalisationen sind Rücken und Kapillitium.
  Immunozytome wachsen als einzelne oder in geringer Zahl auftretende, sich langsam bogig vergrößernde braunrote Tumoren; gutes Ansprechen auf Exzision oder ionisierende Strahlen.
- Diagnostik S. 454.

Weitere kutane maligne Lymphome

- Allgemeines: Nahezu alle Lymphomtypen können primär in der Haut entstehen oder diese infiltrieren.
- Diagnostik: Die Diagnose dieser seltenen Lymphome ist aufwendig und erfordert Spezialmethoden. Die Zusammenarbeit mit Zentren ist unerläßlich; spezielle Transportbehälter können kostenlos angefordert werden (*W. Sterry*).

Diagnostik kutaner maligner Lymphome

- Sollen durchgeführt werden bei Primärmanifestation, bei Rezidiven und bei Übergang in höhere Stadien; bei kompletten Remissionen jährliche Kontrollen, wobei belastende Untersuchungen (z.B. Knochenmarksbiospien) nur bei entsprechenden Anhaltspunkten wiederholt werden sollten.
- Klinische Untersuchungen:
  Exakter Hautbefund, einschließlich standardisierter Photodokumentation.
  Lymphknotenstatus;
  Palpation von Leber- und Milz. Ödeme? Umfangsdifferenzen der Beine (abdominelle Lk-Vergrößerung?).
- Klinisch-apparative Diagnostik:
  Oberbauchsonographie (Leber, Milz).
  Thoraxröntgenuntersuchung.
- Histologische Untersuchungen:
  Histologische Untersuchung von Hautinfiltraten, vergrößerten Lymphknoten oder bei Hepato- und Splenomegalie.
- Laboruntersuchungen:
  Blutbild (Sézary-Zellen?).
  Beckenkammbiopsie (nicht bei Mycosis fungoides Stadium I – II).
  Antikörpertiter gegen Borrelien, EBV, HTLV-1.
  Komplettes „Routinelabor"; Immunelektrophorese; Urinstatus (bei B-Zell-Lymphomen auch Urin-Immunelektrophorese).
- Spezialuntersuchungen:
  Immunphänotyp des Hautinfiltrates (Gefrierbiopsien zusätzlich erforderlich).
  Molekularbiologische Diagnostik: Genrearrangement; in Spezialzentren.
- Kontrolluntersuchungen nach Therapieende, bei Rezidiven sowie routinemäßig alle 6–12 Monate.

Definition

- Andrologie ist die Lehre von der Physiologie, Pathophysiologie, Diagnostik und Therapie der männlichen Fertilität bzw. den Fertilitätsstörungen.
- Etwa 20% aller Ehen bleiben ungewollt kinderlos, wobei die Ursache zu ca. 40% beim Mann, 40% bei der Frau und zu etwa 20% bei Frau und Mann liegen. Ziel der Fertilitätssprechstunde ist die Diagnostik und Behandlung der ungewollt kinderlos gebliebenen Paare, die eine enge Zusammenarbeit zwischen Gynäkologen und Andrologen erfordern. Der andrologischen Diagnostik und erst recht Therapie sollte daher eine gemeinsame Anamnese des kinderlosen Paares vorausgehen, die auch die gynäkologische Anamnese miteinschließt (vgl. Dermatologische Untersuchung: Andrologie, S. 22).

  Die andrologischen Erkrankungen lassen sich einteilen in primären und sekundären Hypogonadismus und extratestikuläre Störungen.

Spermatozoendefekte

Bei Defekten in der Beweglichkeit der Spermien können ähnliche Veränderungen auch an den Zilien des Bronchialsystems auftreten, was das gleichzeitige Auftreten von Spermatozoendefekten und häufigen bronchopulmonalen Infektionen erklärt.

Klinefelter-Syndrom

- Definition: XXY-Chromosomenaberration.
- Klinischer Befund: Doppelseitige Gonadenhypoplasie, Gynäkomastie (40%), Ulcus cruris varicosum, Diabetes mellitus, verkleinerte Prostata, eunuchoider Habitus, Potenzstörung.
- Spermiogramm: Azoospermie.
- Endokrinologischer Befund: Hypergonadotroper Hypogonadismus (vor allem FSH-Erhöhung).
- Chromosomenanalyse: XXY.
- Hodenbiopsie: Abweichungen von der Norm zeigen sowohl Tubuli als auch Interstitium und Leydig-Zellen, während teilweise normale Spermiogenese möglich ist. Hyaline Tubulusfibrose.
- Tabelle **61** Differentialdiagnose der Spermatozoendefekte mit und ohne bronchopulmonale Infektionen (nach Handelsmann u. Mitarb.)

Befunde	Immotile-cilia-Syndrom	Zystische Fibrose	Young-Syndrom	Globozoospermie
Bronchopulmonale Infektionen	+	+	+	n
Ultrastruktur von Samen und Zilien	+	n	n	fehlendes Akrosom
Nebenhoden	n	+	Verschluß	n
Spermiogramm	unbewegl. Spermien	Azoospermie	Azoospermie	Globozoospermie
Pankreas	n	+	n	n
Schweißtest (Elektrolyte)	n	+	n	n

+ pathologisch, n normal

Tabelle **62** Differentialdiagnose chromosomaler Anomalien bei Azoospermie und Oligozoospermie (nach Schmid)

Leitsymptome	Klinische Befunde	Verdachts-diagnose	Diagnostischer Beweis
Azoospermie	geringer Hypogonadismus derbe Hoden intellektuell unterdurchschnittlich	XXY-Klinefelter-Snydrom Mosaike (XY/XXY) XX-Männer	Karyotyp aus Blut (X-Chromatin- und Y-Chromatinuntersuchung; Mosaike können verpaßt werden)
Oligozoospermie ($10 \cdot 10^6$)	abgeschwächte Klinefelter-Symptomatik	Klinefelter-Syndrom Mosaike (XY/XXY)	Karyotyp (bedingt Y-Chromatin)
	Großwuchs	Doppelt-X-Chromosom (47, XYY)	Karyotyp
	unauffällig	autosomale Aberrationen (balancierte Translokationen und Marker-Chromosom)	
Teratospermie		keine genetische spezifische Ursache bekannt	per se keine Indikation für Karyotyp

- Therapie: Testosteronsubstitution (z. B. 250 mg Testosteronönanthat i.m. alle 10 Tage oder Testosterondecanoat oral 90–150 mg/d) führt zu (Wieder-)Ausbildung der sekundären Geschlechtsmerkmale, Normalisierung der Sexualität (Potenz, Libido); weiterhin Osteoporoseprophylaxe.
- Prognose: Bleibende Infertilität.

Germinale Aplasie

- Definition: Angeborenes oder erworbenes Fehlen des Keimepithels. Beispielsweise durch Röntgenstrahlen oder durch chemische Noxen während der Fetalperiode kann dieses Syndrom erworben werden.
- Synonym: Decastillo-Cell-Only-Syndrom.
- Klinischer Befund unauffällig.
- Spermiogramm: Azoo/-Aspermie.
- Biochemische Seminalplasmabestimmung unauffällig.
- Endokrinologischer Befund: Eugonadotrop oder hypergonadotroper Hypogonadismus.
- Hodenhistologie: Kein Keimepithel, gelegentlich Reste.
- Therapie: keine.
- Prognose: Bleibende Infertilität.

Leydig-Zell-Insuffizienz

- Klassifikation: Postpuberale Leydig-Zell-Insuffizienz ist allein durch eine herabgesetzte Fructosekonzentration im Sperma als Folge der zu geringen lokalen Testosteronkonzentration (Konsequenz der erniedrigten bzw. fehlenden LH und FSH) nachweisbar. Davon unterschieden wird die präpuberale Form, die durch das klinische Bild eines idiopathischen Eunuchoidismus gekennzeichnet ist.
- Klinischer Befund: Unauffällig.
- Spermiogramm: Normozoospermie.
- Spermaplasmabefunde: Fructose deutlich erniedrigt.
- Endokrinologischer Befund: LH-FSH-Mangel. Testosteron (Serum) normal.
- Histologie: Normales histologisches Hodenbild.
- Therapie: 2500 IE HCG 2mal wöchentlich, 150 IE HMG 3mal wöchentlich; alternative Testosteronönanthat 250 mg alle 3 Wo.
- Prognose: Gute Prognose, in der Regel rasche Normalisierung der Fructosekonzentration im Serum.

Tubulusinsuffizienz

- Definition: Irreversible oder reversible Schädigung des Keimepithels.
- Pathophysiologie: Durch verschiedene Noxen, wie z. B. Infektionen, Einwirken toxischer Umweltstoffe, wie etwa Schwermetalle, oder nach operativen Eingriffen, wie Herniotomie oder Orchidopexie, weiterhin durch Verwendung von Zytostatika, insbesondere von Alkylanzien, kann es zu einer reversiblen Schädigung des Tubuluskompartiments kommen, bis hin zum totalen Depopulationssyndrom. Die häufigste Ursache für diese Erkrankung ist die Varikozele (S. 465).
- Ursachen:
  1. Infektion: Mumps, Varicella, Masern, Grippe, Syphilis, Lepra, Morbus Bang.
  2. Intoxikation: Cadmium, Blei, Quecksilber, Herbizide, Pestizide, chlorierte Kohlenwasserstoffe, Inhalationsanästhetika, Bakterientoxine, Genußgifte wie Alkohol, Nikotin oder Opiate.
  3. Traumen: Verletzungen, Quetschungen, Herniotomie, Orchidopexie.
  4. Wärmeschäden: Varikozele, Leistenhoden, schwere Vernarbungen der Skrotalhaut, Ionisierende Strahlen.
  5. Hypoxämie: Schock, chronische Anämie, Aufenthalt in großen Höhen und Tiefen (Piloten, Bergsteiger, Caisson-Arbeiter).
  6. Ernährungsstörungen: Malabsorptionssyndrom, Alkoholismus.
  7. Medikamente: Zytostatika (Alkylanzien), Mitosehemmer, Antimetabolite, Antibiotika.

  Psychopharmaka: Antidepressiva, Antiemetika, Antieleptika, Antibiotika und Chemotherapeutika: Nitrofurantoin, Cotrimoxazol, Gentamycin, Neredazol, Salazosulfapyridin.

Störungen in Synthese und Mechanismus von Testosteron

- Definition: Eine fehlende physiologische Wirkung des Testosterons kann beruhen auf defekter Synthese, fehlender Aktivierung zum Dihydrotestosteron und einer Insuffizienz des Testosteronrezeptors sowie einem defekten Transport des Testosteronrezeptor-Komplexes in den Zellkern. Tritt einer dieser Defekte auf, führt das zur fehlenden Testosteronwirkung und zu verschiedenen klinischen Krankheitsbildern, bis zu Formen des Pseudohermaphroditismus. In Tab. **63** sind Folgen und Symptome der 5α-Testosteronreduktase-Insuffizienz und der Androgenrezeptordefizienzen zusammengefaßt.

Im Rahmen der Testosteronbiosynthese können defekt sein die 20,22-Desmolase, 3β-Hydroxysteroid-Dihydrogenase, 17-Hydroxylase, 17,10-Desmolase und 17-Ketosteroidreduktase. Ein Defekt der 17α-Hydroxylase und 17,20-Desmolase kann gemeinsam auftreten, da es sich um identische Cytochrom-P450-abhängige Isoenzyme handelt. In diesem Fall ist in der Nebennierenrinde auch die 21-Hydroxylase defekt, und das klinische Bild resultiert in einem männlichen Pseudohermaphroditismus.

Mißbildungssyndrome

Ein primärer Hypogonadismus kann bei mehreren hereditärdegenerativen Syndromen wie Myotonia atrophica Steinert und Rothmund-Thomson-Syndrom, Laurence-Moon-Biedl-Syndrom, Prader-Labhart-Willi-Syndrom und Bloom-Syndrom auftreten. Eine weitere anlagebedingte Hodenstörung ist die kongenitale Aplasie des Hodens, die Anorchie, die differentialdiagnostisch vom Kryptorchismus durch den HCG-Test (S. 29) unterschieden werden kann.
Hodenatrophie bzw. Hodenhypoplasie:
Gegenüber der Norm verkleinerte, anlagebedingte Hoden, differentialdiagnostisch erworbene Hodenatrophie nach einer chronischen Orchitis.

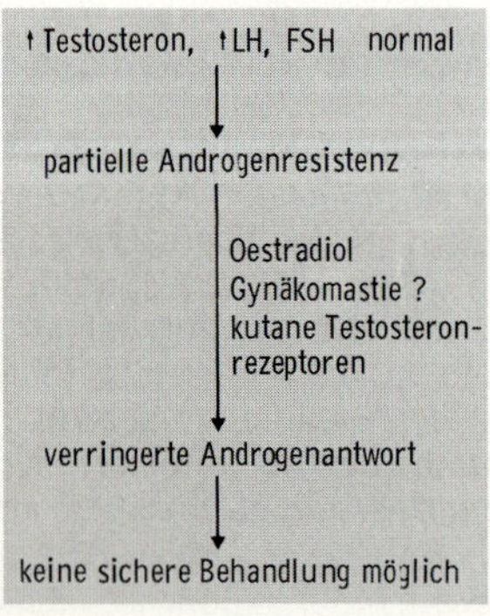

Abb. **15** Flußdiagramm zur Diagnose einer partiellen Androgenresistenz

Tabelle **63** Klassifikation der Androgenresistenzsyndrome (nach Griffin u. Wilson)

Ursache	Vorh. Phänotyp	Defekt	Erkrankung	Vererbung	Phänotyp: Wolff-sche Gänge	Phänotyp: Spermatogenese	Phänotyp: Urogenitalismus	Phänotyp: Äußere Genitale	Phänotyp: Brust	Endokrinologie: Testosteron	Endokrinologie: Oestrogen	Endokrinologie: Luteinisierendes Hormon
α-Reduktase-Defekt	weiblich	Enzymdefekt	Reduktasemangel	autosomal rezessiv	M	N	F	C	M	↔	↔	↔↑
	weiblich	Enzym instabil	Reduktasemangel	autosomal rezessiv	M	N	F	C	M	↔	↔	↔↑
Androgenrezeptor-Defizienz	weiblich	kein Rezeptor	CTF	X-chromosomal	A	A	F	F	F	↑	↑	↑
	weiblich	instabiler Rezeptor	CTF	X-chromosomal	A	A	F	F	F	↑	↑	↑
	weiblich	instabiler Rezeptor	ITF	X-chromosomal	M	A	F	C+ PF	F	↑	↑	↑
	männlich	Rezeptorinsuffizienz	RS	X-chromosomal	V	A	V/ M/F	IMD	F	↑	↑	↑
	männlich	Rezeptorinsuffizienz	IM	X-chromosomal (?)	M	A	M	M	M	↔↑	↑	↔↑
Rezeptor-positive Resistenz	männlich oder weiblich	?	MP	?	V	A	V	F→ IMD	V	↔↑	↑	↑

A fehlend, C vergrößerte Klitoris, CTF komplette testikuläre Ferminisierung, F weiblich, IM Mann, infertil, IMD unvollständige männliche Entwicklung, ITF inkomplette testikuläre Feminisierung, M männlich, IMD unvollständige männliche Entwicklung, MP männlicher Pseudohermaphroditismus, N normal, RS Reifenstein-Syndrom, V variabel

Hodendystopie:
Maldescensus testis kann auftreten als Kryptorchismus (Bauchhoden), weiterhin als Leistenhoden und als Gleithoden. Ectopia testes liegt vor, wenn der Descensus testis zu einer falschen Lokalisation der Hoden geführt hat, wie z. B. penil, femoral, krural, perineal oder transversal. Hodendystopien werden nicht selten bei anderen Mißbildungssyndromen wie etwa dem Klinefelter-Syndrom oder dem Noonan-Syndrom beobachtet.

Chronische, nicht erregerbedingte Orchitis

- Definition: Peritubuläre Entzündungsreaktion bzw. membranöse Orchitis bei chronisch entzündlichen, nicht erregerbedingten Testesveränderungen (nach N. Hofmann).
- Ätiopathogenese: Autoimmunerkrankung.
- Klinischer Befund: Unauffällig. Gelegentlich Zeichen einer Konsistenzminderung des betroffenen Hodens, in schweren Fällen Organverkleinerung. Gelegentlich ziehende Hodenschmerzen.
- Spermiogramm: Oligo-Astheno-Teratozoospermie. Unreife Spermatogenesezellen. Ausgeprägte Motilitätseinbuße. Keine Progressivmotilität.
- Spermaplasmauntersuchung: Unauffällig.
- Endokrinologische Befunde: Gelegentlich basale FSH-Konzentration erhöht.
- Spermatozoenagglutinierende oder immobilisierende Antikörper: Gelegentlich nachweisbar.
- Hodenhistologie: Peritubulär membranöse Orchitis, perivaskulär-interstitielle Orchitis, fokale Anordnung der Veränderungen. In fortgeschrittenen Fällen weitgehende Verödung des Tubuluslumens von Keimzellen und Sertoli-Zellen, ohne Bevorzugung einer Zellgruppe bzw. einer einzelnen Spermatogonenpopulation.
- Differentialdiagnose: Orchitis nach herniotomiebedingter Testes-Atrophie. Orchitis bei chronischer, unspezifischer Entzündung der Nebenhoden, erregerbedingte Orchitis (serologische Untersuchung auf Influenza A, B, Parainfluenza, Mumps, Varizellen, Herpesinfekte, Hepatitis B, infektiöse Mononukleose, Brucellosen, Syphilis).
- Therapie: Glucocorticosteroide, z. B. Prednisolon, Methylprednisolon, Betamethason, z. B. 30 mg Prednisolon/d oder hochdosiert Glucocorticoide 7 Tg. vor Konzeptionsoptimum.
- Prognose: Besserung des Spermiogrammbefundes, Wiederherstellung der Fertilität möglich.

Definition

Durch Störung der hypothalamohypophysären Steuerungszentren oder durch exogene oder endogene Zufuhr von Steroidhormonen (Östrogene: Testosteron, adrenogenitales Syndrom) sekundäre Hodenschädigung durch fehlendes LH und FSH.

Ursachen

Idiopathischer hypogonadotroper Hypogonadismus, Kallmann-Syndrom (Assoziation von angeborener Anosmie und Eunuchoidismus), Pasqualini-Syndrom (partieller puberaler Ausfall der LH-Sekretion, der zum paradoxen Erscheinungsbild eines Eunuchoidismus mit annähernd normal entwickelten Hoden führt, deshalb auch die Bezeichnung fertile Eunuchen), Pubertas tarda, partielle Hypophysenvorderlappen-Insuffizienz, Panhypopituitarismus, Hypophysenadenom, hypothalamische Tumoren und Zysten, Meningitis, Enzephalitis, Schädeltrauma, Sarkoidose, Hämochromatose (hierbei auch primäre Leydig-Zell-Insuffizienz), Histiozytosis X, Bestrahlung der Hypophyse, Anorexia nervosa, Hunger, Kachexie, adrenogenitales Syndrom, Hypo- und Hyperthyreose, Doping mit Androgenen. Bei Doping mit Androgenen absetzen.

Therapie

Abgesehen von Möglichkeiten der Behandlung der zugrundeliegenden, auslösenden Erkrankung, wie Tumoren oder Infektionen, wird der hypogonadotrope Hypogonadismus durch Gonadotropinbehandlung durchgeführt. Zwei Arzneimittel stehen dazu zur Verfügung: das humane Choriongonadotropin (HCG), das humane Menopausen-Gonadotropin (HMG). Während Berichte vorliegen, daß die alleinige Gabe von humanem Choriongonadotropin zu einer Fertilität führte, wirkt HMG nicht allein, aber in Kombination mit HCG additiv.

Bei postpuberalen Manifestationen des hypogonadotropen Hypogonadismus wirkt allein Choriongonadotropin, während bei präpuberalem hypogonadotropem Hypogonadismus nur die Kombination HCG und HMG wirkt.

Dosierung: Tägliche Injektion von HMG (75 E FSH und 75 E LH in Verbindung mit 5000 E HCG im Abstand von 5 Tg.).

Diagnostik

Siehe Flußdiagramm, Abb. **16**.

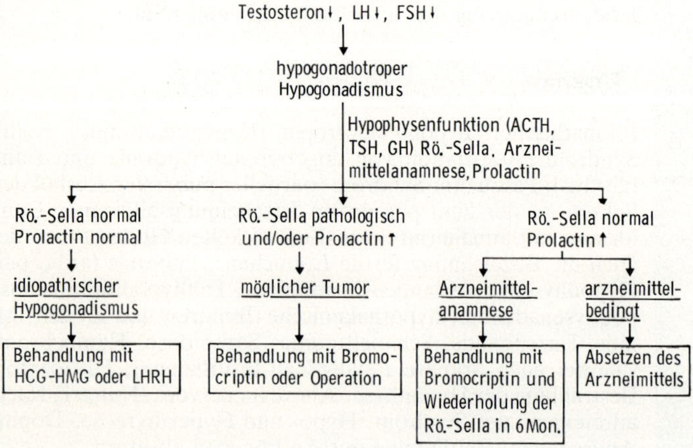

Abb. **16** Flußdiagramm zur Abklärung des hypogonadotropen Hypogonadismus. Gelegentliche isolierte FSH-Erhöhung bei normalem Testosteron und LH, aber verringerter LH-Freisetzungs-Pulsfrequenz auf reduzierte GnRH-Freisetzung zurückzuführen. Indikation zur pulsatilen GnRH-Behandlung wird diskutiert

Verschlußazoospermie

- Definition: Stenose der Ductuli efferentes, des Nebenhodens, der Samenleiter oder der Ductus ejaculatorii (bei ca. 3% der andrologischen Patienten). Angeborene Formen durch Aplasie oder Agenesien, erworbene Formen früher meist Folge einer gonorrhoischen, heute nicht gonorrhoischen akuten bzw. chronischen Epididymitis. Weiterhin Folge von Traumen oder chirurgischen Eingriffen.
- Spermiogramm: Azoospermie oder bei inkompletten Stenosen Oligozoospermie.
- Hodenbiopsie: Regelrechte Spermatogenese.
- Endokrinologischer Befund eugonadotrop.
- Biochemische Seminalplasmabefunde: Je nach Ort der Stenose Fehlen des entsprechenden Parameters.
- Therapie: Operation.

Varikozele

- Definition: Insuffizienz des venösen Gefäßsystems, meist der linksseitigen V. spermatica interna.
- Klassifikation:
  Typ I: Plexustyp: Erweiterung des Plexus pampiniformis.
  Typ II: Zentraler Typ der Varikozele: Zentrales Gefäß verläuft siphonartig geschlängelt.
  Typ III: Postläsionale Varikozele: Als Folge von Traumen oder Entzündungen verschwielte Tunica albuginea oder periorchitische Verwachsungen mit den dem Organ aufliegenden Venenerweiterungen. Neben der anlagebedingten, meist linksseitigen Varikozele kann sie auch symptomatisch etwa durch raumfordernde Prozesse im Abflußgebiet der varikös erweiterten V. testicularis auftreten. Bei dieser Form besteht keine Seitenbevorzugung. Als Folge der Varikozele wird eine fehlende Kühlfunktion für den Hoden und der Reflux von Katecholaminen angenommen, der zu Durchblutungsstörungen der Testes führt. Daraus folgt eine Spermatogenesestörung. Die Varikozele ist die häufigste ätiologisch geklärte Form männlicher Infertilität (ca. 25%).
- Differentialdiagnose (nach H. Wokalek): Hydrocele testis (Diaphanie positiv), Varixknoten unterhalb des Leistenbandes (Doppler-Sonographie!).

Skrotalhämangiom (negativer Valsalva-Versuch).
Lipome im Bereich des Samenstranges.
Skrotalhernie.
Varizen der Skrotalhaut, kein funktioneller Zusammenhang zur Varikozele.
Symptomatische Varikozele (rechtsseitig, rasche Entwicklung der Varikozele, Auftreten im hohen Lebensalter). Hier ist die Möglichkeit eines raumfordernden Prozesses im kleinen Becken differentialdiagnostisch abzuklären.

- Klinischer Befund: Im Stehen renotestikulärer Reflux mit Füllung und Ausweitung des linken Plexus pampiniformis.
- Weiterführende klinische Untersuchung:

1. Kontaktthermographie.
2. Doppler-Sonographie.
3. Selektive retrograde Phlebographie der V. spermatica (cave: Strahlenbelastung, Indikation z. B. bei postoperativer persistierender oder rezidivierender Varikozele).
4. Hodenszintigramm.
5. Spermiogramm: Oligoasthenoteratozoospermie, Reduzierung der Zahl motiler Spermatozoen, reduzierte Progressivmotilität. Lange, schmale Spermatozoenformen (Tapering forms).

Neben prognostisch günstigen, geringen Störungen in der Spermiogenese als Zeichen einer Sertoli-Zellasthenie finden sich in späteren Phasen schwere Schäden einer zunehmenden Sertoli-Zellinsuffizienz.

6. Endokrinologischer Befund: Eugonadotrop: bei zunehmender Hodenschädigung Entwicklung eines hypergonadotropen Hypogonadismus (FSH steigt an. GnRH-Test pathologisch).
7. Biochemische Spermaplasma-Parameter: Normalwerte, gelegentlich erniedrigter Carnitinwert.

- Therapie: Bei Varikozele Typ I und Typ II suprapubische Ligatur der venösen Gefäße nach Bernardi oder Polomo, alternativ Katheterisierung der V. spermatica interna und anschließende Sklerosierung oder Embolisation mittels Kunststoffimplantation. Bei Typ III keine Therapie.
- Prognose: Besserung des spermatologischen Befundes in 60–70%, Konzeption in 30–40%. Schlechte Prognose bei Sertoli-Zell-Insuffizienz und hypergonadotropem Hypogonadismus.

- Definition: Im Spermatogramm finden sich weniger als $20 \cdot 10^6$ Spermatozoen (meistens Oligoasthenoteratozoospermie) bei unklarer Ursache. Als Ursache werden androgene Rezeptorendefizienzen (teilweise bis zu 40% der idiopathischen Formen), Störungen im Ablauf der Kapazitation und der akrosomalen Reaktionen diskutiert. Endokrinologisch lassen sich drei Formen unterteilen:
  1. Oligozoospermie bei primärem Hodenschaden (FSH/LH-Basiswert erhöht).
  2. Oligozoospermie bei sekundärem Hodenschaden (keine FSH/LH-Erhöhung).
  3. Normogonadotrope Oligozoospermie.
- Differentialdiagnose bei Oligozoospermie:
  - Varikozele (S. 465).
  - Hydrozele, Spermatozele.
  - Leistenhoden (Orchidopexie).
  - Infektion des Genitaltraktes (pH-Wert des Ejakulates über 8,0), Adnexe, bei chronischen Entzündungen und Verschluß des Ductus ejaculatorius (pH unter 6,4), Pyospermie.
- Spermatogramm: Oligoasthenoteratozoospermie.
- Endokrinologische Befunde: Testosteron, LH, FSH (Prolactin), s. Abb. 17.
  Untersuchung auf fokale Infektionen.
- Klinischer Befund unauffällig.
- Therapie: Wegen der fehlenden Kenntnisse der Ursache ist die Behandlung der idiopathischen Oligozoospermie empirisch. Empfohlen werden:
  Kallikrein (Verbesserung der Motilität der Spermien), z. B. Padutin 100, 600 E/d über 3 Mon.
  Mesterolon (Proveron) 75 mg/d.
  3mal 150 IE HMG/Wo. i.m.; 2mal 2500 IE HCG/Wo. i.v.; 2mal 10 mg Tamoxiphen/d per os.
  Führen die medikamentösen Behandlungen zu keinem Erfolg, stehen heute Möglichkeiten der Inseminationstherapie zur Verfügung. Dabei macht man es sich zunutze, daß sich in der ersten Hälfte des Ejakulates etwa 2/3 an Spermatozoen befinden. Damit ist die Möglichkeit einer Spermatozoenanreicherung gegeben, wobei allerdings auf eine entsprechend gute Progressivmotilität der Spermien geachtet werden muß. Diese im Splitejakulat gewonnenen Spermien werden dann zu einer homologen Insemination verwendet. Es werden Erfolgsraten von 20% bis über 40% mitgeteilt. Über eine Verbesserung der Möglichkeiten der Insemination durch den Zusatz von Kallikrein und Coffein z. B. zum Sperma ist berichtet worden. Weitere Behandlungsmöglichkeit durch in-vitro-Fertilisation.

Oligozoospermie

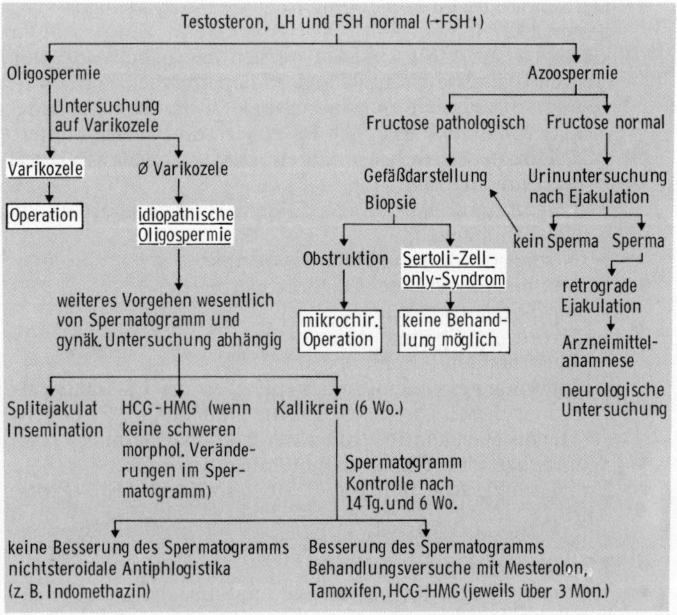

Abb. **17** Flußdiagramm des diagnostischen und therapeutischen Vorgehens bei Oligo- und Azoospermie und normalen Hormonwerten

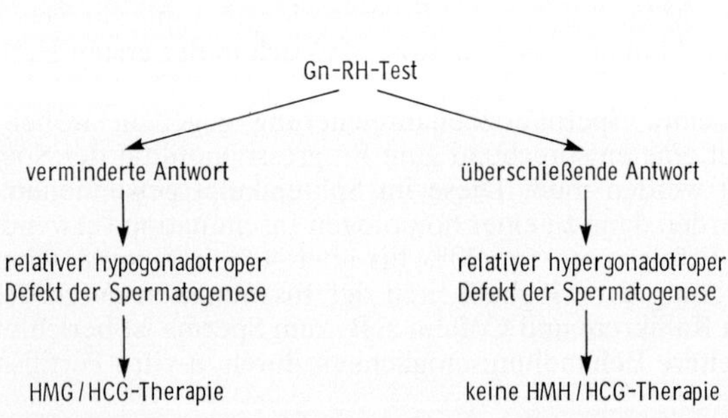

Abb. **18** Stellung des GnRH-Tests in der Differentialdiagnose der normogonadotropen Oligospermie (nach Birkhäuser) (vgl. S. 30)

- Definition: Infertilität mit einzigem pathologischem Befund: Polyzoospermie.
- Ätiologie unbekannt.
- Klinischer Befund unauffällig.
- Spermiogramm: Polyzoospermie.
- Seminalplasmabefunde: Gelegentlich Fructoseerhöhung.
- Postkoitaltest und Spermapenetrationstest unauffällig.
- Endokrinologische Befunde normal, gelegentlich Prolactinerniedrigung.
- Therapie: Keine.
- Prognose: Spontanschwangerschaften bei Polyzoospermie nach Glezerman u. Mitarb. in 39%, allerdings hohe Abortrate mit 25%.

Gynäkomastie

- Definition: Ein- oder doppelseitige Vergrößerung des Brustdrüsenkörpers beim Mann.
- Ätiologie: Pharmaka (n. Carlson) mit hypophysärer oder peripher endokrinologischer Wirkung (Psychopharmaka: Phenothiazin, Diazepam, Meprobamat, Butyrophenon, Amphetamin, trizyklische Antidepressiva, Marihuana, Antihypertensiva: α-Methyldopa, Rauwolfia-Alkaloide (Reserpin), zytotoxische Substanzen (durch Schädigung des Keimepithels, vermehrte Umwandlung des Testosterons in Oestrogen, Busulfan, Vincristin, Nitrosoharnstoff). Hormone: Oestrogene, Androgene (z.B. Testosteron nach Umwandlung in Oestrogen), Anabolika, Nebennierenrinden und Testesextrakte, Spironolacton, Digitalis).

  Tumoren:
  1. Mammakarzinom.
  2. Tumoren mit erhöhten Proteohormonspiegeln (Prolactin, Gonadotropine, ACTH).
     Hypophysäre Tumoren.
     Embryonale Tumoren (Chorionepitheliom, Teratokarzinom, Mischtumor).
     Ektopische Proteohormonsyndrome.
  3. Tumoren mit erhöhten Oestrogenen (Oestron, Oestradiol).
     Nebennierenrindentumoren.
     Hodentumoren (Leydig-Zell-Tumor, Seminom).
     Chorionepitheliom.

  Endokrinologische Faktoren (primärer Hypogonadismus, z.B. Klinefelter-Syndrom, Reifenstein-Syndrom, Pseudohermaphroditismus masculinus, Zustand nach Orchitis, Hodenbestrahlung).
  Lokal mammäre Faktoren (z.B. Oestrogenrezeptoren).
  Veränderungen der Konzentration der Bindungsproteine für Sexualhormone (z.B. beim primären Hypogonadismus, Hyperthyreose, Leberzirrhose).
- Klinischer Befund: Vergrößerung des Brustdrüsenkörpers, von der Größe einer Bohne bis zur vollen Entwicklung einer weiblichen Mamma (zur Befundobjektivierung Messung des horizontalen und vertikalen Durchmessers), Galaktorrhoe, primärer Hypogonadismus, Leber, Niere, neurologischer Status.
- Weitere Untersuchungen: Mamma.
- Röntgenuntersuchung: Schädel, Thorax; Sonographie, CT (evtl.).
- Endokrinologische Untersuchung: Oestrogene, β-HCG, Prolactin, Testosteron, Cortisol, LH.
- Therapie: Mammaoperation bei Tumorverdacht; evtl. kosmetische Operation.

Nach Überprüfung der Arzneimittelanamnese evtl. Absetzen entsprechender Pharmaka. Keine Lokalmaßnahmen (Salbe, Radiatio), keine Hormone (lokal, systemisch).

- Differentialdiagnose: Sog. physiologische Gynäkomastie: Neugeborenengynäkomastie (erhöhte Oestrogene durch Mutter in der pränatalen Phase). Pubertätsgynäkomastie (zeigt meistens Rückbildungstendenz innerhalb von 2 J.). Postdystrophische Gynäkomastie (bei kachektischen Patienten). Involutionsgynäkomastie (bei älteren Männern, Abfall an Testosteron und Zunahme von sexualhormonbindendem Globulin). Pseudogynäkomastie bei Adipositas.

Beeinflussung der Fertilität durch Arzneimittel

Allgemeines

Sowohl durch direkte Beeinflussung von Spermatogenese, Spermatozoenreifung und Spermatozoenstoffwechsel und -beweglichkeit können Medikamente auf die Fertilität einwirken als auch indirekt durch Beeinflussung der Testes-Hypophysen- bzw. Hypophysen-Hypothalamus-Achse.

Antispermatogene Substanzen

Zytostatika: Cyclophosphamid, Chlorambucil, Vinca-Alkaloide, Colchicin, Methotrexat, Actinomycin D, Mitomycin, Bleomycin.
Psychopharmaka: Tremipamen, Metoclopramid, Diphenylhydantoin.
Antibiotika: Nitrofurantoin, Cotrimoxazol, Gentamycin, Salazosulphapyridin.

Motilitätshemmende Substanzen

Psychopharmaka: Metoclopramid, Imipramin, Chlorpromazin, Nortriptylin, Lithium, Trichloperacin.
Antiemetika: Levamisol.
β-Rezeptoren-Blocker: Propranolol.
Chemotherapeutika: Nitrofurantoin, Tetracyclin, Gentamycin.

Hemmung des Spermatozoentransportes

α-Rezeptoren-Antagonisten: Guanethidin.
Psychopharmaka: Thioridazin, Chlorprotixen, Chlordiazopoxid.
Antihypertensiva: Reserpin, Methyldopa, Clonidin.
Ganglienblocker: Hexamethonium, Mecamylamin.
α-Rezeptoren-Hemmer: Guanethidin, Phenoxybenzamin, Phentolamin.

Definition

Impotenz (Impotentia coeundi) liegt vor, wenn bei mehr als 25% der Beischlafversuche keine adäquate Erektion eintritt. Störungen der Libido bedeuten, daß der Trieb zu jeder geschlechtlichen Handlung fehlt. Ejaculatio praecox bedeutet einen vorzeitigen Samenerguß. Pseudopotenzstörungen (n. Krause) ist eine vom Mann als eigene Impotenz empfundene Anorgasmie der Frau.

Anamnese

Ausführliche andrologische Anamnese, Diabetes?, Anamnese beider Partner, Schilddrüsenerkrankungen.
Medikamente: Psychopharmaka (Neuroleptika, Opiate), Antihypertensiva (Propranolol), Rauwolfia-Alkaloide (Reserpin), Methyldopa, Clonidin, Hydralazin, Diuretika (Hydrochlorothiazid, Chlortalidon, Spironolacton), Lipidsenker, Antiandrogene (Cyproteronacetat, Spironolacton, Cimetidin, Ketokonazol, Oestrogene, Gestagene, Antibiotika (Isoniazid, Demeclocyclin, Thiabendazol).

Untersuchungen

Klinische Untersuchung (vgl. S. 24): evtl. ergänzende neurologische Untersuchung.
Spermiogramm.
Seminalplasma: Fructosespiegel.
Endokrinologie: Testosteron, LH, Prolactin
Testosteron und/oder LH erniedrigt → GnRH-Test
Testosteron erhöht → Schilddrüsenhormone (T3/T4)
Weitere Untersuchungen: Glucosespiegel; evtl. Glucosebelastungstest, Zinkspiegel (n. Morley).
Röntgen: Sella.
Doppler-Ultraschallsonographie: n. Morley-Quotient: systolischer Druck Penis/systolischer Druck A. carotis < 0,7, Hinweise auf gefäßbedingte Impotenz (?).

Therapie

Entsprechend Ursache Testosteron oder Zinksubstitution, Diabeteseinstellung, psychosomatische Betreuung, bei Antihypertonika und Diuretika evtl. Wechsel auf Vasodilatatoren und/oder selektive β-Blocker. Evtl. Therapieversuch mit Yohimbin.

Prinzip der externen Therapie

Für den Dermatologen besteht neben der Möglichkeit zur systemischen Therapie die zur lokalen Applikation des Pharmakons direkt auf die Haut. Sie weist im Vergleich zur systemischen Applikation klinisch-pharmakologische Unterschiede auf.

Pharmakokinetik

Nach Stüttgen u. Schaefer wird differenziert zwischen
1. *Adsorption*: Aufnahme und Bindung topisch aufgetragener Substanzen durch die Haut;
2. *Absorption*: Aufnahme und Speicherung topisch aufgetragener Substanzen in der Haut;
3. *Diffusion*:
   a) *Penetration*: Eindringen in die Epidermis und
   b) *Permeation*: Eindringen ins Korium;
4. *Resorption*: Perkutane Aufnahme in Blut- oder Lymphgefäße der Haut.
   Während bei neueren transdermalen Systemen mit z. B. Nitroglycerin oder Scopolamin als wirksamen Arzneimitteln die Resorption und die systemische Wirkung im Vordergrund stehen, sind bei dermatologischen Arzneimitteln Adsorption und Absorption pharmakologisches Ziel.

Absorption und Adsorption sind abhängig von
1. Hautlokalisation (z. B. Anzahl der Haarfollikel),
2. Zustand der Haut (erkrankt oder intakt),
3. Umgebungsbedingungen (Temperatur, Feuchtigkeit),
4. Salbengrundlage.

Bei lokaler Applikation eines Arzneimittels kann es nicht nur nach Resorption zu einer Verstoffwechselung der Substanz in der Leber, dem zentralen Organ des Fremdstoffwechsels, kommen, sondern auch nach Absorption in der Haut zu einer präsystemischen Verstoffwechselung. So wird z. B. Benzoylperoxid nahezu vollständig in der Haut zu Benzoesäure umgewandelt. Die Haut verfügt über alle wichtigen fremdstoffmetabolisierenden Enzyme, wie z. B. Cytochrom-P-450-abhängige mischfunktionelle Monooxygenasen, Epoxid-Hydrolase, Transferasen und Esterasen. Im Vergleich zur Leber haben sie ca. 1–5% Aktivität, bezogen auf Protein.

Externe Grundlagen

Adsorption, Absorption, Diffusion und Resorption von Arzneimitteln werden wesentlich von der Grundlage oder dem Vehikel bestimmt. Durch Beeinflussung des Hautzustandes (z. B. Fetten) kann auch die Grundlage selber therapeutische Wirkung besitzen. Bei Selbstrezepturen muß mit Inkompatibilitäten gerechnet werden. Einzelne Firmen geben für ihre Salbenpräparate Rezepturmöglichkeiten an.

- Systematik heute verwendeter externer Grundlagen:

1. Flüssig:
   a) einphasig: Lösung
      - rein wäßrig: niedrig viskös, höher viskös (pseudoplastisch),
      - alkoholisch, alkoholisch-wäßrig,
      - ölig;

   b) Emulsionen
      - Öl/Wasser (Ö/W),
      - Wasser/Öl (W/Ö);

   c) Suspensionen.
2. Halbfest:
   a) wasserfrei:
      - unpolar,
      - polar (Tenside mit Hydrophil-Lipophil-Balance über 10),
      - stark polar (Hydrophil-Lipophil-Balance unter 10);

   b) wasserhaltig:
      - einphasig: Hydrogele,
      - mehrphasig: Cremes,
        abwaschbar (Ö/W),
        nicht abwaschbar (W/Ö),
        Mischemulsionen;

   c) hochkonzentrierte Suspensionen: Pasten.
3. Fest:
   a) Puder.

   b) Grundsätzlich lassen sich Salben (W/Ö-Emulsion) von Cremes (Ö/W-Emulsion) unterscheiden. Viele neue galenische Möglichkeiten haben aber zu Abweichungen von dieser Regel geführt; zudem werden bei Salbenformulierungen meist sowohl Ö/W- als auch W/Ö-Emulgatoren verwendet. Derartige *ambiphile Systeme* können durch Zugabe von Wasser bzw. Vaseline in den jeweils anderen Vehikeltyp überführt werden.

Zusammensetzung rezepturgeeigneter Salbenmischungen

- Wollwachsalkoholsalbe (Lanae alcoholum unguentum):

Wollwachsalkohole	6,0
Cetylstearylalkohol	0,5
Weiße Vaseline	93,5

- Wasserhaltige Wollwachsalkoholsalbe (Lanae alcoholum unguentum aquosum):

Wollwachsalkoholsalbe	50,0
Wasser	50,0

- Hydrophile Salbe (*Unguentum emulsificans*)

Emulgierender Cetylstearylalkohol	30,0
Dickflüssiges Paraffin	35,0
Weiße Vaseline	35,0

- Wasserhaltige hydrophile Salbe (*Unguentum emulsificans aquosum*)

Hydrophile Salbe	30,0
Wasser	70,0

- Kühlsalbe (*Unguentum leniens*)

Gelbes Wachs	7,0
Walrat	8,0
Erdnußöl	60,0
Wasser	25,0

Cignolin

- Synonym: 1,8,9-Anthracentriol; 1,8,9-Trihydroxyanthracen; 1,8-Dihydroxy-9-anthron.

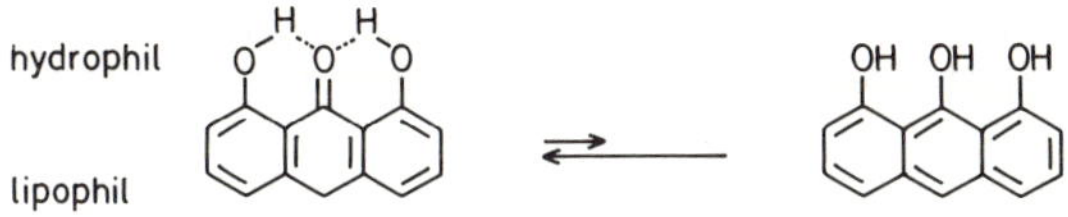

1 2

- Abb. **19** Strukturtautomerismus von Cignolin mit Keto(1)- und Enol(2)-Form

- Chemische Eigenschaften: Cignolin liegt vornehmlich in der Ketonform vor; seine hydrophilen als auch lipophilen Eigenschaften erleichtern die Resorption. Unter Einfluß von Luft, Licht und Metallen entsteht ein Anthralin-Radikal, das sowohl zu pigmentierenden Farbstoffen und Hautreizungen führt und als wesentliches antipsoriatisches Prinzip diskutiert wird.
- Wirkmechanismus: trotz zahlreicher bekannter Cignolin-induzierter Veränderungen in der psoriatischen Epidermis ist der eigentliche Wirkmechanismus unbekannt.
- Kinetik: Zwischen 60 und 300 Min. nach lokaler Applikation ist die höchste Cignolin-Konzentration in der Haut, vornehmlich in der oberen Epidermis. Oxidierte Metaboliten werden vor allem als Danthrol renal ausgeschieden.
- Klinische Anwendung: Erste klinische Anwendung von Cignolin bei der Psoriasis durch *Galewsky und Unna* 1916.
  – Langzeittherapie:
  Je nach Empfindlichkeit der Haut Therapiebeginn mit 0,1% oder 0,25% Cignolin in 2% Salizylvaseline. Schrittweise Steigerung der Konzentration auf 0,5, 1,0, 2,0, 3,0 und 5,0%, jeweils nach Abklingen der Cignolin-Dermatitis auf die entsprechende Konzentration.
  – Ingram-Schema:
  Kombination von Teer und UVA-Licht-Therapie mit anschließender Cignolin-Behandlung.
  – Minutentherapie:
  Pharmakokinetische Untersuchungen von *Schaefer* und Mitarbeitern führten zur Entwicklung einer Cignolin-Kurzzeit-Therapie durch *Runne und Kunze*, die Cignolin (1–3%) nur 10–20 Min. auftrugen. Anschließend wird Cignolin abgewaschen. Diese Therapie ist vor allem zur ambulanten Therapie geeignet, setzt aber eine gute Compliance zwischen Arzt und Patient voraus.

- Unerwünschte Wirkungen:
  - Cignolin-Dermatitis: Dosisabhängige Dermatitis mit Maximum nach 72 Stunden; nicht beeinflußbar durch Cyclooxygenase-Hemmer, Antihistaminika oder Glukokortikoide. Mindestens 72 Stunden zuvor gegebene PUVA – oder UVA – Bestrahlungen hemmen das Erythem.
  - Cignolin-Pigmentierung: Durch das Cignolin-Braun (Oxidationsprodukt des Cignolin) bedingte dunkelbraune Verfärbung des Stratum corneum, aber auch von Kleidung und Bettwäsche. Entstehung des Cignolinbrauns macht die Anwendung von Cignolin unter ambulanten Bedingungen schwierig.
  - Trotz Wechselwirkung mit DNA hat Cignolin keine mutagene oder karzinogene Wirkung. Bei topischer Applikation keine systemische Toxizität.
  - Selten allergische Kontakt-Dermatitis.
- Tabelle **64** Beispiel Cignolinenthaltender Spezialität

Spezialität	Cignolinkonzentration (%)	Menge (g)
Psoralon MT Salbe 0,5%	0,5	30,0
Psoralon MT Salbe 1%	1,0	30,0
Psoralon MT Salbe 2%	2,0	30,0
Psoralon MT Salbe 3%	3,0	30,0
Psoralon MT Stift 2%	2,0	
Psoralon MT Stift 5%	5,0	
Stielasan Salbe	0,44	45,0; 100,0
Stielasan 2 Paste	2,0	140,0
Stielasan 4 Paste	4,0	140,0
Stielasan HP 1 Salbe	1,0	
Stielasan 2 Salbe	2,0	
3 Salbe	3,0	
Plesial Stift 0,5%	0,5	
Plesial Stift 1%	1,0	
Plesial Stift 2%	2,0	
Warondo Psoriasis-Salbe	0,67	25,0; 50,0; 200,0
Psoradexan mite	0,5	30,0; 100,0
Psoradexan	1,0	30,0; 100,0
Psoradexan forte	2,0	30,0; 100,0

Indikationen

Prophylaxe gegen Sonnenbrand, UV-bedingte Karzinome und aktinische Elastose, Prophylaxe bei phototoxisch/photo-allergischen Reaktionen und bei Neigung zu lichtabhängigen Dermatosen (u.a. Porphyrien, Lupus erythematodes etc.).

Einteilung

Es lassen sich drei Gruppen von Sonnenschutzmitteln unterscheiden:

- 1. Salben, die als Filtersubstanz Paraaminobenzoesäure oder chemisch verwandte Substanzen wie Pentyl-p-Dimethylaminobenzoat (Padimat A) oder p-Dimethylaminobenzoat enthalten. Diese Substanzen schützen nur gegen UV-Licht aus dem Bereich von UVB. Cave: Verstärkung photoallergischer Reaktionen bei entsprechender Sensibilisierung gegenüber in Parastellung substituierter Aromaten oder Sulfonamiden.
- 2. Benzophenonderivate und Cinnamate. In höheren Konzentrationen sind diese Substanzen auch gegen Licht aus dem UVA-Bereich wirksam. Daher sind sie vor allen Dingen bei durch UVA-Licht verstärkten Hautreaktionen sinnvoll.
- 3. Der wirksamste Lichtschutz ist mit physikalisch abdeckenden Salben zu erreichen wie z. B. Titandioxid (Lotio Cordes) oder Zinkoxid. Allerdings haben diese Substanzen kosmetische Nachteile.

Lichtschutzfaktor

Zur Beurteilung der Wirksamkeit der Sonnenschutzmittel wird der Quotient zwischen der erforderlichen Lichtdosis zur Erzeugung eines Erythems mit und ohne Salbenschutz gebildet und als Lichtschutzfaktor angegeben. Dabei ist zu beachten, daß dieser Sonnenschutzfaktor nur eine Aussage für den Schutz bei gegebener Wellenlänge gibt, aber keine Aussage über das Wellenlängenspektrum, in dem eine entsprechende Salbe wirkt.

Pix lithanthracis

- Synonym: Steinkohlenteer.
- Herstellung: Trockene Destillation von Steinkohle.
- Bestandteile: Gemisch aus polyaromatischen Kohlenwasserstoffen und anderen, nur teilweise analysierten organischen Bestandteilen (mehrere tausend unterschiedliche chemische Substanzen), deren Zusammensetzung zudem von Charge zu Charge verändert sein kann. Indikationen: Er hat eine antipruriginöse und antiproliferative Wirkung. Er wird deshalb häufig bei Prurigoerkrankungen, atopischer Dermatitis und Psoriasis – vornehmlich in Kombination mit UV-Licht als Goeckermann-Therapie und mit Cignolin – angewendet. Obwohl tierexperimentelle Ergebnisse eine karzinogene Wirkung von Teerpräparaten darlegen, konnten entsprechende klinische Beobachtungen bei Patienten nur in einigen wenigen Fällen bei sehr lange und nicht unter ärztlicher Kontrolle angewendeten Teerpräparaten beobachtet werden.

Pix liquida

- Synonym: Holzteer.
- Herstellung: Trockene Destillation verschiedener Bäume, besonders Nadelbäume.
- Eigenschaft: sauer.
- Bestandteile: Phenole, Kresole, Brenzkatechin, Benzole u.a.

Pix juniperi

- Synonym: Wacholderteer.
- Herstellung: Trockene Destillation des Baumwacholders.
- Bestandteile: Phenole, Kresole, Cadinen, Harze, u.a.

Pix betulina

- Synonym: Birkenteer.
- Herstellung: Trockene Destillation von Birkenzweigen und -rinde.
- Bestandteile: Guajakol, Kresol, Kreosot, Phenole, Schwefel u.a.!

Allgemeines

- Wirkmechanismus: Verkleinerung der Talgdrüsen, möglicherweise bakterizid, keine Reduktion der Oberflächenlipide.
- Unerwünschte Wirkungen: Irritativ; Sensibilisierung (2%).
- Indikationen: Entzündliche Formen der Acne vulgaris; Ulkusreinigung (cave: Sensibilisierung).
- Dosierung: Anwendung 1–2mal/d. Beginn im Gesicht mit 3–5%igen Präparationen, am Rücken mit 5–10%igen Zubereitungen.
- Tabelle **65** Benzoylperoxid-Spezialitäten

Präparat	Konzentration (%)	Menge (g, ml)
Akne-Aid-Lotion mild Emulsion	5	30,0
aknefug-oxid 3, 5, 10 Gel	3, 5, 10	40,0
Akneroxid 5, 10 Gel	5, 10	50,0
Benzaknen 5, 10 Gel	5, 10	60,0
Benzaknen W Suspension	5	100,0
H_2 Oxyl 2,5%, 5%, 10% Akne Gel	2,5, 5, 10	40,0
Oxy 5, 10 Emulsion	5, 10	30,0
Oxy D Emulsion	10	30,0
Oxy L Emulsion	10	100,0
PanOxyl 5, 10 Akne Gel	5, 10	40,0, 90,0
Sanoxit 5% Gel	5	40,0, 100,0
Sanoxit 5% B (bräunliches Gel)	5	40,0
Sanoxit 5% R (rötliches Gel)	5	40,0
Sanoxit 5% Lotio	5	40,0
Sanoxit 10% Gel	10	40,0
Scherogel	5	30,0

Vitamin-A-Säure (Tretinoin, VAS)

Allgemeines

- Indikationen: Acne vulgaris, besonders Acne comedonica. Verhornungsstörungen (z. B. Morbus Darier). Prophylaxe und Therapie UV-bedingter Hautalterung.
- Wirkmechanismus: Vitamin-A-Säure greift in den epidermalen Verhornungsmechanismus ein; sie wirkt zusätzlich irritativ.

Anwendungsrichtlinien

- 1. Anwendung nur abends (siehe Punkt 6).
- 2. Beginn mit niedrigen Konzentrationen, bei Ausbleiben der Reizung Steigerung der Konzentration oder Wechsel der Grundlage (Freisetzung von VAS steigt in der Reihenfolge Gel, Creme, Lösung) bis zur milden Reizung.
- 3. Immer dünn auftragen, Augenregion aussparen.
- 4. Applikation zunächst täglich. Bei eingetretenem Behandlungserfolg alle 2–3 Tage.
- 5. Kombination mit Benzoylperoxid oder lokalen Antibiotika (jeweils morgens Anwendung) gut möglich.
- 6. Nebenwirkungen: Reizung, initial Zunahme der Komedonen; zusammen mit UV-Licht Gefahr der Kanzerogenität.

- Tabelle **66** Vitamin-A-Säure (VAS-) Spezialitäten

Spezialität	VAS-Konzentration (%)	Menge (g, ml)
Airol Roche Creme	0,05	20,0
Airol Roche Lösung	0,05	50,0
Airol Roche Tupfer	0,05	25,0; 50,0
Cordes VAS Creme	0,05	20,0; 50,0
Cordes VAS Gel	0,05	20,0; 50,0
EpiAberel Gel	0,025	30,0
EpiAberel Creme	0,05	30,0
EpiAberel Tupfer	0,05	30,0; 60,0
EpiAberel Lösung	0,1	15,0
Eudyna Gel	0,05	20,0
Eudyna Creme	0,05	20,0

Allgemeines

Lokale Anwendung von Antimykotika erfolgt nach mikroskopischem oder kulturellem Erregernachweis. Es stehen zahlreiche Substanzen zur Verfügung, die ein genau definiertes Erregerspektrum aus dem Bereich der Pilze abtöten. Ein Überblick ist im folgenden gegeben.

Tabelle **67** Spezifische Antimykotika zur Lokaltherapie

Generic name	Spezialität	Wirkspektrum
1. Imidazolderivate		D, H, S
Clotrimazol	Canesten u.a.	
Econazol	Epi-Pevaryl	
Miconazol	Daktar, Epi-Monistat	
Bifonazol	Mycospor	
Oxiconazol	Myfungar, Oceral	
Isoconazol	Travogen	
Ketokonazol	Nizoral	
2. Thiocarbamat-Derivate		D, System-M
Tolnaftat	Tonoftal	
Tolciclat	Fungifos	
3. Antimykotische Polyen-Antibiotika		D, H, System-M
Nystatin	Candio-Hermal	
	Moronal	
	Nystatin „Lederle"	
Amphotericin B	Amphomoronal Lutschtabletten	H, System-M
4. Diverse		
Haloprogin	Mycanden	D, H
Ciclopiroxolamin	Batrafen	D
Naftifin	Exoderil	D, H, S

D: Dermatophyten; H: Hefepilze; S: Schimmelpilze; System-M.: Systemmykosen

Hexachlorcyclohexan

- Wirkmechanismus: Hexachlorcyclohexan penetriert den Chitinpanzer der Parasiten und löst tödliche Krämpfe aus.
- Unerwünschte Wirkungen: Nach topischer Anwendung und Resorption (10% der applizierten Menge) sind besonders bei Kindern Grand-mal-Anfälle (Antagonist: Diazepam), aber auch Nervosität, Reizbarkeit, Schwindel oder komatöse Zustände beschrieben worden. Hautirritation.
- Vorsichtsmaßnahmen bei Kindern: Kürzere Applikationsdauer; nur je einen Körperquadranten behandeln. Nicht mit heißem Wasser abbaden (erhöhte Resorption!).
- Indikationen: Skabies, Pedikulose, Trombikulose.
- Spezialitäten: Jacutin.

Crotamiton

- Allgemeines: Wirksames Antiscabiosum. Zusätzlich antipruriginös.
- Unerwünschte Wirkungen: Irritation bei Applikation in entzündeten Arealen oder bei längerer Anwendung.
- Spezialitäten: Crotamitex, Euraxil.

Sulfur praecipitatum

- Allgemeines: Bei Skabies und Pediculose wirksam.
- Unerwünschte Wirkungen: Hautreizungen. Resorptive Vergiftungen (Kleinkinder) mit Nieren- und Leberschäden. Reizung der Atemwege.

Permethrin

- Allgemeines: Synthetisches photostabiles Pyrethrinderivat mit starker insektizider Wirksamkeit.
- Unerwünschte Wirkungen: nicht bekannt.
- Indikationen: Skabies, Pedikulose, Trombikulose.
- Spezialitäten: Jakutin N (Allethrin) bei Pediculosis.

- Definition: Physiologisch in der Zona fasciculata der NNR synthetisierten Pregnane (C21-Steroide) und ihre Derivate.
- Wirkung: Glucocorticosteroide fördern die Glukoneogenese (vermehrte Glucosesynthese aus Aminosäuren) und haben einen peripheren Antiinsulineffekt. Daraus resultiert Proteinkatabolismus und atrophisierende Wirkung auf viele Gewebe (Osteoporose, Gefäßbrüchigkeit, Striaebildung). In der Dermatologie werden Glucocorticosteroide aufgrund von drei Wirkungen verwendet:
  1. antientzündliche,
  2. immunsuppressive,
  3. antiproliferative Wirkung.
- Wirkungsmechanismus:
  - Nach Bindung des Glucocorticoids an einen zytoplasmatischen Glucocorticoidrezeptor bindet dieser dann im Kern an ein DNA-Antwortelement, das zur Transkription derjenigen Gene führt, die dieses DNA-Antwortelement aufweisen. Bis das entsprechende Protein synthetisiert ist, vergehen mindestens 30 Minuten, so daß die Glucocorticoidwirkung immer mit zeitlicher Verzögerung eintritt.
  - Über Synthese von Lipocortinen erfolgt Hemmung der Arachidonsäure-Freisetzung (antiinflammatorische Wirkung). Weiterhin Protektion lysosomaler Membranen, Hemmung der Fusion von Biomembranen, Steigerung der Wirkung von Katecholamin.
  - Immunsuppressive Wirkung u.a. durch Lyse von Lymphozyten, insbesondere der T-Lymphozyten, abgeschwächte Aktivierung von B-Lymphozyten, Reduktion von Monozyten und Makrophagen, Hemmung der Makrophagenaktivierung durch T-Lymphozyten, Immunkomplexe und Komplement. Hemmung der Wirkung von Lymphokinen und Monokinen auf ihre Zielzellen. Bei topischer Applikation der Steroide auf die Haut Hemmung der Monozytenchemotaxis, jedoch nicht der Neutrophilenchemotaxis, Verringerung der Mastzellzahl in der Haut und des Histamingehaltes bei langfristiger Anwendung bis zu 85%.
  - Hemmung der DNA-Synthese in der Haut (antiproliferativer Effekt), aber Rebound-Effekt bei langfristiger Anwendung, Vasokonstriktionswirkung (Nutzung zur Beurteilung der Wirkungsstärke von Corticosteroiden), antianabole Wirkung auf die Haut (z.B. Hemmung der Prolyl- und Lysylhydroxylase, atrophisierende Wirkung).

- Pharmakokinetik: Die Resorption der topisch applizierten Steroide hängt wesentlich vom Applikationsort ab. Resorption am Unterarm 1%, behaarter Kopf 4%, Stirn 7%, Skrotum 36%. Harnstoff und DMSO können die Resorption bis zum 4fachen steigern, Salicylsäurewirkung auf Resorption ist umstritten. Erhebliche Resorptionssteigerung auch durch Okklusion. Erheblich stärkere perkutane Resorption auch bei Kindern.
- Indikation zur topischen Anwendung von Corticosteroiden: Allergische Kontaktdermatitis, atopische Dermatitis, toxische Kontaktdermatitis, Unterschenkelekzem, Handekzem, Psoriasis.
  Schwächere Wirkung bei diskoidem Lupus erythematodes, Granuloma anulare (okklusiv), hypertrophe Narben und Keloide, Lichen ruber planus und striatus, Prurigo simplex subacuta, Sarkoidose.
  Intraläsionale Applikation der Glucocorticosteroide bei Alopecia areata, diskoidem Lupus erythematodes, hypertrophe Narben und Keloide, Granuloma anulare, Psoriasis.
- Systemische Anwendung von Glucocorticosteroiden bei Morbus Lyell, postzosterischen Neuralgien, Lupus erythematodes, Dermatomyositis, blasenbildende Autoimmunkrankheiten wie Pemphigus und Pemphigoid.
- Kutane Nebenwirkungen bei Glucocorticoidapplikation:
  1. Atrophie,
  2. Teleangiektasien,
  3. Striae,
  4. Hypertrichose,
  5. Infektionen,
  6. periorale Dermatitis.
- Wirkstärke: Glucocorticoide werden nach ihrer Wirkstärke (und der damit verbundenen Ausprägung unerwünschter Effekte) in vier Klassen eingeteilt (Tab. **68**).

Tabelle **68** Wirkungsstärke lokal applizierter Glucocorticoide (I)

Klasse	Generic name	Konzentration (%)	Präparate
I: schwach	Hydrocortison	0,25%	Hydrocort Dermale (T)
		0,5%	Hydrocort (T)
			Ficortril mite (L/S)
		1,0%	Ficortril 1% (S)
		2,0%	Ficortril-Spray, Hydrocort forte (T)
		2,5%	Ficortril 2,5% (S)
	Hydrocortison-acetat	0,2%	Litroderm (C)
		1,0%	Cordes H (C/S), Scheroson F (S)
	Dexamethason	0,01%	Sokaral (L)
		0,1%	Dexalocal (T/C/S)
II: mittel	Clobetasonbutyrat	0,05%	Emovate (C/S)
	Fludroxycortid	0,025%	Sermaka 1/2 (C/S)
		0,05%	Sermaka (L/C/S)
	Flumetason-pivalat	0,02%	Locacorten (L/C/S/Schaum)
	Fluocortin-butylester	0,75%	Vaspit (C/S/FS)
	Fluocortolon	0,2%	Syracort (C/S)
	Fluocortolon +	0,25%	Ultralan (L/C/S/FS/Fettspray)
	Fluocortolon-hexanoat	0,25%	
	Fluocortolon-pivalat +	0,1%	Ultracur (C/S/FS)
	Fluocortolon-hexanoat	1,0%	
	Fluprednyliden-acetat	0,15%	Etacortin (T/C/S/Paste)
	Triamcinolon-acetonid	0,01%	Solodelf (C)

C Creme, CS Creme-Salbe, FS Fettsalbe, L Lotion, S Salbe, T Lösung bzw. Tinktur

Tabelle **69** Wirkungsstärke lokal applizierter Glucocorticoide (II)

Klasse	Generic name	Konzentration (%)	Präparate
II: mittel	Desonid	0,05%	Tridesilon (C/S)
		0,1%	Sterax (C)
	Desoximetason	0,05%	Topisolon mite (S)
	Fludroxycortisol	4,0µg/cm²	Sermaka-Folie
	Fluocinolon-acetonid	0,01%	Jellin Gamma s.N. (C)
		0,025%	Jellin (T/Gel/L/Schaum) Jellin s.N. (CS)
	Fluocinonid	0,01%	Topsym (S)
	Fluprednyliden-acetat	0,05%	Decoderm (S)
		0,1%	Decoderm (L/C)
	Halcinonid	0,025%	Halcimat (C)
	Hydrocortisonbutyrat	0,1%	Alfason (T/C/CS/S)
	Triamcinolonacetonid	0,025%	Extracort (C), Volonimat (C), Delphicort (C/S), Kortikoid-ratiopharm (S)
		0,05%	Volon A (C/S)
III: stark	Betamethasonbenzoat	0,025%	Euvaderm (C)
	Betamethason-dipropionat	0,05%	Diprosone (T/C/S)
	Betamethason-valerat	0,05%	Betnesol V crinalite (T), Betnesol V mite (C/S) Celestan V mite (C/S),
		0,1%	Betnesol V (T/L/C/S), Celestan V (T/L/C/S)
	Desoximetason	0,25%	Topisolon (L/S/FS)
	Diflorasondiacetat	0,05%	Florone (C/S)
	Diflucortolon-valerat	0,1%	Nerisona (C/S/FS), Temetex (C/S/FS)
		0,3%	Nerisona forte (FS), Temetex forte (FS)
	Fluocinolonacetonid	0,2%	Jellin Ultra (C)
	Fluocinonid	0,05%	Topsym (T/S fettfrei), Topsym F (S)
	Halcinonid	0,1%	Halog (T/S/FS)
IV: sehr stark			
	Clobetasolpropionat	0,05%	Dermoxinale (L), Dermoxin (C/S)

T = Lösung, bzw. Tinktur; L = Lotio; C = Creme;CS = Creme-Salbe S = Salbe; FS = Fettsalbe

Selektive Ultraviolett-Phototherapie (SUP)

- Definition: Therapie von Hautkrankheiten mit Wellenlängen aus dem UVB- und UVA-Bereich.
- Allgemeines: Zahlreiche Geräte mit diesen Emissionseigenschaften sind im Handel. Die erwünschte spektrale Verteilung läßt sich sowohl mit Fluoreszenzröhren als auch mit Quecksilberhochdrucklampen erreichen. In der therapeutischen Effektivität ergeben sich bei den einzelnen Indikationen gewisse Unterschiede, und der Therapeut muß mit jedem Bestrahlungsgerät persönliche Erfahrungen sammeln. Darüber hinaus sind Alterungsvorgänge und dadurch bedingte Änderungen in der Dosis der Bestrahlungssysteme zu berücksichtigen.
- Therapeutisches Vorgehen:
  - *Psoriasis*: Therapiebeginn mit der minimalen Erythemdosis (MED. S. 16), anschließend bei jeder erneuten Bestrahlung Steigerung um etwa 30% der Dosis. Das Maximum der SUP-Reaktion an der Haut liegt bei 24 Stunden, so daß die SUP-Therapie gut steuerbar ist. Angestrebt wird die Aufrechterhaltung eines leichten Erythems.
  - *Polymorphe Lichtdermatose:* Beginn mit 60–70% der MED. Steigerung der Dosis um etwa 20% bis zu Werten, bei denen erste Effloreszenzen der PLE auftreten. Danach leichte Dosisreduktion und nach einigen Bestrahlungen erneuter Versuch der Steigerung. Am günstigsten 4–6 Wochen vor Auftreten der PLE im Frühling oder vor dem Urlaub durchführen.
  - *Atopische Dermatitis*: Als adjuvante Therapie bei Patienten, die auch Sonnenlicht anamnestisch gut vertragen. Dosis knapp unterhalb der Erythemdosis wählen.

PUVA-Therapie

- Definition: Systemische Photosensibilisierung durch Psoralene und anschließende UVA-Bestrahlung.
- Allgemeines: Da noch keine Langzeiterfahrungen mit der PUVA-Therapie vorliegen, ist die Indikationsstellung, insbesondere bei jüngeren Personen, sehr sorgfältig vorzunehmen.
- Voruntersuchungen:
  - Anamnese: Es wird gefragt nach überdurchschnittlicher Lichtbelastung, Lichtdermatosen (Porphyrien, LE), Einnahme von lichtsensibilisierenden Medikamenten, Epilepsie, Leber- und Nierenfunktionsstörungen (Kontraindikation wegen unvorhersehbarer Verstoffwechselung), Psoriasis (vorangegangene Methotrexattherapie oder Arsenbehandlung sowie Röntgenbestrahlungen können das Risiko der Tumorinduktion durch PUVA erhöhen).

- Laboruntersuchungen: Leberparameter, Nierenfunktionswerte, Blutbild.
- Augenärztliche Untersuchung (Linsen, Augenhintergrund, Verordnung einer UV-undurchlässigen Brille).
- Genaue Aufklärung des Patienten über die Notwendigkeit des Tragens dieser Brille während des gesamten Tages, an dem Psoralen eingenommen wurde.
- Bestimmung der minimalen Phototoxizitätsdosis (S. 17).

- Dosierung des 8-Methoxypsoralen:

< 50 kg	20 mg
50–65 kg	30 mg
66–80 kg	40 mg
81–90 kg	50 mg
> 90 kg	60 mg

- Eherne „Richtlinien zur PUVA-Therapie“ nach Gschnait:
  1. Kein Beginn der PUVA-Therapie ohne Vorliegen der Ergebnisse der Voruntersuchungen.
  2. Bestimmung der minimalen Phototoxizitätsdosis im Bereich der Glutealregion (S. 17).
  3. Beginn der Therapie mit der minimalen Phototoxizitätsdosis.
  4. Steuerung der PUVA-Therapie nach der Reaktion der unbefallenen Haut.
  5. Keine Dosiserhöhung, wenn ein Erythem vorliegt.
- Kontraindikationen:
  - Schwere Leber- und Nierenfunktionsstörungen,
  - Kinderwunsch oder Gravidität.
- Indikationen:
  - Psoriasis vulgaris, Psoriasis pustulosa,
  - polymorphe Lichtdermatose,
  - Lichen ruber planus, insbesondere exanthematische Formen,
  - Mycosis fungoides und andere niedrigmaligne T-Zell-Lymphome der Haut.

Definitionen und Begriffe

- Dosis: Absorbierte Energie innerhalb eines Volumens.
  - *Ionendosis* (J): diejenige Ladung, die durch eine ionisierende Strahlung in einer Luftmasse gebildet wird (früher Röntgen, heute $C \cdot kg^{-1}$).
  - *Energiedosis* („Dosis"): Quotient aus der Strahlungsenergie, die von einer ionisierenden Strahlung auf ein Material übertragen wird und der Masse des Materials (Gray = Gy = $J \cdot kg^{-1}$).
  - *Dosisleistung*: Pro Zeiteinheit applizierte Energiedosis. Die Dosisleistung nimmt mit dem Quadrat des Abstandes von der Strahlenquelle ab (Abstandsquadratgesetz).
  - *Relative biologische Wirksamkeit*: Verhältnis der Dosis einer Referenzstrahlung (200 kV Röntgenstrahlung) zu der einer Meßstrahlung, die unter gleichen Bedingungen die gleiche biologische Wirkung auslöst.
- Räumliche Dosisverteilung:
  - Halbwertsschichtdicke: diejenige Schichtdicke eines anzugebenden Materials (weniger als 100 kV: Al, mehr als 100 kV: Cu), die ein schmales Strahlenbündel gerade auf die Hälfte schwächt.
  - Schwächung der Strahlung: hängt ab von der Energie der Strahlung und dem durchstrahlten Material (Ordnungszahl, Dichte).
- *Absorption*: Die Absorption im niedrigen Energiebereich, wie sie bei der dermatologischen Röntgentherapie eingesetzt wird, ist von der Ordnungszahl abhängig; daher wird im Knochen relativ viel Dosis, in Fett jedoch nur wenig Dosis absorbiert. Das Verhältnis von Ionendosis zur Energiedosis ist bei Knochen hoch, d.h., bei gleicher Ionendosis wird dem Knochen bis zu 10mal mehr Energie absorbiert als im Fett.
- *Gewebehalbwertstiefe*: die Gewebsschichtdicke, nach welcher noch die halbe Oberflächendosis erzeugt wird. Besser: Tiefe des Punktes mit 50% relativer Energiedosis auf der Strahlenbündelachse. Die Gewebehalbwertstiefe hängt ab von der Spannung an der Röhre, der Gesamtfilterung, dem Fokus-Haut-Abstand sowie Feldgröße und Feldformen.

Reaktion der Haut auf Röntgenstrahlen

- Allgemeines: Bei einzeitiger Bestrahlung tritt ab 4,5 Gy ein kurzzeitiges *Früherythem* auf, das 1–2 Tage andauert. Nach einer Woche tritt das sogenannte *Haupterythem* auf, das im Verlauf mehrerer Wochen allmählich abklingt und in eine langandauernde Pigmentierung übergeht.
- Tabelle **70** Beurteilung und Befund der Röntgenreaktion der Haut

Reaktionsstärke	Befund
I	Erythem
II	Bläschen
III	Nekrose

- Das Haupterythem ist in seiner Ausprägung dosisabhängig. Bis zu einer Dosis von 8 Gy ist die Haut zu einer Restitutio ad integrum in der Lage, wenngleich die Häufigkeit der Tumorentstehung nach einer Latenz von 20–30 J. deutlich erhöht ist.
- Wirkung der Röntgenstrahlen auf Hautanhangsgebilde:
  - Haare: ab 3–4 Gy temporäre Epilation, nach 2 Mon. Wiederwachstum. Über 8 Gy Dauerepilation.
  - Talg- und Schweißdrüsen: temporäre Funktionseinschränkung nach 4 Gy, Dauerschädigung nach 8 Gy.
- Indikationen: Wegen der Spätschäden (Tumorentwicklung) sollten nur maligne Tumoren der dermatologischen Röntgentherapie zugeführt werden. Entzündliche Dermatosen sind keine Indikation! Die Röntgentherapie bietet sich insbesondere bei älteren Patienten an, bei denen eine Inoperabilität wegen Allgemeinerkrankungen vorliegt. Besonders geeignet zur Röntgentherapie sind Basaliome im Gesichts-, speziell im Lidbereich, wo bei entsprechendem Vorgehen sehr gute kosmetische Resultate erzielt werden können. Beim malignen Melanom keine Strahlentherapie, da keine histologische Sicherung der Diagnose möglich ist und die prognostischen Parameter zur weiteren Therapieplanung nicht zur Verfügung stehen.

Definition

Durch subkutane Applikation eines für Rhinitis allergica, exogen-allergisches Asthma bronchiale oder Insektengiftallergie kausalen Allergens in steigender Konzentration wird eine Hyposensibilisierung bei dem Patienten erreicht, so daß er das applizierte Allergen bei erneuter Exposition ohne oder mit wesentlich geringeren allergischen Beschwerden verträgt.

Wirkmechanismus

In mehreren Doppelblindstudien konnte zum einen die Wirksamkeit dieser Behandlung, zum anderen die Allergenspezifität der Behandlung nachgewiesen werden. Allergenspezifität bedeutet, daß der Patient nur hyposensibilisiert wurde gegen das Allergen, das auch in den entsprechenden Hyposensibilisierungslösungen enthalten war. Der Wirkungsmechanismus ist unklar, wenngleich mehrere immunologische Parameter sich unter der Behandlung verändern. So beobachtet man eine geringere Histaminfreisetzung der basophilen Granulozyten des Patienten bei Inkubation mit dem Allergen unter Behandlung, man beobachtet die Entstehung von sogenannten „blockierenden Antikörpern" aus der IgG-Fraktion, einen Anstieg von spezifischen T-Suppressorlymphozyten und die Entwicklung von auto-anti-idiotypischen Antikörpern.

Indikation

1. Allergische Soforttypreaktionen, insbesondere exogen-allergisches Asthma bronchiale.
2. Rhinitis allergica.
3. Bienen- und Wespengiftallergie.

Bei der atopischen Dermatitis hat sich im allgemeinen die spezifische Hyposensibilisierung nicht bewährt. Läßt sich jedoch bei den Patienten eine isolierte Sensibilisierung gegen ein bestimmtes Allergen nachweisen und besteht anamnestischer Anhalt dafür, daß dieses Allergen bei dem Patienten die entsprechende atopische Dermatitis auslöst, lohnt sich der Versuch einer spezifischen Hyposensibilisierung mit diesem Allergen.
Bei der Bienen-Wespengift-Hyposensibilisierung wird die Indikation aufgrund Anamnese, Hauttestung und RAST festgelegt. Den Schweregrad der Reaktion legt man anamnestisch fest (Tab. **71**).

Tabelle **71** Einteilung des Schweregrades allergischer Reaktionen nach anamnestischen Angaben

Schweregrad	Anamnestische Angaben
I	lokale Reaktion
II	generalisierte Urtikaria
III	systemische Reaktion wie z. B. Asthma, Diarrhoe, Kreislaufversagen
IV	Herzstillstand

Präparate

Es stehen inzwischen mehrere Zubereitungen der Allergenextrakte zur Verfügung. Die Allergene können gelöst sein in wäßrigen Lösungen, in Semi-Depotlösungen und in sogenannten Depotlösungen oder Allergoidlösungen.

Durchführung

- Hyposensibilisierung bei inhalativen Allergenen:
Der Allergenextrakt liegt in drei Lösungsstärken vor, die im Verhältnis 1:10:100 konzentriert sind. Mit der schwächsten Lösung wird die Hyposensibilisierung – in der Regel mit 0,2 ml – begonnen und je nach Verträglichkeit in 7tägigem Abstand um 0,1 oder 0,2 ml gesteigert. Sind 1 ml erreicht, setzt man die spezifische Hyposensibilisierung mit 0,2 ml der nächststärkeren Lösung fort. Für die Steigerung der Applikationsmenge werden zwar von den Firmen Hinweise gegeben, die aber nur als allgemeine Richtlinien aufzufassen sind. In jedem Fall sollte der die spezifische Hyposensibilisierung durchführende Arzt nach der individuellen Verträglichkeit dosieren.
Die Injektionen sind durch den behandelnden Arzt selbst auszuführen! Nach der Injektion muß der Patient für 30 Minuten unter ärztlicher Aufsicht bleiben. Ist die Höchstdosis erreicht, wird diese in monatlichem Abstand appliziert.
Saisonale Allergene (z. B. Pollenextrakte) werden bis kurz vor Beginn der Saison gegeben, dann kann in Form einer kosaisonalen oder präsaisonalen Hyposensibilisierung fortgesetzt werden: Bei der kosaisonalen *Hyposensibilisierung* wird die Allergendosis um

2/3 der erreichten Höchstdosis reduziert und in monatlichem Abstand appliziert, nach der Saison wird dann in wöchentlichem Abstand wieder gesteigert; bei der *präsaisonalen Hyposensibilisierung* wird während der Pollenflugzeit nicht hyposensibilisiert und jeweils im Herbst die spezifische Hyposensibilisierung wieder neu begonnen.
Eine spezifische Hyposensibilisierungsbehandlung sollte insgesamt über 3 J. durchgeführt werden.

- Hyposensibilisierung bei Bienen-Wespengift-Allergien:
  Bei Sensibilisierung gegen Bienen-Wespengift-Allergen erhält der Patient ein Notfallmedikamentenset und wird in der Handhabung der enthaltenen Präparate (Adrenalinlösung, Glucocorticoid, Antihistaminika) unterwiesen. Weiterhin wird nach Anamnese,

- Tabelle **72** Schema zur Insektengifthyposensibilisierung nach Glowania u. Schulz: Beginn mit um 2 Zehnerpotenzen geringer konzentrierten Lösung als die Lösung, mit der eine positive Reaktion im i.c. Test erzielt wurde

Tag	Volumen (ml)	Konzentration (μg/ml)	Toxinmenge (μg)
1	0,1	0,0001	0,00001
	0,1	0,001	0,0001
	0,1	0,01	0,001
	0,1	0,1	0,01
2	0,1	1,0	0,1
	0,4	1,0	0,4
	0,7	1,0	0,7
3	0,1	10,0	1,0
	0,4	10,0	4,0
	0,7	10,0	7,0
4	0,1	100,0	10,0
	0,3	100,0	30,0
	0,5	100,0	50,0
5	0,7	100,0	70,0
	1,0	100,0	100,0
nach			
1 Woche	1,0	100,0	100,0
2 Wochen	1,0	100,0	100,0
3 Wochen	1,0	100,0	100,0

Nächste Injektionen: nach der 6., 9. und 12 Woche, danach alle 4 Wochen

Hauttest, RAST über die Indikation zu einer spezifischen Hyposensibilisierung entschieden. Grundlage dieser Entscheidungen sind die Ergebnisse in diesen drei Untersuchungen, müssen aber jeweils individuell (z. B. individuelle Expositionsmöglichkeit) entschieden werden.

Zur spezifischen Hyposensibilisierung werden in diesem Fall wäßrige Extrakte benutzt. Die Behandlung gliedert sich in eine stationär durchzuführende Rush-Hyposensibilisierung und eine ambulante Fortsetzungsbehandlung. Uns hat sich das von Schulz und Glowania angegebene Schema bewährt (Tab. **72**).

- Bei schweren Allgemeinreaktionen: Schockbehandlung; zunächst Anwendung des Anaphylaxiebestecks, bei Bedarf Adrenalin i.v., je nach klinischem Zustandsbild hochdosierte Corticoide i.v., ferner Antihistaminika oder Theophyllinderivate.
- Häufigste Fehler bei der Hyposensibilisierung:
  - Unvollständige Diagnostik,
  - verfehlte Indikationsstellung,
  - falsche Extraktzusammenstellung,
  - fehlerhafte Dosissteigerung,
  - ungenügende Dauer.

Diaminodiphenylsulfon (DADPS)

- Synonyma: DADS, DDS, Dapsone.
- Indikationen: Dermatitis herpetiformis, Erythema elevatum et diutinum. Mittel der zweiten Wahl bei Pyoderma gangraenosum, bullösem Pemphigoid (entzündliche Form), Schleimhautpemphigoid, Blasenbildung bei systemischem LE, Granuloma faciale, leukozytoklastischen Vaskulitiden.
- Wirkmechanismus: ungeklärt.
- Pharmakologie: Renale Ausscheidung (90%); Halbwertszeit 2–4 Tg.
- Metabolismus:
  a) Azetylierung.
  b) Hydroxylierung. Aminohydroxyl-Diphenylsulfon führt zu Methämoglobinämie, Hämolyse und Heinzschen Innenkörpern!
- Unerwünschte Wirkungen:
  - Methämoglobinämie: Obligate Nebenwirkung; verursacht nur selten Probleme. Zyanose kann ab 3g/dl auftreten, individuell stark unterschiedlich. Beschwerden meist erst über 20g/dl.
  - Hämolyse. Ab Tagesdosen über 50 mg. Bei 150 mg/d Hämoglobinabfall um etwa 2g/dl; nach einigen Monaten durch vermehrte Neubildung (Retikulozytenanstieg) teilweise reversibel. Besondere Vorsicht ist bei älteren Patienten mit schweren kardiovaskulären Erkrankungen geboten. Ersatzpräparat: Sulfapyridin (2–4 g/d).
  - Neuropathien: Meist nach höherer und langfristiger Therapie periphere, vorwiegend motorische Neuropathien: Nur bei langsamen Azetylierern.
  - Agranulozytose: Extrem selten. Während der ersten 3–4 Behandlungsmonate.
  - Allergische Arzneimittelexantheme.
- Kontrolluntersuchungen:
  - Vor Therapiebeginn:
    1. Komplettes Blutbild und Hämoglobin.
    2. Bestimmung der Glucose-6-Phosphat-Dehydrogenase. Mangel dieses Enzyms begünstigt Hämolyse; DADPS sollte dann nur schnellen Azetylierern gegeben werden.
  - Vom 1.–3. Therapiemonat: Wöchentlich, dann 14tägig Blutbild und Hämoglobin.
  - Ab 3. Therapiemonat: Alle 8–10 Wo. Blutbild und Hämoglobin. Zusätzlich alle 6 Mon. Leber- und Nierenfunktionswerte.
- Kontraindikationen: Schwere kardiovaskuläre Erkrankungen (Ersatzpräparat: Sulfapyridin); Gravidität; Sulfonamidallergie.
- Dosierung: Beginn mit 100 mg/d; bei unbefriedigendem Ansprechen nach einer Woche steigern auf 150–200 mg/d. Bei sehr gutem Ansprechen evtl. Reduktion auf 50 mg/d jeden oder jeden 2. Tg.
- Handelspräparate: Dapson-Fatol Tbl. (50 mg).

Griseofulvin

- Indikationen: Ausgedehnte Tinea; Onychomykosen durch Dermatophyten.
- Wirkmechanismus: Hemmung der Pilzteilung durch Auflösung der Mikrotubuli.
- Wirkspektrum: Griseofulvin wirkt nur gegen Dermatophyten, nicht gegen Schimmel- und Hefepilze. Vor Therapiebeginn daher immer kulturelle Sicherung des Erregers. Selten Resistenzen möglich.
- Unerwünschte Wirkungen:
  1. ZNS: Kopfschmerzen (häufig; gehen unter Therapie zurück), Schwindel, Sehstörungen.
  2. Magen-Darm-Trakt: Übelkeit, Erbrechen, Flatulenz, Diarrhoe.
  3. Hepatotoxizität.
  4. Nierenfunktionsstörungen: Albuminurie, Zylindrurie.
  5. Haut: Kälte- und Wärmeurtikaria, Phototoxizität, Arzneimittelexantheme (lichenoid, Erythema-multiforme-artig).
- Pharmakokinetik: Halbwertszeit 1 Tg. Griseofulvin wird in Keratin eingebaut und schützt das neugebildete Keratin. Mikronisierte Zubereitungen haben u.U. bessere Bioverfügbarkeit.
- Dosierung: Kinder 10 mg/kg; Erwachsene 500–1000 mg/d. Bei Nichtansprechen nach 14 Tg. u.U. Verdopplung der Dosis.
- Spezialitäten: Fulcin S (125 mg Tbl.), Fulcin S 500 (500 mg Tbl.), Likuden (125 mg, 500 mg Tbl.), Polygris (330 mg Tbl.), Polygris mite (165 mg Tbl.).

Ketokonazol C, Itrakonazol

- Indikationen: Systemische Mykosen, Verletzungsmykosen, mukokutane Kandidose, u.U. chronische Candidaparonychie. Mykosen bei Immundefekten (AIDS).
- Wirkmechanismus: Hemmung der Ergosterolsynthese in der Pilzwand; gleichzeitig Hemmung der Steroidhormonsynthese (Androgene) beim Menschen.
- Wirkspektrum: Ketokonazol C erfaßt Dermatophyten, Schimmel- und Hefepilze sowie die Erreger von System- und Verletzungsmykosen. Unerwünschte Wirkungen:
  1. Allgemeinsymptome (10–15%): Übelkeit, Erbrechen, Kopfschmerzen, Parästhesien, Thrombozytopenie, Zahnfleischbluten.
  2. Gynäkomastie, Oligozoospermie.
  3. Leberstörungen:
     a) leichter Transaminasenanstieg (10%),
     b) bei Ketokonazol C schwere, u.U. lebensbedrohliche Hepatitis (1:10000); oft erst nach mehreren Monaten; beim Auftreten von starkem Juckreiz Ketokonazol C absetzen.
- Dosierung: Erwachsene 200 mg/d Ketokonazol C, 100 mg/d Itrakonazol.
- (Spezialitäten: Nizoral [200 mg Tbl] Sempera [100 mg Tbl]).

Allgemeines

- Indikation: Urtikaria, atopische Dermatitis, allergische Kontaktdermatitis, Pruritus und Prurigo, gelegentlich Vaskulitis, anaphylaktischer Schock. Neurofibromatose 1?
- Wirkungsmechanismus: Antihistaminika hemmen die Wirkung des Histamins durch reversible Rezeptorenhemmung. H1-Antihistaminika haben die größte Bedeutung in der Dermatologie, Hemmer von H2-Rezeptoren (z. B. Cimetidin oder Ranitidin) werden in der Dermatologie gelegentlich bei chronischer Urtikaria empfohlen.
- Antihistaminika vom H1-Typ können Interaktionen haben mit Psychopharmaka, Barbituraten, Thanol, Monoaminooxidasehemmern.
- Unerwünschte Wirkung: H1-Antihistaminika sollen wegen ihrer lokalanästhetischen Wirkung mit Vorsicht bei Epileptikern, Patienten mit Herzrhythmusstörungen verwendet werden. Einen wesentlichen Fortschritt bedeutet die Entwicklung nicht bzw. kaum sedierender Antihistaminika wie z. B. Hismanal, Lisino, Teldane oder Zyrtec.
- Antihistaminika in der Gravidität nach Möglichkeit vermeiden. Wenn nicht zu umgehen, geben wir Clemastin (Tab. **73**). Während der Laktation kann Triprolidin (kurze Halbwertszeit) gegeben werden. Auch die neueren, nicht sedierenden Antihistaminika wirken auf Säuglinge sedierend.

Hydroxyzin

- Pharmakokinetik: Maximale Serumkonzentration nach 2 Std., Halbwertszeit 20 Std. Dauer der Wirkung: 2–4 Tg.
- Eigenschaften: Hydroxyzin unterdrückt die Histaminquaddel und auch die IgE-mediierte Quaddel. Stark juckreizdämpfende Wirkung.
- Unerwünschte Wirkungen: Müdigkeit, Mundtrockenheit.
- Dosierung: 1–2mal täglich 10–50 mg.
- Indikationen: Cholinergische Urtikaria (Mittel der Wahl), chronische Urtikaria. Kälteurtikaria. Pruritus bei Atopie.
- Spezialitäten: Atarax Drg. (25 mg); Masmoran Tabl. (25 mg; 50 mg), Masmoran Saft 100,0 (5 ml = 25 mg).

Tabelle **73** Wichtige Antihistaminika

Antihistaminikum	Generic name	Tagesdosis (Erw.; mg)	Sedierung
Antihistaminika			
Atosil	Promethazin	25–75	stark
Fenistil	Dimethinden	3–6	gering
Omeril	Mebhydrolin	100–300	gering
Tavegil	Clemastin	2–4	gering
Teldane	Terfenadin	60–120	kaum
Hismanal	Astemizol	10–20	kaum
Lisino	Loratandin		keine
Zyrtec	Ceterizin		keine
Antihistaminikum mit Antiserotoninwirkung			
Periactinol	Cyproheptadin	4–20	kaum
Antihistaminika mit anticholinergischer Wirkung			
Atarax	Hydroxyzin	10–50	stark
Masmoran	Hydroxyzin	10–50	stark

Tabelle **74** Wichtige Antiallergika (Antiallergika sind Medikamente, die die Freisetzung von Entzündungsmediatoren aus Mastzellen bzw. Basophilen hemmen)

Antiallergikum	Generic name	Tagesdosis (Erw.; mg)	Sedierung
Reine Antiallergika			
Opticrom	Cromoglicinsäure	nur lokale	keine
Lomupren		Anwendung	
Intal			
Colimune			
Antiallergika, die gleichzeitig H1-Antihistaminika sind			
Tinset	Oxatomid	60-100	kaum
Zaditen	Ketotifen	1-4	kaum

- Indikationen in der Dermatologie:
  1. Lupus erythematodes, besonders diskoider Lupus erythematodes.
  2. Porphyria cutanea tarda.
- Wirkmechanismen:
  1. Unterdrückung zahlreicher immunologischer Mechanismen (Expression von Klasse-II-Histokompatibilitätsantigenen, Antigenprozessierung, Lymphozytenstimulation).
  2. Membranstabilisierender Effekt (besonders Lysosomen).
  3. Hemmung der Prostaglandinsynthese und der Chemotaxis.
- Unerwünschte Wirkungen:
  1. Kutan: Grauverfärbung von Kopfhaar, Bart und Augenbrauen (nur bei Rothaarigen durch Hemmung der Phaeomelaninsynthese). Blaue Pigmentierungen: Tibia, Gaumen, Gesicht, Nagelbett. Lichenoide und urtikarielle Exantheme, toxische epidermale Nekrolyse. Exazerbation einer Psoriasis.
  2. Gastrointestinal: Übelkeit, Erbrechen.
  3. Neuromuskulär: Myasthenia-gravis-artiges Bild mit leichter Muskelschwäche.
  4. Hämatologisch: Leukopenie (häufig in den ersten 3 Mon.).
  5. Ophthalmologisch: Unscharfes Sehen und Doppelbilder (durch die Muskelschwäche). Ablagerungen von Chloroquin in der Kornea (Spaltlampe; reversibel). Keine Kontraindikation zur weiteren Therapie. Irreversible Retinopathie. Dosisabhängig. Tritt angeblich erst ab Tagesdosen über 250 mg auf. Cave: ähnliche Veränderungen bei seniler Makulaatrophie und beim systemischen LE.
  6. EKG-Veränderungen (T Welle).
  7. Teratogenität?
- Dosierungsrichtlinien:
  1. Diskoider und subakuter LE: 250 mg/d; bei Nichtansprechen Ausweichen auf ein anderes Antimalariamittel möglich.
  2. Porphyria cutanea tarda: 125 mg 2mal/Woche über 6–18 Mon. bis zur Normalisierung der Porphyrinausscheidung im Urin.
- Kontrolluntersuchungen:
  1. Vor Therapiebeginn: augenärztliche Untersuchung, komplettes Blutbild, Nierenretentionswerte, leberspezifische Enzyme.
  2. Monatlich Blutbild.
  3. Halbjährlich augenärztliche Kontrolle.

Allgemeines

- Nach Therapieversuchen mit Vitamin-A-Säure in den 60er Jahren erwiesen sich dann Derivate der Vitamin-A-Säure als potente Arzneimittel zur Behandlung von Hauterkrankungen. Gegenwärtig sind in der klinischen Anwendung Vitamin-A-Derivate der 2. und 3. Generation, nämlich Etretinat und 13-cis-Retinsäure (Isotretinoin).
- Pharmakologie: Ähnlich den Steroiden binden sich Retinoide an zytosolische Rezeptoren, die daraufhin in den Kern gelangen und an DNA binden, was zu einer verstärkten RNA-Synthese und zur Induktion von retinoidabhängigen Proteinen führt. Weiterhin beeinflussen Retinoide die posttranslationale Glykosylierung der Proteine. In hohen Dosierungen lagern sich Retinoide in die Membranen ein und entfalten eine detergensartige Wirkung. Gap junctions (Verbindung zwischen einzelnen Zellen) werden verstärkt unter dem Einfluß von Retinoiden gebildet.
Retinoide hemmen die durch Phorbolester induzierte Ornithindecarboxylase, was zusammen mit Beobachtungen in tierexperimentellen Modellen für einen promotionshemmenden Effekt dieser Substanzen in der Tumorentstehung spricht.

Etretinat

- Indikation: Psoriasis vulgaris (vor allem erythrodermatische, pustulöse Formen und Psoriasis arthropathica), Morbus Darier, Pityriasis rubra pilaris, Lichen ruber planus, Ichthyosen, diskoider LE, Keratoakanthom, Epidermodysplasia verruciformis.
- Dosierung für Etretinat: 0,5–2 mg/kg KG/d.

Isotretinoin

- Indikationen: Acne conglobata und Rosacea.
- Dosierung: 40 mg/d.

Laboruntersuchungen

- Vor Therapie: Blutbild, Blutsenkung, SGPT, alkalische Phosphatase, γ-GT, Kreatinin, Triglyceride, Cholesterin, Glucose, evtl. Harnstoff, Harnsäure und Urinstatus. Die Laborwerte sollten insbesondere bei Untersuchungen auf Lipidstoffwechselstörungen im 12-Std.-Nüchternserum durchgeführt werden. Unter der Therapie nach 3 Wo.: Blutbild, BSG, Triglyceride, Cholesterin, SGPT, Kreatinin. Diese Werte sollten dann unter der Behandlung mit Vitamin-A-Säurederivaten in jeweils 4wöchigem Abstand wiederholt werden. Ein möglicher Anstieg der Triglycerid- oder Cholesterinwerte kann bei strenger Indikation für Retinoide mit einer kohlenhydrat- und fettreduzierten Diät, durch Dosisreduktion oder durch die Verwendung von Lipidsenkern beeinflußt werden. Sollten jedoch die Lipidwerte weiter erhöht bleiben, dann sollten Retinoide abgesetzt werden.

Unerwünschte Wirkungen

- Teratogenität: Retinoide (Retinol, Vitamin-A-Säure) sind während der Embryogenese als Morphogene zentrale biologische Substanzen; deshalb muß bei konzeptionsfähigen Frauen gleichzeitig mit der Retinoidbehandlung eine sichere Antikonzeption durchgeführt werden, die über 24 Mon. nach Absetzen von Tigason fortgesetzt werden muß.
- Vier Voraussetzungen für die Retinoidtherapie bei Frauen im gebärfähigen Alter:
  - Schwere Hauterkrankungen (besonders bei Akne bedenken).
  - Patient muß Anweisungen zuverlässig befolgen können, besonders Kontrazeption.
  - Patient muß mündliche und schriftliche Aufklärung erhalten und unterschreiben.
  - Schwangerschaft muß sicher ausgeschlossen sein (Schwangerschaftstest, gynäkologische Untersuchung).
- Bei Männern ist mit einem Einfluß auf die Spermiogenese bis hin zur Azoospermie zu rechnen; nach den bisherigen Berichten ist diese Auswirkung aber reversibel.
- Mukokutane Nebenwirkungen: Cheilitis, Trockenheit der Schleimhaut, Haarausfall. Seltener Paronychie, Xerosis cutis, Pruritus, Frösteln, Nasen- und Schleimhautblutungen, Impotenz, Arthralgie und Übelkeit. Diese Nebenwirkungen sind reversibel.
- Bei Kindern und hoher Dosierung frühzeitiger Epiphysenschluß und Hyperostosen beobachtet.

Allgemeines

Neben hochdosierter Glucocorticoidtherapie werden zur Immunsuppression in der Dermatologie vor allen Dingen Azathioprin, Methotrexat, Cyclophosphamid, Chlorambucil und neuerdings Cyclosporin A verwendet. Während Azathioprin und Methotrexat als Purinantagonist bzw. als Folsäureantagonist wirken, sind Cyclophosphamid und Chlorambucil alkylierende Substanzen.

● Tabelle **75** Indikationen und verwendete Immunsuppressiva in der Dermatologie

Krankheiten	CyA	AT	C	CA	MTX	GC
Lupus erythematodes		+	+	+	+	+
Dermatomyositis	+	+	+	+	+	+
Overlap-Syndrom		+				+
Sklerodermie	+	(+)		(+)		(+)
Pemphigus	(+)	+	+		+	+
Bullöses Pemphigoid	(+)	+	+		+	+
Vaskulitiden		+	+			+
Panarteriitis nodosa		+	+			+
Kryoglobulinämische Purpura		+	+			+
Wegenersche Granulomatose		+	+	+	+	+
Pannikulitis		+	+			+
Pyoderma gangraenosum		+	+		+	+
Morbus Behçet				+	+	(+)
Psoriasis	+				+	
Psoriasis arthropathica					+	
Morbus Reiter					+	+
Morbus Boeck				+		+

CyA Cyclosporin A, AT Azathioprin, C Cyclophosphamid, CA Chlorambucil, GC Glucocorticoid, MTX Methotrexat

Tabelle **76** Darstellung der wichtigsten toxischen Wirkungen der in der Dermatologie meistverwendeten Immunsuppressiva

Symptom	CyA	AT	MTX	CY	A
Knochenmarksuppression		+	+	+	+
Granulozytopenie				+	
Übelkeit/Erbrechen		(+)	(+)		(+)
Diarrhoe				+	
Stomatitis		(+)	+	+	
toxische Hepatitis		+		+	+
Leberzirrhose			+		
Kardiotoxizität				(+)	
Alveolitis/hyaline Membran			+		
Lungenfibrose				(+)	
Alopezie		(+)	+	+	(+)
Hämorrhagische Zystitis				+	
Nephrotoxizität	+		+		
Fieber		+			
Teratogenität		(+)	+	+	(+)

CyA Cyclosporin A, AT Azathioprin, CA Chlorambucil, MTX Methotrexat, CY Cyclophosphamid, (+) selten

Tabelle **77** Kontrolluntersuchungen bei Behandlung mit Immunsuppressiva

Blutbild	Nierenfunktion	Leberfunktion	Röntgen
Thrombozyten	Kreatinin Harnstoff Harnsäure	GPT GOT LAP, γ-GT alk.Phosphatase	Thorax
initial 1–2mal/Wo.	monatlich	1mal/Wo.	bei fehlender klin. Symptomatik 1mal/anno
dauernd 2–3 Wo.	2–3 Mon.	2–4 Wo.	

Methotrexat

- Dermatologische Indikationen: Schwere, auf konventionelle Therapieverfahren refraktäre Psoriasis mit ausgeprägter physischer, psychischer oder beruflicher Belastung.
- Absolute Kontraindikationen:
  Gravidität,
  Ulcus ventriculi oder duodeni,
  Leberzirrhose.
- Relative Kontraindikationen: Schwere Nieren- und Leberfunktionsstörungen, Kinderwunsch (bei Männern und Frauen 12 Mon. nach Ende der Methotrexateinnahme keine Konzeption!), schwere Anämie, Leukopenie oder Thrombozytopenie, Alkoholismus, schwere systemische Infektionen, Hepatitis.
- Untersuchungen vor Therapiebeginn:
  1. Anamnese und körperliche Untersuchung.
  2. Laboruntersuchungen:
     - Hämoglobin, Leukozyten, Thrombozyten,
     - Nierenretentionswerte, Urinstatus,
     - leberspezifische Enzyme, alkalische Phosphatase, Bilirubin,
     - Thoraxröntgenuntersuchung.
  3. Leberbiopsie (Ausnahmen: ältere Patienten, starkes Übergewicht, schwerer Psoriasisschub, kurzfristige Methotrexatgabe geplant).
- Kontrolluntersuchungen:
  1. Monatlich: Leukozyten, Thrombozyten.
  2. Vierteljährlich: Hämoglobin, Urinstatus, Kreatinin, leberspezifische Enzyme.
  3. Jährlich: Thoraxröntgenuntersuchung.
  4. Fakultativ Leberbiopsie in Abhängigkeit von Risikofaktoren (vorangegangene Arseneinnahme, Alkoholismus, Übergewicht, Diabetes mellitus oder Nierenfunktionsstörungen).
- Arzneimittelinteraktionen: Methotrexat nie mit anderen Medikamenten kombinieren.

- Dosierung: 1mal wöchentlich 7–25 mg MTX oral, i.m. oder i.v. (Maximum 35 mg).
- Antidot: Leucovorin-Kalzium innerhalb von 12–24 Std. Alle 6 Std. werden 12 mg Leukovorin i.m. gegeben (insgesamt 4–6mal).
- Unerwünschte Wirkungen:
  1. Allgemeinsymptome: Fieber und Schüttelfrost, Müdigkeit, Schwindel.
  2. Hautveränderungen: Alopezie, Urtikaria, Ekchymosen. Reaktivierung von phototoxischen Prozessen.

  Ulzerationen: Typ 1: Schmerzhafte, oberflächliche Erosion bis Ulzeration von psoriatischen Plaques in der 2. Therapiewoche. Rasche Abheilung nach Dosisreduktion. Typ 2: Länger bestehende Ulzera, die sich im Bereich einer vorbestehenden Hautschädigung (z. B. Stasisdermatitis) manifestieren.
  3. Knochenmark: Knochenmarksdepression.
  4. Magen-Darm-Trakt: Ulzerative Stomatitis, Pharyngitis und Enteritis. Übelkeit und Erbrechen. Gastrointestinale Ulzera. Hepatotoxizität (Lebernekrosen, periportale Fibrose und Zirrhose.
  5. Urogenitaltrakt: Hämaturie, Zystitis, Oligozoospermie, Teratogenese, Menstruationsstörungen.

Colchicin

- Indikationen:
  1. Akuter Gichtanfall.
  2. Morbus Behçet (und andere nekrotisierende Vaskulitiden).
  3. Sekundäre Amyloidose.
  4. Diskutiert: erythrodermatische Psoriasis, Pustulosis palmaris et plantaris, Dermatitis herpetiformis. Sklerodermie, postoperativ bei Keloidneigung.
- Wirkungsmechanismus: Beeinflussung des mikrotubulären Systems: Mikrotubuli sind Polymere von Tubulin (Protein, 110.000 Dalton MG); die Polymerisation wird gehemmt, wenn Tubulin-Colchicin-Komplexe vorliegen.

  Folgende Funktionen sind mikrotubulusabhängig: Zellteilung, Neutrophilen- und Monozytenchemotaxis, zahlreiche weitere Neutrophilenfunktionen. Kollagenbiosynthese, Amyloidentstehung.
- Unerwünschte Wirkungen:
  1. Magen-Darm-Trakt: Übelkeit, Erbrechen, Durchfälle, Koliken. Dosisabhängig: Beginn bei 1,5 mg/d, ab 2 mg/d obligat.
  2. Haut: toxische Alopezie; reversibel.
  3. Peripheres Nervensystem (viele Mikrotubuli); selten: Brennen von Haut und Schleimhäuten; Myopathien.

4. Knochenmark: Granulozytopenie, Thrombozytopenie, aplastische Anämie (insgesamt selten; allergisch).
5. Gonaden: Azoospermie; Amenorrhoe (Mitosehemmung).
6. Keine Induktion von Malignomen oder erhöhte Infektanfälligkeit.

- Dosierung: Beginn mit 1,5 mg/d. Bei klinischem Ansprechen (z. B. Morbus Beh'et) Reduzierung nach 1–2 Wo. auf 1 mg/d. Weitere Dosisreduktion entsprechend der Symptomatik. Bei ungenügendem Ansprechen Erhöhung auf 2 mg/d nach 2 bis 3 d; ggf. alternierend 1,5 und 2 mg/d. Bei weiterbestehender Symptomatik zusätzlich (!) Glucocorticoide.
  Bei Durchfällen Indomethacin 50–75 mg/d.
- Kontrollen: Leukozyten und Thrombozyten: anfangs 2mal/Wo. Bei Dauertherapie 1mal/Mon. Strikter Konzeptionsschutz.
- Kontraindikationen: Gravidität.
- Spezialitäten: Colchicum-Dispert (0,5 mg Drg.); enthält Extractum colchici. Colchysat Bürger (1 g Tropfen = 0,5 mg); enthält standardisierten Preßsaft aus frischen Blüten von Colchicum autumnale.

Cyclosporin A

- Allgemeines: Cyclosporin A ist derzeit bei zahlreichen Erkrankungen, insbesondere mit autoimmunologischer Pathogenese, in der Erprobung. Es hat einen ausgeprägten Effekt auf die Helfer-T-Zellen und supprimiert deren Funktion fast vollständig. Die Therapie mit Cyclosporin A sollte derzeit kontrollierten Studien mit genauer Überwachung aller entscheidenden Parameter vorbehalten bleiben.
- Dosierung bei dermatologischen Indikationen: 2,5–5 mg/kg Körpergewicht.
- Häufige Nebenwirkungen bei Autoimmunerkrankungen:
  Nephrotoxizität, Hypertonie, Hyerkaliämie, Hyperurikämie.
  Hepatotoxizität.
  Anämie.
  Hypertrichose.
  Gingivahyperplasie.
  Gastrointestinale Nebenwirkungen.
  Tremor, Parästhesien.
- Kontraindikationen: Patienten mit Einschränkungen der Nierenfunktion (Ausnahme: die Nierenfunktion soll durch Cyclosporin A gebessert werden).
- Spezialitäten: Sandimmun (Lösung; Kapseln).

Cyproteron

- Indikationen: Androgenisierungserscheinungen wie Hirsutismus, Alopecia androgenetica, Acne vulgaris bei der Frau.
- Kontraindikation: Schwere Leberfunktionsstörung, thromboembolische Prozesse, östrogenabhängige Tumoren.
- Unerwünschte Wirkungen: Kopfschmerzen, Nausea, Gewichtszunahme, Brustspannung, Zwischenblutung, depressive Verstimmung. Bei hochdosierter Therapie mit Androcur: Leistungsabfall, Libidoverlust, Zyklusstörungen.
- Dosierung:
  1. Niedrigdosierte Therapie als orale Kontrazeption mit 2 mg Cyproteron und 0,05 mg äthinylöstradiol vom 5.–25. Zyklustag (Diane).
  2. Mittlere Dosierung: 5.–25. Zyklustag Diane + 5. bis 19. Zyklustag 10 mg Androcur. Bei idiopathischem Hirsutismus, Acne vulgaris und androgenetischer Alopezie muß die Behandlung über mehrere Monate durchgeführt werden. Die mittlere Dosierung ist bei Hirsutismus vorzuziehen, während die niedrig dosierte Dosierung bei Acne vulgaris und androgenetischer Alopezie vorzuziehen ist.

Sachregister

L

N

O

T

U